儿童脑发育早期干预训练图谱

主　　编　刘振寰

副 主 编　赵勇　戴淑凤

编　　委　（按姓氏汉语拼音排序）

曹建国　陈艳娟　董尚胜　董思宇　符文杰
郭　艳　郭家燕　黄小玲　金炳旭　李　诺
李恩耀　李兰伢　李业荣　李玉霞　李玉秀
李志林　刘振寰　卢咏琳　罗冠君　罗华英
钱旭光　粟愿学　谭菊元　王　军　谢巧玲
杨　杰　张　勇　张春涛　张燕君　张玉琼
赵　勇　赵伊黎　朱登纳

北京大学医学出版社
Peking University Medical Press

ERTONG NAOFAYU ZAOQI GANYU XUNLIAN TUPU

图书在版编目（CIP）数据

儿童脑发育早期干预训练图谱/刘振寰主编.
—北京：北京大学医学出版社，2016. 7（2022.1 重印）
ISBN 978-7-5659-1399-0

Ⅰ. ①儿… Ⅱ. ①刘… Ⅲ.①小儿疾病—脑发育不
全—治疗—图谱Ⅳ.①R748.05-64

中国版本图书馆CIP数据核字（2016）第122283号

儿童脑发育早期干预训练图谱

主　　编：刘振寰
出版发行：北京大学医学出版社
地　　址：（100191）北京市海淀区学院路38号　北京大学医学部院内
电　　话：发行部 010-82802230；图书邮购 010-82802495
网　　址：http://www.pumpress.com.cn
E-mail：booksale@bjmu.edu.cn
印　　刷：北京信彩瑞禾印刷厂
经　　销：新华书店
责任编辑：靳新强　**责任校对**：金彤文　**责任印制**：李　啸
开　　本：850 mm × 1168 mm　1/16　**印张**：20.5　**字数**：585千字
版　　次：2016年7月第1版　2022年1月第7次印刷
书　　号：ISBN 978-7-5659-1399-0
定　　价：86.00元

前言

儿童的孕育、出生到成长给父母带来了欢乐和希望。儿童的培养、教育，智力及心理健康发展是全社会关注的焦点。脑的健康发育是儿童成长的关键。如何使每一个幼苗都能健康成长，是我们医护人员最为关心的问题。国务院在2011年颁布了《中国儿童发展纲要（2011—2020年）》（以下简称《纲要》），制订了未来10年促进中国儿童发展的目标和策略措施。《纲要》中明确提出“促进儿童发展，对于全面提高中华民族素质，建设人力资源强国具有重要战略意义。”我国科技部启动了“人类智力的神经基础”“脑结构与功能的可塑性研究”等重大研究计划。这些都表明了国家政府对脑科学的高度重视。美国奥巴马总统正式宣布从2014财政年的政府预算中拿出1亿美元，用于“人类大脑活动图谱”的研究，旨在揭开人类大脑未解之谜。2013年日本文部科学省宣布，准备利用10年的时间，花费数百亿日元开展脑科学研究。21世纪研究的焦点是如何使大脑健康发展。谁掌握了脑的秘密，谁就掌握了未来。

我在2004年编写的《儿童脑发育与保健》一书，出版10余年来，深受读者的欢迎与好评。同时也有许多热心读者提出了不少宝贵意见。随着时代的发展，儿童康复医学与婴幼儿早期干预的临床经验得到不断积累和沉淀。近年来，我国儿童保健学、儿科脑发育医学、儿童心理行为发育、儿童早教、早产儿脑损伤早期干预等研究有了新进展。为了满足我国千千万万家长和儿童保健医生、儿科医生、儿童康复医生以及幼教工作者的需求，在北京大学医学出版社的建议下，我们组织国内儿童神经发育医学专家、儿童康复医学专家、儿童早教专家、儿童心理行为研究学者、儿童保健学专家、中医儿科专家、针灸推拿医学专家历时一年多，创新性地编写了《儿童脑发育早期干预训练图谱》。

本书共分八章。第一章是儿童脑发育的概述，介绍了儿童脑发育的黄金时期及潜能，对造成脑损伤的原因进行了介绍，并详细叙述了早产、低血糖、感染及室内环境污染对儿童脑发育的影响。第二章是儿童脑发育的生理与心理，对儿童脑的发育特点及儿童智力、语言、感知觉、大运动等的发育规律进行了阐述，并以大量的图片展示了在日常生活中促进儿童脑发育的方法，其中第六节详细介绍了儿童各种能力的科学评估方法。第三章是儿童脑发育的音乐干预，重点说明了音乐的作用机制及实际操作方法、注意事项等，并对各类特殊儿童不同的音乐治疗方法进行了介绍。第四章是以儿童发育时期为纵轴，按每个年龄组编辑策划了相应的训练方法，辅以大量真实的图片，将各种方法一目了然，直观地介绍给读者，使读者看了就懂，懂了能做。同时也从家长所关心的儿童脑发育的早期教育训练方法入手，提出21世纪的儿童早期教育的新理念，指出早期教育要符合儿童实际发育规律，促进脑发育的关键是母亲的教育与科学培训，提出了符合儿童发育规律的早期教育实施方案。第五章是儿童脑发育的中医推拿，中医推拿历史悠久，是安全的、绿色的疗法，易学、易掌握，深受家长和孩子的喜爱，本章节详细介绍了促进儿童脑发育的十大中医推拿方法，简单实用。第六章是促进儿童脑发育的水疗方法，图文并茂地介绍了儿童水疗的分类与方法，重点阐述了

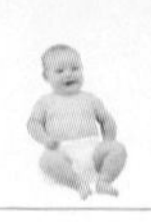

促进儿童脑发育水疗的临床应用。第七章是饮食营养与儿童脑发育，详细地介绍了对儿童脑发育有益的食物，针对儿童脑发育过程中常见的各种问题提出了不同的食疗方法。第八章特别介绍了围生期缺氧性脑损伤婴儿的家庭早期干预。

本书的特色为理念新、学术观点新，排版格式新。采用了大量照片和示意图，全书图文并茂，通俗易懂，犹如专家在身边手把手地教给你应该做什么，如何做，具有很强的操作性。本书出版之际，非常感谢各位编委对本书编写所做出的努力。

由于编者水平有限，书中错误和疏漏之处难免，敬请同行、读者批评指正。

刘振寰

2016 年 3 月 22 日

目录

第一章　儿童脑发育的概述 …… 1

第一节　儿童脑发育及潜能 …… 1
第二节　儿童脑发育的黄金期 …… 6
第三节　儿童脑损伤的病因 …… 12

第二章　儿童脑发育的生理和心理 …… 24

第一节　儿童脑发育的生理特点 …… 24
第二节　儿童智力与语言的发育 …… 33
第三节　儿童感知觉的发育 …… 48
第四节　儿童运动的发育 …… 63
第五节　儿童脑发育的心理行为特点 …… 83
第六节　儿童脑发育的心理评估 …… 91

第三章　音乐治疗 …… 105

第一节　音乐治疗的起源 …… 105
第二节　音乐治疗的原理和方法 …… 109
第三节　音乐对儿童脑发育作用的主要体现 …… 116
第四节　益智健脑音乐的科学应用 …… 120
第五节　对脑发育有害的音乐 …… 126
第六节　特殊儿童的音乐治疗 …… 126

第四章　儿童脑发育的临床特征与综合干预 …… 135

第一节　0~1个月的婴儿 …… 135
第二节　2~3个月的婴儿 …… 139
第三节　4~5个月的婴儿 …… 144
第四节　6~7个月的婴儿 …… 147
第五节　8~9个月的婴儿 …… 151
第六节　10~12个月的婴儿 …… 155
第七节　1岁~1岁半的幼儿 …… 159
第八节　1岁半~2岁的幼儿 …… 162
第九节　2岁~2岁半的幼儿 …… 166

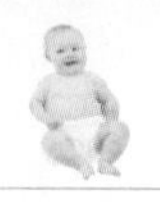

第十节 2岁半～3岁的儿童 …… 170

第五章 儿童脑发育的中医推拿方法 …… 174

第一节 小儿推拿概述 …… 175
第二节 小儿推拿常用经络及穴位 …… 177
第三节 常用小儿推拿手法 …… 185
第四节 小儿脑发育的中医推拿方法 …… 194

第六章 促进儿童脑发育的水疗 …… 239

第七章 饮食营养与儿童脑发育 …… 249

第一节 膳食平衡与脑发育 …… 249
第二节 对儿童脑发育有害的食品 …… 255
第三节 对儿童脑发育有益的食物 …… 259
第四节 儿童中医食疗方 …… 275

第八章 小儿围生期缺氧缺血性脑损伤 …… 295

第一章 儿童脑发育的概述

第一节 儿童脑发育及潜能

一、大脑的健康

大脑的健康是21世纪的人类的共同呼声，人们称领导人为“首长”，称国家领导人为“首脑”“元首”。脑者，中枢也。头脑地位之重要尽人皆知。

中枢神经是整个神经系统的“最高统帅”，也是人类优胜于其他动物的主要器官。一个成人的脑平均重量约为1400g，神经细胞的数目达1000亿之多。黑猩猩尽管身躯庞大，可脑的重量却只有500g左右，人类的脑不仅在重量上占显著优势，脑的表面积也为所有动物之冠，每侧大脑皮质的表面积可达1100cm^2[1]。

胎儿的神经细胞从第3个月开始迅速增长。人类新生儿是在脑发育未成熟的状态下出生的，出生后还要继续生长发育，以完善大脑的功能。到一岁时脑的重量已达到成人的1/2。大脑皮质在发育过程中，要与外界出现交流，学习各种语言、行动能力及各种知识，0～6岁是脑发育的关键时期，0～3岁是人的一生中大脑发育最快的时期，也是早期教育、智力开发的黄金时期，也是脑保健的重要时期，错过了就可能终生难以弥补。16～26岁的青年时期是脑的学习能力最旺盛的时期，选择性的记忆能力也在此时训练出来，并逐渐体现出解决问题和抽象思维的能力。而到成年后每人每天要丢失10万个脑细胞，65岁时大约丢失30%，因此在客观上因年龄老化而失去神经元。但中老年人不断地应用脑，勤奋地学习和积极训练脑的功能，可以延迟脑功能老化。

随着科学技术突飞猛进的发展，人类对大脑的研究亦取得了长足的进步，2009年，美国国立卫生研究院宣布了人脑连接组项目(Human Connection Project)，一个耗费几百万美元的项目，旨在创造一张人类大脑长距离连接的细节地图。两年后，艾伦脑科学研究所发布了艾伦大脑图谱，一组结合了基因活动信息和神经解剖数据的在线公共资源。而在2013年，一支由德国Juelich研究中心的神经科学家卡特伦·阿穆兹(Katrin Amunts)领导的国际研究学者小组已经产生了展示人类大脑最细小部分的地图，这就是大脑3D地图。为了创造大脑3D地图，阿穆兹和她的同事利用了在电脑和成像分析方面的先进技术。首先，他们利用了近期死亡的一名65岁妇女的大脑，并将完整的器官嵌入固体石蜡里。接着，他们利用一台名为显微镜用薄片切片机的机器将大脑切割成7400块超薄薄片。所有的切片均使用抗生素以给每个神经元的细胞体着色，并将其数字化以产生一系列图片，每张图片像素为13000×11000。最后，所有的图片都被数字化重建，以产生大脑的虚拟三维模型，这几乎足够能看清单个细胞，大脑的结构将以3D的形式展现，为科学家提供非常重要的工具，用以更好地阐明大脑的形成和功能[2]。

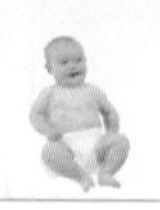

近年来随着医学、神经分子生物学、神经遗传学、神经影像学及微侵袭外科的发展与应用，使我们对神经系统的认识已深入到分子水平。2013年，《自然》（*Nature*）杂志上刊登了一篇文章，震惊了全世界从事神经科学研究的科研人员，这篇文章介绍的工作是利用人体的胚胎干细胞培育出了半组织化的神经组织节，而且其中还含有多个人类大脑关键部位的雏形，比如海马区（hippo campus）和额前皮质区（prefrontal cortex）等。科学家们于实验室内利用干细胞培植出了一个人类大脑的模型，我们可以叫它“微型大脑”。因为它直径仅有3～4mm。但创造者们称其已类似人脑皮质的早期发育区，与真大脑一样呈层状分布——而只有到了人类，大脑皮质的分层次结构才分化得十分清楚，除此之外，从老鼠到人类，所有哺乳动物的神经系统如同按照设计图来造的一样，只不过在尺寸上有差别罢了。但我们不能指望这个“微型大脑”可以展示出人类大脑6层神经细胞的全部复杂性。举例来说，仅从我们每只眼睛到大脑的轴突就大约有100万个，而它们全部都在同时工作！这种大规模的并行运作几乎发生在脑内的每一处工作区，虽然速度慢了点，但在处理规模上没有一台人类制造的超级计算机能望其项背。史蒂文•波特(Steven Potter)教授这样说：“我是一位神经工程专家，我的目标是制造一个大脑”。

人人都有大脑，但只有一个。我们可以忽略许多事情，但对大脑的健康状况是万不能忽视的。可以毫不夸张地说，谁掌握了大脑的秘密，谁就掌握了世界，我们要像爱护眼球一样地爱护大脑。近数十年来，有关于人类脑的研究和脑健康的问题引起世界各国政府和科学家的关注。20年前，时任美国总统的布什就曾大声呼吁，应竭尽全力使公众充分意识到脑研究给人类带来的益处。美国国会也于1989年通过了公共法101-58，(Public Law 101-58)，宣布20世纪90年代为“脑的十年”，提出“保护脑”的口号，并积极推动“脑十年”成为全球性行动。美国除经常召开《脑十年》科学讨论会外，还举行“脑的宣传周活动”。1997年，美国总统克林顿在《美国教育十点计划》中提出，“从孩子生命的第一天起，学习就开始了”。早期教育作为保证美国在21世纪继续领先的国家大计被确立下来，开始了驰名世界的早教项目，即“芝麻开门”计划。近几十年来，美国整个社会对脑和脑研究的重视达到前所未有的高度，2012年由美国6位科学家提出一项名为“人类大脑活动图谱”的计划（Brain Activity Mapping）[3]。

“人类大脑活动图谱”计划出台不久即受到奥巴马政府的高度重视，经美国国立卫生研究院等机构的运作，该计划经修订后上升为美国国家层面的大科学计划。在2013年2月的国情咨文中，奥巴马专门提到了这一脑活动图谱项目。4月2日，奥巴马总统正式宣布将从2014财年的政府预算中拿出1亿美元，用于此项旨在揭开人类大脑未解之谜的研究计划（图1-1-1）。

“脑计划”究竟是什么样的？可以与基因组计划相比吗？脑计划首先是一种新技术，能对复杂多变的大脑活动进行记录。此后，这项计划将对涉及对此前研究结果的建模。届时，科学家将尝试在前人从未达到的大脑研究层面分析这些数据。尽管关于这一计划的详细方案尚不明晰，但可以肯定的是，“计划”的核心内容是新技术的发展、应用，这让我们可以记录来自大量大脑细胞的数据。而这些是了解大脑工作机制的基本信息。与人类基因组计划(HGP)相比，“脑计划”比HGP复杂得多，科学家需要做大量工作以了解如何分析和理解数据。与基因组计划一样，“脑计划”也会涉及伦理问题。

90年代
“脑的十年”
2012年
人类大脑
活动图谱
奥巴马
“脑计划”
美国对大脑的研究
日益重视！！
！

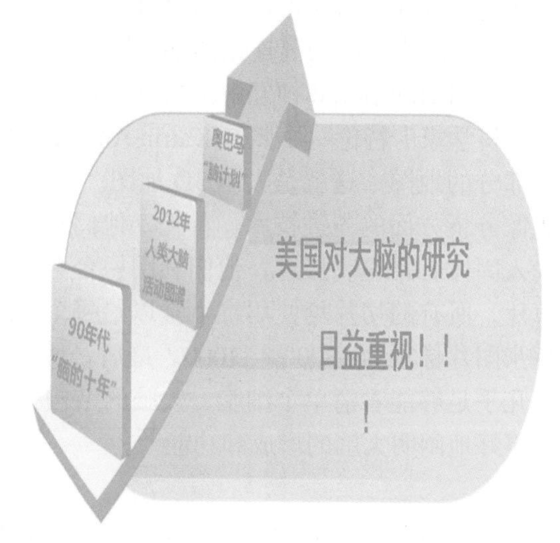

图1-1-1　美国对脑的研究日益重视

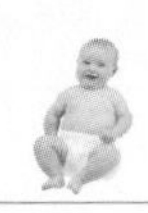

无独有偶，2013 年 1 月，欧盟委员会宣布，作为其未来与新兴科技最重要的一部分工作，将启动一项耗资 10 亿欧元的人脑计划（Human Brain Project），该项目与石墨烯技术均入选“未来新兴旗舰技术项目”，以图在 10 年内模拟人类大脑这一人体最复杂的器官。石墨烯和人脑工程两项计划已于 2013 年 9 月开始实施，研发资金的主要来源是欧盟最大的科研计划——“地平线 2020 计划”。在最初的两年半时间内，两项计划将共获 1.08 亿欧元的经费。启动阶段过后，两个项目有望每年获得 1 亿欧元资金。人脑计划项目的核心是信息和计算机技术，该项目将开发能够实现神经信息学、脑部模拟和超级计算的信息和计算机技术平台，以集合世界各地的神经科学数据，并整合于统一的模型来模拟人脑，比对生物学数据并与全世界科学界共同分享资源。最终目标是使神经学家能够将基因、分子和细胞与人类认知和行为连接起来。欧盟的人脑工程与美国的“脑计划”有很大不同，前者提出在巨型计算机上对人脑建模，而建模所需的数据可以来自美国“脑计划”，两者可以互为补充[4]。

在亚洲的日本，则提出了“理解脑，保护脑，创造脑”的口号，并以每年增长 10 倍的投资速度投资 2 万亿日元，用于支持脑的研究，日本自 1996 年斥资 2 万亿日元启动“脑科学时代计划”以来，以惊人态势发展脑科学实证研究，日本文部科学省 2002 年 3 月开始设置“脑科学与教育”研讨会制度，并已陆续组织了多次专家论证会。2003 年 1 月又启动了“脑科学与教育”研究项目，进一步强调打破以往自我封闭的教育研究方式，逐步构造理想的教育教学方法和更加理想的教育体系，同时也为教育的本土化和科学化发展逐步奠定坚实的基础。根据相关教育研究的结果，特别是脑科学研究的结果，日本文部科学省决定，从 2005 年 4 月开始，将日本中小学 2001 年刚开始使用的新教材统一更换，使用修改后的新教材。2013 年 6 月，日本文部科学省宣布，准备利用 10 年时间开展研究，弄清灵长类动物脑活动的全貌。该项研究准备以小型绒猴为研究对象，并利用激光和荧光显微镜等日本研究人员擅长的研究手段进行分析，旨在促进精神和神经疾病的治疗。研究将详细分析脑内回路，将神经细胞的功能用“脑地图”的形式表现出来，预计实现该构想将花费数百亿日元。

在我国，由国家科委发起，在国家科委和中国科学院的支持下于 1993 年正式创办的面向全国科技界的常设性高层次学术会议组织“香山科学会议”，这几年也先后举办过“跨世纪的脑科学、脑功能研究、跨世纪的脑科学、脑的复杂性”和“脑高级功能与智力潜能的开发”等专题讨论会。在 2000 年 9 月 16 日，我国把每年 9 月命名为“脑健康月”。中国医促会脑健康专业委员会的王忠诚院士等百余位著名专家学者发出倡议，将每年 9 月 16 日定为“脑健康日”。近年来，我国 973 项目先后启动了“脑结构与功能的可塑性研究”“人类智力的神经基础”等课题，国家自然科学基金委启动了“视听觉信息的认知计算”“情感和记忆的神经环路基础”等重大研究计划，这些都表明了我国对脑科学的重视程度逐渐加深。2014 年 3 月，以“我国脑科学发展战略研究”为主题的特别香山会议在北京召开。会议由强伯勤研究员、蒲慕明研究员、杨雄里教授、范明研究员担任执行主席，同时邀请了郭爱克、段树民、贺林、饶毅、谢晓亮、叶玉如、谭力海等 60 余位神经科学、发育生物学、临床医学、脑机结合及脑成像等方面的专家，科技部基础司、教育部科技司、卫生部科技司、中科院前沿局和基金委计划局等管理部门的有关负责同志也参加了会议。专家表示，“脑科学对新经济革命特有的极大带动作用，使其成为新的战略性经济增长点”。与会专家呼吁尽快启动中国脑科学计划，夺取若干国际脑科学研究制高点，以期达到促进经济发展、社会和谐与科技进步的长远目标。会议对于加快推动中国脑科学研究发展具有重要意义（图 1-1-2）[5]。

当今人们对脑科学与教育之间关系的认识，已经取得了不少进展。专家学者们根据多年的教育教学经验，在吸收国内外脑科学最新研究成果的基础上，提出了跨学科的研究设想，力图使大脑研究走进学校、走进课堂、走进教学实践。脑科学不仅在人类认识自然，深刻把握以大脑为代表的神经系统的活动本质和规律方面具有极其重要的意义，而且在开发脑潜能，提高学习、记忆效率，实施大脑保健以及脑疾病预防、诊断、治疗、脑损伤的康复等提高人类生命质量方面具有十分重要的

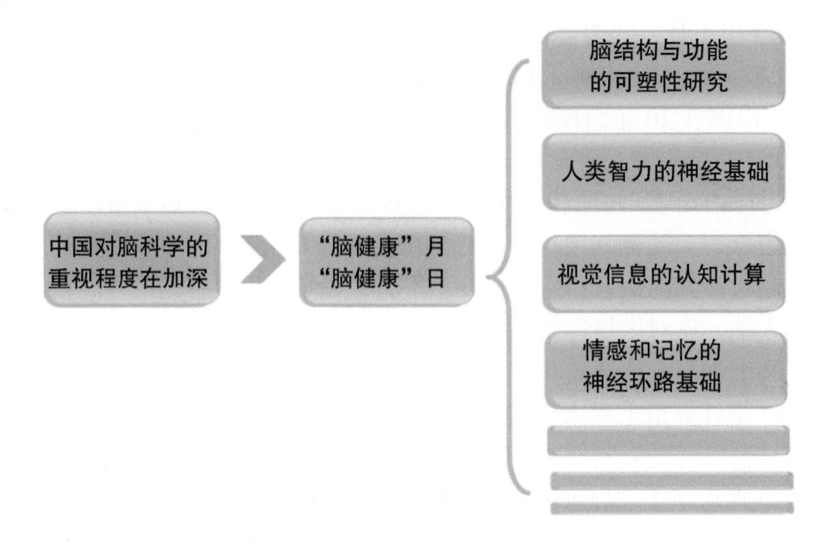

图 1-1-2　中国对脑科学的重视程度在加深

现实意义。

我们的大脑怎样才算健康？就生物学意义上看，脑健康就是脑在组织器官层面上完整无损和生理、生化代谢处于相对平衡状态；就反映功能或者从认识心理学意义上看，脑的健康就是外部刺激与脑的反映过程和结果之间具有相对的一致性，并维持着动态平衡；就个体经验或个体经验的社会含义来看，脑的健康就是脑的相当稳定的经验系统与不断变化着的社会现实之间能处于动态平衡之中。脑健康是一个过程，是脑在相互关联、相互影响的层面上的动态平衡过程，而健康状态就是这一过程中的相对稳定状态。随着现代科学的不断发展，人类对于脑健康的需求越来越强烈。人类除了要追求"无病"的健康，同时更多关注生活质量的提高和生命存在的完美，完美健康的根本就是大脑的健康，这已成为 21 世纪人类的共同呼声。

二、大脑的潜能

人类社会从开始到其后的很长时间内都是处在缓慢的演化过程中，直到近代才突然提速，社会各方面的进步日新月异，知识爆炸时代开始到来，处在新时代的人们不光要继承已有的大量知识，还需面对各类日益复杂的生存问题，这对人的能力提出了更高的要求，如何充分发掘人的潜能，成为日益重要的课题。在全球化的今天，一个民族只有掌握先进的科学技术，拥有先进的文化和理念，方能立于不败之地；同样，对于个体而言，要想在竞争激烈的社会中得到生存及发展，也需要掌握足够的知识和技能。要迎接这样的挑战，必须掌握正确的方法，对人的潜能进行开发，从而能更高效率地学习和工作。正是基于这种认识，中国提出建设创新型国家、培养创新型人才的战略思想，执行这一战略，充分发掘幼儿的自身潜能是第一步。

人的大脑皮质有 1.3 ~ 4.5mm 厚，大约有 140 亿个神经元。这些神经元以"突触"相联系。如果把大脑内所有神经细胞传递信息的树突、轴突都连接起来，它的长度相当于地球到月球距离的 4 倍，在大脑里，所有的这些树突、轴突相互连接，这就组成了极其复杂的神经网络。每个神经细胞可以接受数以千计的信息，据推算，整个大脑的功能相当于 1015 个电子计算机，可以储存 1000 万亿个信息单位（图 1-1-3）。

这个信息量相当于藏书 1000 多万册的美国国会图书馆藏书的 50 倍，也就是说，我们的大脑能容纳 5 亿本书的知识量。我们如果一天能读一本书，那要不间断地读 136 万年才能装满我们的大

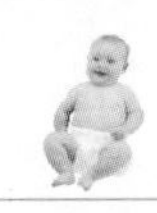

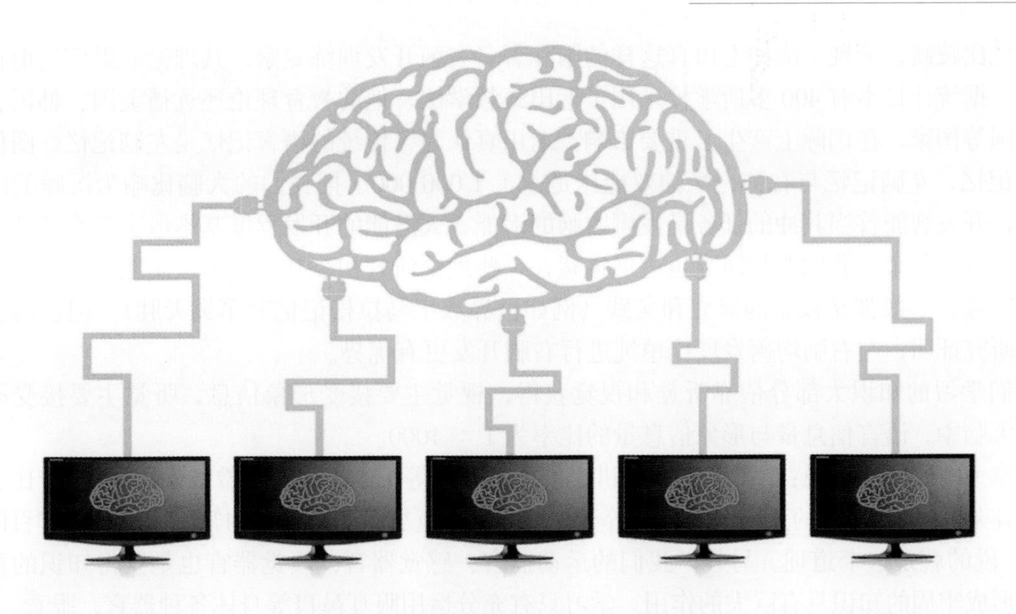

图 1-1-3　大脑相当于 1015 个电子计算机

脑。可以说，人类大脑的潜力几乎可以看做是无限的。有学者认为发现“人类实际上只用了自己大脑能量的10%”，还有巨大的潜能可以发掘，这些潜能主要在于右脑，要想培养真正的人才，就得要把拥有巨大潜能而又处于沉睡状态的右脑开发和利用起来。爱因斯坦把正确的方法纳入成功的要素之中，即：成功 = 艰苦劳动 + 正确方法 + 少说空话。我们应该认真地研究大脑的工作原理和规律，通过科学的方法和持之以恒的训练，真正地把大脑的潜能发挥出来。

20 世纪 50 年代，美国加利福尼亚技术研究院的斯佩里教授和他的学生通过实验发现，左脑和右脑有其独立的意识流，同一个头脑中两种独立意识平行存在，它们有各自的感觉、知觉、认知、学习以及记忆等。也就是说，左脑、右脑各自拥有对方的功能，只是分工和侧重点的不同而已，截至目前，很多关于左脑和右脑的认知都建立在斯佩里试验的基础上。1981 年，斯佩里博士因此获得了诺贝尔医学生理学奖。此后，各国竞相探索右脑智力开发，脑功能研究有了进一步的发展。

目前大量的科学实验表明，人的大脑分为左右两个半球，左右脑各自有不同的分工。左脑，被称为“文字脑”，主要处理文字和数据等抽象信息，具有理解、分析、判断等抽象思维功能，有理性和逻辑性的特点，所以又称为“理性脑”；右脑，被称为“图像脑”，处理声音和图像等具体信息，具有想象、创意、灵感和超高速反应等功能，有感性和直观的特点，所以又称“感性脑”（图 1-1-4）。

特别重要的是，右脑拥有比左脑 100 万倍的记忆能力，以及超高速思考和运算的巨大潜能，右脑会对这些信息自动加工处理，并衍生出创造性的信息。也就是说，右脑具有自主性，能够发挥独自的想象力、思考力，把创意图像化，同时具有作为一个故事述说者的卓越功能。如果是左脑的话，无论是如何绞尽脑汁，都有它的极限。日本在这个领域研究得较早，实践

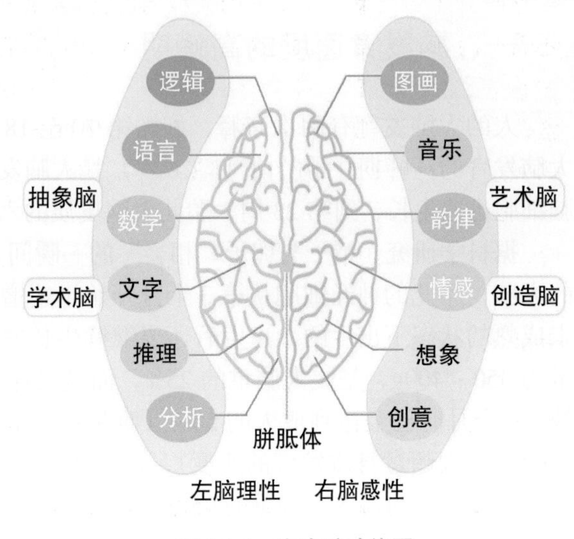

图 1-1-4　左右脑功能图

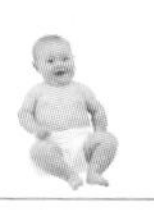

的水平也比较高，涌现了诸如七田真这样的国际著名右脑开发训练专家，其理论成果广泛地在国民中实践。据统计日本有400多所学校采用了七田式教学法，他的教育理论还远播美国、韩国、新加坡、中国等国家，在国际上产生了重要影响。七田真认为，传统的语言记忆是左脑记忆，图像记忆是右脑记忆，左脑记忆与右脑记忆的效能比是1 ： 1 000 000。把我们的大脑比喻为沉睡的巨人毫不为过，开发智能首当其冲的任务是发掘右脑的潜能，人潜能的开发程度基本取决于右脑开发利用的程度。近几年来，我国右脑研究也进展迅猛，一些理论研究初步开展起来，实践活动在小范围内得到了实施，一般都是孤立的研究和实践（例如世界数字马拉松记忆冠军吴天胜）。但目前也有一些学者研究证明，左右脑均衡发展比单纯进行右脑开发更有优势。

我们学习的知识大部分依靠听觉和视觉获得，视觉主要接受形象信息，听觉主要接受语言信息。在大脑中，语言信息量与形象信息量的比率为1 ： 1000。

加拿大一位研究员说："无线电60年讲授的内容，只等于电视6年所教的知识"。打个比方，一个只靠耳朵听了60年课的失明老人，只等于一个6岁儿童靠眼睛看得到的知识量。所谓"百闻不如一见"，说的就是这个道理。另外，我们的运动器官、感觉器官、嗅觉器官也是获得知识的重要通道，对形成牢固的知识具有巨大的作用。学习只有充分运用眼耳鼻口等身体各种器官，眼看、耳听、脑想、口念、手动相互配合，使大脑皮质的视觉、听觉、语言、书写等重要中枢建立起有机联系，这样才能最大限度地发挥整个大脑的功能，使大脑的潜能得到充分发挥，以达到最好的学习效果。

学习不仅是记忆、储存知识，大脑还要从事复杂的智力劳动，进行发明，创造活动。高级智能活动与大脑皮质的额叶关系密切。额叶占大脑皮质近1/3，是大脑中最晚发育成熟的部位，具有高级的功能。额叶的发展为人们进行复杂的创造性活动提供了可能。对于那些只满足于死记硬背所学知识，从不进行创造性学习，不敢于创新的人，他们的额叶将无法充分发挥巨大的潜能，这是对人的智力资源的极大浪费。潜能的开发是无限的，但又是有限的。理论上讲，人的潜能是无限的，这具体反映在每个人都具有优秀的潜能，每个人都亟待发挥自己的最大的潜能，每个人都可以努力使自己的潜能得到发挥。但从实践上说，人的潜能开发却是有限的，具体表现在潜能有明显的个体差异。即使某种潜能水平相同的人，由于主客观条件不同，有的人开发得好，有的人开发得很差。这无限性与有限性的统一，是潜能的一大特点。

第二节　儿童脑发育的黄金期

一、脑发育速度的高峰期

人的大脑发育有两次高峰，妊娠第10至18周是第一次高峰，婴幼儿期（0～3岁）也是宝宝大脑发育的高峰期，学龄前（3～6岁）是大脑发育的高峰延续期第二次高峰。妊娠10～18周胎儿脑细胞迅速生长，到第23周，胎儿大脑皮质的六层细胞结构大体已定形（图1-2-1）。

据科学研究，精子与卵子"相会"的一瞬间，生命的"大厦"即开始动工，作为"智囊"器官的大脑，胎儿的神经细胞从第3个月开始迅速增长，每分钟超过25万个。人类新生儿是在脑发育未成熟的状态下出生的，出生后还要继续生长发育，人出生后头2～3年脑发育最快，出生时脑重量为350～400g，是成人脑重的25%，而这时体重只占成人的5%。此后第一年内脑重增长速度最快，6个月时已经达到成人的50%（而儿童体重要到10岁才达到成人的50%，由此可见，婴儿大脑发育大大超过身体发育的速度），1岁时婴儿脑重接近成人脑重的60%，到第二年末时脑重约为出生时3倍，约占成人脑重的75%。3岁时婴幼儿脑重已接近成人脑重范围，以后发育速度逐渐变慢（图1-2-2，图1-2-3，图1-2-4）。

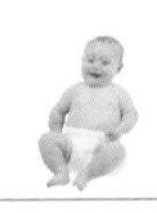

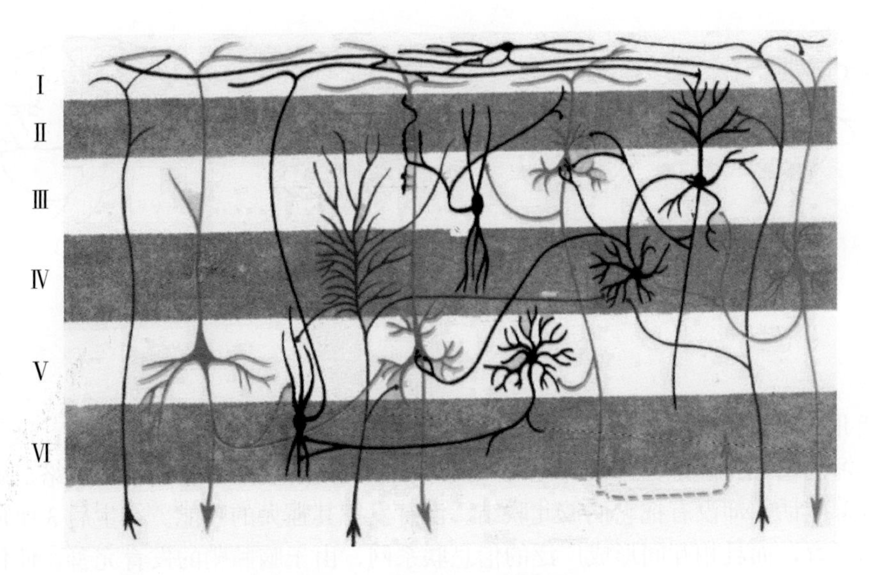

图 1-2-1　大脑皮质的六层细胞结构

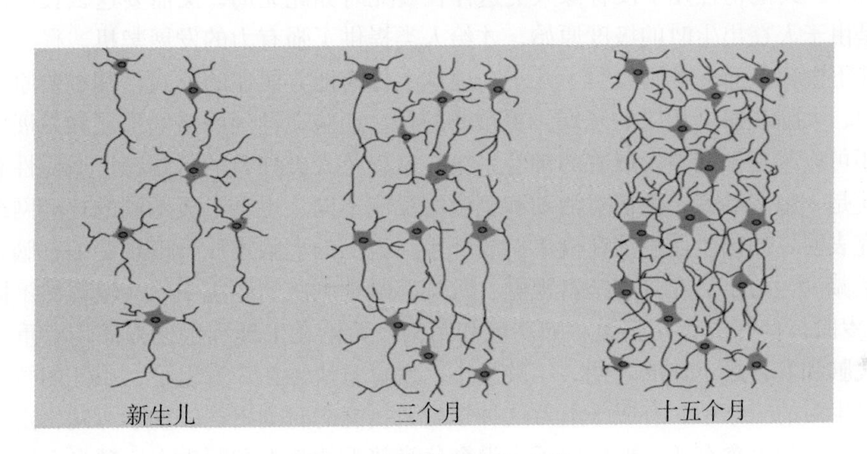

图 1-2-2　神经网络的发育

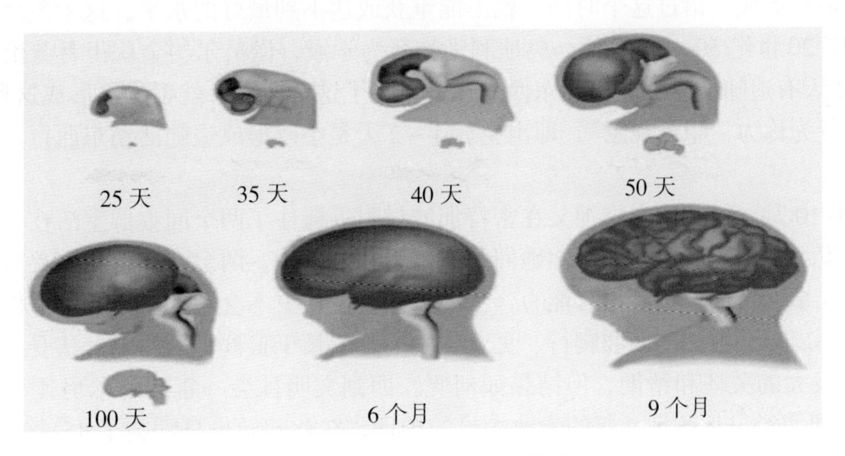

图 1-2-3　发育中的胎儿大脑

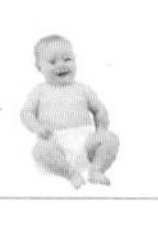

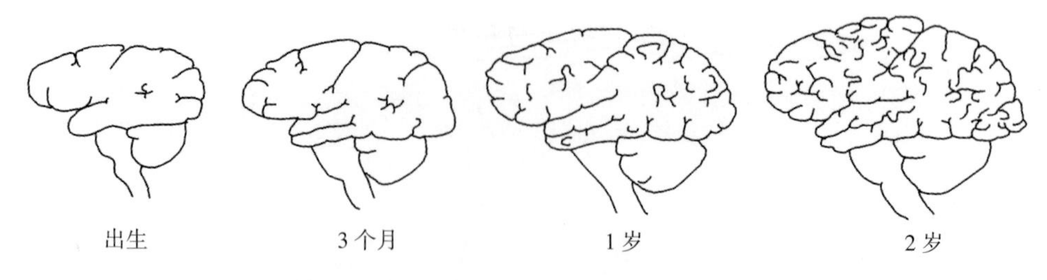

图 1-2-4　婴幼儿大脑皮质发育外形

出生时婴儿的大脑处于极度未充分发育状态，他们有亿万个脑细胞或神经元，这是他们终生思考、交流和学习的基础。但是，这些神经元并没有联结成具有复杂功能的神经网络，就像一个国家安装了数千万部电话，却没有把它们彼此联结，没有发挥其强大的功能。在生后 3 年内，婴幼儿的神经细胞迅速发育，而且相互间形成广泛的信息联系网，由于脑髓鞘的发育完善，使传递信息的速度大大加快。脑的发育和外界环境、教育密切相关，虽然我们倾向于把新生婴儿大脑的极度未发展视为当然，但并不是每个物种都这样。出生之际，人脑的重量是其成年期的 25%，其他灵长类动物则是 40%～50%。其他物种几乎没有像人类这样在婴儿时如此无助，又需要这么长期的努力才能走向独立。正是由于人在出生时的极度原始，才给人类提供了强有力的发展契机。猴、鼠、鱼都只能在有限的条件下生存，而人类则发明了几乎在地球上任何地方居住的方式，其主要原因就是人在与环境的接触中，大脑获得了相应的发展。更重要的是，经验在神经网络的形成和发展中起着很大的作用，经验还可以改变和调整发展着的神经系统，这就是人类独特的可塑性、适应性和个体差异性的原因。即使是一胞多胎者，他们对活动和刺激的反应不同，也会形成不同的神经网络。英国一项对大鼠的研究表明，如出生后生活在极单调的环境，他们的大脑皮质会出现萎缩，脑重量减轻，神经细胞间联系减少，与生活在具有丰富视觉、听觉、触觉刺激的环境中的大鼠截然不同。儿童也一样，在 0～3 岁时，良好的育儿刺激对脑功能和结构，无论在生理和生化方面均有重要的作用。婴幼儿时期是大脑和发育最迅速的时期，年龄愈小，发育愈快，在 3 岁以下，小儿的智能发展日新月异，在孩子出生后的三年中，有成千上万这种学习新技能的时刻出现，如学习爬、走，说出第一个词、第一个句子，伸手拿东西，握住勺子，学会分辨熟悉的亲人和陌生人，独自上厕所等。在婴儿出生后几年里，大脑的各个部分得到整合，神经系统各部分功能不断强化，这种整合和强化，使儿童对未知世界的认知、适应工作起着至关重要的作用（图 1-2-5）。

学习能力的发育是有关键期的，这个关键期是指某种知识或行为经验，在某一特定时期或阶段中最易获得，最易形成，错过这个时期，就不能重获或达不到最好的水平。这个概念最初是从动物实验中得来的。20 世纪 50～60 年代，奥地利动物行为学家，诺贝尔奖金获得者劳伦斯发现，小鹅在出生后 1～2 天有追随一个活动着的东西的行为，过了这个时期，就很难再形成这种追随行为了，劳伦斯把这种行为称为“印刻现象”，即出生后 1～2 天是小鹅形成追随活动东西行为的关键期（图 1-2-6）[6]。

在 1920 年 10 月，印度的辛格神父在密特那波村附近抓住了两个同狼群生活在一起的女孩，其中一个大约 3 岁、一个约 5 岁，辛格称她们为阿尔玛和卡玛拉，两个女孩自幼在狼群中生活，她们身上毫无正常儿童的特征，没有语言能力，不能直立行走，更不会与人交流，除了偶尔发出嗥叫声外，平时一点不出声。她们用四肢爬行，喜欢吃生肉。成长于狼群中的两个女孩受到了社会各界的关注，受到了极大的关怀和帮助，但结果如何呢？回到文明社会一年后阿尔玛死了，卡玛拉则于 1929 年死去，即使经过长达近 9 年的专业人员的护理，在死前她也只学会了 45 个单词，远远达不到正常儿童的水平。这个事实表明，如果错过了孩子大脑发育的关键期，就会错过教育孩子的重要

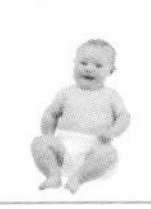

儿童生长发育的 8 大里程碑

4 周	家长扶孩子坐起来后，孩子能够支撑自己头部；视线能追随物体移动；听到声音后有反应；父母跟孩子对视时，与家长有眼神交流。
16 周	能拿积木；可主动去拿东西，并能把东西放进嘴里；躺着时，双手能够相握；俯卧时头能抬到 90°；有东西可以依靠时，孩子可以坐 10min 左右；会微笑。
28 周	孩子已经坐得比较稳了，而且应该学会了爬；孩子有吃手、吃脚的动作；可以发出“咿咿呀呀”的单音节音。
40 周	孩子可以扶着栏杆站立，并能稳定几分钟；在精细动作上，可以捏住如葡萄干大小的东西；主动把手中的东西递给别人；可以理解成人的语言，如在被问道“爸爸在哪”之类的问题时，他们会指向父亲的方向。
52 周	这时，孩子已经可以走几步路了，也能手脚着地爬楼梯；可以一次说出 6 个字，并能用一只手同时抓起两块积木。
1 岁半	孩子能走路并且能扶着栏杆上楼，还可以踢球；模仿能力变强，如模仿大人搭积木、翻书；能说 20~30 个字，并能组合词汇以表达自我意愿；有些孩子在白天可以控制排尿排便了。
2 岁	能够说 50 多个字了，并会使用“你”和“我”两个代词；会双脚跳了，而且能单脚站立；在认知上，孩子能认清身体的部位，并可以指出来。
3 岁	孩子的生长发育情况是不同的，很难给一个统一的标准。

图 1-2-5　儿童生长发育的 8 大里程碑

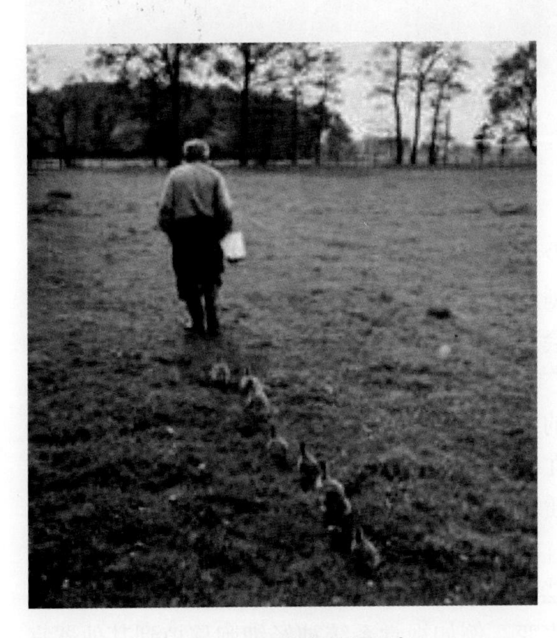

图 1-2-6　小鹅的印刻现象

时机，将造成不可逆转的后果。

每个孩子一出世，就是一位亟待发展的天才。3 岁前婴幼儿的头脑象海绵一样具有极强的吸收能力，大人根本不用担心“给得太多”“孩子负担过重”之类的问题，需要担心的恰恰是给予的刺激不足，“给得过少”的问题。大脑也遵循用进废退的法则，若能对大脑进行科学的开发和锻炼，正常儿童可以变得更聪明，甚至成为超常儿童。当然，开发大脑不是简单地要孩子识字、做算术，而是要针对孩子大脑发育的特点进行合理而严格的训练。科学研究发现，智商的高低其实取决于脑细胞之间所建立的衔接沟通的多寡。当一个人的脑细胞出现大量沟通时，其智商就会比一个脑细胞之间缺乏沟通的人来得高。经过大脑潜能开发的 3 岁儿童的大脑神经发育甚至可以达到 6 岁儿童的水平。

如果将大脑比作一台计算机，3 岁前所发育的相当于电子计算机的“主机和硬件”部分，3 岁后则是其“软件”，即指示机器操作方法的部分。人的头脑接受外来刺激，给予模式化训练后转变成记忆，这种最基本而重要的信息处理结构在 3 岁前即已形成。到 3 岁以后，再将以前形成的思维、意愿、创造、情感等高层意识发展为“如何操作”的功能。如果 3 岁以前所制造的“主机和硬件”本身不好，到了 3 岁以后再去反复训练“如何运行”就无济于事了。但是，我们也应看到，早期虽然重要，但是不等于过了早期，环境和教育就不起作用了，我们只是强调，如果要发挥人的大脑的最

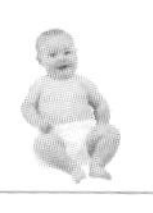

大潜能，应特别注重 0 ~ 3 岁脑发育的保健与教育。

二、脑发育可塑的旺盛期

人的中枢神经系统有非常复杂和完整的功能，所以，小儿出生前和出生后早期，他的发育有预定的程序和特殊的安排。然而，中枢神经系统在发育过程中并不是固定不变的。

神经细胞如同一颗小树，它的树突、轴突好比树枝、树根（图 1-2-7，图 1-2-8，图 1-2-9）。

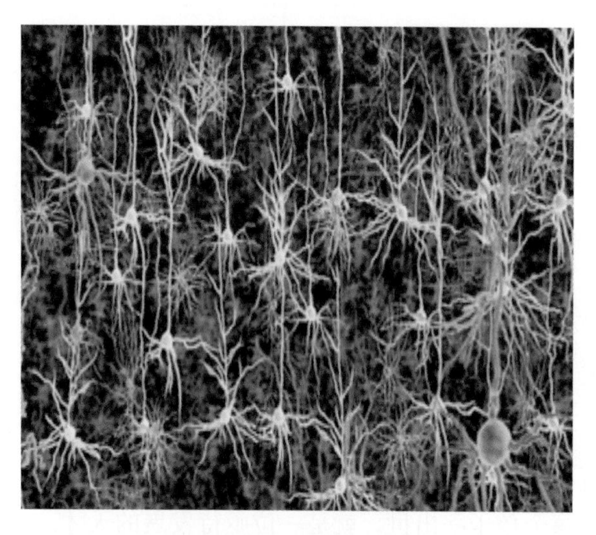

图 1-2-7　计算机模拟神经细胞图（一）

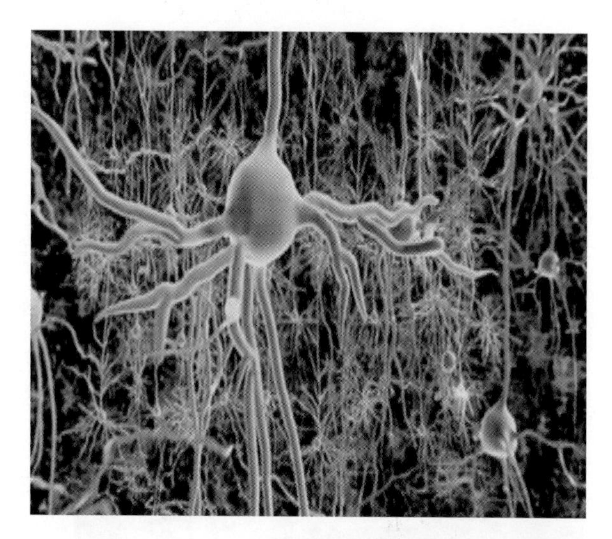

图 1-2-8　计算机模拟神经细胞图（二）

在最开始的时候，神经细胞的树突、轴突分支很少，这些神经细胞的发育与小儿所处的环境能否接收到丰富的视、听、触觉、运动、语言、认知等刺激有关，如果早期给予合理的教育，神经细胞会茁壮成长，根深叶茂，神经细胞之间连接通路广泛而完善。研究表明，在视觉丰富环境中养育的老鼠，他们的视觉大脑皮质发育得好，比养育在视觉刺激贫乏的标准试验笼子内的老鼠视觉皮质更厚更重。

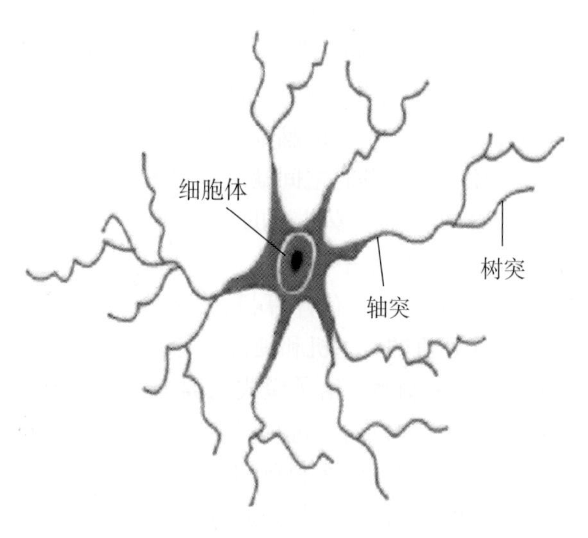

图 1-2-9　神经细胞结构示意图

神经系统早期的可塑性表现为可变更性和代偿性。可变更性是指某些细胞的特殊功能可以改变，例如视觉系统神经细胞移植到其他器官系统，视觉细胞可以改变它的功能和新的伙伴在一起而起到新的作用，并且表现很好，但移植时间要早，过了一定的敏感时期，移植细胞不但不会起到作用，而且会死亡。有人做过这样一个实验，28 天日龄的小猫，在没有特殊视觉经验前，视觉皮质细胞对所有方向的视觉刺激均敏感，如果在生后早期视觉敏感期给它看垂直条纹 1h，

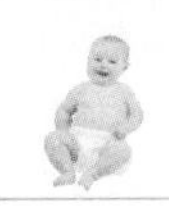

这 1h 的经验可以改变视觉皮层细胞的敏感性，以后只能看清垂直方向的条纹，对横的、斜的方向条纹不敏感了。这种训练在生后早期效果最好，晚了，即使训练时间长达 33h，其效果也不会超过早期训练 1h（图 1-2-10）。

神经系统的代偿性是指一些细胞能代替另一些细胞的功能，在神经细胞损伤或破坏以后可以得到功能的恢复。但是研究证明，只有在生长发育早期，局部细胞缺失可由邻近细胞所代偿，但过了一定敏感期后，神经系统损伤造成的缺陷将成为永久性的，就不可能实现整个的功能重组了。

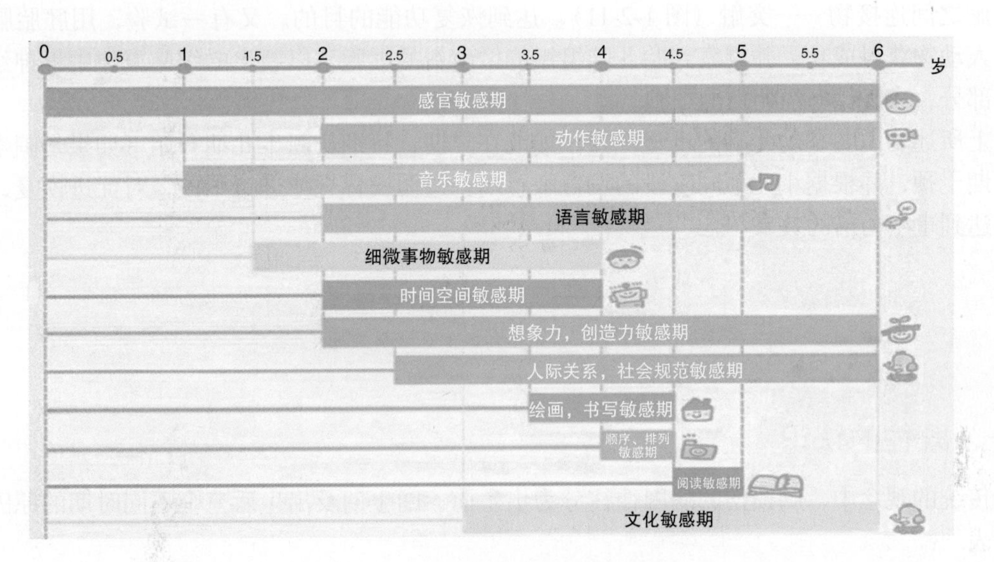

图 1-2-10　0～6 岁各阶段敏感时间表

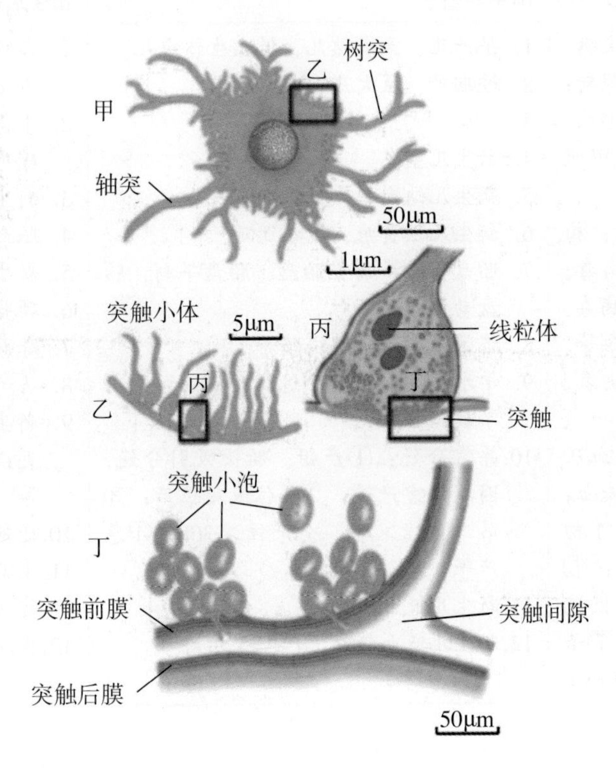

图 1-2-11　神经突触示意图

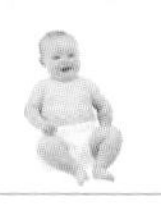

脑如果在发育早期受到损伤，脑细胞有较强的修复代偿能力，到成年时功能可以有较大程度的恢复。譬如生后 2～3 个月以内颅内出血引起的脑损伤，经系统康复治疗及早期认识教育训练，患儿在 2～3 岁时其运动、语言、智力发育可与正常同龄儿相似，如果这种情况发生在成年人，肯定会引起明显的一侧肢体瘫痪和其他脑功能问题。也有德国的科学家做过这样一个研究，在动物妊娠的早期，外科手术摘除其胎儿的一只眼，1 年后存活眼的视神经树突数量大大增加，这就是神经系统的代偿功能在发挥作用。婴幼儿时期特别在早期，中枢神经系统受损伤后，仍可在功能上形成通路，神经细胞的轴突绕道与别的神经细胞树突接通，有的神经细胞出现特殊的分叉，或产生特殊的神经细胞之间连接物——突触（图 1-2-11），达到恢复功能的目的。又有一试验，用胚胎脑组织移植到非人动物获得成功，并观察到胎儿脑组织能增殖新的细胞，以新生的细胞重建中枢神经系统受损伤的部分，或替代已经死亡的细胞。

以上所述均说明婴幼儿脑的可塑性强，如能在早期，特别从新生儿期开始（如果是围生期脑损伤）早期干预，并根据小儿不同阶段的发育敏感期，遵循发育规律进行干预，对促进恢复，防治伤残可以达到事半功倍的效果[7]。

第三节　儿童脑损伤的病因

一、既往的认识

在传统的观念中，脑损伤的病因往往分为出生前、围生期及出生后三个不同时期的原因，具体可见下表[8]：

表1-3-1　脑损伤的原因

出生前因素	围生期因素	出生后因素
1. 基因病：遗传性神经疾病 2. 胎芽病：①接受 X 线照射；②病毒感染；③药物影响：激素类、甲氨蝶呤、甲硫咪唑等 3. 胎儿期因素：①感染：梅毒螺旋体、唾液腺病毒、李斯特菌属、巨细胞病毒、流感病毒、风疹病毒等。②低血糖。③宫内缺氧。④胎儿红细胞增多症 4. 孕母因素：①妊娠高血压综合征；②反复阴道流血；③过量吸烟或饮酒；④初产＞34 岁或＜20 岁；⑤妊娠中手术；⑥习惯性流产、早产、死产等；⑦子痫	1. 早产儿、未成熟儿、低出生体重儿 2. 过期产、巨大儿 3. 多胎 4. 新生儿窒息 5. 新生儿缺血缺氧性脑病 6. 新生儿核黄疸、黄疸迁延 7. 胎盘异常：前置胎盘、胎盘早剥、胎盘老化等。 8. 脐带脱垂、脐带绕颈等 9. 羊水异常：过多、过少、混浊、羊水早破 10. 异常分娩：①产钳、胎头吸引分娩、因故剖宫产等；②臀位或足位产；③第二产程＞4h、全产程＞30h；④急产等 11. 新生儿低血糖 12. 新生儿低血钙	1. 各种中枢神经系统感染：①脑炎；②脑膜炎等 2. 中毒：①铅中毒；②一氧化碳中毒 3. 新生儿痉挛 4. 脑血管栓塞 5. 新生儿颅内出血 6. 硬脑膜下血肿 7. 蛛网膜下腔出血 8. 头部外伤 9. 新生儿感染：①肺炎；②脐炎；③皮肤感染；④中耳炎等 10. 迁延性黄疸 11. 生后 1 周内重度营养不良，贫血 12. 生理性体重减低恢复过慢

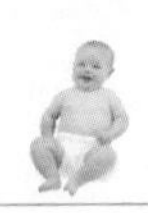

二、目前的认识

（一）早产、低出生体重与脑损伤

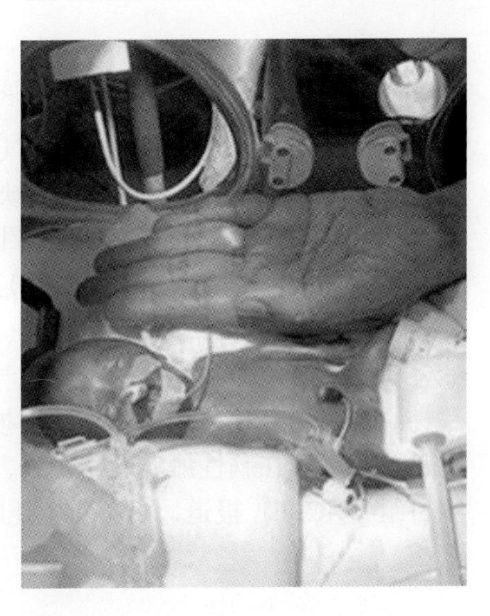

图 1-3-1 24 周早产儿，体重 270g

早产及低出生体重一直被认为是脑损伤的重要原因之一，由于早产儿，尤其是极低出生体重儿往往因为伴有先天的发育不全及发育缺陷，容易导致早产，而早产的未成熟儿又极易发生各种医学的合并症。同时由于未成熟儿病理生理的脆弱性较高，机体的适应性差，难以适应出生后所处的环境的急剧改变等一系列原因，使这类小儿易发生脑损伤和继发的其他异常。脑损伤和早产也可能是互为因果的关系，比如有相当一部分的脑性瘫痪患儿就是在胎儿期因某种原因而导致脑损伤，从而导致早产。在脑性瘫痪的研究中，约 40% 的脑瘫患儿是早产儿或低出生体重儿，临床资料显示，出生时极低出生体重（体重＜ 1500g）（图 1-3-1）的婴儿的脑性瘫痪发生率为出生时体重正常婴儿的 40 ~ 100 倍，且研究表明，出生体重越低，发生脑性瘫痪的危险性越大。实际上，在所有出生的小儿中极低出生体重儿不过只占 0.68%，但是所有的脑性瘫痪患儿中出生时为极低出生体重儿者却占 28% 以上，这个数据表明早产及低出生体重是脑损伤的重要因素。目前，随着新生儿医学的飞速发展，极低出生体重儿的存活率逐渐提高，无数的生命得以挽回，但正是这个因素，脑损伤的患儿也越来越多，脑性瘫痪的发病率难以下降 (图 1-3-2，图 1-3-3)。

早产儿与足月儿脑损伤的区别

	早产儿	足月儿
类型	脑室周围－脑室内出血（PVH-IVH）；脑白质损伤（WMD）；脑室周围白质软化（PVL）；脑室周围白质区出血性脑梗死（PVHI）	HE；颅内出血
损伤部位	白质损伤为主	皮质损伤为主
损伤细胞	少突胶质细胞损伤为主	神经元损伤为主

图 1-3-2 早产儿与足月儿脑损伤的区别

早产儿脑损伤的类型

局灶型白质损伤
广泛性白质损伤
囊性 PVL
脑室周围出血性梗死

脑室内出血（蛛网膜下腔出血）
脉络丛出血

小脑、基底节、脑干出血

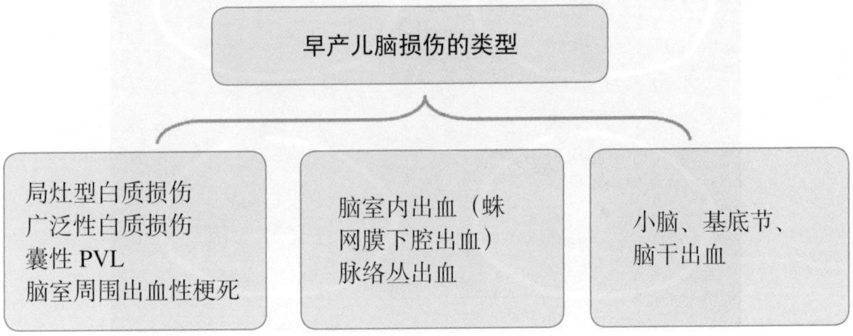

图 1-3-3 早产儿脑损伤的类型

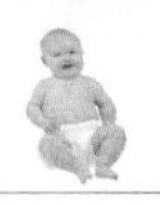

（二）窒息、缺氧与脑损伤

在新生儿出生时，胎盘或肺等气体交换器官失去功能，可导致新生儿窒息。新生儿窒息以及核黄疸致使脑部出现缺氧，可以使对缺氧非常敏感的小脑、大脑、基底节和脑干部的某些脑神经核受到损伤，导致脑损伤后遗症出现。目前，头颅影像学检查是判断新生儿窒息缺氧后脑损伤最直观的方法（图 1-3-4、图 1-3-5、图 1-3-6）。

窒息可以引起缺氧、心脏肥大、代谢性酸中毒等改变。另外，如果窒息影响了脑血流量的改变，使脑发生缺血，中断了脑的氧气供应，则会使谷氨酸盐类的游离基和兴奋性氨基酸释放，导致神经细胞的坏死，进一步导致脑损伤的出现。据有关研究表明，新生儿窒息导致脑损伤有一定的预测指标，在脑性瘫痪的病例中，有 12% ~ 20% 是因为分娩时窒息而致病的，国际围生期研究项目组（NCPP）报道，出生新生儿的阿氏评分为 0 ~ 3 分并可以存活者约有 12% 今后发展为脑性瘫痪。

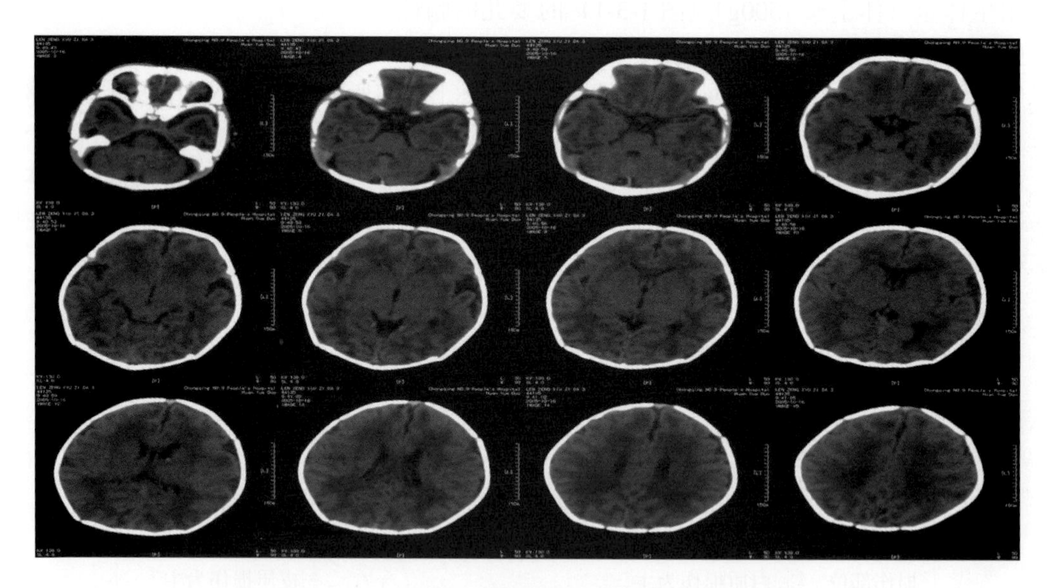

图 1-3-4　轻度 HIE

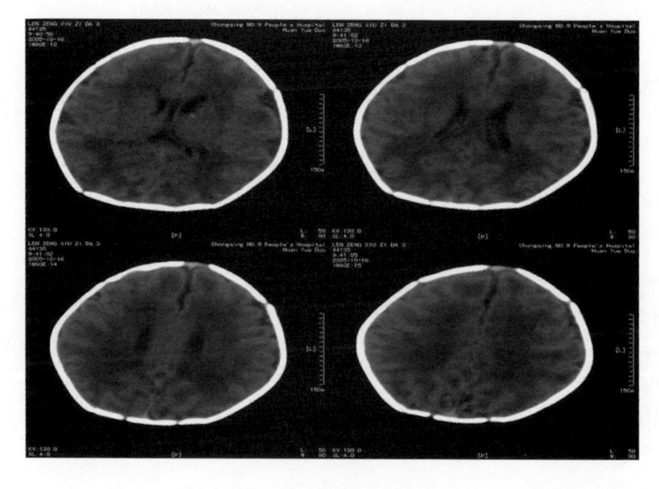

图 1-3-5　中度 HIE

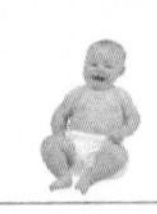

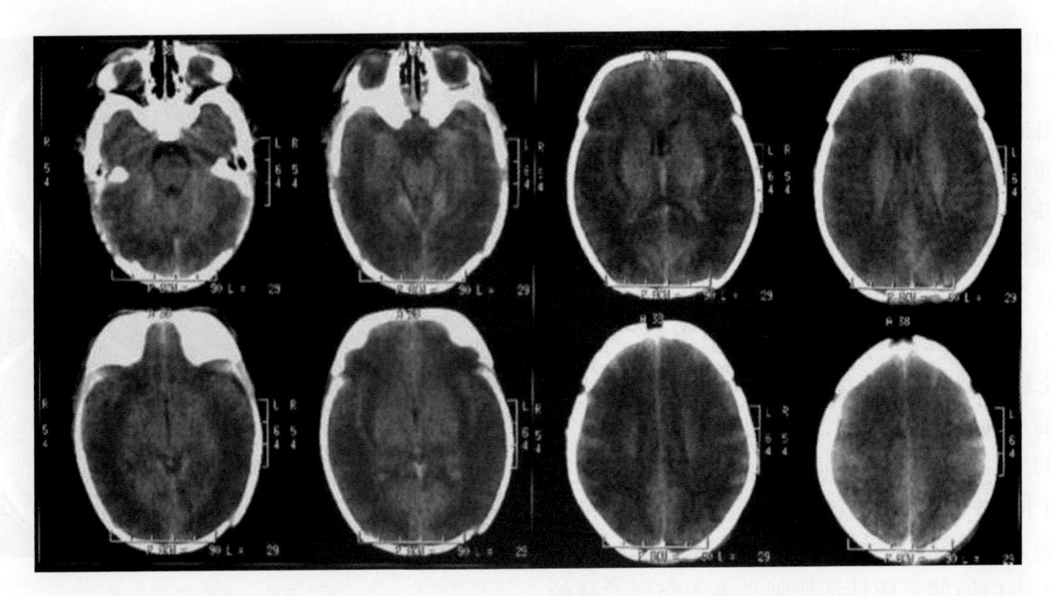

图 1-3-6　重度 HIE

在围生期有缺氧病史的小儿，在生后 12h 至 1 周的时间内可表现出神经学症状，这些症状并不是因为窒息而致的脑损伤所特有的，我们称之为缺血缺氧性脑病（HIE）。缺血缺氧性脑病是预测神经学后遗症的最佳指标，一般来说，轻度的缺血缺氧性脑病的小儿可表现出烦躁状态、神经过敏、腱反射减弱等神经学症状，但出现继发障碍的危险性小。中度和重度缺血缺氧性脑病的小儿则表现出惊厥发作、意识状态的改变、异常姿势、异常反射、异常姿势反射、哺乳和呼吸功能异常等症状，其中 20% ~ 55% 具有长期的神经学后遗症的危险性。

总之，可以预测有神经学后遗症的指标有：①出生 20min 的阿氏评分呈现低值；②中度至重度的缺氧缺血性脑病，特别是临床症状持续存在 1 周以上者；③重度酸中毒；④在迁延性的缺氧状态中出现惊厥发作者。

（三）脑白质与脑损伤

早产儿发生神经学的继发症的根源是脑白质的损伤，将各种各样的脑白质损伤综合在一起称之为“围生期白质脑病”，其中包括室管膜下出血、脑室周围出血、脑室内出血（图 1-3-7，图 1-3-8），

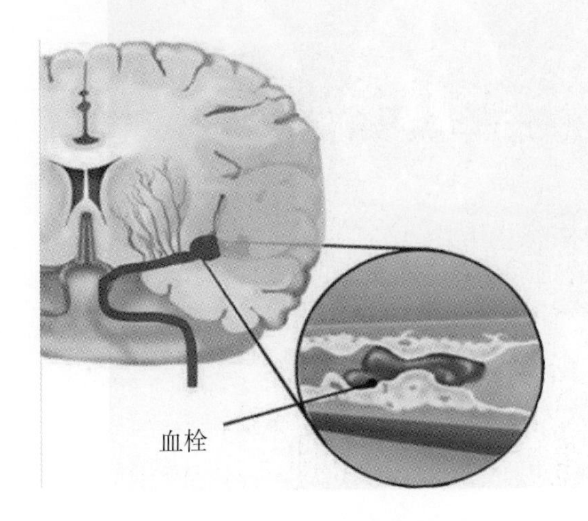

图 1-3-7　脑卒中（血栓形成）

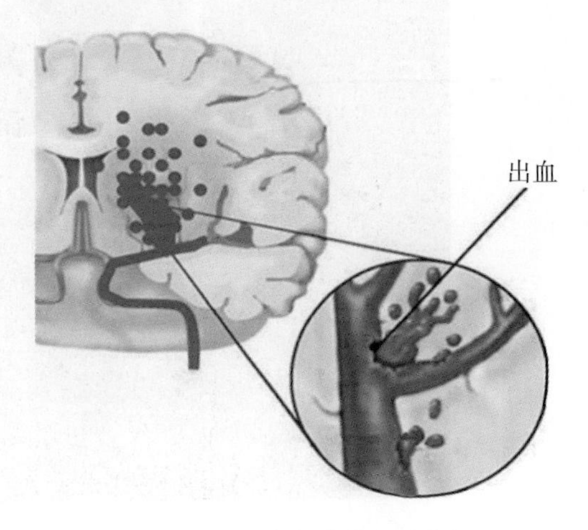

图 1-3-8　脑卒中（出血形成）

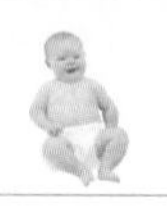

脑室周围出血性梗死（图 1-3-9）、脑室周围白质软化。早产儿容易发生的是室管膜下出血、脑室周围出血和脑室内出血。其原因是早产儿的脑血液循环容易受到血压变化的影响（血压依赖性），以及缺乏对室管膜下胚层的神经胶质的保护能力，而且广泛的室管膜下出血（脑室内出血）容易引起分界静脉的闭塞，形成出血性脑梗死（图 1-3-10）。由于此处是锥体束经过的部位，所以容易产生痉挛型双瘫。

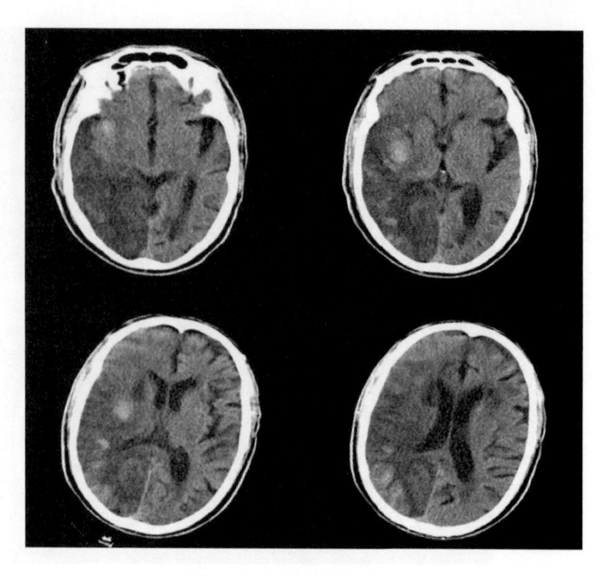

图 1-3-9　出血性脑梗死

脑室周围出血性梗死的病灶为非对称性，与广泛的室管膜下出血（脑室内出血）表现相同。发生于同一侧大脑半球的各个部位，可以说是波及一侧大脑半球的整体。而脑室周围白质软化或脑室周围白质的多病灶坏死则是由于交通动脉的终末部和交界领域的缺血性坏死而形成的。早产儿的脑白质损伤不只是表现在脑室的周围，也有可能波及皮质下部及其以上的部位。脑白质的损伤使肥厚的星形胶质细胞增加，少突胶质细胞减少（图 1-3-11），而少突胶质细胞的缺如会阻碍神经细胞的成长，进一步阻碍神经的髓鞘化的形成，从而影响神经系统的功能。近年来注意到早产儿因缺氧缺血会导致侧脑室周围白质软化（PVL），脑室周围白质软化症（图 1-3-12）是指侧脑室旁的分水岭区（Watershed）血液供应丰富，在这一区域可以见到从软脑膜有长的髓质动脉走向侧脑室，和白质深部的终末动脉交织在一起，在侧脑室周围白质形成短的动脉境界领域。任何原因所致的低血压、颅内高压均可导致此处血灌流压降低。尤其是在缺氧的状态下易发生血液的分布减少，缺血导致脑组织坏死、囊变，导致脑白质的损伤。这一区域正是脑皮质脊髓束经过的部位，使向下肢的下行纤维被损伤，产生痉挛型双瘫。如果损伤的面积扩大，还会波及颜面部和上肢的神经支配。

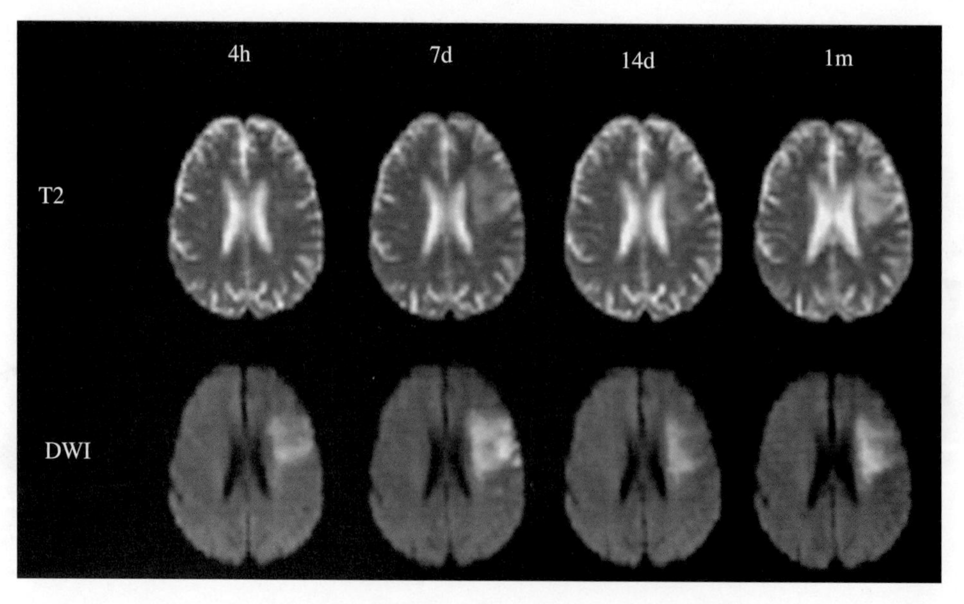

图 1-3-10　新生儿脑卒中头颅 MRI 动态变化

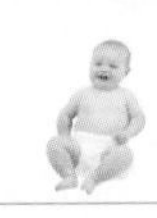

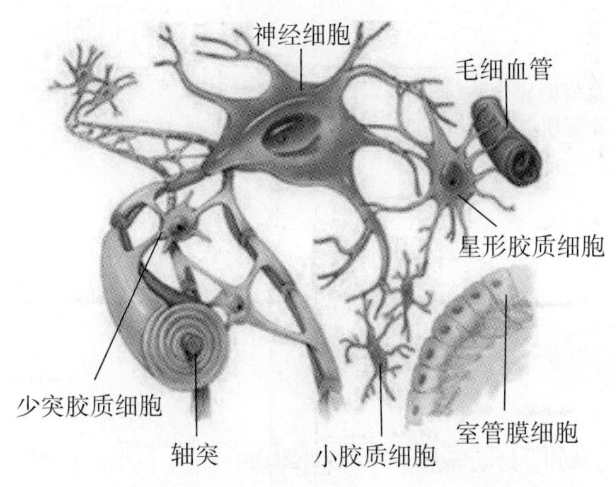

图 1-3-11 神经细胞与神经胶质细胞

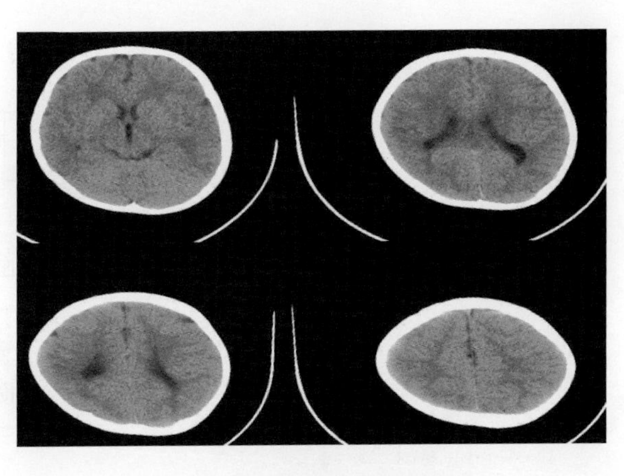

图 1-3-12 脑室旁白质软化症

目前，在日本有学者发现，不随意运动型脑性瘫痪有减少的倾向，考虑原因可能是成熟儿的皮质下坏死而致的缺氧缺血性脑病（HIE）减少，而未成熟儿的 PVL 增加所致。

早产儿的脑血液循环具有对血压的依存性的特点，所以在有呼吸窘迫综合征、无呼吸发作、低血压、酸中毒、感染、动脉导管未闭等状态时，会阻碍脑的血液循环，其结果导致低血压、酸中毒和缺血性坏死等。脑室周围白质软化的发生是由于脑在缺氧和缺血状态下，会导致细胞释放细胞分裂素类物质、肿瘤坏死因子 -α、白细胞介素 -6、游离基等物质，破坏了脑白质而形成的。对于早产儿脑室周围损伤和脑室内损伤的诊断方法目前主要有两种方式，一是头颅 B 超检查，另一种则是头颅 MRI 检查，两者相比较，头颅 B 超检查方法较为简单，患儿无需麻醉，无射线损害，但在准确性方面则不如头颅 MRI，头颅 MRI 检查可以敏锐地发现脑部结构的变异。

（四）低血糖与脑损伤

氧和葡萄糖均为脑的能量代谢所必需。毫无疑问，低血糖可以引起脑损伤，但是需要引起脑损伤的低血糖阈值和持续时间随个体而不同，并与个体对低血糖的保护性反应能力相关。未成熟脑对能量需要和能量利用速率相对较低，推测与树突 - 轴突分支和突触联结较少，以及较少的能量依赖离子泵和神经递质合成有关。低血糖期间脑血流 (CBF) 明显增加，从而增加底物输送到脑。在人类新生儿，血糖水平低于 1.7 mmol/L 即有明显的脑血流（CBF）增加；而在成熟的动物中，需要严重的低血糖才会导致 CBF 的增加。在新生儿中，严重的低血糖对心血管功能的影响没有成人那么明显，这可能与未成熟的心脏富含糖原的储存有关，在低血糖期间可被动员作为能量。所以，新生儿的脑对低血糖比成人有更好的耐受性，单纯的低血糖不足以严重到引起脑损伤，但是，当低血糖同时伴有缺氧缺血或惊厥等其他事件时，发生脑损伤的可能性明显增加。另外，也正因为不成熟的脑对低血糖比成年人脑更为耐受，在低血糖脑损伤中，低血糖的持续时间比血糖的绝对值更为重要。持续性低血糖是脑损伤的又一大类型（图 1-3-13）。

尽管在低血糖时脑血流增加，并尝试增加其他底物如酮体和乳酸的代谢来保存脑的能量状态，但是当血糖浓度下降至 1.1mmol/L 以下时，生化紊乱开始。脑 ATP 突然下降到正常水平的 20% 以下，脑电生理显示 EEG 呈等电位状态，细胞内 Ca^{2+} 水平明显增加，细胞外兴奋性氨基酸——天门冬氨酸和谷氨酸成 10 倍和 4 倍的升高，从而启动了一系列的细胞死亡的生化级联反应。因此，在成人，低血糖所致的神经元死亡机制与缺氧缺血时的神经元损伤机制相似；而新生儿低血糖脑损伤

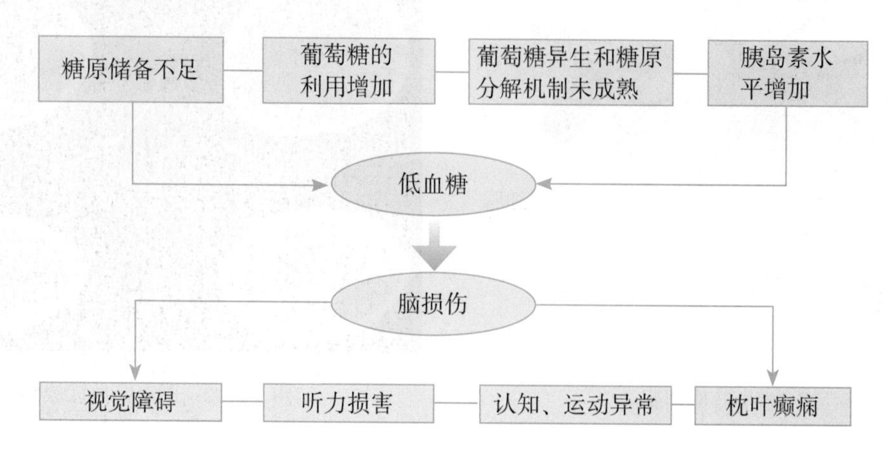

图 1-3-13　低血糖导致脑损伤示意图

的变化可能与缺氧缺血时的变化不完全相同，低血糖时特征性堆积的兴奋性氨基酸是天冬氨酸而不是谷氨酸。由于没有无氧代谢发生，所以没有酸中毒和脑梗死。

Brierly 曾经研究了低血糖 (＜ 1.1mmol/L，≥2h) 对青春期灵长类动物的影响，结果显示选择性神经元坏死遍及整个大脑皮质，尤其是顶 - 枕部、海马、尾状核和壳。人类新生儿有限的观察与动物实验所致的损害相似，损伤基本涉及神经系统的每个水平，包括大脑皮质、海马和基底核广泛的神经元和神经胶质细胞坏死，但是特别偏爱大脑的后部。在低血糖的神经病理学研究中，没有发现缺血性脑损伤中常见的血供边缘带的损害；而且，低血糖发生的神经元损伤主要累及临近脑脊液循环的表层皮质区域，不同于缺氧缺血中所观察到中间层和深层皮质的神经原损伤。新生儿低血糖也可损伤皮质下白质的神经胶质细胞。Larroche 的研究显示：低血糖是脑室周围白质软化的前因；少突胶质细胞前体细胞培养也显示低血糖可诱导细胞凋亡，抑制分化及髓鞘化。这些都证实低血糖对髓鞘化的影响可能是神经胶质损伤的结果。

低血糖脑损伤对后部大脑的偏爱也在 CT、磁共振成像 (MRI) 和单光子发射计算机断层图像扫描 (SPECT) 中被证实。对于这种特征性的以顶 - 枕部白质异常为主的损害，MRI 优于其他影像学检测方法。新生儿脑的枕部区域对低血糖的特别脆弱性的原因还不清楚，较多的观点认为该易感性与枕叶是新生儿期轴突生长和突触形成最旺盛的部位有关。来自于低血糖期间区域性脑血流增加的新生狗实验模型的间接证据提示，与脑的其他区域相反，枕叶和小脑的区域性葡萄糖利用率是明显降低的。

综上所述，新生儿低血糖所造成的脑损伤，其神经学后遗症包括脑瘫、智力低下、视觉障碍、惊厥 (特别是枕叶癫痫) 和小头畸形，这也是低血糖脑损伤时脑皮质神经元和脑白质神经胶质损伤的反映。

（五）黄疸与脑损伤

除了早产、低出生体重、多胎、窒息、低血糖等原因外，引起小儿脑损伤的最常见因素便是黄疸了。异常的黄疸是指当血清胆红素值高于 15 ~ 20mg/dl（或大于 205 μ mol/L），此时容易产生的核黄疸，或者黄疸迁延不退（足月儿大于 2 周，早产儿大于 4 周黄疸仍未消退），或者黄疸退而复现等。Rh 因子或 ABO 血型不合等因素引起的新生儿间接胆红素增高，是引起不随意运动型或混合型（手足徐动 + 痉挛型）脑性瘫痪的主要原因。但是，当前早期诊断技术的成熟，通过换血疗法和

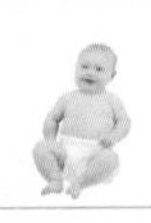

给妊娠后期的母亲以抗 Rh 免疫球蛋白等方法，使由于这一原因而致的脑损伤大大减少。但是，败血症或肝生理性不成熟而致的新生儿病理性黄疸仍需特别注意。上述原因可以导致发生胆红素脑病，使胆红素在基底核沉积，这种沉积绝大部分是双侧对称的，其后果就是易产生不随意运动型脑性瘫痪或听力障碍等。核黄疸是由于高胆红素血症时胆红素通过血 - 脑屏障，造成胆红素脑病，损害了中枢神经系统的某些神经核，如脑基底神经核、海马、视丘下核、齿状核等而导致脑性瘫痪（图 1-3-14）。

图 1-3-14　基底节软化症

（六）血管性因素与脑损伤

血管性因素与小儿脑损伤的病因密切相关，主要有以下几个方面：①动脉与静脉的梗死。②脑卒中：胎儿期、分娩时和出生后发生的脑卒中，常与以下疾病和症状相关：Sturge-Weber 综合征、神经纤维瘤病、妊娠中可卡因中毒、先天性发绀（青紫）型心脏病，凝血功能障碍，以及诸如脱水、脑膜炎、红细胞增多症、神经皮肤综合征等。③凝血因子Ⅴ Leiden 变异：是子宫内的脑血管疾病和偏瘫型的脑性瘫痪发生的重要原因。④妊娠早期的脑血管损伤：在妊娠早期发生的脑血管损伤可以引起伴有破坏性的发育不全，能够使灰质、白质的形成异常，并因此在脑内形成孔洞，临床上常把这种孔洞称为非遗传性的脑穿通畸形或称之为脑裂畸形（图 1-3-15）。如果是在妊娠后期发生的脑损伤，可形成具有最小的神经胶质反应的边缘整齐的孔洞，也称其为脑穿通畸形，而把这一孔洞形成的过程称为脑软化。

（七）感染与脑损伤

新生儿感染是造成新生儿期疾病发病率和死亡率增高的主要原因。尤其是病毒引起的宫内感染不仅引起新生儿期的感染，还可引起畸形及严重的远期影响。在高收入国家，大约 1%的活产婴儿受新生儿感染影响；世界范围内，每年不足 5 岁而死亡的 760 万婴幼儿中，感染而死亡者约占 2/3。新生儿期是儿童患重症感染的高风险阶段，据估计每年有 400 000 例新生儿因感染而发生死亡。而

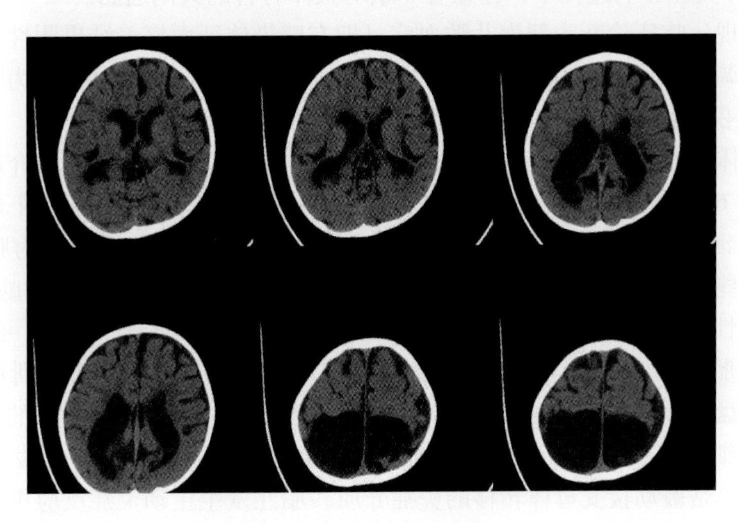

图 1-3-15　脑穿通畸形

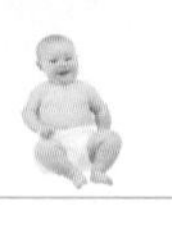

早产儿发生新生儿感染的比例却异常高（约 80%），且相较足月儿发生侵袭性细菌感染的风险也要高出数倍。

30 多年前，围生期炎症、新生儿败血症和脑损伤之间的潜在相关性开始受到人们的关注。当时，尸检数据和随后的经颅超声研究都发现，暴露于母亲感染或新生儿败血症的婴儿，其脑室周围白质软化症发病风险增加。而这种母体感染、绒毛膜羊膜炎及成倍增高的脑瘫风险之间的相关性不仅在高危早产儿中存在，在足月儿中也有发现。

早产儿中最常见的炎症相关性病变是脑白质损伤，其特点为局灶性、囊性、脑室周围白质软化、弥漫性坏死或两者兼而有之。脑白质损伤是指不成熟的少突神经胶质细胞前体丧失，该类细胞轴突髓鞘化后可发育成熟，之前易受氧化应激和炎症损伤。损伤的进一步机制还涉及神经元前体细胞增殖受抑制和星形胶质细胞的激活。

在新生儿败血症和神经认知的长期不良预后之间，近十年的观察性研究已为其提供了详细的临床证据。来自美国一家大型的网络数据显示，任意形式的新生儿感染与儿童生长不良和神经发育障碍的风险增加之间都存在相关性，其中包括临床感染、培养证实的败血症、脑膜炎合并（不合并）败血症、坏死性结肠炎合并（不合并）败血症等。

同样，几个欧洲和加拿大的早产儿研究结果显示，晚发型新生儿败血症与儿童期神经发育不良预后之间存在相关性，且反复感染和革兰阴性菌感染的风险最高。这些发现不只局限于极端早产儿，如一项巴西关于适度小早产儿的研究显示，新生儿败血症还是该人群脑损伤发病风险增加的显著、独立相关因素；一项美国队列研究显示，晚发型败血症与患坏死性结肠炎的早产儿神经发育障碍呈独立相关性。

经颅超声检查可准确发现囊性脑室周围白质软化，但对弥漫性脑白质损伤检测的敏感性很有限。而 MRI 检查技术的发展使越来越详细地分析脑损伤成为可能，这种精密的检查方法可以发现那些经颅超声检查不能发现的病灶，还可预测出神经系统远期预后的情况。

MRI 和临床检查发现，患新生儿败血症的早产儿发生脑白质损伤及运动障碍的风险增加。新生儿（未患脑膜炎）感染性细菌培养结果反复为阳性，这与进行性脑白质损伤风险的显著增加有关。此外，脑电活动和爆发 - 抑制模式结果显示，早产儿发生晚发型新生儿败血症与脑功能的急性改变存在相关性。新生儿败血症最常见的病原体为革兰阳性菌，如凝固酶阴性葡萄球菌（占 50% ～ 75%）；而统计学分析发现，革兰阴性菌感染引发败血症的死亡率比上述革兰阳性菌的要高得多。然而，败血症与脑损伤之间的联系很大程度上与所感染细菌种类无关，这表明，发病机制上在多种宿主 - 病原体交互影响过程中，存在着一条对人体有害的共同通路。

单因素分析发现，临床诊断为新生儿败血症（即有感染体征而培养结果阴性）是早产儿脑白质损伤的危险因素；调整常见混杂因素后统计显示，细菌培养阳性的感染（主要为败血症，此外还包括不合并脑膜炎的泌尿系统感染、肺炎等）仍是脑白质损伤的重要危险因素。

有研究认为，体液介质可能是脑损伤发病过程中的关键因素。常见的体液介质包括促炎性细胞因子、白细胞介素 6、趋化因子 CXCL-8（原名为白细胞介素 8）、肿瘤坏死因子 α（TNF-α）、I 型和 II 型干扰素、活性氧基团等；而在确诊为炎症相关性脑白质病变（主要为脑室周围脑白质软化）的婴儿中，这些细胞因子和趋化因子的浓度在其羊水、脐带血、脑脊液和脑组织中水平很高。这些有害的神经毒性作用不仅是由宿主 - 病原微生物直接相互作用所产生，还可能源于以下途径：围生期炎症暴露、胎儿或新生儿免疫细胞受细菌产物激活（通过激活模式识别受体）或者母体的促炎性介质透过胎盘等。例如，宫内炎症导致胎儿机体发生炎症反应，该反应的特点是 $CD45RO^{+}T$ 细胞激活、促炎性细胞因子浓度升高，而 MRI 检查发现，这些反应与新生儿发生脑损伤存在相关性。由此看来，不单是被动接受母体转移的炎症介质，胎儿发生主动炎症反应更可能是早产儿发生脑损伤的关键发病因素。

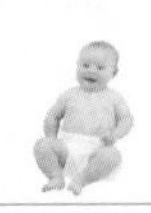

越来越多的学者认为，早产儿感染后脑损伤与大脑免疫系统发育不成熟、尤其是中枢神经系统免疫调节不成熟有关，这种较差的炎症调控功能和广泛的炎症反应更易造成早产儿大脑损伤。这些研究数据也同样表明，不像脑膜炎那样大脑受细菌直接感染而仅引起局部损伤，新生儿大脑发生广泛性损伤可以不通过细菌进入脑脊液而诱发出现。

（八）多胎妊娠与脑损伤

多胎妊娠容易引起早产儿和未成熟儿的发生，所以易出现脑损伤，在脑性瘫痪的病因中，多胎妊娠逐渐受到重视，多胎妊娠无论在妊娠期或分娩期，并发症均比单胎妊娠时要多。比如因子宫过度膨大，容易发生胎膜早破和早产。双胎妊娠的平均妊娠期为 260 天（37 周），22% 的妊娠期小于 35 周。多胎妊娠的胎儿常是低出生体重儿，其原因以胎儿生长迟缓和早产为主。双胎妊娠时妊高征的发生率是单胎妊娠的 3 ~ 5 倍。羊水过多、产前出血、产程延长、手术产、先天畸形等均增加。因此围生儿死亡率成倍地增长，出生后的婴儿发生脑性瘫痪的危险性也增加。Petterson[9] 等报道，双胎妊娠发生脑性瘫痪的危险比单胎妊娠时高 5 倍，三胎妊娠则高 17 倍。Yokoyama[10] 等报道，双胎儿中发生脑性瘫痪的危险是 1.5%，三胎是 8%，四胎接近 50%。单卵双胎因两者胎盘血管相通，形成输血综合征，胎死宫内的发生率高于双卵双胎，而存活者易发生脑性瘫痪。

（九）中枢神经系统发育畸形与脑损伤

①脑积水、脑疝：如果未接受过及时和正确的治理，可能会导致不可逆的运动障碍；②其他先天性畸形：胼胝体缺损、脑回缺损、Miller-Diecker 综合征、多发性小脑回、脑裂畸形、小脑畸形等先天性畸形或许是脑性瘫痪的原因，有这一类畸形的小儿常同时有惊厥和智能障碍。另外，Sturge-Weber 综合征和神经纤维瘤病等所致的脑性瘫痪是因脑的畸形或脑血管障碍导致的。而脑的畸形和脑的损伤在临床症状方面的区别并不是很明确的，因为，同样一种伤害的原因在不同时期会发生不同的异常，如果发生在形态发生时期的早期，则会引起脑畸形，若发生在形态发生时期的后期则会引起脑损伤。

（十）母亲因素与脑损伤

孕母因素导致脑损伤主要有以下几个方面的问题：①胎儿的供给缺乏：由于孕母的原因导致胎儿的供给缺乏而引起的脑损伤约占胎儿期脑损伤所有因素的 30%，主要原因有妊娠中出血、胎盘梗死、妊娠高血压综合征、双胎或多胎妊娠等。②母亲全身健康状况不佳：母亲患病未经治疗、接受 X 线照射，各种中毒，如药物中毒、甲基汞中毒、酒精中毒、大量吸烟等因素均会影响胎儿的发育。③激素影响：母孕期患甲状腺功能亢进或服用甲状腺激素、雌激素等激素类药物，或者由于胎儿的甲状腺功能低下等都是导致神经发育学问题的原因。④孕母感染：孕母感染是胎儿神经病理学的主要原因，主要的感染因素有：先天性风疹感染、先天性弓形虫感染、先天性风疹、先天性巨细胞病毒感染、先天性疱疹感染等，这些即我们常说的 TORCH 感染，随着医学上的重视程度增加，目前大多数医院的产检项目中都有 TORCH 感染的检验项目。上述的各种感染不一定提示重症的感染，也未必每个感染的母亲必需要见到明显的临床症状才能导致脑损伤的出现。另外，孕母发热、绒毛膜炎症致使胎儿发生脑损伤的概率也比较高。妊娠中母亲的尿路感染与胎儿的脑白质损伤有关。此外，已经明确的是，HIV-1 病毒的垂直传播可以导致小儿严重的发育障碍，而且，在早期即可以见到其中枢神经性运动障碍的表现。后天性的免疫缺陷综合征（AIDS）引起的运动障碍的症状呈缓慢进展的状态，肯定会成为脑性瘫痪。

妊娠中感染而致的胎儿脑损伤的原因可能是由于感染导致少突胶质细胞和神经元的补体损伤，并以此为媒介，使血 - 脑脊液屏障的功能改变及发生凝血机制的障碍，形成血块、血栓和出血等，

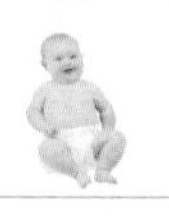

进一步导致脑损伤。

（十一）室内环境污染与脑损伤

最新的影响胎儿发育因素研究是在室内环境污染方面。中国室内环境委员会统计了五年内的6000户家庭室内环境检测结果，发现新婚房间和母婴房间的室内环境，有七成以上有超标现象。环境污染对母婴健康的危害从化学性污染向物理性污染发展，使孕妇们开始对室内环境的噪声、电磁辐射和重金属污染逐步重视。为了保护母婴健康，中国室内环境委员会发布室内环境污染警示：警惕影响母婴健康的室内环境污染根源。

婴儿先天性出生缺陷指的是出生时就存在的各种身体、智力或代谢的异常。据统计，我国每年先天残疾儿童总数高达80万人到120万人，约占每年出生人口总数的4%～6%，全国累计已有近3000万个家庭曾生育过先天残疾儿，每年因出生缺陷导致的残疾儿童所造成的经济损失约10万元人民币，每年全国要投入需要提供手术、康复、治疗和福利费用300亿元，出生缺陷已成为我国围生儿死亡、新生儿死亡以及婴儿死亡的主要原因之一，且近年来呈现不断上升的趋势。导致胎儿畸形发生的原因主要有遗传因素和环境因素。北京妇产医院研究，新生儿出生缺陷率持续上升，除了家族遗传、病毒感染外，还和室内装修、长期接触带辐射的设备等环境污染因素有很大关系。装修污染已经成为造成新生儿缺陷的一个重要原因。拥有一个健康可爱的宝宝是许多家庭的期盼。那么，如何才能生育一个健康聪明、没有缺陷的宝宝呢？提醒年轻的夫妇们，远离室内环境污染危险。

室内环境的化学性污染：特别是新装修和新家具中的室内环境甲醛污染和苯污染。根据世界卫生组织的公告，甲醛已经成为一类致癌物质，与白血病的发生有关。苯是导致白血病等血液性疾病发生的主要化学物质。

室内环境电磁辐射和放射性污染：电磁辐射对人们的生殖系统影响主要表现为男子精子质量降低，孕妇发生自然流产和胎儿畸形等，可以导致儿童智力残障。世界卫生组织认为，计算机、电视机、移动电话的电磁辐射对胎儿有不良影响。

室内环境中的重金属污染：特别是室内使用铅污染的用品和装修装饰材料，包括准妈妈经常化妆等因素。室内空气中和化妆品中含有铅、汞等有毒物质，这些物质被孕妇吸收后，可透过血胎屏障进入血液循环，进而影响胎儿发育。

室内环境中的噪声污染：噪声污染不仅影响孕妇的健康情绪，更为严重的是它可能影响胎儿、婴儿的发育、噪声对胎儿、婴儿听力方面的影响尤为显著，最主要的还是对胎儿听力方面的损害，可能造成胎儿宫内发育迟缓和低出生体重（图1-3-16）。

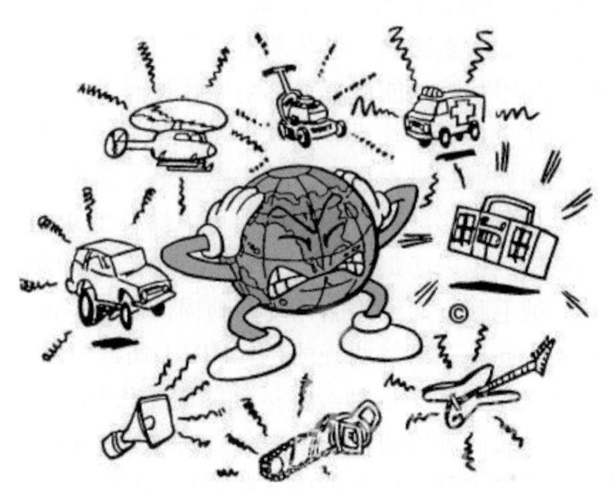

图1-3-16　噪声污染

室内环境中的二手烟污染：吸烟和被动吸烟也可增加胎儿畸形的发生率，因为香烟中含尼古丁、一氧化碳、氰酸盐、烟碱等，可导致低体重儿、畸形、早产、死胎等的发生。

宠物造成的生物污染：特别是饲养家猫、狗的家庭需要注意，因为猫、狗是弓形虫体病的传染源，孕妇感染此病后生下的婴儿可能患有先天性失明、脑积水等。

男性饮可乐型饮料可能导致胎儿畸形：美国哈佛大学医学院的专家们对市面销售的3种

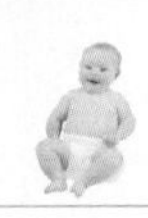

不同配方的可乐型饮料，进行杀伤精子的试验后得出结论：新婚男子饮用可乐型饮料，精子会直接遭到杀伤，进而影响男子的生殖能力。若受伤的精子一旦与卵子结合，可能会导致胎儿畸形等。可乐对孕妇及婴幼儿的影响是肯定的，因为多数可乐型饮料中都含有较高成分的咖啡因，咖啡因在体内很容易通过胎盘的吸收进入胎儿体内，会累及胎儿的大脑、心脏等器官，同样会使胎儿造成畸形或先天性疾病。因此，男性健康专家建议，新婚夫妇以及想要孩子的夫妻们，可乐型饮料最好还是少饮用。即使婴儿出生后，哺乳期的母亲和婴幼儿也不能饮用可乐型饮料（图 1-3-17）。

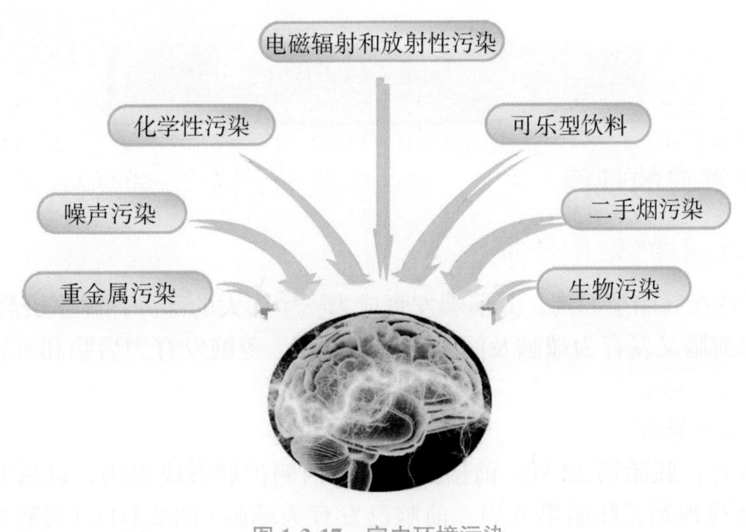

图 1-3-17　室内环境污染

参考文献

1. 朱汉林.脑科学与青少年学习方法的新探索.自然辩证法研究, 2004, 2: 96-100.
2. 考特尼·汉弗莱斯.脑部图谱.科技创业, 2014, 5: 58-61.
3. 路翰娜.大脑活动图谱:纵贯微观与宏观的动态脑侧写.临床精神医学杂志, 2014, 24(5): 353-355.
4. 程如烟.欧盟未来新兴技术旗舰项目的组织管理及启示.中国科学基金, 2015, 29: 123-126.
5. 钱万强,朱庆平,沈建磊.我国脑科学研究战略部署及发展情况浅析.生命科学, 2014, 26: 545-549.
6. 钟启泉.印刻印象与印刻研究。心理科学通讯, 1985, 5: 48-51.
7. 仇黎丽,胡娅莉.早产的脑神经保护.中国实用妇科与产科杂志, 2014, 30(6): 428-431.
8. 高志平，贾宁.小儿脑瘫病因学研究进展.中国妇幼保健, 2012, 2701:149-150.
9. Scher A, Petterson B, et al. The risk of mortality or cerebral palsy in twins: a collaborative population-based study. Pediatr Res, 2002, 52(5): 671-681.
10. Yokoyama Y, Shimizu T, Hayakawa K. Prevalence of cerebral palsy in twins, triplets and quadruplets. Int J Epidemiol, 1995, 24: 943-948.

第二章　儿童脑发育的生理和心理

第一节　儿童脑发育的生理特点

一、儿童脑发育的规律

（一）脑的发育和发育异常

神经管形成后约在胚胎第四周，其前端发育成为三个膨大的部分，即原始前脑、中脑及菱脑。胚胎第五周时原始前脑又发育为端脑及间脑，中脑不变，菱脑发育为后脑和末脑，末脑与骨髓相连。

1. 前脑发育与发育异常

（1）前脑的发育：胚胎第22日，前褶高起并向两侧扩展形成视沟，以后发育为视凹陷，将来发育为视网膜及视神经。胚胎第五周，前脑已发育为端脑(图2-1-1)（大脑半球）及间脑（图2-1-2）。端脑由两个外侧突起（大脑泡）和连接两侧大脑泡的中间区域的终板所组成。大脑泡的基部壁较厚，将来发育为纹状体，其余部分的壁较薄，将来发育成大脑皮质。终板发育成大脑联合，连接两侧大脑半球。两侧大脑半球均有侧脑室，经过室间孔与第三脑室相联。

大脑的前极向前发展为额叶，后极向尾腹外侧方向卷曲形成颞叶，以后陆续出现脑岛、枕叶和顶叶。由于大脑表面的皮质生长速度较深层的白质迅速，因而皮质出现皱褶。胎儿6个月时大脑表面已可见到一些脑沟及脑回。胎儿7个月时脑沟、脑回的模样已较清楚。出生后6个月，大脑皮质才分化为明显的6层细胞（图2-1-3），但分化过程要到儿童期才完成。侧脑室及脉络丛也由前脑发育而成。

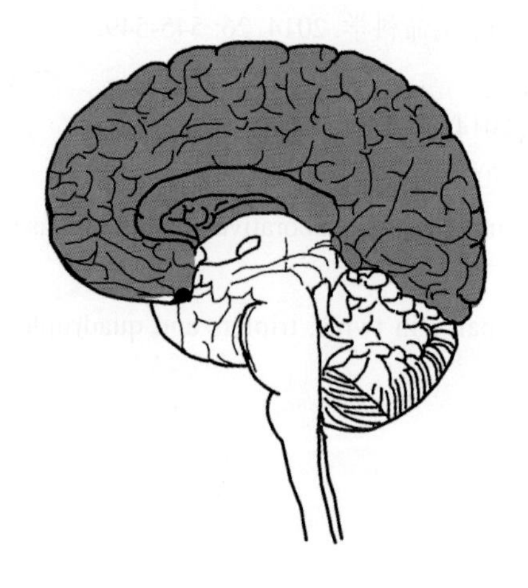

图2-1-1　端脑

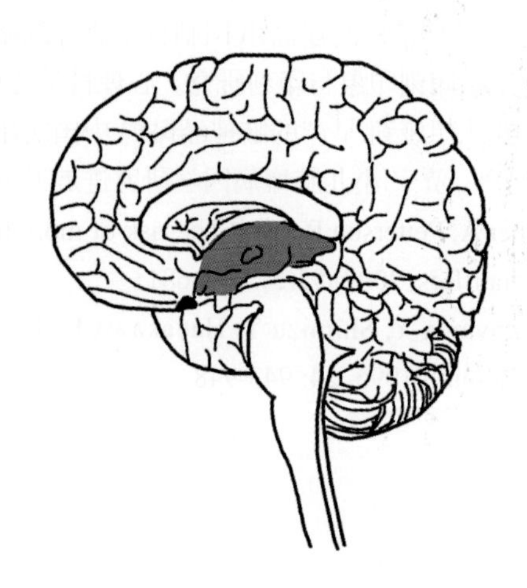

图2-1-2　间脑

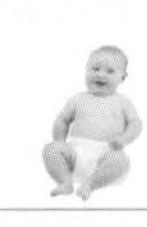

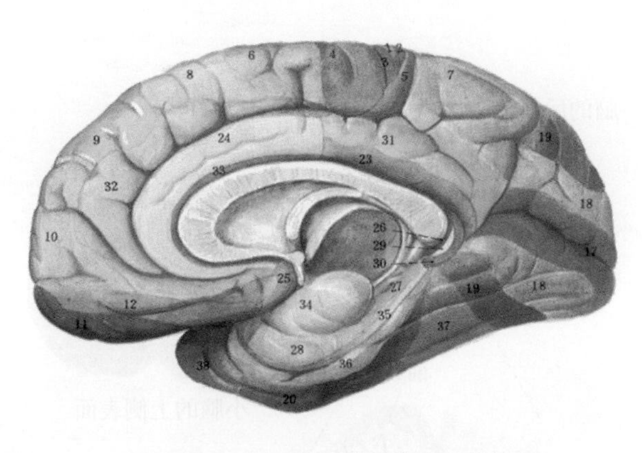

图 2-1-3　大脑皮质的细胞构筑分区

间脑由丘脑上部、丘脑后部及丘脑下部组成。丘脑上部将来发育为松果体和后联合、缰核。丘脑处含有大量的神经细胞（丘脑核团），包括内、外膝状体。丘脑下部将来发育为视交叉、灰结节、乳头体及垂体后叶、乳头体等。第三脑室的脉络丛由间脑发生而来。

（2）前脑的发育异常：前脑发育过程中可发生的畸形有：①脑回畸形：无脑回、脑回大、脑回过少或有数目较多的小脑回；②脑穿通畸形：脑室与蛛网膜下腔之间有异常通道；③无大脑皮质畸形。以上的畸形用一般的检查方法不易查出。

有两种前脑发育的畸形于体表上可反映出来或者通过简单的检查可以做出初步诊断，即全前脑畸形和水脑畸形。全前脑畸形发生于胚胎发育早期，最简单的为单侧或双侧无嗅囊（又称无嗅脑畸形），大脑半球未分成两半，故脑室只有一个，无透明隔及胼胝体。这种畸形常伴有面部特征，如眼距宽、中央性唇裂、人中性唇裂、人中及鼻孔发育不良等。水脑畸形发生于胚胎发育的后期，是由脑血管畸形、血栓形成、感染等引起的继发性退化。脑内留有少量脑组织及残留的室管膜，但大部分充满了脑脊液或胶状组织，可通过头颅透光检查而确诊。

2. 中脑发育与发育异常

（1）中脑的发育：胚胎第 22 日时仅有一个节段为中脑，第 26 ~ 28 日已有顶盖及大脑脚盖组织，第 32 日有动眼神经及滑车神经纤维，第 34 日可见位于大脑脚盖外的脑神经核，第 43 日可见上丘及下丘组织。胎儿 3 个月末，红核已很明显。以后有动眼神经核及滑车神经核、Edinger-Westphal 核及一些长束（如皮质脊髓束、皮质延髓及皮质脑桥束等），还发育出现上丘、下丘、黑质、红核及中脑网状结构等。自胚胎时期一直到出生时为止，黑质的细胞不含黑色素颗粒，到生后 4 ~ 5 岁才有黑色素颗粒。中脑的脑室腔发育成为中脑导水管（图 2-1-4）。

（2）中脑的发育异常：中脑发育畸形常见的为先天性脑神经核缺如，如动眼神经核、三叉神经核、滑车神经核的缺如或相应神经缺失。大脑导水管狭窄所致脑积水的病变也较为常见。

3. 菱脑的发育及发育异常

（1）菱脑的发育：菱脑的发育较为复杂，开始时仅有 7 个神经节段，到第 5 孕周菱脑发育成为后脑及末脑。末脑发育为延髓及延髓中的运动及感觉神经核，如舌下神经核、疑核、迷走神经背核和下涎核、孤束核、三叉神经核、前庭及蜗神经核、网状结构核、楔束核、薄束核以及上、下行的神经纤维，使灰质和白质混杂构成网状结构，延髓不像脊髓那样可以看到分界清楚的灰质和白质。在后脑的背部发育成为小脑，腹部发育成为脑桥。

脑桥的背部，即被盖，在发育的过程中逐渐形成许多神经核，包括展神经核、三叉神经运动核、面神经核、上涎核、脑桥网状结构核、

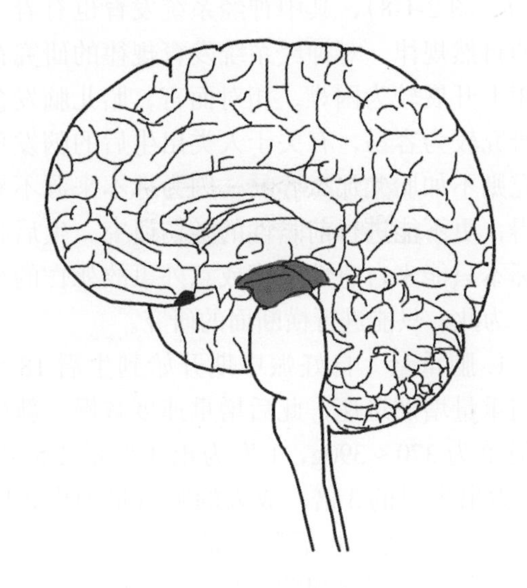

图 2-1-4　中脑

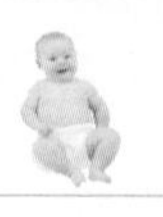

前庭 - 蜗神经核、三叉神经感觉核和孤束核等。脑桥的腹部即脑桥的基底，有上行、下行及终止于此处的神经纤维。

小脑起始于后脑翼板背外侧增厚的菱唇，以后发育成为小脑板，小脑板分为脑室内部和脑室外部，脑室内部突入第四脑室，脑室外部在表面膨突，迅速增大，组成小脑的大部，至胎儿第 4 个月末，小脑的皮质发育加快，陆续出现小叶和裂（图 2-1-5）。

（2）菱脑的发育异常：菱脑的发育畸形有 Arnold-Chiari 畸形和 Dandy-Walker 综合征（图 2-1-6）。前者又称小脑扁桃体下疝畸形，为小脑扁桃体下疝到椎管内，延髓和第四脑室延长并部分向椎管内移位所致。根据下疝的程度，有不同的临床表现，如延髓和上颈髓受压可以出现偏瘫、四肢瘫、感觉及括约肌功能障碍和呼吸困难等；脑神经和颈神经受累时也会出现相应的症状。小脑异常的症状表现为步态不稳、共济运动障碍、眼球震颤等。由于脑脊液循环受到障碍，可出现颅内压增高的症状。此畸形常与脊柱裂及脊髓脊膜膨出同时存在。Dandy-Walker 综合征又称先天性小脑蚓部发育不全，由于小脑蚓部发育不全而使第四脑室的中央孔及侧孔闭锁，造成脑积水。

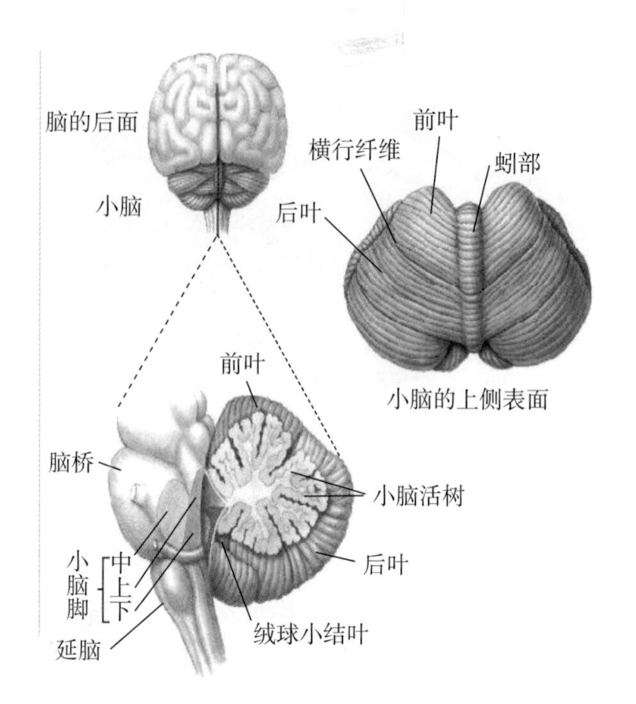

图 2-1-5　小脑

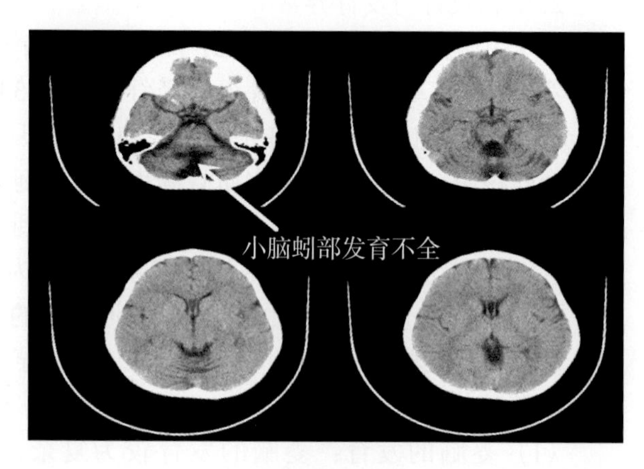

图 2-1-6　Dandy-Walker 综合征

（二）小儿神经系统的发育规律

小儿的生长发育是有规律可循的（图 2-1-7，图 2-1-8），其中神经系统发育也有着一定的自然规律，对神经系统发育规律的研究在临床上开展较为困难，相对而言，胎儿脑发育的研究较为容易，有关于人类出生后的脑发育研究则不如胎儿那么容易，因为标本来源不易获得，更不能进行前瞻性的随访研究。生后脑的标本只能来自急性疾病或意外事故死亡的小儿，为此，只能进行横断面的研究。

1. 脑重量　自妊娠中期开始到生后 18 个月脑重量增加迅速，此后增重速度减慢。新生儿脑重为 370 ~ 390g，1 岁为出生时的 2.5 倍，3 岁为出生时的 3 倍，成人的脑重量为出生时的 4 ~ 5 倍不等。生后脑重量及体积的增加主要是神经元的树突和轴突数目的不断增加以及少突胶质细胞分裂旺盛的结果（图 2-1-9）。

儿童生长发育规律
从上到下
从近到远
由粗到细
由低级到高级
由简单到复杂

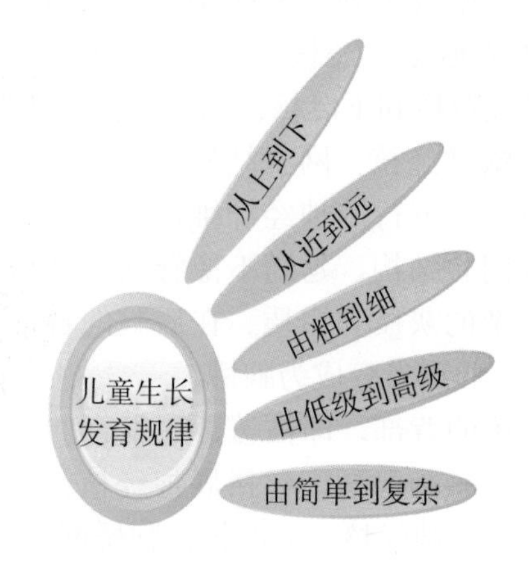

图 2-1-7　儿童生长发育规律

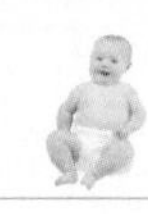

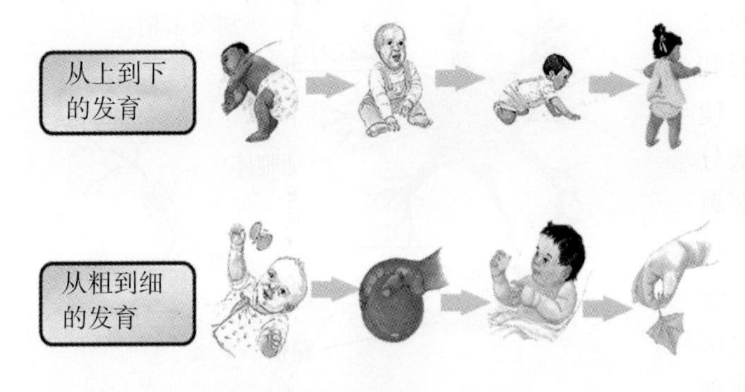

图 2-1-8　儿童生长发育规律

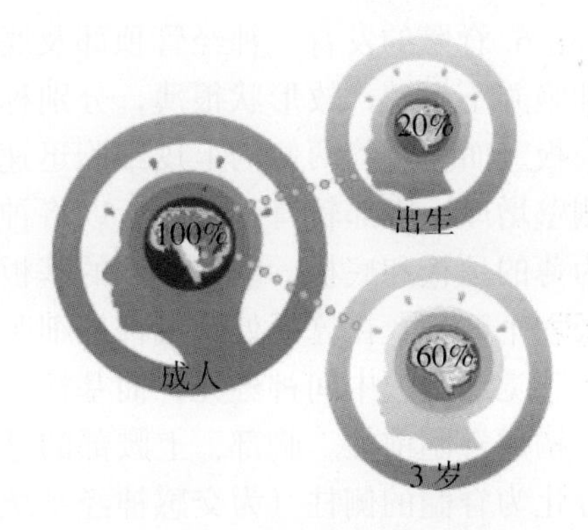

图 2-1-9　脑重量发育示意图

2. 细胞密度　脑细胞密度是以每一个显微镜视野内的神经细胞数目或单位脑重量中的 DNA 的量来表达的。前脑的细胞密度随着胎龄的增加而下降。这时由于细胞内物质及细胞外髓鞘的增加比细胞数增加快造成稀释所致，所以出生后前脑细胞密度改变不多。小脑细胞密度恰恰与前脑细胞密度相反，随着胎龄的增加而增加，并持续至出生后的第一年（图 2-1-10）。

3. 脑细胞总数　通过测定脑内总 DNA 的含量，可以反映脑内细胞的总数。小脑细胞总数的增加的速度比前脑及脑干部位更加迅速，到生后 15 个月时小脑细胞的总数已达到成人的数目，而前脑及脑干部位的脑细胞总数仅为成人总数的 65%。小脑的迅速增长可由髓鞘形成的速度及小脑重量的增加反映出来，小脑发育的成熟与生长发育阶段较早出现平衡的功能是相一致的。

4. 生化成分的改变　人脑中的水分与其他正在发育的组织一样，随着发育趋向于成熟而逐渐下降，与此同时，脑组织中脂肪的含量逐渐增加。

5. 髓鞘形成　大脑各部位神经纤维髓鞘化的时间不同，锥体束的髓鞘化 2 岁完成，中央前回 7.5 个月髓鞘化完成，大脑颞叶、额极 19 ~ 20 个月，大约 2 岁时脑白质髓鞘化基本完成。髓鞘围绕在施万细胞周围，有 3 ~ 4 圈之多，其结果是将围绕在圈内的细胞质挤至细胞体内，而仅有 3 ~ 4 层细胞膜，即形成髓鞘（图 2-1-11）。

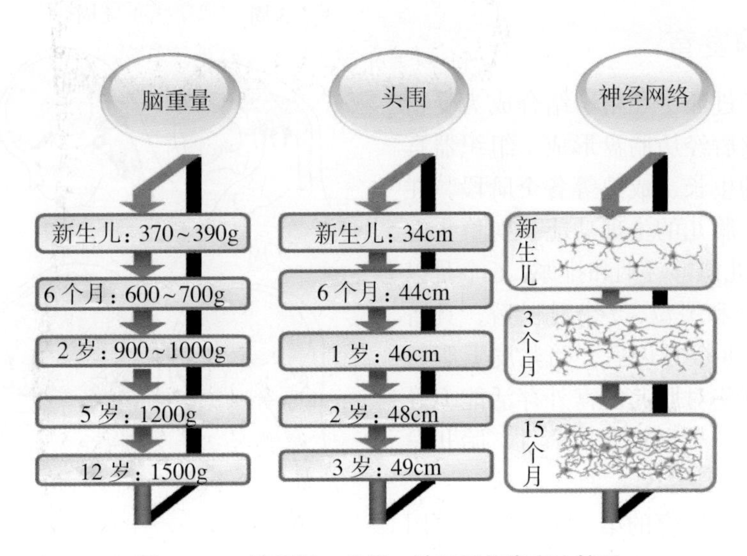

图 2-1-10　脑重量、头围、神经网络发育比较图

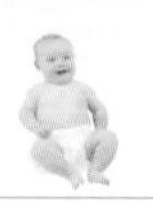

6. 脊髓的发育　神经管顶部及底部的神经细胞并不增殖，故形状很薄，分别称为顶板和底板。而神经管两侧的上皮细胞迅速增殖，使侧壁增厚，腹部较背部厚，所以将神经管壁分为薄的顶板和底板、左右腹部的基板及背部翼板六个区域。在翼板处的成神经细胞形成后柱的感觉细胞或中间神经元，而基板的成神经细胞构成脊髓前柱。胸部、上腰部的基板外套层分化为脊髓的侧柱（为交感神经系统的节前神经元），骶部的基板也分化为类似侧柱的结构（副交感神经系统）。胚胎第5周时已见到腹柱，以后侧柱出现，第7周时已见背柱。至胚胎4个月时灰质的结构基本上与成年人相似。随着脊柱成神经细胞的繁殖与分化，上行、下行的神经纤维也在发育并且增多。胚胎第4周时脊髓内已形成白质。脊髓内的神经纤维开始时均没有髓鞘，以后先在颈区出现髓鞘，而后向尾端方向逐渐髓鞘化，在胚胎后期大部分的轴突都已经出现髓鞘。生后第4个月时，由于上、下肢处肌肉较多，相应的感觉与运动神经元较多，在脊髓形成颈膨大及腰膨大。

自胚胎第3个月开始，脊髓位于椎管内，脊神经穿过相应的椎间孔。此后由于神经管外面的中胚层发育为骨和软骨的速度比脊髓生长的速度快，因此，相比之下，脊髓的末端逐渐向椎管的头端移行，至胚胎第25～35周时脊髓的末端自第二骶椎移至第三腰椎，成年时，其末端位于第一至第二腰椎之间（图2-1-12）。

二、胎儿脑发育

胚胎的发育经过卵子和精子结合成为受精卵，植入子宫，然后经历胎盘形成、组织器官形成，最后胎儿的生长、成熟等各个阶段。在胚胎发育的后期，胎儿的生理功能获得稳步发展，3个月后，胎儿能够吞咽和排尿，6个月以后，胎儿能够呼吸和哭泣，7个月以后，具备了宫外存活能力，8个月以后，胎儿皮下脂肪开始生长发育，这些对胎儿的宫外存活能力具有非常重要的意义。孕期最后3个月，胎儿发育的速度有所减慢。

胎儿期是人类脑发育的第一个高峰期（图2-1-13），正常胎儿的神经系统在妊娠中期到出

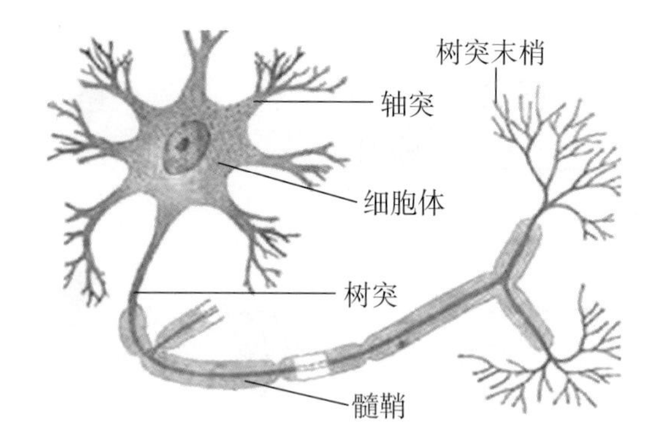

图2-1-11　髓鞘示意图

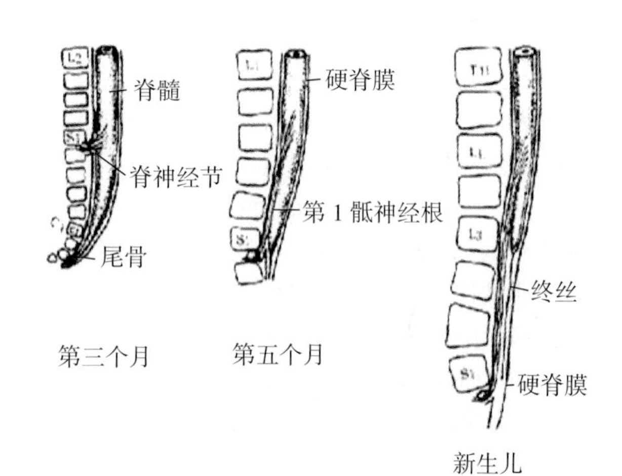

图2-1-12　脊髓的形态变化

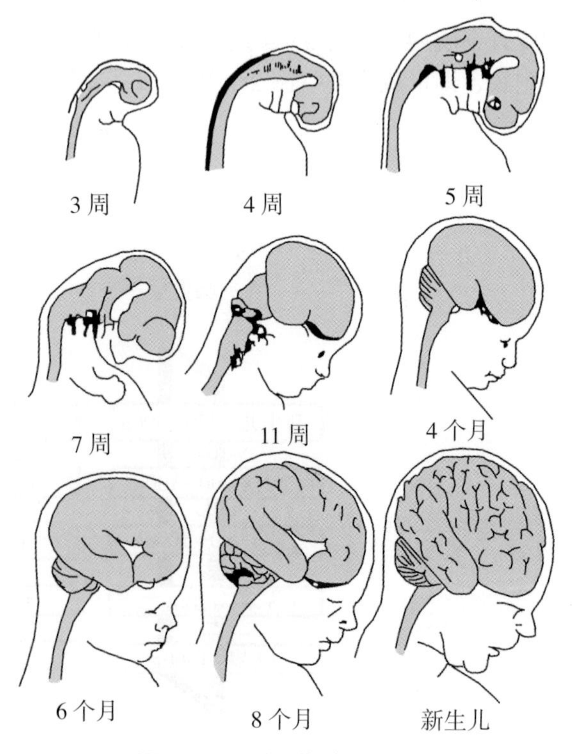

图2-1-13　胎儿期脑迅速发育

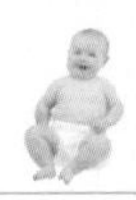

生后 18 个月期间发育最快。胎儿脑的重量占体重比例较大，妊娠第 8 周开始胎儿的脑细胞开始增殖，胎儿早期主要是神经元数量增多；妊娠中晚期胎儿脑细胞的增殖达到最高峰，到出生时大脑有高达 1000 亿个神经细胞，每日生成 5000 万 ~6000 万个，脑皮质细胞数量与成人的相近，出生后，人类的脑神经细胞数量就不再增加了，所以对胎儿来说，在母体内的每一天都是非常重要的。胎儿后期则主要是神经细胞的增大、神经轴突的分支和髓鞘化的形成。此外，神经细胞增殖分化的同时伴随着细胞凋亡。妊娠中期开始形成突触（胎儿期第 16 周），妊娠晚期出现突触小泡和神经递质，具有兴奋和抑制功能。小脑发育在妊娠后期发育最快，宫内生长发育障碍中神经系统受累最常见，如发生畸形，出生后出现功能和智能障碍等。胎儿期第 10 ~ 18 周，如果孕妇营养不足，可造成胎儿神经细胞数量减少，形成脑发育不良。胎儿期第 19 ~ 28 周，如果脑灌注量低下，容易导致胎儿脑白质发育不良。胎儿期第 29 周以后髓鞘开始发育，胶质细胞迁移，如果缺血、缺氧，容易导致胎儿髓鞘发育不良和脑室周围白质软化。

出生时新生儿大脑外观与成人的相近，主要的脑沟、脑回已发育。在胎儿期，人类的脑发育由零开始，到 18 岁左右脑发育才算完成。新生儿时期，神经胶质细胞的增殖与分化比神经细胞晚一些，此时大脑皮层浅而薄，分化还不完全，发育不够完善。

胎儿期胎儿并不是只制造神经细胞，脑的各种作用、功能也在同时发展着，思考、记忆、思维、语言等均为脑的重要功能，但是在胎儿期还不能形成诸如思考等高级功能。和动物一样，胎儿是从生存所必需的能力，即最基本的感知一步一步发育的。人的基本感觉可分为听觉、嗅觉、视觉、味觉、触觉等，与动物一样，这些是生存所必需的，而且他们对人脑的智力活动起着非常重要的作用，也就是说，胎儿正是在感受各种感觉的过程中，渐渐促进着脑的发育。这五种感觉并不能在胎儿期间就发育完全，特别是嗅觉、味觉、视觉在胎儿期发育到一定程度，在出生后的一段时间里才会逐渐发育完全。听觉和触觉在胎儿期基本上发育较完全，其中发育最快的是触觉，一般在 3 ~ 4 个月就开始有了，触觉对胎儿的生长起着非常重要的作用，比如胎儿在妈妈的肚子里面就开始吸吮手指（图 2-1-14），踢妈妈的肚子，这些都与触觉有关。听觉的发育与触觉发育相似，在 6 个月左右胎儿就能听见妈妈或外界的声音。

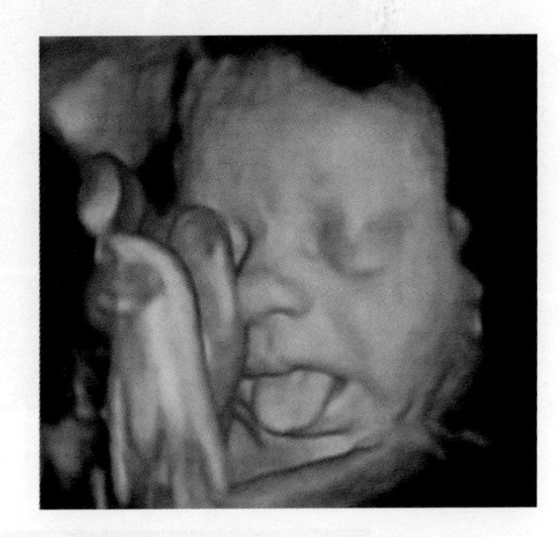

图 2-1-14 胎儿三维成像

三、脑白质的发育

脑白质的髓鞘化始于胚胎的第 5 或第 6 个月，在出生后 2 岁内完成。出生时小脑上、下脚及皮质脊髓束已完成髓鞘化。一般脑白质髓鞘化的顺序为从下向上，从后向前，由中央白质向周边白质，最后为皮质下白质。头颅 MRI 能较好地反映脑白质的发育过程，未髓鞘化的脑信号与成年人刚好相反，即未髓鞘化的白质表现为 T_1W 低信号、T_2W 高信号，而成熟的白质则为 T_1W 高信号、T_2W 低信号。在观察白质成熟过程中，通常前 6 ~ 8 个月 T_1W 观察白质髓鞘化较 T_2W 好，因为 T_1W 上白质呈高信号，灰白质对比好；而 6 ~ 18 个月 T_2W 像观察更好，因为 T_2W 对成熟白质更敏感（图 2-1-15）。

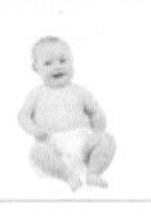

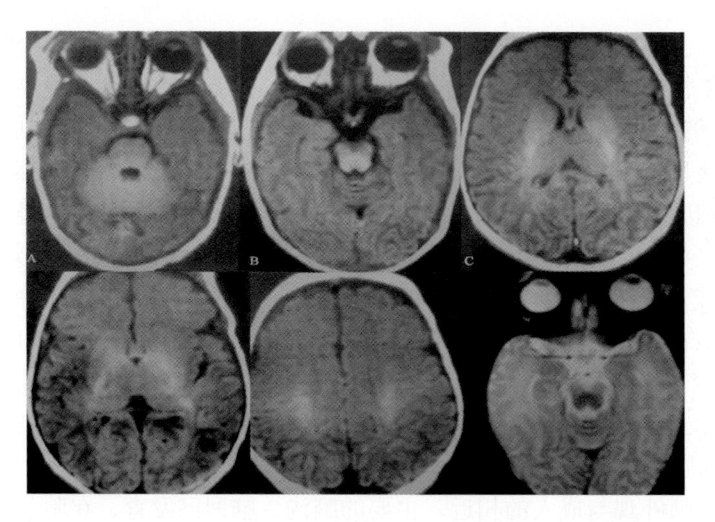

图 2-1-15　足月新生儿正常头颅 MRI

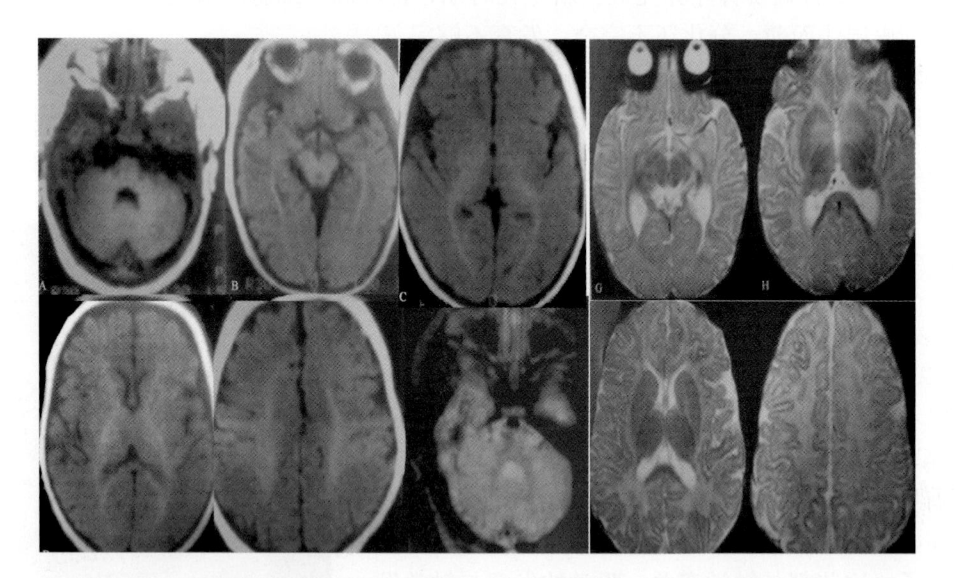

图 2-1-16　三个月婴儿正常头颅 MRI

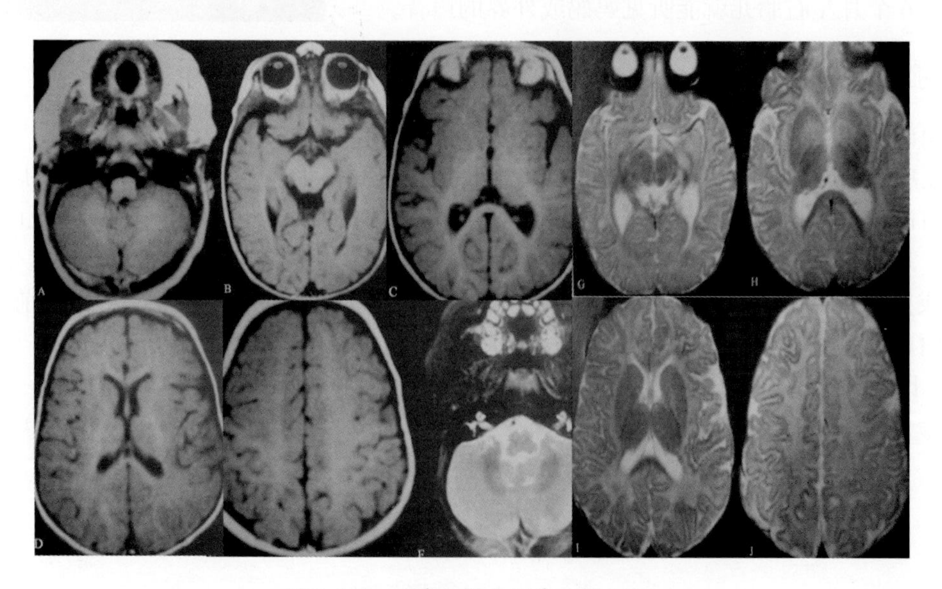

图 2-1-17　6 个月婴儿正常头颅 MRI

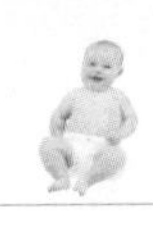

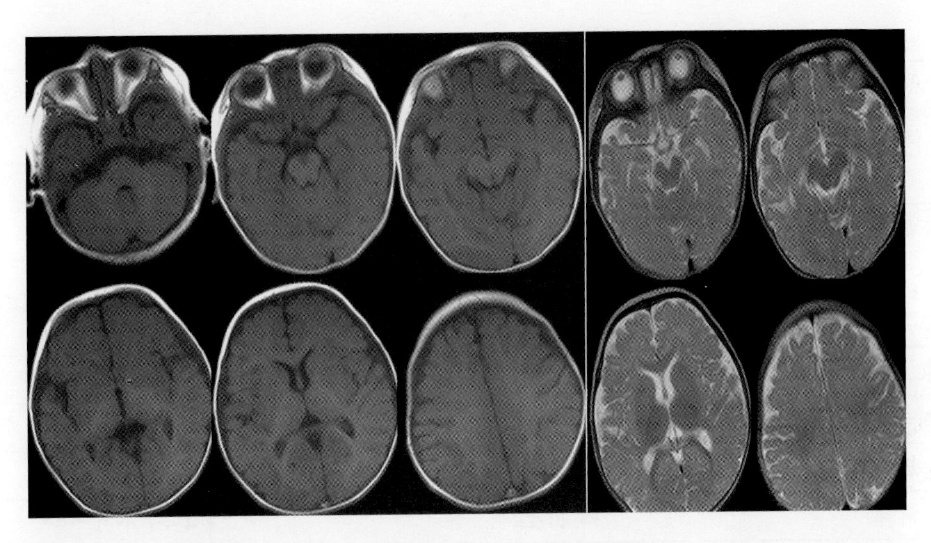

图 2-1-18　1 岁幼儿正常头颅 MRI

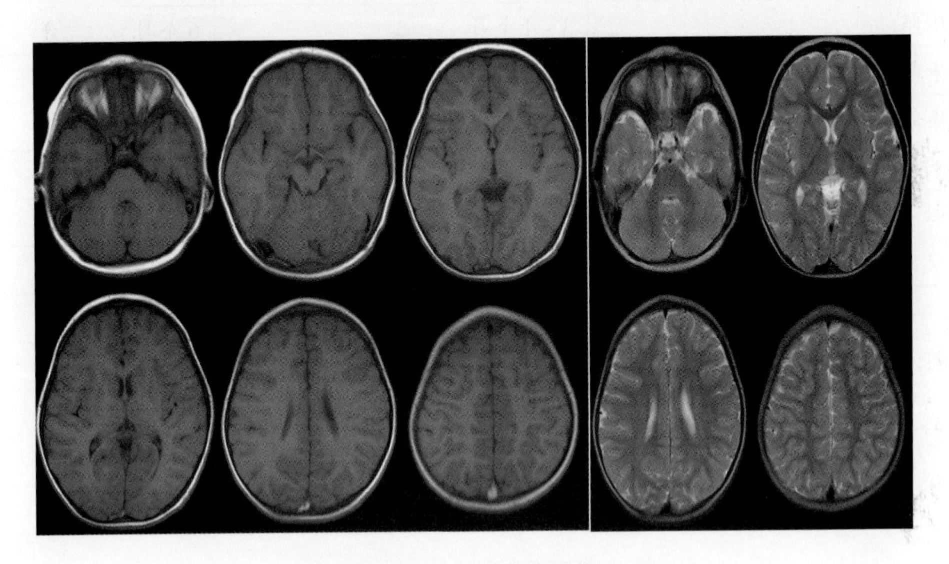

图 2-1-19　3 岁幼儿正常头颅 MRI

（一）T_1W像

未成熟的白质 T_1W 为低信号，T_2W 为高信号，与成人脑相反。出生时脑干背侧、小脑上、下脚均已发育，1 个月时小脑深部白质发育，2 个月时小脑中脚发育完全，3 个月时小脑皮质下白质呈高信号，到 3 个半月时小脑基本发育完成，类似于成年人的小脑。脑桥腹侧发育较慢，在 3 ~ 6 个月发育完全。

幕上区，出生时内囊后肢、丘脑腹外侧部、皮质脊髓束、半卵圆中心中部、视束、距状回区已经脊髓化，表现为高信号。中央前后回皮质下白质约在 1 个月发育，3 个月时中央前后回、半卵圆中心的后部发育成熟，4 个月内囊前肢发育。胼胝体的发育由后向前，压部于 2 ~ 3 个月时出现高信号，4 个月完成，体部于 4 ~ 6 个月完成，膝部的发育最晚，于 6 个月出现高信号，通常 4 ~ 5 个月时，压部为高信号，而膝部仍为低信号，8 个月时胼胝体近成人水平。深部白质发育晚，除视放射和运动区外，大约于 3 个月开始，一般由后向前，由中央向周边发育，枕叶发育最早，在 7 个月左右完成；额叶、颞叶发育最晚，在 9 ~ 11 个月完成。12 ~ 14 个月在 T_1W 像上类似成人型脑，但白质的发育仍在继续，T_2W 像上观察到的白质成熟时间晚于 T_1W 像。

表 2-1 — 1　正常脑白质髓鞘化与年龄关系

解剖部位	T_1W上出现高信号年龄（月）	T_2W呈低信号年龄（月）
脑桥背侧、延脑及中脑背侧	出生	出生
脑桥腹侧	3 ~ 6 个月	3 ~ 6 个月
小脑上、下脚	出生	出生
小脑中脚	出生 ~1 个月	3 ~ 6 个月
小脑白质	1 ~ 3 个月	8 ~ 18
皮质脊髓束、半卵圆中心的中部	出生	出生
丘脑腹外侧部	出生	出生
内囊后肢 - 后部	出生	出生 ~2 个月
内囊后肢 - 前部	出生	4 ~ 7 个月
内囊前肢	2 ~ 3 个月	7 ~ 11 个月
胼胝体 - 压部	3 ~ 4 个月	6 个月
胼胝体 - 体部	4 ~ 6 月	6 ~ 8 个月
胼胝体 - 膝部	6 月	8 个月
中央前后回	1 月	9 ~ 12 个月
半卵圆中心	出生	2 ~ 4 个月
视束、视交叉	出生	出生
视放射	出生	3 个月
距状回白质	出生	4 个月
额叶	7 ~ 11 个月	11 ~ 18 个月
颞叶	7 ~ 11 个月	12 ~ 24 个月
枕叶	3 ~ 7 个月	9 ~ 12 个月

（二）T_2W像

T_2W 像白质信号与 T_1W 像相反，未成熟的白质为高信号，而成熟的白质为低信号。出生时小脑上、下脚及脑干背侧为低信号，小脑中脚与出生后 2 ~ 3 个月开始信号变低，3 ~ 6 个月完成发育，小脑皮质白质从 8 个月开始发育，18 个月达到成人水平。

幕上区，出生时丘脑腹后外侧、内囊后肢部分区（后部）及结合臂交叉处呈低信号，中央前后回皮层下白质在 1 个月出现低信号，2 个月时半卵圆中心出现片状低信号，出生后 1 个月视神经呈低信号，2 ~ 3 个月视放射呈低信号，4 个月时距状裂周围白质呈低信号。大脑深部白质束于 6 ~ 12 个月出现低信号。内囊后肢后部于 2 个月内出现低信号，而后肢前部则在 4 ~ 7 个月时出现低信号，10 个月时完成发育，内囊前肢约在 11 个月完成发育。胼胝体压部约在 6 个月为低信号，而膝部需要到 8 个月完成。皮层下白质除距状回和皮质运动区外，发育呈持续性，从枕叶到额叶、颞叶。枕叶 9 ~ 12 个月开始，额叶为 11 ~ 14 个月，颞叶发育最晚，约在 12 个月开始，于 22 ~ 24 个月完成。

在 T_2W 像上，位于侧脑室三角区附近有一片区域，表现为持续高信号，于 10 岁前儿童均可看到，有些人在 20 岁前仍能看到，为正常延迟发育区，称为终末区域。准确位置为侧脑室三角区的后上方，并可扩展到侧脑室体部的侧外方，为顶叶后下和颞叶后部的结合区，这个区域有些树突到

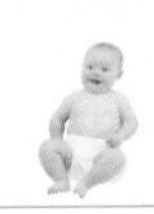

40 岁仍无髓鞘，需要与脑白质脱髓鞘或脑白质软化症鉴别。

四、脑灰质的发育

脑灰质与白质一样也有一个发育成熟过程，只是这个过程变化没有白质明显，较少引起人们的注意。脑皮质形态发育先于功能。在胚胎 5 周时已可分出前、中、后脑及两半球，8 周的胚胎已形成大脑皮质，主要由神经元细胞形成一层灰质。胎儿 18 周时脑神经细胞分化、增生，形成脑沟、脑裂、脑回。出生时皮层平均厚度接近成人，脑细胞数与成人相同，已形成所有的脑沟、脑回，但均较浅。大脑皮质增殖持续到生后 5 个月，3 岁时细胞分化基本成熟，8 岁时已经接近成人。出生时皮质发育不完善，细胞分化较差，与基础生命活动有关的中脑、脑桥、延髓、脊髓发育较成熟。出生后脑细胞体积不断增大，分化成熟，树突数量与轴突的长度增长，分支增多，轴突分支末端的突触小体数目增加。

同样，头颅 MRI 检查对灰质显像较为清晰。出生时，大脑中央沟、距状回及岛叶的灰质 T_2W 呈较低信号，约 4 个月时信号与其他灰质相似。丘脑和基底节区在 3 个月亦为 T_2W 低信号，大约 10 个月时与其他灰质信号相等。大约在 6 个月时，其他灰质 T_2W 像呈低信号，这个阶段灰质 T_2W 信号下降主要为触突髓鞘化所致，而当灰质周围白质髓鞘化后，灰质信号又较白质高。灰质核团第二次在 T_2W 像上呈低信号开始于 9 ~ 10 岁。灰质核团内铁质的沉积导致苍白球和黑质（主要为网状部）于 10 岁左右出现 T_2W 低信号，达 15 岁时约 90% 呈低信号，而齿状核 T_2W 低信号出现较晚，开始于 15 岁，到 25 岁时约 30% 呈低信号。正确认识这些灰质核团改变，有利于区别正常与异常病变。

第二节　儿童智力与语言的发育

智力包括记忆力、观察力、思维能力、抽象概括能力、想象力、注意力等心理因素。儿童神经系统发育成熟过程的最突出的特点，就是逐步获得各种认知功能。智力是受多因素影响的，包括先天因素和后天培养，实际上能够通过环境的改善，教育的完善，让其得到提升发展，使智力有所增长。

一、认知的发育

认知，即了解事物的特征、状态及其相互联系，以及事物对人的意义及作用。主要包括以下 3 种能力：①学习的能力以及由经验而获得知识，并从中获益的能力；②思维和推理的能力；③在社会活动中，解决问题和适应环境变化的能力。这三种能力属于个体认识客观世界的信息加工活动，属于高级心理功能。

认知既包括了解事物的形态、颜色、数量、质量、重量等具体概念，也包括了解时间、空间、因果关系、语言、意义、价值等抽象概念。儿童的认知发育是儿童在积极活动中能动地发展起来的。小儿最初以反射性活动对环境做出应答，不久反射性活动通过经验的被同化而逐渐变为较精细的随意的活动。2 岁前后幼儿思维能力有了质的变化，他能思考周围事物，但他只能用自己的观点而不是别人的观点，或用自己的规则看问题。这种特应性、直觉的思维方法是逻辑思维的开端。7 ~ 11 岁的儿童处于认知发育的具体运筹期，为获得概念进行逻辑思维的阶段。11 岁以上的儿童的认知发育进入形式运筹期，一般而言他们能解答复杂抽象的问题，抽象逻辑思维占主导地位。随着年龄的增长，儿童活动的方式也不断发生变化，总趋势是从外部动作活动转向内部心理活动。儿童认知的发展是连续的、有顺序的，是从简单到复杂，从低级到高级的螺旋式发展过程。

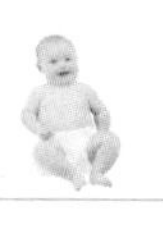

（一）感知觉是整个认知过程的基础

1. 感觉　它是人脑对直接作用于感觉器官的客观事物的个别属性的认识，如颜色、声音、香味等事物的某一个方面的个别属性，当通过感觉器官时，在此过程中，感觉器官将感受到的内外环境中的各种刺激转换成生物信号，并通过一定的信息传导通路传递到大脑中枢的特定区域，引起相应的视觉、听觉、嗅觉、肤觉等。外部感觉包括视觉、听觉、嗅觉、味觉和皮肤感觉等；内部感觉包括机体觉如身体内各器官所处的状态，如饥、渴、胃痛等，平衡觉和运动觉等。

2. 知觉　知觉活动把感觉信息与某些已建立的图式、表象或概念相匹配，使儿童去理解事物。知觉可分为：物体知觉和社会知觉，前者以物质或物质现象为知觉对象，包括空间知觉、时间知觉和运动知觉等，后者以社会生活中的人为知觉对象，包括自我感觉、对别人的知觉和人际知觉等。从解剖学分析，知觉的形成是感觉信息到达大脑中枢的特定区域后，与大脑皮质、额叶、间脑等脑部广泛区域联系后，产生的对事物、事件等的整体认识的过程。认知的处理系统：感觉神经－丘脑感觉中继核－新皮质－运动中继核（基底节）－运动神经，即新皮质系回路。经由此处理系统，产生对特定事物的认识。

（二）对于婴幼儿的认知功能发育

1. 视觉的发育　新生儿已经具备了一定的视觉能力，获得了视觉的基本过程，并具备了原始的颜色视觉。出生后 2～3 周，眼球运动开始协调，能短时间注视客观事物；约 2 个月开始出现追视、移视；3 个月视觉较灵活，能搜寻搜视附近物体；从 4 个月起，婴幼儿的颜色视觉开始发育，特别是对红色物体感到兴奋，开始能够对红、黄、绿、蓝等基本颜色正确辨认；5～6 个月起，开始能注视远距离物体。1～2 岁的儿童视力为 0.5～0.6，3 岁时视力可达 1.0，6 岁左右达到正常成年人的视力水平。从 4 岁起，开始对各种色调细微辨别。

2. 听觉的发育　3 个月时，婴儿出现集中性的听觉，并逐步寻找声源；4 个月大时，对音乐表现出愉快的表情，开始分辨成人发出的声音；8～9 个月时，可以识别不同情感音调，并做出反应（图 2-2-1）；1 岁以后，在感知、辨别简单的词音方面有巨大的进展，开始喜欢进行音乐的探索（图 2-2-2）。

3. 感觉的发育　儿童到了 2～3 岁以后，开始掌握各种形状的物体，如辨认圆形、方形、正方

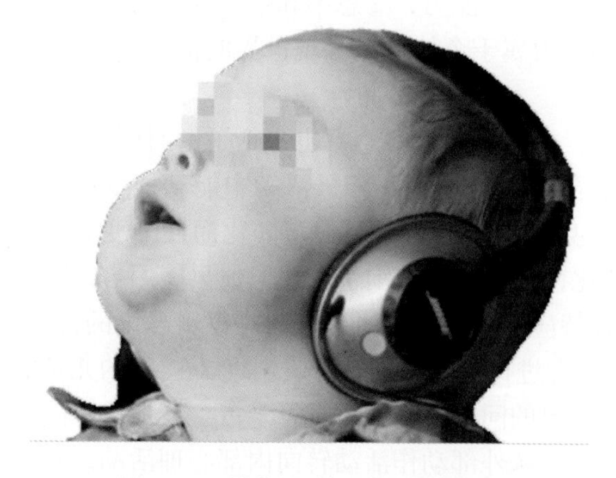

图 2-2-1　婴儿可以识别不同的音调

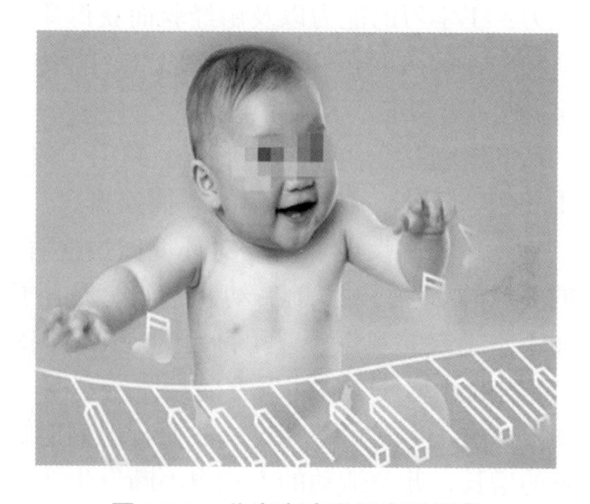
图 2-2-2　儿童喜欢进行音乐探索

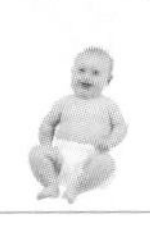

形、三角形等，逐步能够配对、指认、命名物体的形状；4岁幼儿基本能辨别前后方位，5岁幼儿开始能以自身为中心辨别左右方向；2～5岁儿童按"辨数字""认数字""点数能力"的顺序发展能力，并随年龄增长而提高。

对于早期教育，我们关注到感知觉是最先发展且发展速度最快的一个领域，因此关注婴幼儿的感知觉发育发展，给予良好的婴幼儿抚触、感知觉刺激、视觉刺激、聆听音乐具有积极意义。

表 2-2-1　认知发育过程中感知觉阶段

阶段（感知运动）	年龄（0～2岁）	特征
第一阶段	0～1个月	以原始反射活动适应环境
第二阶段	2～4个月	喜欢重复偶然发生的动作，形成习惯动作
第三阶段	5～10个月	意向性动作萌芽，对动作结果感兴趣，反复训练特定动作
第四阶段	11～12个月	智慧动作出现，形成物体永存概念，用既有方法解决简单问题
第五阶段	13～18个月	间接行为发展，会利用工具
第六阶段	19～24个月	活动内化，利用文字符号信息，感知运动方式向心理表象过渡

二、注意的发育

注意是一切认识过程的开始，注意分为无意注意与有意注意。

无意注意是自然发生的，无需意志努力的注意，如儿童听到汽车鸣笛时不自主地去注意。婴儿生后就拥有无意注意，具备了对外界进行扫视的能力。1～3个月的婴儿存在对对称性、集中的或轮廓密度大的图形的注意；3～6个月婴儿的视觉注意力进一步发展，对外界的探索积极性更强，对可视的物体存在兴趣偏向；6个月以后的婴儿，存在除视力外，听觉、触觉的注意；1岁以后，幼儿开始出现有意注意，但整体上仍以无意注意为主。

有意注意是指自觉的，有预定目的的注意。如学生听课时需有意地集中注意在老师的讲课上。3～4岁，能注意到事物外部的鲜明特征以及事物之间的明显联系；到了5～6岁，儿童的注意力有了独立控制的意识，注意力的集中性、稳定性开始逐步提高，开始能较好地控制自己的注意力，但往往带有情绪色彩，易受外界其他任何刺激的影响，总体上维持时间为10～15min。5岁以后能够注意到事物的内部状况及固定关系。此时，若注重学前教育和培养，可提高有意注意。进入小学后有意注意进一步发展，具有更高的选择性和目的性，低年级儿童对于具体的、活动的事物及操作性的工作，注意力容易集中和稳定；中、高年级的儿童会容易注意一些抽象或引起思考的事物。

两种注意在一定条件下可以相互转换。注意是随着年龄的增长而逐渐发展起来的，额叶、脑干、丘脑在调节有意注意方面起重要作用，随年龄的增长，知识经验的丰富而扩大。

注意对儿童认知的发展非常重要，从小培养对后天智能发展有好处。对3岁以前的儿童来说，首先要注意给他们提供丰富的环境，扩大经验，增长知识，发展感知觉。人的感知觉越敏锐，他的注意就越容易被外界刺激物所引起。3岁以上的小儿，要注意培养他们的兴趣、意志和自制力，发展有意注意，并逐渐学会控制自己的注意。注意持续时间有一定的限度，应根据注意时间的长短来安排其学习和生活。

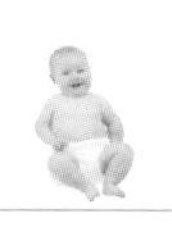

三、记忆的发育

记忆是智力的基础。记忆作为重要的心理过程，是对经历过的事物的反映，即经过一段时间后其印象仍能保留在头脑中并在一定条件下能重现出来。依靠记忆把过去的经验保存在自己的头脑中，然后在经验的基础上，进行思维和想象活动，然后又作为经验保存在大脑中，作为进一步思维、想象和增长知识的基础。在解决复杂问题时，由记忆提高的知识经验，起着重大作用。从而让思维逐步深化、复杂化、抽象化，促使智力逐步向更高的水平发展。

记忆是在头脑中对于过去经验的识记、保持和应用，是对信息的选择、编码、储存和检索、提取过程，同时连接着人们的心理活动的过去和现在，是人们学习、工作和生活的基本技能。

（一）婴儿的记忆

条件反射的出现是记忆开始的标志，运动性记忆出现最早（生后2周左右），其次是情绪性记忆（半岁左右），然后是形象性记忆（6～12个月），词的逻辑性记忆最后出现。

（二）幼儿的记忆

3岁儿童的记忆以无意记忆为主，有意记忆一般在3～4岁开始出现并逐渐发展起来，5岁后可以运用简单的记忆方法来帮助记忆，如重复、联想。学龄前儿童机械识记占主导地位，无意记忆的效果优于有意记忆的效果。此期儿童记忆的另一个特点是形象记忆，表现为对具体形象的东西比较注意，也容易记忆，其记忆在游戏中或者通过讲故事的方式能得到较好的效果，而抽象的道理则不容易记牢。另外，幼儿记忆很容易受成人的暗示，也很容易发生现实与臆想混淆的现象，与此相联系的是幼儿十分相信童话或传说中的人物与情节，自己也会编织一些自己向往的却又根本不存在的事情，成人却往往以为儿童在撒谎。

（三）记忆的发展

小学生的记忆能迅速发展，主要表现在以下3个方面，其一：从机械识记占主导地位逐渐向理解记忆占主导地位发展；其二：从无意识记占主导地位向有意识记占主导地位发展；其三：从具体形象识记占主导地位向词的抽象识记逐渐增长发展。

四、思维的发育

思维是人凭借知识经验对客观事物进行间接地反映以及认识事物本质和内部的联系，是高级的、理性的认识过程，是智力活动的核心。思维的主要特征是借助于语言，借助于词来实现的反映同一类事物的共同的、本质的特征和事物之间的联系和规律。

思维是个多侧面、多形态、多水平、多联系的过程。在知觉和记忆的基础上，思维是认知加工的主体。2～3岁儿童开始产生思维的低级形式——感知动作思维。2岁开始，儿童在日常生活接触中对熟悉的生活范围内的事物和人进行简单的判断和分类，具有直接性，随着头脑中的形象越来越多，越来越鲜明，开始懂得运用物体具体的形象，从而探索性了解其深层的含义，即逐渐形成形象性思维，形象性思维是指借助于事物的形象和表象来实现对事物的概括性认识，其特点是离不开具体事物和形象。3岁以后儿童开始利用头脑中的形象进行思维，利用日常生活中的物体的具体形象（实物或图像），儿童能较好地掌握抽象概念的实际意义。4～5岁儿童随着大脑发育越来越成熟，开始形成独立思考能力，5～6岁阶段儿童的判断能力，尤其是直觉判断能力增强。

思维过程离不开直接的感知和动作，思维在动作中进行，与行动分不开，只有在直接感知具体事物时才能进行思维，是人的思维发生和初步发展的时期。学龄初期儿童的思维由具体形象思维发

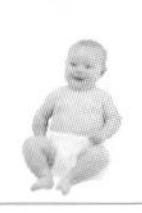

展到抽象思维，是思维发展中的重要体现，在此阶段，发展过程较为缓慢，以抽象逻辑思维越来越占主导地位，通过系统学习的培训，儿童逐渐掌握演绎、归纳、类比能力等推理能力，使儿童的智力活动从孤立、片面向联系、全面、系统方向发展。

4～7岁发展起具体形象思维，开始摆脱动作的束缚，利用直观形象解决问题的思维，即依靠表象，依靠事物的具体形象的联想进行的思维，使思维可以超越时空的限制并有一定的目的性和预见性，并在整个学龄前期的思维活动中占据主导地位。8～12岁儿童思维处于具体形象思维向抽象逻辑思维发展的过渡阶段。

五、想象的发育

想象是人脑对已有表象进行加工改造形成新形象的心理过程。想象不是表象的简单再现，而是在记忆表象的基础上在头脑中进行加工、重新组成过去从未感知过的新形象。1岁以前的小儿没有想象，1～3岁开始有想象的萌芽，3岁左右想象的内容非常贫乏，3～6岁已具有丰富的想象力，以无意想象和再造想象为主，5～6岁儿童象征性游戏已发展到顶峰。儿童最初的想象出现在2岁左右，从3岁开始，随着生活经验的积累和游戏活动的发展，想象有了进一步的发展，其发展顺序是从无意想象到有意想象，从再造想象到创造想象（图2-2-3）。

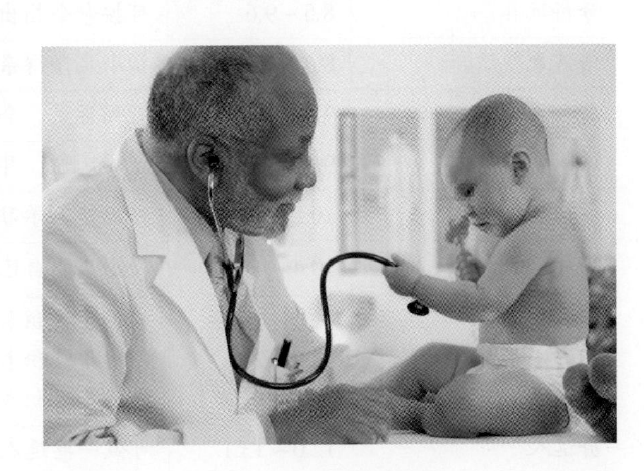

图2-2-3　想象的发育

因此，随着儿童生活经验和知识的增长，多鼓励儿童参加形象性和新颖性强的有益游戏活动，想象才逐步发展丰富。

表2-2-2　正常儿童智力发育简表

项目	标准（月）	说明
哭	0.4～1.7	表情及言语的最初阶段
注意声音和人脸	0.7～1.0	小儿对母亲的声音和人脸能引起注意（哺乳停止或动作减少）
蒙脸试验	0.7～1.3 4.3～6.6 6.9～9.1	将手帕蒙在小儿脸上，小儿表现出不愉快 将手帕蒙在小儿脸上，小儿会两手慢抓 将手帕蒙在小儿脸上，小儿会单手抓开手帕
凝视	0.9～1.6	在小儿眼前20cm处出示光亮或玩具，可引起注意
微笑	1.0～2.3	指自然的，无声的，无意义的笑
表示要求	1.5～14.2	小儿可通过语言或手势表达自己的需要
表情灵敏	1.6～2.6	对周围多加注意，反应敏捷
追视90°	1.7～2.7	出示吊环，小儿可从一侧跟至中央或左右跟随45°
叫名字有反应	1.7～3.1	母亲叫小儿名字能引起反应
认母亲	3.1～4.1	母亲一出现，小儿有愉快的表情
追视180°	3.2～4.4	追视可从一侧跟至另一侧
大声笑	3.6～5.3	指逗笑，笑出声，有意义的笑

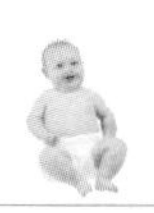

续表

项目	标准（月）	说明
灵活追视	4.1 ~ 5.4	上下左右均可追视
视物想抓	4.1 ~ 5.5	出示玩具引起注意，小儿想伸手抓
大声叫	4.5 ~ 6.1	指小儿无意义地大声喊叫
照镜子笑	5.3 ~ 6.9	出示小镜子看到自己的形象而发笑
认生人	5.9 ~ 6.9	生人出现，小儿不愉快或哭闹
发“爸、妈”单音	7.0 ~ 9.0	无意义地叫“爸、妈”
发“哒哒”复音	8.1 ~ 9.9	无意义地发出哒哒复音
分辨玩具	8.5 ~ 9.6	可按命令指出相应的玩具
语言表情结合	8.6 ~ 10.5	指小儿懂得亲、怒、禁止等表情
与人再见	9.6 ~ 10.6	听到再见，会向人摆手
认识局部身体	9.6 ~ 11.9	可辨认眼、耳、头、手等身体部分
学话	10.2 ~ 13.5	可模仿、学习发音及说话
用杯子喝水	10.4 ~ 11.8	指小儿能自己拿杯子喝水
叠方木	12.0 ~ 18.0 18.0 ~ 24 24 ~ 40	指用手搭积木 搭 2 块 指用手搭积木 搭 4 块 指用手搭积木 搭 8 块
会逗人	12.0 ~ 13.1	可做一些逗人喜欢的小动作
可乱画	13.0 ~ 18.0	小儿可拿笔在纸上乱画
执行命令	13.0 ~ 18.0	可按命令完成一些动作或任务
会脱外衣	13.5 ~ 18.0	指自己脱外衣
可说三个字的话	13.5 ~ 24	如“我吃饭”，“去上街”等
二人同玩	18.0 ~ 36	与同龄小儿一起游戏
会洗手	18.0 ~ 36	会自己洗手
画曲线	24 ~ 30	可在纸上画曲线
画圈	24 ~ 36	可画圆圈，头尾相接
说出姓名	24 ~ 36	可以说出自己的名字
画十字	36 ~ 48	可在纸上画十字
会穿衣	36 ~ 60	指自己穿衣服
同小儿对话	36 ~ 51	指同小儿在一起说话
不再缠住妈妈	36 ~ 60	可离开母亲独自游戏或外出
数的概念	38 ~ 56 60 以后	指理解数的意义 理解 3 指理解数的意义 理解 3
画四角形	48 ~ 60	可在纸上画四角形
说反义词	51 ~ 60	问上答下及高、低、黑、白等
画三角形	60 以后	可在纸上画三角形

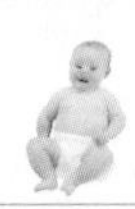

六、语言的发育

（一）语言的定义和分类

语言是以词汇为基本单位、以字形和语音为要素、以语法结构为规律组成的体系。语言是一种符号系统，这种符号代表着一定的事物，是人们在社会生活中共同创造出来的，是人类社会中约定俗成的表达事物的符号系统。

语言具有社会性、生成性、结构性和意义性四大特征，其中的社会性和生成性是作为语言的符号系统和其他符号系统的主要区别。

语言的基本单位是词，具有音、形、义三个基本特征。“音”和“形”是词的外在表现形式，“义”是词的内容，即词本身所抽象概括的客观事物。

语言是人类独有的一种认知功能，大脑每天加工处理的信息中最重要的是语言符号，包括听、视、说、写。从感知语言符号至语言表达，都与心理过程有着不可分割的联系。

语言可分为口头语言、书面语言和手势语言三种。口头语言包括对语言的理解能力和语言的表达能力。书面语言是指阅读能力和书写能力。手势语言指通过手势、表情和身体姿势来表达思想和进行交流等。

（二）儿童语言的发育过程

儿童对语言的获得包括对语音、语义和语法的理解和表达，语言还是一种交际工具，儿童语言获得还应包括对语言运用能力的获得。因此，儿童语言的获得是对语言形式、语言内容和语言运用的综合获得。儿童语言的发育遵循一定的规律，具有节段性，虽然不同儿童达到某一阶段水平的时间有早有晚，但发育的基本阶段和先后顺序是一致的。

1. 儿童在掌握语言之前，有一个较长的准备阶段，称前语言阶段。前言语阶段可分为 3 个过程：

（1）前语言阶段感知能力：前语言阶段感知能力是儿童获得语言的基础，一般分为三个层次，即辨音—辨调—辨义三个层次。

0 ~ 4 个月是辨音阶段，在出生后到 4 个月左右的时间内，婴儿基本掌握了听单一语音的本领。首先婴儿学会分辨语言声音和其他声音的区别（约出生 10 天）；其次是获得辨别不同话语声音的感知能力（24 天后）；2 个月后，能比较清晰地感知语音学意义上的单纯语音。

4 ~ 10 个月是辨调水平，在辨调感知中，婴儿开始时注意的是语音的不同，音高、音长变化，并从中感知话语声音的社会意义。大约 6 个月开始，婴儿能同时感知 3 种不同的语调。例如，用微笑对愉快的语调做出反应，用平淡对冷淡的语调做出反应，而听到恼怒的语调时，无论实在的语义内容如何，婴儿或者愣住、紧张、害怕，或者用发脾气的“嗯”声予以回应。

10 ~ 18 个月是辨义水平，随着感知能力的发展，婴儿越来越多地在感知人们说话时能将语音表征和语义表征联系起来，从而分辨出一定语音的语义内容，这时学习汉语的儿童开始学习通过汉语声、韵、调整合一体的感知来接受语言。10 个月大的婴儿可理解 10 个左右表示人称、物体和动作的词。12 个月之后的婴儿会对成人的话语表现出诧异，有会思考行为的反应。在之后的几个月中，婴儿说得少，说得不清楚，说得不准确，但婴儿却“懂得”很多，已经为正式使用语言与人交往做好了“理解在先”的准备。

（2）前语言阶段发音能力：前语言发音是儿童语言学习的另一种主要现象，指的是儿童正式说话前的各种语音发声，类似说话前的语音操练。目前在国内将这一时期分为三个阶段，即单音发声阶段、音节发声阶段和前词语发声阶段。

0 ~ 4 个月是单音发声阶段，在生后第一个月，哭叫是新生儿的主要发音，婴儿学会了调节哭

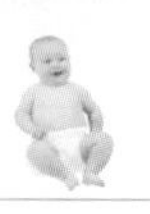

叫声的音长、音量，能用几类不同的哭叫声表示不同的诉求，例如饥饿、疼痛、无聊、吃奶或要求拥抱等意思。2个月大时，可以出现“哦、哦”做声的情况，多为简单的元音。

4~10个月是音节发音阶段，在这一时期，一方面婴儿发音有了一定的指向性，较多的是对成人的社会性刺激做出反应，另一方面发音的内容与以前不同，出现了许多辅音和元音的组合。4~7个月，婴儿的发音大多为单音节，类似于汉语音节中的零声母音节和部分声母加韵母的音节，这种情况反映出婴儿发音结构和中枢神经系统的变化。从6个月起，婴儿的音节发声中出现较多的重叠双音节和多音节现象。某些由辅音和元音结合的音节在一个确定的形态下重复，这是婴儿对发音结构更高级地控制的反映。

最后，在前词语发声阶段，婴儿能发出一连串变化不同的辅音加元音的音节，有重音和声调，似乎在说某个句子，在此阶段，出现了前阶段未出现的辅音。

（3）前语言交际能力：前语言交际能力是儿童获得语言之前，用语音及伴随动作或表情区替代语言进行交往的现象。

在0~4个月，婴儿已经能使用各种不同的哭声表示他们的需要，以吸引父母的注意，初期这种语言主要是用于满足自身的生理需要，到了2个月大，婴儿在生理需要得到满足后，能对父母的逗弄报以微笑，并可发出“哦、哦”等音节对逗弄予以回应。

4~10个月是婴儿学习交际规则时期,4个月左右的婴儿在与成人的交往中开始出现这样的变化：对成人的话语逗弄给予语音应答，仿佛开始进行说话交谈，在用语音与成人“对话”时，婴儿呈现出与成人轮流说的倾向，这表明婴儿开始敏锐地感觉到人们语言交往的基本要求。在4~10个月期间，婴儿逐渐学会使用不同的语调来表达自己的态度，而这种表达往往伴随着一定的动作和表情。

在10~18个月，婴儿出现坚持表达个人意愿的倾向，从交际习惯上，此时不同的婴儿会开始自己创造相对固定的“交际信号”，重复声音表达一种意思。这个时期的婴儿还逐步掌握了使用语音、语调和动作表情来达到各种交际目的，除了具备指令、要求、情感表达和评论情景的交际功能外，还具有表达陈述、否定、疑问、祈使等句式意义的功能。

2. 语言形成阶段：在这一阶段，儿童开始大量地理解语言，并且经过一段时间的沉默后开始主动说出有一定意义的词，随着词汇量的不断增加，掌握了一定的语言表达技能。在这个阶段，儿童先要听懂说话，然后才会说话。儿童最初的语言活动是从听懂成人说的话开始的，然后在听懂的基础上开始模仿，使用语言。1~1.5岁儿童理解语言的能力高速发展，在这个基础上，开始主动说出一些单词，2岁以后，语言表达能力迅速发展，并表现出明显的阶段性特征。

（1）单词句阶段（1~1.5岁）：1岁以后，幼儿在听懂词的基础上说出第一个词，从这个时候起，他的语言开始执行最初的交际功能。这一时期，幼儿喜欢说重叠的音，譬如灯灯、饭饭等。因为对词的理解还不够精确，说出的词往往代表多种意义，比如见到爸爸叫“爸爸”，但是见到其他男性也会叫“爸爸”。同时由于发音还处于初级阶段，往往使用一两个词代表一个句子的意义，比如说“妈妈要”这个词，不但代表着告诉妈妈他要吃东西，也有可能表示他需要某一种玩具。

（2）双词句阶段（1.5~2岁）：在1.5岁以后，随着词汇量大量增加，出现了双词或三词组合在一起的句子，比如“吃饭饭”等。这时候的句子简单，短小，不完整，犹如电报一样，但结合一定的生活情境，也能理解其中的含义。此外，1.5~2岁的儿童表达中，词序颠倒很常见，因为幼儿还不懂得正确的语法规则。随着语言的应用和时间，以及在生活中获得正确的语言示范，其表达性语言会有更进一步的发展。

（3）完整句阶段（2~3岁）：2岁以后的幼儿，会开始学习合乎语法规则的完整句子，更为准确地表达自己的想法，如果在生活中形成良好的语言环境，这一时期将是幼儿语言发育最迅速的时期。2~3岁的幼儿能说出完整的简单句，并出现复合句，懂得表达中的因果关系，并且随着生活阅历的增加，词汇量高速发展，能掌握1000~2000个词汇。

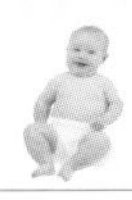

3. 语言的发展阶段　在发展阶段，儿童在语音、词汇、语法、口语表达能力及语言技能方面均有高速的发展。幼儿发音的正确率随着年龄的增长而提高，错误率随着年龄的增长不断下降，3～4岁为语音发育的飞跃期，在正常的情况下，4岁的儿童能够基本掌握本民族的全部语音。

患儿的词汇量高速增加，呈现出阶段性，这是由量变到质变的发展规律所决定的，据我国学者统计中我们可以知道，3～4岁儿童的词汇为1730个，4～5岁儿童的词汇量为2583个，5～6岁儿童的词汇量为3562个，4～5岁的比3～4岁的儿童增长了49.3%，5～6岁的儿童比4～5岁的儿童增长37.9%。

在早期儿童的词汇量中，实词占绝对多数，实词中以名词和动词占绝对多数，其他的还包括副词、形容词、量词、人称代词等。词汇量的增多，必将带来句子的形成，在这个阶段，儿童的句子表达从简单到复杂逐渐转变，比如根据研究，2岁以前的儿童以5字以下的句子为主，没有16个字以上的句子，2岁后的句子以6～10个字最多，并且有了16个字甚至20个字的长句出现。

3岁后，儿童语言的交往功能和语音调节功能也得到了长足的发展。3岁前的幼儿的语言多为情境性对话语言，3岁后开始了独白式语言，6、7岁的儿童才能比较连贯地进行叙述，连贯性语言的逐步发育，使儿童能够独立、清楚地表达自己的思想。内部语言是指自己思考问题时所用的一种特殊的语言形式，是儿童进行思维的媒介之一，它是在3岁后外部语言得到充分发展的基础上产生的，随着内部语言的发展，儿童语言的调节功能才能逐渐形成和发展起来（图2-2-4）。

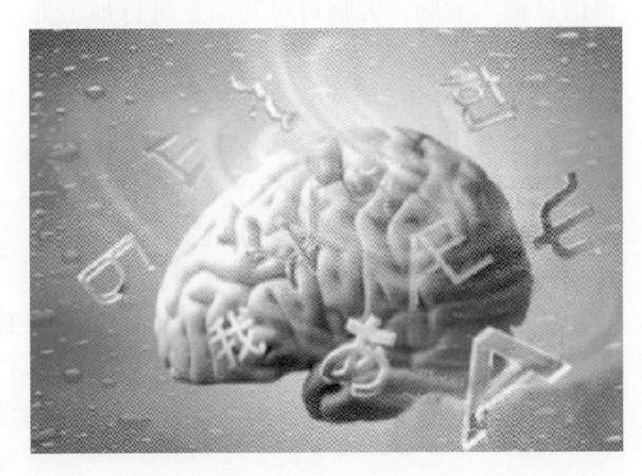

图2-2-4　语言调节是随着内部语言的发展而发展的

（三）影响语言发育的常见因素

1. 智力低下　智力和语言的发育有着极其密切的关系，智力低下可影响语言能力的发育，智力低下的儿童难以集中精力注意别人对他说什么，模仿能力差，难以理解词的意思，语言表达能力难以获得。

2. 听力障碍　听觉是语言感受的一个重要渠道，如果儿童存在各种各样的听力障碍，影响声音语言的输入，则语言信息的接受和表达都会受到影响，从而产生程度不等的语言发育障碍。

3. 自闭症　语言障碍是自闭症三大核心症状之一，自闭症儿童基本无语言表达能力，他们的听力正常，但是不能正常发挥其用语言和用非语言交流的技能，自闭症儿童常有模仿语言行为，但这种模仿行为与正常儿童在发育过程中“有意的”学习语言的模仿行为不同，它是一种频繁出现、无缘无故的语言，鹦鹉学舌般的自言自语，极少具有交流性质。

4. 不适当的语言环境　一个家庭中使用多种语言进行交流，比如普通话和多种方言夹杂交流，或父母缺乏与儿童的语言交流，没有创造适当的语言刺激环境，很少搭理儿童的各种问话，都会影响儿童的语言进步。

5. 脑损伤　脑损伤儿童的感觉系统或多或少会受到破坏，无论是先天还是后天原因所造成，均会引起显著的语言发育迟缓。

其他，家族遗传因素、各种视觉障碍、个体的差异等多种因素也会影响儿童的语言发育。

七、感觉统合训练与学习能力培养

大量实践经验证明，3～6岁是养成良好学习能力的关键期，通过感觉统合训练来提高视动统合能力和听动统合能力，从而培养儿童优秀的学习能力及学习兴趣；儿童从丰富的感觉统合训练中感到快乐和满足，使儿童的各种感觉能够得到协调与统一，成为学习能力好、情绪稳定、人际关系好、性格开朗、充满自信的独立个体。

（一）感觉统合能力不良造成学习能力不足

1. 感觉统合　是指大脑和身体相互协调的学习过程。指机体在环境内有效利用自己的感官，以不同的感觉通路（视觉、听觉、味觉、嗅觉、触觉、前庭觉和本体觉等）从环境中获得信息输入大脑，大脑再对其信息进行加工处理，并做出适应性反应的能力，简称“感统”（图 2-2-5）。

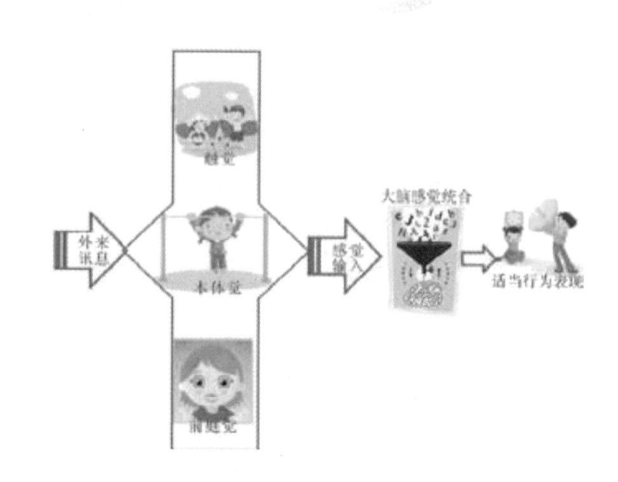

图 2-2-5　感觉统合

2. 学习能力　即为学习课业的能力。分为感觉动作能力、知觉动作能力、符号阅读能力、逻辑推理能力、自我管理能力。学习能力的发展是相对固定不变的，总是从感觉阶段开始，向知觉阶段发展，最后是抽象的智慧和自我的管理能力。

专家提示：感觉统合严重失调会导致儿童学习障碍，一般是指智力正常，但由于听、说、读、写、算和沟通技能方面出现落后而导致的学习成绩落后，造成学习成绩与智力不匹配。

（二）感觉统合能力发育影响学习能力原因分析

感觉统合能力是人的最基本的学习能力，这不仅因为感知觉是智慧的基础，而且因为感知觉对儿童的注意力和阅读及书写都有直接或间接的影响。大脑中的功能区分布见图 2-2-6。

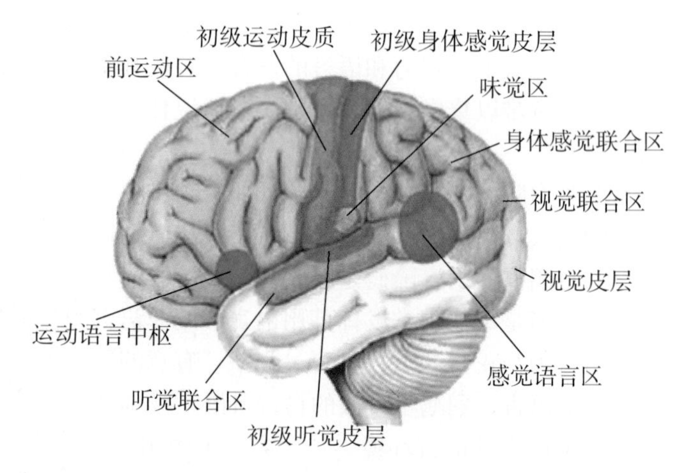

图 2-2-6　大脑中的功能区

1. 感觉统合能力差的儿童经常缺少空间感和时间感，弄不清前后左右。因此，他们做事情条理性差，不能按部就班地将各类事情安排就序。所以，他们难以理解教师的指令，不能遵守课堂纪律，学习效率低下，也就不足为奇了。

2. 感觉统合能力与儿童的逻辑思维能力与数学计算能力有关。我们知道，思维的逻辑和计算都是由外部动作内化而来的，起初儿童不会计算，但他会数实物，在动作中数扑克牌、数石头，或者经由动作知道人能上楼也能下楼，物体可向前运动，也可向后运动。这些动作中的可逆性及数的大小排列，构成了数量之间的关系、数量与形状的关系，使日后学习的抽象的数学知识与具体的感性经验联系在一起。所以，有些数学能力低下的儿童往往感觉动作也落后，他们不会前翻、侧翻，不敢走平衡木，不敢荡秋千。提高他们的感觉统合能力是解决他们数学困难的途径之一（图 2-2-7）。

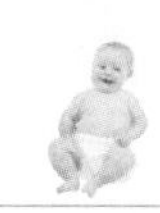

3. 感觉统合能力是语言能力的基础。语言能力主要由听、说、读、写这四个基本环节组成，这四个环节任何一个都离不开感觉统合能力。以说为例，说话是大脑语言中枢对呼吸器官、舌部、唇部的运动控制，只有这些发音器官的运动能力发展起来之后，儿童才能发出复杂的声音。再例如阅读，阅读是与眼球运动的速度分不开的，当眼睛的追视、检视能力有了大幅度提高之后，阅读的速度、对文字的知觉广度才有可能提高；而书写则更有赖于大肌肉运动的发展，拍球、跳绳、单杠等运动项目不仅锻炼手 - 眼协调能力，而且锻炼大肌肉动作，使儿童握笔的力度、运笔的速度和运笔的准确性都有一个很大的提高。

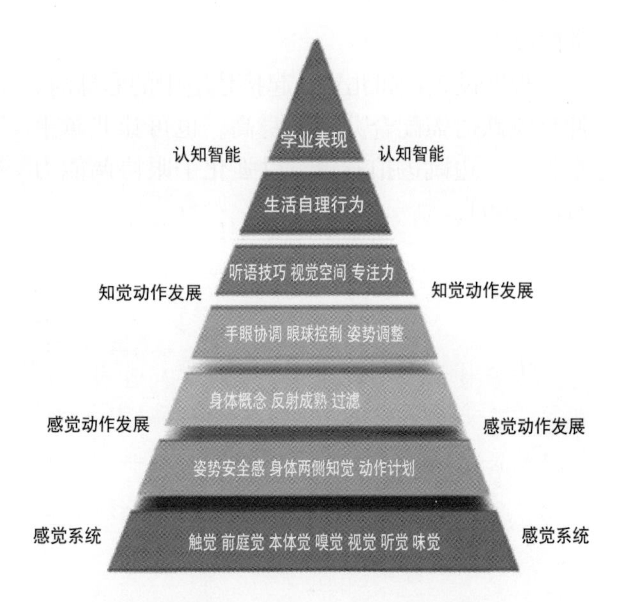

图 2-2-7　感觉统合能力与儿童的逻辑推理能力

专家提示：家长应对儿童感觉统合能力的培养引起足够的重视，儿童感觉统合失调正在威胁着我国儿童的心理健康，特别是经济发达地区，有关专家对上海 2031 名学龄儿童的调查表明：儿童中患轻度感觉统合失调的比率为 36.6%，重度为 16.1%；南京铁道医学院附属医院对南京市 2486 名 6 岁至 11 岁的学龄儿童通过规范、系统的测试，结果发现有 34.9% 的学龄儿童存在着不同程度的感觉统合失调。

（三）儿童关键期感觉统合能力训练（前庭觉）

1. 前庭觉

（1）前庭器官位于内耳，包括半规管、椭圆囊和球囊，是人体对运动状态和头部在空间的感受器。前庭神经会将视听讯息由脊髓椎体神经体系传达到身体各部分，通知肌肉收缩和运动，同时也会将这种肌肉和关节的信息传到前庭神经以及小脑；前庭体系还会影响左右脑功能的分化，并对第二层大脑感觉统合的语言能力、运动协调能力和左右脑均衡起到促进作用（图 2-2-8）。

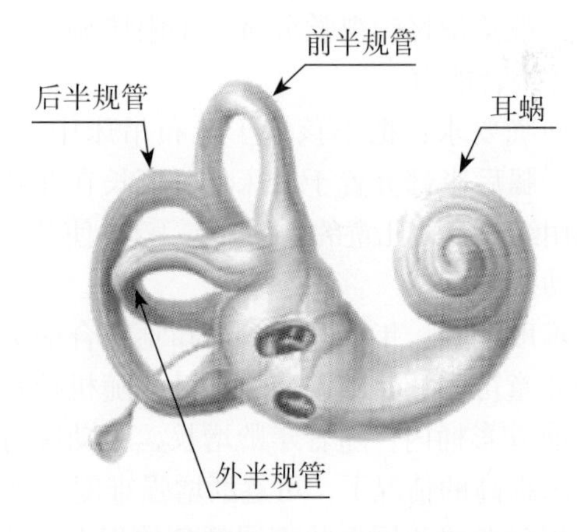

图 2-2-8　内耳结构示意图

前庭觉是人类学习的枢纽。前庭感觉不良的儿童，听觉统合能力、视觉统合能力相对较差；还会无法判断视觉空间问题及影响身体的协调能力等。

（2）跳跃接球

训练目的：强化前庭觉、中枢神经系统及运动协调。

训练要求：家长在儿童头顶扔彩色小球，高度约离儿童伸手可及 20 cm 处。让儿童由地上跃起，用双手接住彩球，由于儿童必须仰头，手眼协调下才能完成这项游戏，因此有助于头部活动及前庭觉的成熟。

难度设置：和儿童一起接住空中的彩球时，仰首跳跃时需配合儿童的身高。也可让儿童手拿拍子，边跳边拍彩球，以强化手眼协调能力（图 2-2-9）。

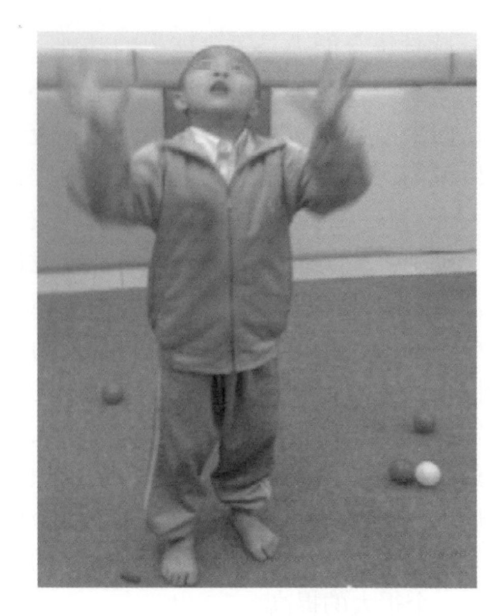
图 2-2-9　跳跃接球

专家提示：家长还可能通过下列各种运动刺激前庭发育，包括有：旋转圆桶、旋转木马、旋转椅子、蹦床、翻滚、垫上运动，进行儿童踏板车、沙坑、草坪、滑梯、腹部爬行等游戏。

（3）视知觉：视知觉在心理学中是一种将到达眼睛的可见光信息解释，并利用其来计划或行动的能力。视知觉统合能力包括有视觉联想能力，视觉记忆能力、视觉分辨能力、手眼协调能力、视觉追踪能力。眼球的外部结构见图 2-2-10。

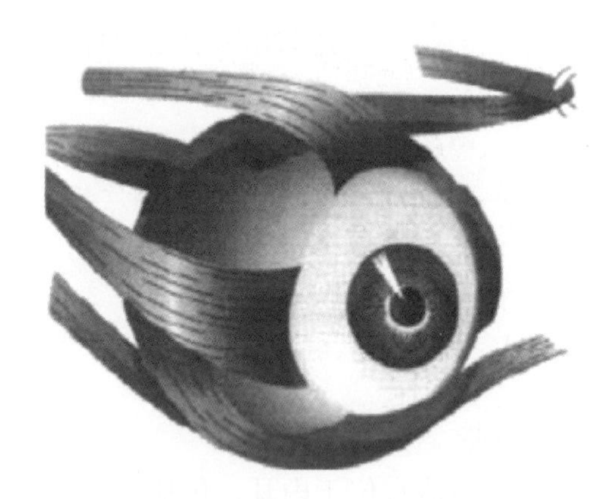
图 2-2-10　眼球的外部结构

（4）吊床扔球

训练目的：调节前庭感觉系统，训练视觉联想、视觉记忆、视觉分辨、手眼协调、视觉追踪等统合能力。

训练要求：把小孩置于帆布吊床中，头、双手、腿后半部分置于吊床外，家长在儿童的前面用绳子牵住儿童的左手（右手），使儿童前后摆动。

难度设置：年龄偏小，视知觉统合能力较弱的儿童可先让其随着前后摆动只随机捡彩球扔进前方彩桶内；随着年龄增长，视动统合能力逐渐提高的情况下，可逐渐增强难度。例 1：家长把球改成不同形状不同颜色的积木，让儿童随着前后摆动的同时，按照家长的口令要求，捡取积木，根据积木的颜色和形状联想到一件实物快速说出来后再扔进前方彩桶内。例 2：儿童先在前后摆动的吊床上观看家长把不同颜色、不同形状的积木扔进彩桶内，再根据家长扔积木的顺序（颜色形状都要一致）重新将积木扔进前方彩桶内（图 2-2-11）。

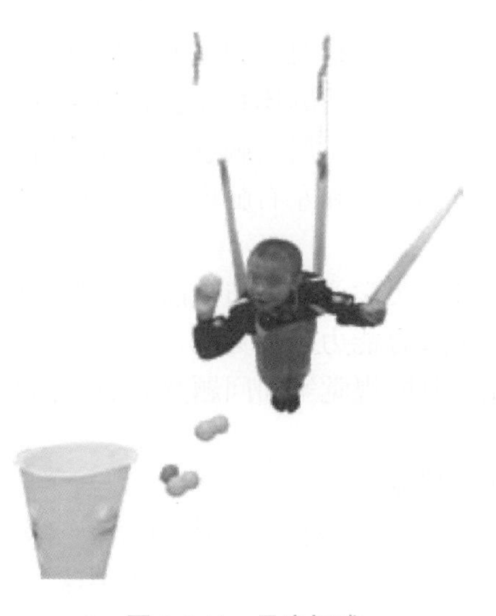
图 2-2-11　吊床扔球

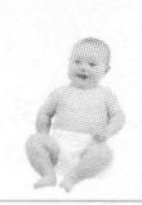

专家提示：这些儿童更需要进行视知觉能力训练：写字常缺一笔、多一画、偏旁部首有颠倒，写字出格或挤得很小；数字颠倒，丢三落四；仿画时不准确；写作业慢；对图像文字记忆力差；剪纸时靠转纸完成裁剪；加法进位困难；注意力不集中；抄作业错漏题严重等。

2. 听知觉

（1）听知觉：大脑对听到的信息进行加工和处理，把声音和状况、物体等之间产生联系，帮助我们做出判断和推理。听知觉统合能力包括听觉辨别力、听觉广度、听觉记忆力、听觉编序力、听觉理解力、听说结合力。

（2）戏说彩棒

训练目的：训练儿童听分辨、听广度、听觉信息快速加工。

训练要求：家长和小孩对面或侧面坐在一起，桌面上放置不同颜色不同数量的彩色棒子。

难度设置：年龄偏小，听知觉统合能力较弱的儿童，家长可先只说2到3种不同颜色的彩色棒子，让儿童快速拿出来；随着年龄的增长、听知觉统合能力逐渐提高的情况下，可将不同颜色的棒子译码为不同颜色的水果，家长可一次性说出不同数量，不同种类的水果，让儿童边说边把正确的彩色棒子拿出来（图2-2-12）。

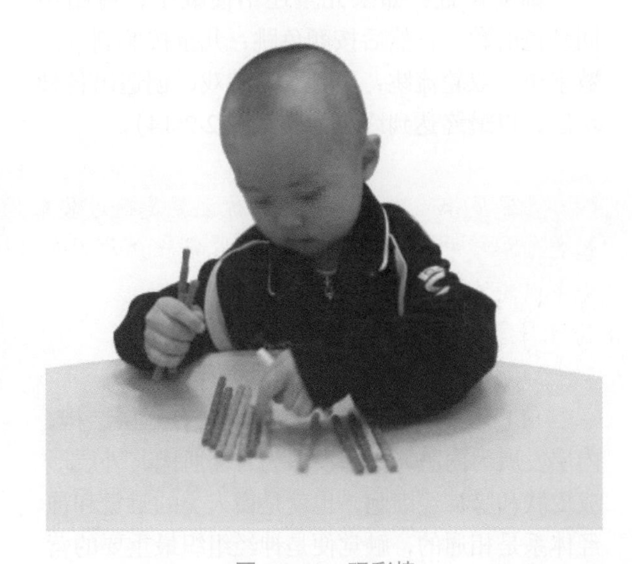

图 2-2-12　玩彩棒

专家提示：这些儿童更需要进行听知觉能力训练：注意力不集中，听而不闻，无法专心听讲，经常忘记老师说的话和留的作业，对听课没兴趣，误解别人意思，讲话时口齿不清，学到的东西一会儿就忘了。

（3）本体觉：本体觉是肌肉、关节运动神经组织和大脑长期互动联系过程中形成的，是一种高度复杂化的神经应变能力，也是大脑可充分掌握自己身体的能力。本体觉是儿童自信心和创造力的源泉，发育不好会导致儿童站无站相、坐无坐相，缺乏自信心，容易受挫折，没有创造力（图2-2-13）。

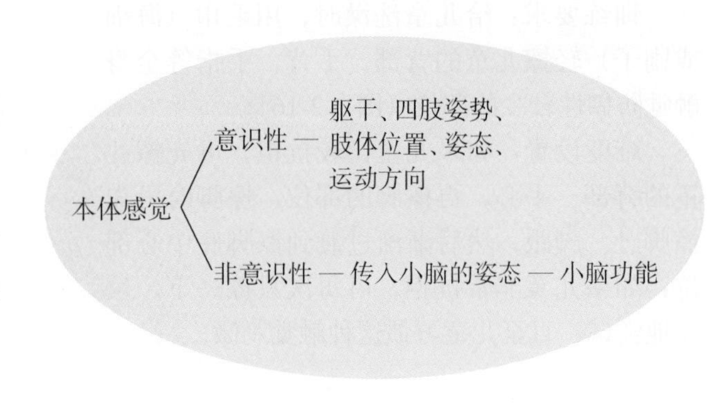

图 2-2-13　本体感觉

（4）跳过障碍物

训练目的：姿势和双侧的统合，训练儿童平衡、协调、肌力等。

训练要求：家长为儿童配备一个羊角球，可让儿童直接坐在羊角球上蹦起来前进，家长可用不粘胶剪出大的数字 1～20，按顺序贴在地板上，贴成圆形、弧形、之字形等，让儿童从一个数字蹦到另外一个数字上，以蹦到终点为胜，也可将数字改为不同的障碍物。

难度设置：如果儿童还不懂数字，可贴不同颜色的数字，然后按颜色跳；儿童按照制订的数字单、双轮流跳；可玩双人游戏，创造出各种玩法，以最终达到终点为胜（图 2-2-14）。

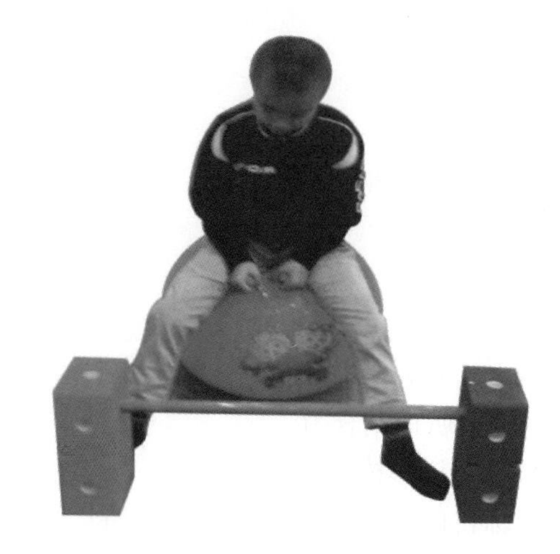

图 2-2-14　跳过障碍物

专家提示：本体感觉的训练主要是通过较强的肌肉收缩为脑干部统合提供感觉输入，促进本体感受信息对中枢神经系统的输入，家长日常还可以让儿童接受游泳、摔跤、拔河、爬绳、搬运货物，骑车以及其他使肌肉紧张、收缩的运动。

3. 触觉

（1）触觉：人类在胚胎时期共有三层结构，内层发展为内脏，中层发展为骨骼肌肉，外层形成皮肤和脑神经细胞，也就是说人类的触觉和神经体系是相通的，触觉便是神经组织最重要的营养元素，触觉的敏锐程度会影响大脑辨识能力、身体灵活程度及情绪好坏（图 2-2-15）。

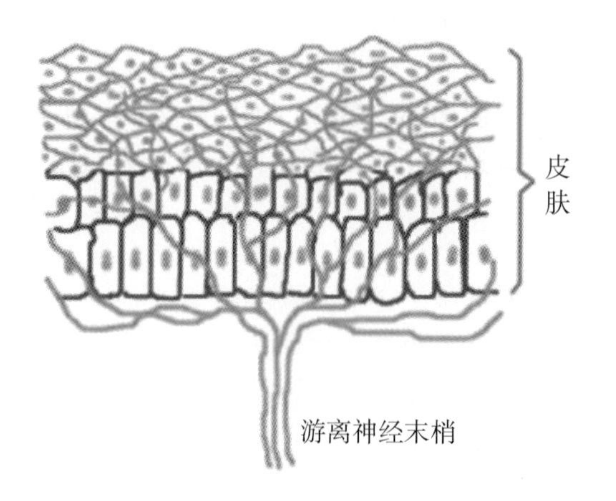

图 2-2-15　触觉神经末梢示意图

（2）毛巾脱敏

训练目的：加强肌肤的接触刺激，减少触觉防御。

训练要求：给儿童洗澡时，用毛巾（海绵或刷子）轻擦儿童的背部、手背、手指等全身触觉防御性较少的部位（图 2-2-16）。

难度设置：如果儿童比较抗拒，可先擦儿童的背部、手心，再擦脚的部位，擦脚时可先擦脚趾、脚跟，然后渐渐过渡到擦脚底中心部位；如果儿童非常抗拒，可每次只擦一下，反复地尝试，直至儿童习惯这种触觉刺激。

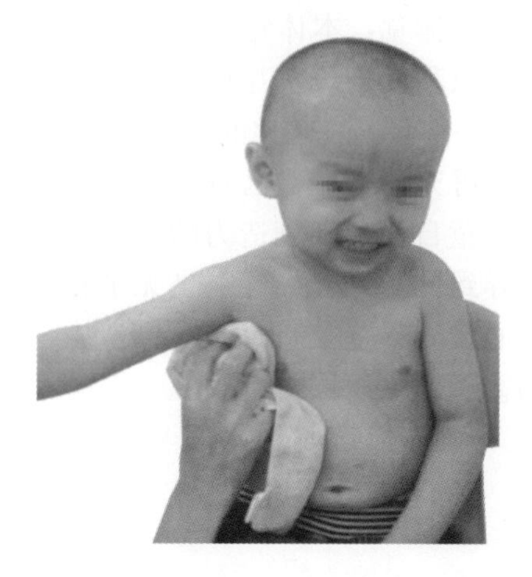

图 2-2-16　毛巾脱敏

专家提示：触觉发育不好的儿童，会引起视觉、听觉、嗅觉、味觉分辨力差，还会引起语言发育迟缓，因为虽然语音能接收到，但大脑的辨识能力不太好，所以他也模仿不来，不

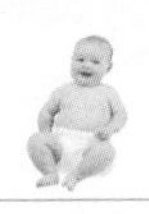

敢随便发音。因此家长可常带儿童玩土、泥巴、沙子、石子，用冰袋、热水袋慢慢接触儿童，用电吹风向儿童吹热风或冷风，让儿童感觉温度。

（四）感觉统合能力训练的常见误区

误区一（感觉统合能力会自然生成）

误区一：
感觉统合能力
会自然生成

现代化都市生活，父母太忙碌，交给爷爷奶奶带，老人怕脏或怕摔着儿童，没有让儿童适时爬行，过度保护，不注重适龄基本能力的训练，缺乏运动，缺乏伙伴，造成儿童身体动作不协调，家长还不以为然，认为是因为儿童年龄太小，长大了自然就正常了。其实0～6岁是儿童爬、走、蹦、跳、钻的关键期，也是建立感觉统合能力的最佳时期，错过了这个时期，儿童的很多潜能将得不到充分发挥。

误区二（出现问题才需要进行训练）

误区二：
出现问题才
需要进行训练

许多父母认为感觉统合训练是针对感觉统合失调的儿童进行的一种治疗性训练，发育正常的儿童不需要进行感觉统合训练。其实，感觉统合的过程是儿童认知和学习的过程。在6岁以前，特别是0～2岁这一阶段，儿童还不能用抽象的概念来认识和理解世界，必须以实际的感觉来认识和学习。著名儿童心理学家皮亚杰说：“感觉运动成熟与否，是日后智能学习和思考前期（0～6岁）儿童成功与否的基础。缺乏这方面能力的儿童，即使能够用大脑进行记忆性的学习，但观察、组织、想象、推理上的大脑功能似会有应用上的困难。”感觉统合训练应该贯穿于儿童早期教育的整个过程，不能等到出现问题了才起来训练。

误区三（把感觉统合训练理解为大肌肉运动）

误区三：
把感觉统合训练
理解为大肌肉运动

有的父母把感觉统合训练简单地理解为运动难度或幅度大的大肌肉运动，认为感觉统合活动便是体育锻炼，甚至认为体育活动可替代感觉统合活动，忽略了感官训练应当以协调性训练、大肌肉和小肌肉训练、手—眼—脑的协调训练为主。大肌肉运动虽然可以在一定程度上刺激肌肉和神经的发育，但它对身体感官的刺激非常有限，所达到的效果也并不明显；而感觉统合的教育过程则是创设一定的环境，使儿童接受正确的、丰富的、不间断的感觉刺激，以达到激活儿童的心理、引发积极行为反应的目的。感觉统合训练所发出的感觉刺激包括触觉、味觉、嗅觉、视觉、听觉、前庭觉、本体觉等多种感觉，并使这些感觉在同一时间内不断交互、重复，达

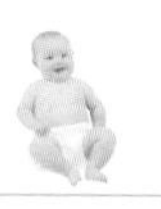

到感觉整合练习的效果。如果单纯强调某一方面的感觉刺激，如大肌肉运动，必然会影响训练效果，甚至使儿童的感觉统合能力从平衡变为失衡。

第三节　儿童感知觉的发育

一、视觉

人体接收的信息（包括图像和文字）有 80% 来自视觉，视觉系统是在婴幼儿出生以后才开始发育的，人的眼睛能看到物体并区分颜色，是因为物体会发光或者反射光。所以光是产生视觉的物质基础，也是色觉的基础。

出生后 1 个多月时小儿由于通过眼睛接收视觉信息的视觉结构和视神经还没有发育成熟，具体地说，他们的视网膜上的锥体细胞还没有发育成熟，看到的只是光和影，视力不到 0.1，他们的最佳焦距是 20 ~ 38cm 之间，仅看清眼前 15 ~ 30cm 内的物体，能注视物体了，也就是说宝宝吃奶时刚好可以看到母亲的脸（图 2-3-1）。到了 2 个月时婴儿视觉集中的现象就越来越明显，喜欢看活动的物体和熟悉的大人的脸。3 个月时能固定视物，看清大约 75cm 远的物体，视力约为 0.1，注视的时间明显延长了，视线还能跟随移动的物体而移动。婴儿在 2 个多月时，色觉就有了很大的发展，到了 3 个多月时已能辨别彩色与非彩色。婴儿对色彩有偏爱，喜欢看明亮鲜艳的颜色，尤其是红色，不喜欢看暗淡的颜色。他们偏爱的颜色依次为红、黄、绿、橙、蓝等（图 2-3-2），所以我们经常要用红色的玩具来逗引孩子也正是这个道理。在 3 ~ 4 个月期间，小儿双眼对焦时能产生立体感，对光谱的感受度已接近成人的水平。

6 ~ 12 个月是宝宝视觉的色彩期，也是宝宝视敏度发展的关键期。也有的专家认为，对色彩的敏感在出生后四个月就开始产生了。1 岁到 3 岁阶段，小儿的视觉进入建立立体感的黄金时期，开始对远近、前后、左右等立体空间有了更多的认识，他们的视觉开始从认识二维空间向三维空间过渡。3 岁到 6 岁是宝宝视觉发展的空间期，他们可以准确判断出物体的大小、上下、前后、左右、远近，此时宝宝的视力才达到成人的水平。7 岁以后，小儿的视觉追踪能力随阅读能力的发展而发

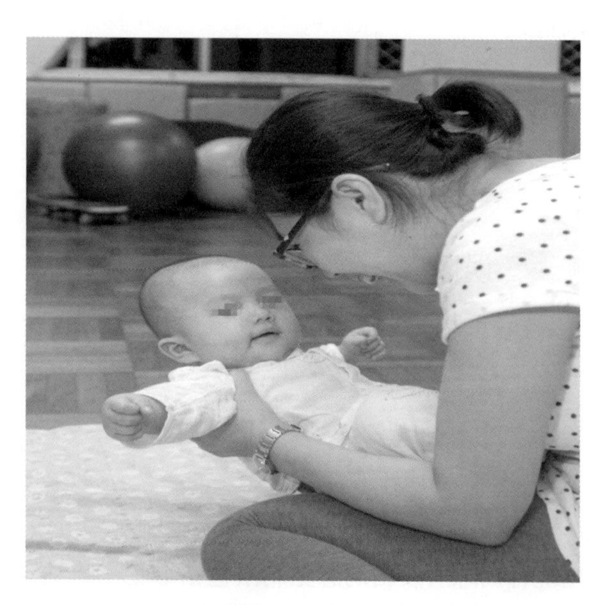

图 2-3-1　婴儿的注视

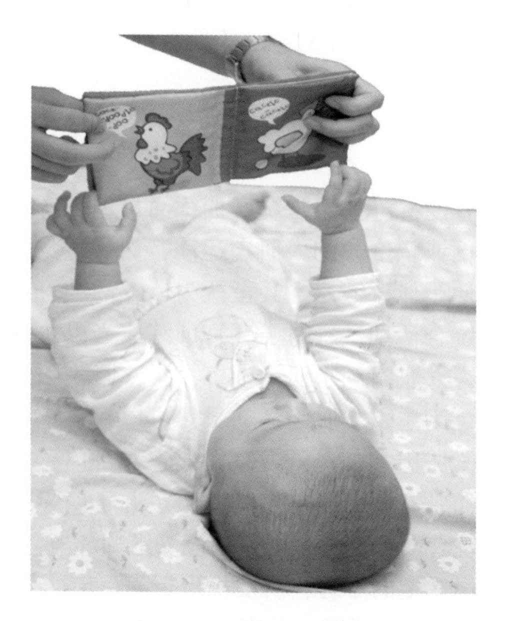

图 2-3-2　婴儿喜欢颜色

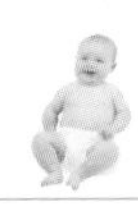

展（图 2-3-3）。

视知觉的内涵包括视觉动作整合（即所谓的手眼协调）、视觉分析技巧（针对视觉信息进行处理）以及空间视知觉（分辨自己与周围环境的相对关系）三种。小儿出生后，即开始进入视知觉发育的关键期。婴幼儿的视觉发育关键期在 2 岁前，如果此阶段缺乏适度的视觉刺激，将使眼睛的视锥细胞无法成熟，脑部的神经连接难以建立，视知觉中枢也无法发展。

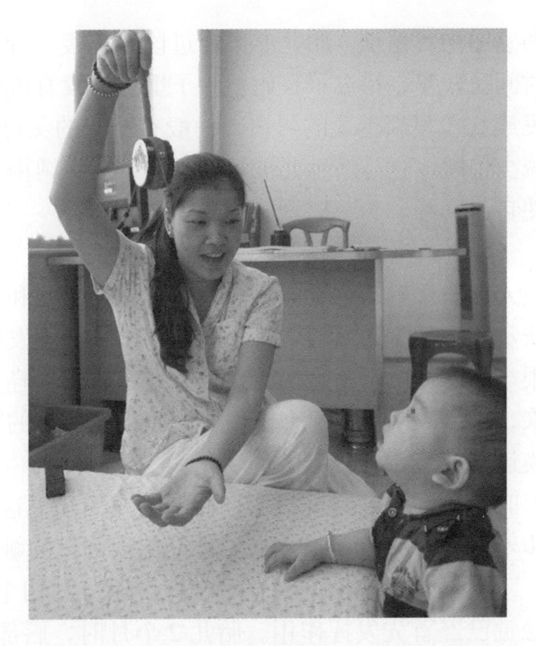
图 2-3-3　幼儿的视觉追踪能力在不断发育

二、听觉

小儿的听力开始得很早，甚至起于胎儿期。近年来，儿童早期教育研究者认为，胎儿在母腹内已经拥有了听觉，早期听觉刺激是胎教的主要方法之一。婴儿在有了听觉之后，他就要不停地听，只要落在他的听觉范围内，他便收入耳中产生听觉，传入大脑，留下痕迹，一直到入睡为止。

美国著名的儿科医生布雷寿顿曾经做过一个有趣的实验：使妊娠 7 个月的母亲处于 B 超的荧光屏前，观察胎儿对声音的反应。当胎儿在觉醒状态，听到母亲腹壁外的格格声时，头会转向声音发出的方向。而另一个美国医生迪卡斯帕以另一个实验，证明了新生儿喜好的奥秘。他在新生儿嘴里放置一个橡皮奶头，连接一对软垫耳机，奶头又和一种可以记录吸吮速度的装置相连。医生能通过耳机控制给小儿听到的声音，同时通过装置记录吸吮的速度。试验是这样进行的，12 个生后 1～2 天的新生儿，当他们高速度吸吮时能听到母亲的声音，吸吮低速度时听到父亲的声音，结果有 11 个新生儿高速度地吸吮。为了保证这不是因为小婴儿喜欢高速度吸吮，他们做了相反的训练，即吸吮低速度时能听到母亲的声音，结果他们又很快学会了使吸吮速度减慢。这个实验证明了新生儿对声音能明确地分辨并有明确的喜好。

许多的实验证明，一个月的小婴儿已经具备辨别声素、揣摩发音部位及发音方式的能力。现代一般认为，新生儿已经能对某些声音发生反应，但明显的听觉集中在 3 个月时才能清楚地表现出来，即能感受不同方位发出的声音，并将头部转向声源。到 3～4 个月的婴儿，已经能对音乐表现出愉快，对强烈的声音表示不安，6 个月的时候，婴儿已经能从母亲的语言中辨识韵母，到 1 岁的时候，已经能分辨出声母的不同。

听觉不仅能使婴儿辨认周围环境的多种声音，而且能凭此掌握人类的语言，婴儿期是儿童语言发育最迅速的时期。因此，听觉的发育在这个时期具有更加重要的意义，对语言的形成具有绝对的影响力。一般来说，先天的听觉障碍应该在 6 个月之内发现，及时做治疗与矫正，才不会妨碍语言的发育。

三、触觉

触觉是人体发展最早、最基本的感觉，也是人体分布最广、最复杂的感觉系统，触觉在人类感觉系统功能中占有很重要的位置，触觉是人类最早出现的感觉之一，胎儿在母亲肚子里就已经有触觉了。当母亲抚摸肚子时，胎儿就可以感觉得到。一般来说，胎儿到了 7 周大左右时，口腔就开始对外来的触觉刺激有所反应，并能通过皮肤感觉周围的环境。而另一个较早成熟的系统则是控制平

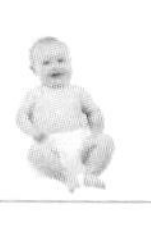

衡感的内耳系统，胎儿亦可通过该系统接受母体摇动所传来的刺激。对于早产儿来说，由于出生的时间比较早，错过了在妈妈肚子里最后发育成熟的时机，因此对外界的刺激显得比较敏感。东方的民族有包裹新生儿的习惯，一般有经验的父母都说，将新生儿包裹好，可以使他们睡得更加安静，减少惊跳，这是新生儿被解除了的子宫束缚由人工束缚所替代的缘故，新生儿利用包裹的触觉感受使自己安静。

胎儿在子宫内的感觉体验，出生时通过产道的感觉体验，出生后与外界的温度、事物以及和他人皮肤接触的感觉体验等，都对提高胎儿和新生儿神经系统的功能起着重要的作用。触摸觉是皮肤觉和运动觉的结合，对儿童的动作和心理发展，都有很重大的意义。触摸觉的绝对感受性在儿童很小的时候就开始出现，如对粗细、软硬、轻重的辨识。触觉的差别感受性则从学龄前期才发展起来，如用双手比较两个体积相同而重量不等的物体。学龄前期的儿童（在蒙住眼睛情况下）手的触摸运动的特点随着年龄的变化而变化，3～4 岁时的触摸动作还跟玩弄物体不大能分开，到了 4～5 岁时还不能较好地进行探索性的触摸活动，这与 4～5 岁儿童小关节（指关节，腕关节）活动的进步不显著有关，6～7 岁儿童才能出现细微的触摸活动。

从发育上来说，触觉的发育可以分为四个阶段。①胎儿期：在其他感觉开始运作前，胎儿的触觉已经首先发挥作用。胎儿 2 个月时，唇部出现最原始的感觉细胞，即末梢神经小体。如果触碰其唇部，会出现规避反射。4 个月时，上唇和舌头被触摸，则出现吸吮动作，如果手心被触摸，出现抓握反射，如果触碰其脚底，脚趾会动，膝关节和髋关节会出现屈曲动作，7 个月则会吸吮拇指。②婴儿期：婴儿的防御反应很强，识别反应刚开始发育。婴儿对触觉的接收经常与其他感觉混淆，此即共感现象。所以为婴儿做按摩时，需要同时对他说话，因为声音会增加婴儿对触感的感受性。运用感觉统合的观念，提供良好的、安全的环境，让患儿多爬行，可以大大提升婴儿感觉的整体发展。③学步期：幼儿学会走路之后，喜欢到处触摸各种物品，触觉识别能力迅速增强。这个阶段幼儿将触摸印象和视觉影像相配对，建立正确的形状知觉，在这个阶段，触觉防御系统与辨识系统同等重要。如果在这个阶段触觉防御现象仍过于强烈，可多用触压法，如拥抱、用毛毯包裹其身体，用软刷刷身体和四肢，会有良好的效果。④学龄前期：学龄前期的儿童喜欢各种玩具，辨识系统发展终于超过防御系统，学习能力有突破性进展。在这个阶段，应提供各种安全的玩具让小儿无所顾忌地把玩，以启发手掌的触觉辨识能力，辅助视知觉的形成，奠定手眼精细协调动作的基础。

四、味觉

味觉可以使我们感受到苦、甜、酸、咸等味道。如吃药的时候，会觉得苦而难以下咽，如果味觉告诉我们某个东西是有害的，我们马上会把他吐出来。新生儿有良好的味觉，从出生后就能精细地辨别不同溶液的滋味，生后只有 1 天的新生儿对浓度不同的糖水吸吮的强度和量是不同的。他们喜欢较甜的糖水，吸吮浓度较高的糖水比浓度较低的糖水量多，而且吸吮的力量明显增强。对于咸的、酸的或者苦的液体有不愉快的表情（图 2-3-4）。从婴儿 4 个月起，有计划地逐步提供不同的辅食，一次尝试一种新添加的食物，每次都应该从最少量起逐渐增加。较大些的儿童，可以让其观察并参与食物的制作过程，在制作过程中，鼓励其发挥想象力和创造力，以不同的方式制作食物或者搭配食物，以期增加儿童对食物的新鲜感及生活情趣。另外，应从小培养儿童细嚼慢咽的好习惯，不仅能品尝每种食物的美味，还有利于儿童对食物的消化、吸收。

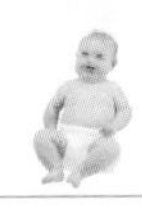

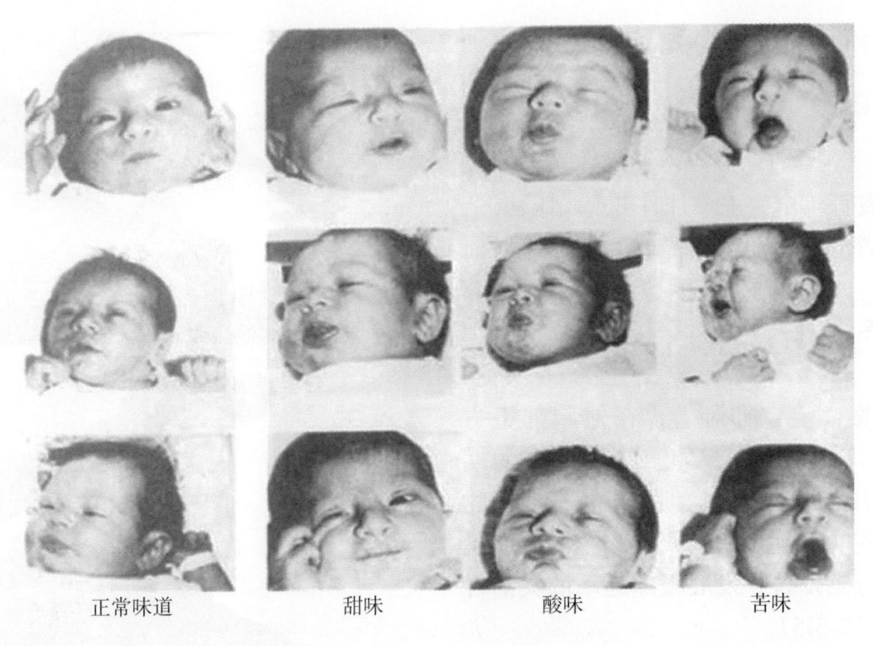

图 2-3-4　婴儿对不同味道的反应

五、嗅觉

嗅觉是一种凭直觉反应的感觉，当人吸气时，空气中的气味借鼻黏膜上的感受器，由嗅觉神经传送到大脑颞叶的海马回，即嗅脑。

胎儿从 5 个月开始，嗅觉器官就开始运作，可以闻到气味。刚出生 1h 的新生儿闻到腐臭的气味，脸部即出现痛苦扭曲的表情，闻到令人愉悦的气味，脸部即展现笑意。在母亲哺乳的过程中，婴儿得以近距离认识母亲的体味，而且他们偏好熟悉的气味，母亲不在身边，婴儿哭闹不休时，可将留有母亲体味的衣服放在婴儿的枕头下，帮助婴儿睡眠。关于这一方面，英国牛津大学一位研究者发现，生后 6 天的新生儿能辨别自己母亲的气味。试验是这样进行的，在喂奶时，每个母亲用一块纱布垫吸收流下的乳汁，在受试婴儿鼻子两侧各放一块奶垫，一侧是婴儿自己母亲的奶垫，另一侧是其他母亲的奶垫，观察婴儿能否认识并将头部转向母亲的奶垫。结果显示，生后 2 天的新生儿不表现出对自己母亲奶垫的兴趣，而在第 6 天，大多数新生儿能经常地将头部转向自己母亲的奶垫。为了防止偶然性，奶垫的位置每分钟改变一次，结果小儿仍能准确地将头部转向自己母亲奶垫的一侧。说明了生后 6 天的新生儿确实能闻出自己母亲的气味了。

与此同时，母亲也能分辨自己婴儿的气味。如果将母亲的眼睛遮住，将不同的婴儿放在她的鼻子附近，他们能凭气味确定谁是自己的孩子。因此，在婴儿期，嗅觉也是亲子关系的一个重要促成部分。

另一方面，对人类而言，嗅觉有着保护身体的重要任务。比如，当我们闻到食物的恶臭，闻到空气中刺鼻的味道，会立即离开，使身体不受到伤害。嗅觉做出这类反应时，无需依赖智慧做出判断，速度比使用视觉、听觉都要快速，嗅觉充当了保护生命的先锋。

六、如何促进婴幼儿感知觉发育

（一）0～3个月儿童感知觉的发育及干预

1. 视觉发育　出生1个月时出现头眼协调，眼在水平位置上随移动物体转动90°；3个月时头眼协调性好，眼的协调范围扩大。

训练方案：宝宝仰卧着，在他胸部上方20～30cm处，用红、绿、黄色或黑白对比鲜明的玩具，吸引小儿注意后，训练小儿视线随物体作上下、左右、远近、斜线、圆圈等方向运动，来刺激视觉发育，发展眼球运动的灵活性及协调性（图2-3-5）。

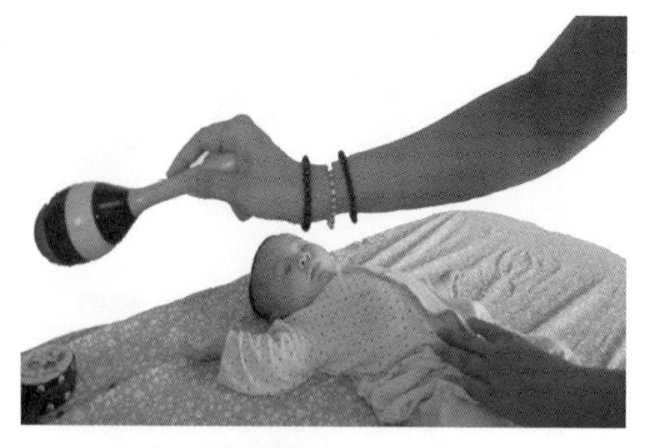

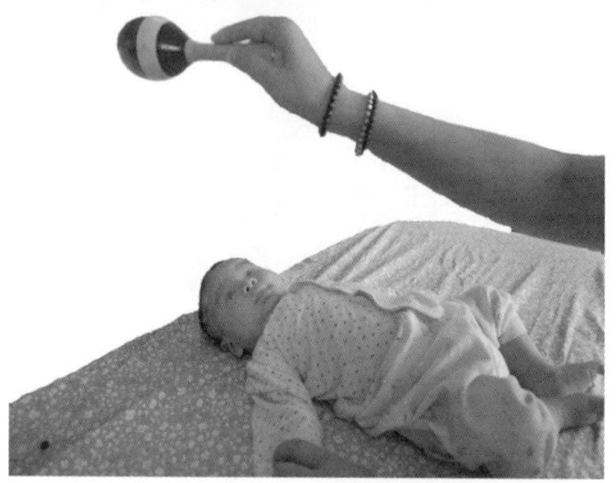

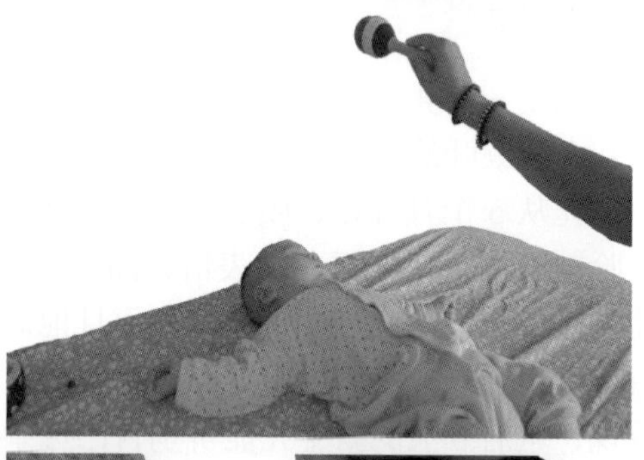

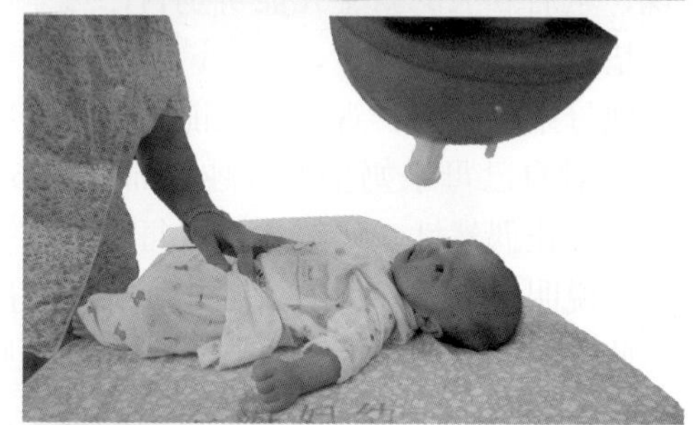

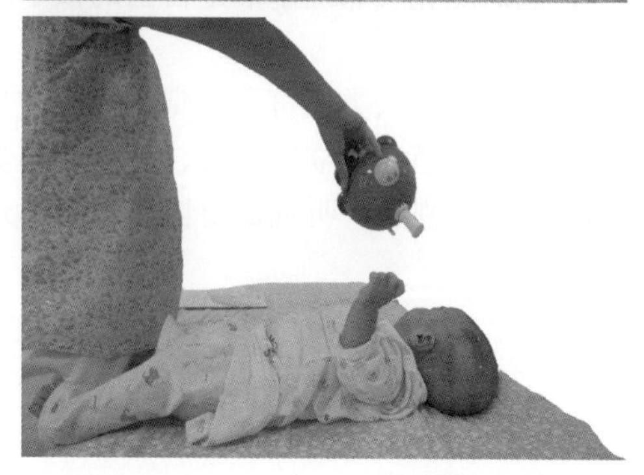

图2-3-5　视觉发育训练方案

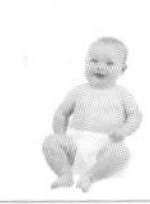

2. 听觉发育　新生儿即有声音的定向力，能辨别母亲和陌生人的声音。2个月时能辨别不同的说话声音及同一个人不同情绪的语调。3个月可把头转向声源。

训练方案：妈妈和宝宝面对面地说话，可吸引宝宝注意妈妈说话的表情、语调、口形等，这对于宝宝发音有很好的促进作用；妈妈也可在小儿周围不同方向及改变对婴儿说话的声调，来训练小儿分辨各种声音；妈妈还可用玩具声训练宝宝转头寻找声源（图2-3-6）。

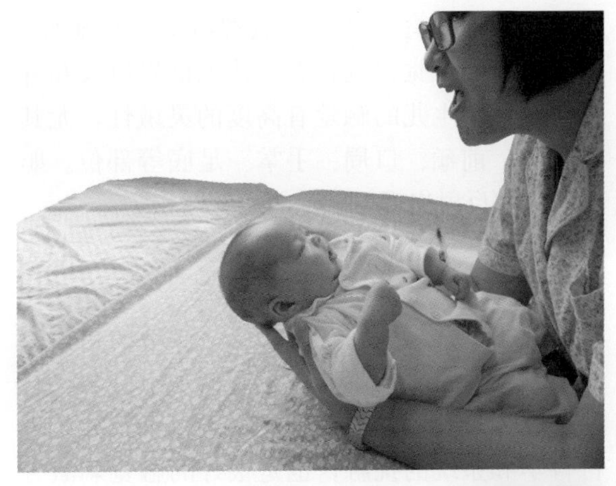

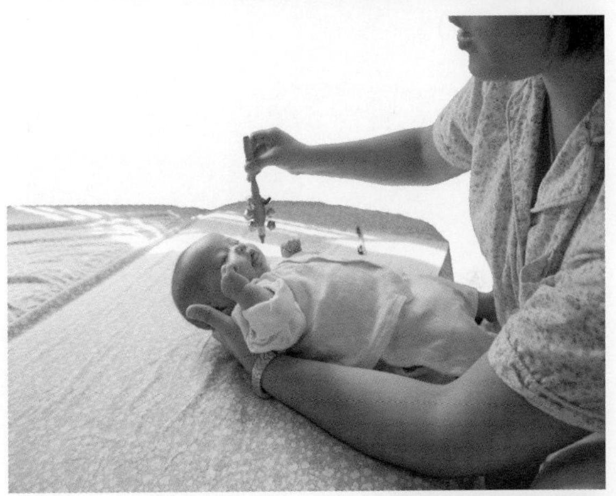

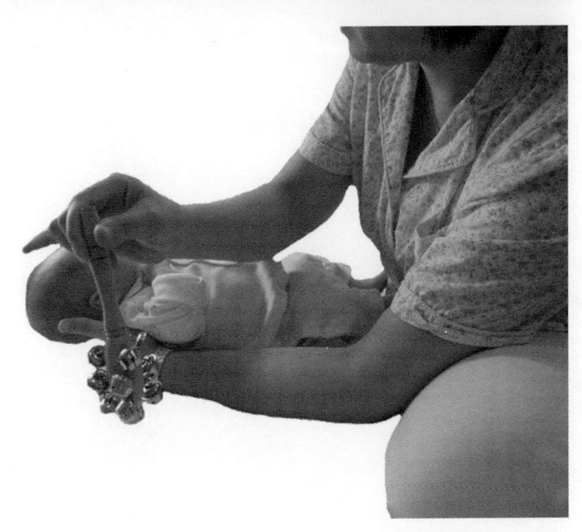

图2-3-6　听觉发育训练方案

3. 触觉发育　全身皮肤都有灵敏的触觉。新生儿依靠触觉得到自慰、认识世界以及和外界交往。新生儿的触觉有高度的灵敏性，尤其是在眼、前额、口周、手掌、足底等部位。躯干的某些反射出现与触觉的敏感性相关。

训练方案：利用各种形状、质地的物体进行触觉练习，可让小儿产生不同的触觉感，有助于发展小儿的触觉识别能力。每天给婴儿进行科学和系统的抚触，也是很好的触觉刺激方式（图 2-3-7）。

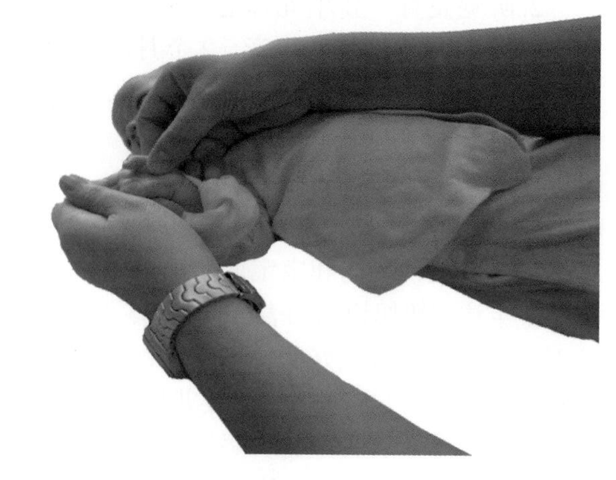

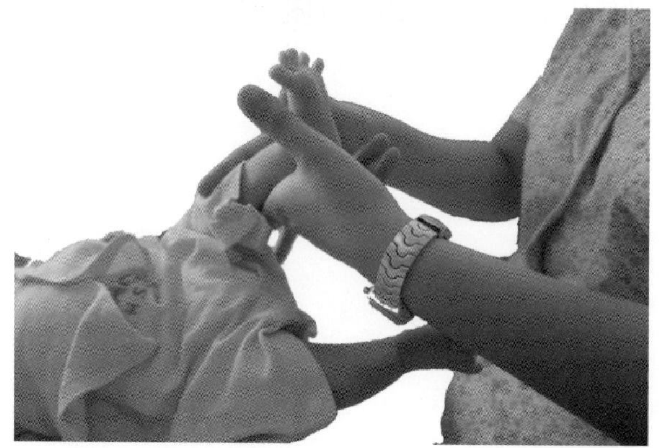

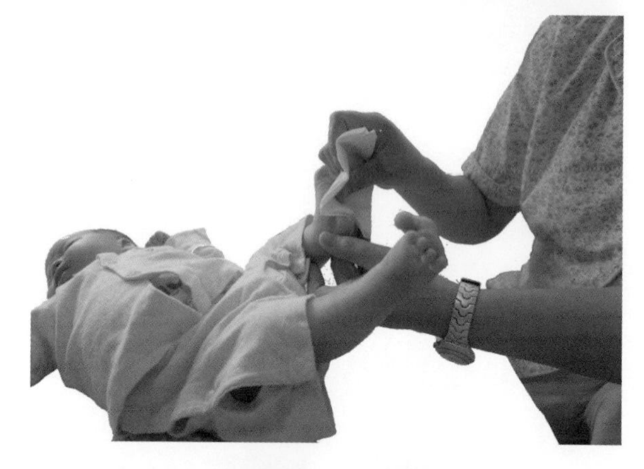

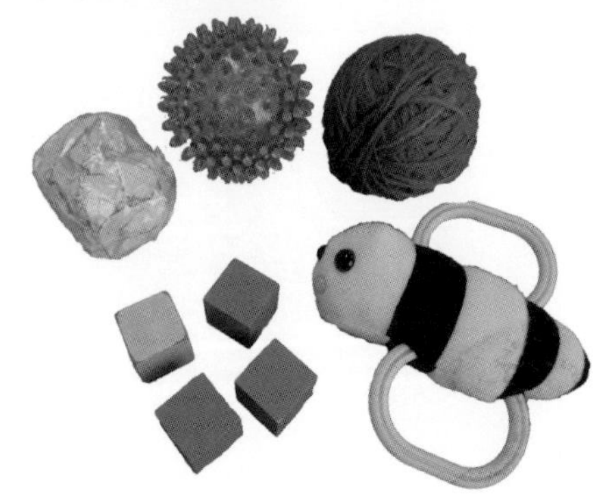

图 2-3-7　触觉发育训练方案

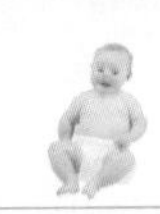

4. 嗅、味觉发育　新生儿时嗅觉中枢及神经末梢已发育成熟，如哺乳时当闻到乳味时就会积极地寻找乳头，闻到不愉快的气味时则转过头。生后7天时已能辨别母乳和其他的人乳的气味。新生儿有良好的味觉，能精细地分辨别出溶液的味道，喜欢较甜的糖水，可表现吸吮力强，对于咸、酸或苦的液体有不愉快的表情。

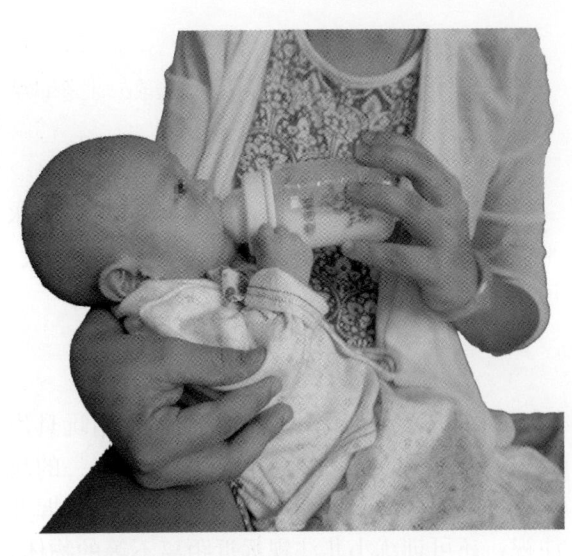

图 2-3-8　嗅、味觉发育训练方案

训练方案：喂奶时，让宝宝闻闻牛奶的香味，还可用手感受一下奶瓶的温度，这对宝宝感知觉的发展会有极大的帮助的（图 2-3-8）。

专家提示：新生儿的视觉、听觉、触觉、味觉、嗅觉均已具备一定的功能。从外界接受各种适当的感性刺激，有助于促进宝宝认知的发展，也有助于宝宝大脑的发育完善，也是新生宝宝认识世界的主要方式。

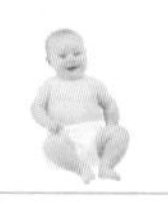

（二）（4～6个月）感知觉的发育及干预

1. 视觉发育　这个月龄的宝宝目光追随水平或垂直方向移动的物体的转动范围越来越大，可达到 180°，并能改变体位以协调视觉。

训练方案：训练小儿追寻物体，用玩具声吸引小儿寻找发声玩具；可选择大小不一的玩具或物体，从大到小，让小儿主动伸手抓握并注视；还可训练小儿注视远近距离不等的物体，以促进视力发展（图 2-3-9）。

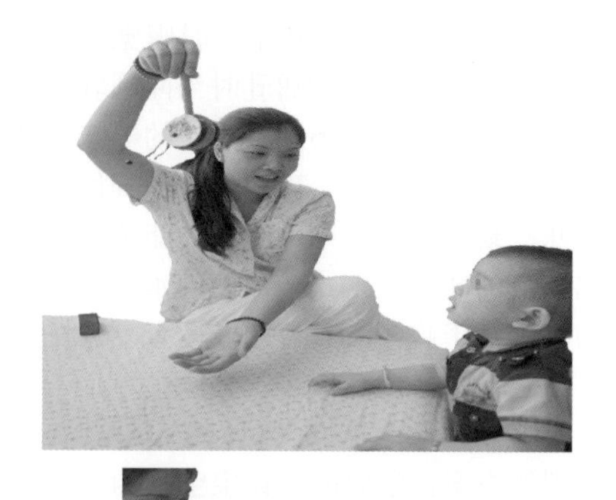

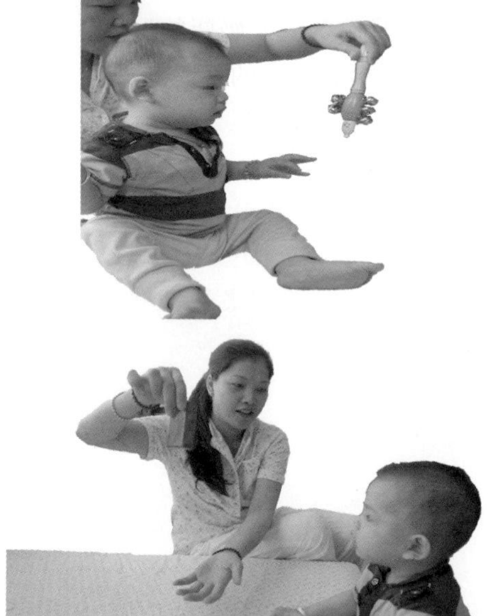

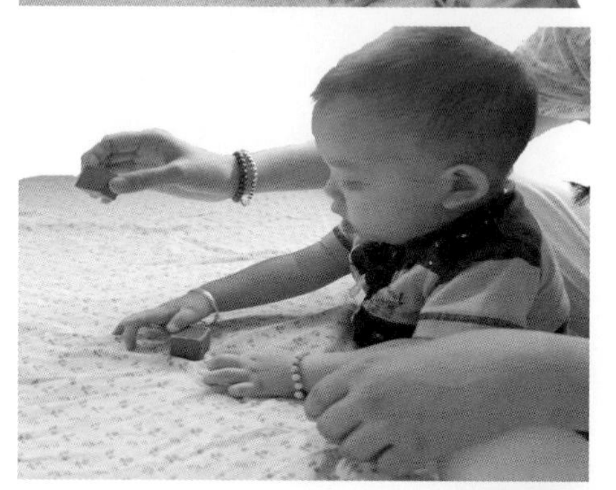

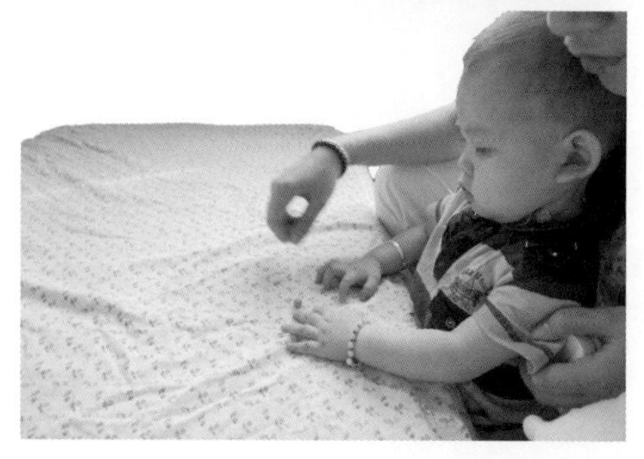

图 2-3-9　视觉训练方案

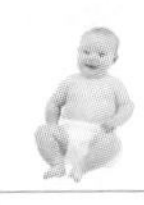

2. 听觉发育 这个时期宝宝的听觉发育进一步完善，能感受发声的不同方位。4个月时可将眼睛转向声源；6个月时喜欢能发出声音的玩具，能模仿声音。

训练方案：在宝宝的前、后、左、右等不同方位、距离呼唤宝宝的名字，吸引孩子寻找发声源；用不同语调、表情与宝宝说话，让宝宝逐渐能够感受到语言中不同的感情成分，从而可以提高对语言的区别能力。让孩子从周围环境中直接接触各种声音，可提高对不同频率、强度、音色声音的识别能力（图2-3-10）。

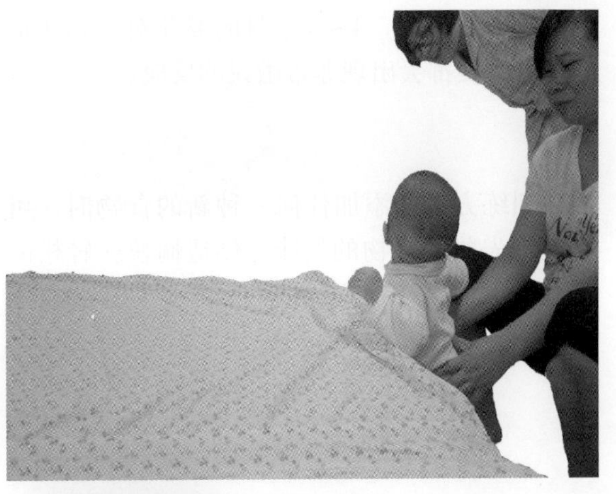

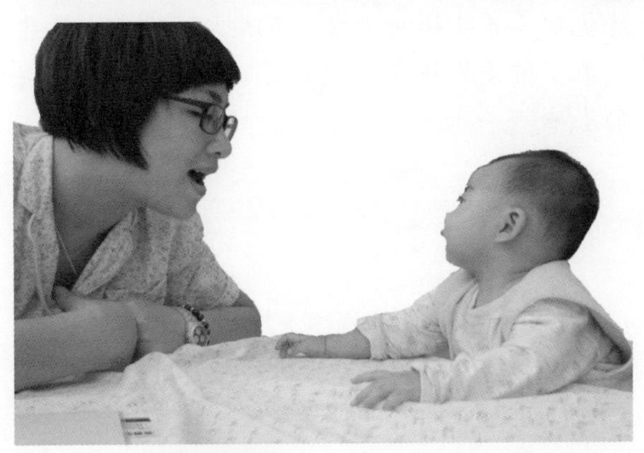

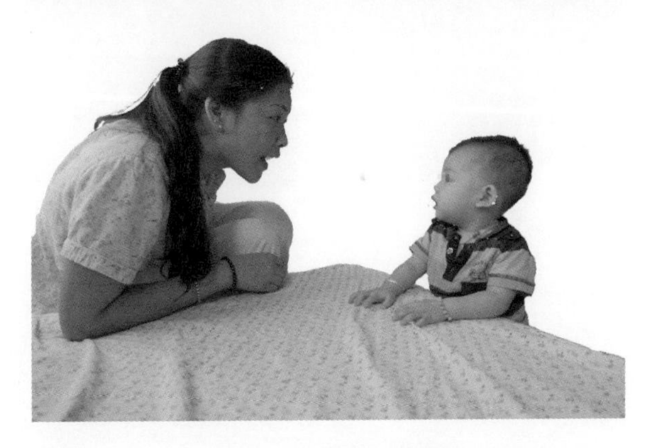

图 2-3-10 听觉训练方案

3. 味觉发育　4～5个月的婴儿对食物味道的任何改变都会出现非常敏锐的反应。

训练方案：添加任何一种新的食物时，可让宝宝先闻闻食物的气味，创造愉快、轻松的进食环境，可让宝宝顺利接受新的食物（图2-3-11）。

专家提示：妈妈们仍应坚持给宝宝进行皮肤抚触，并持续到1岁，可大大促进宝宝情绪发展，增强抵抗力，为日后智力发育奠定扎实的基础。

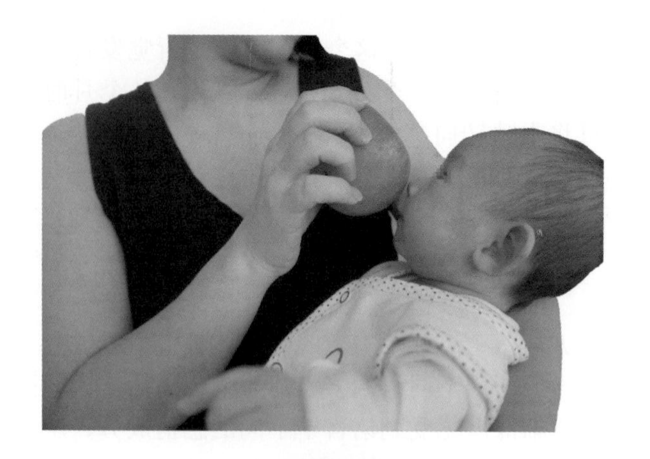

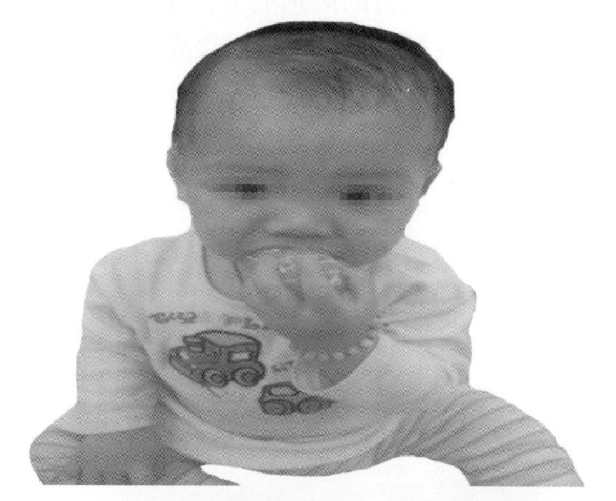

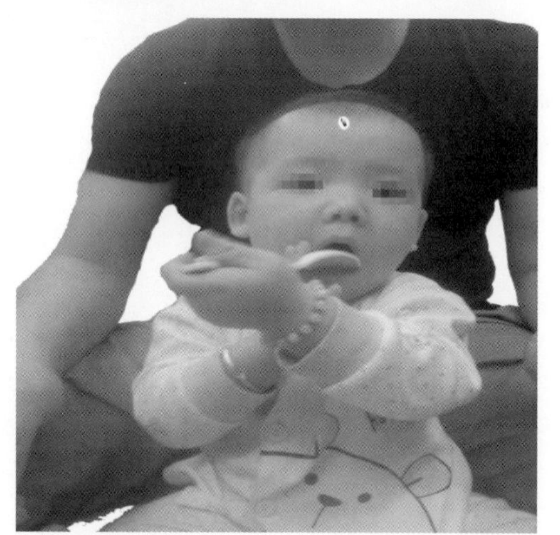

图 2-3-11　味觉训练方案

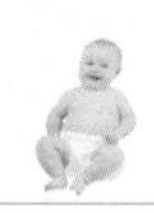

（三）7～9个月感知觉的发育及干预

1. 视觉发育　这个年龄段的宝宝已经喜欢关注物品的细节了。

训练方案：让宝宝多看不同形状、质地、颜色的玩具，多到户外去，让宝宝扩大视野，教小儿认识、观看周围的生活用品、自然景观，可激发小儿的好奇心；利用图片、玩具培养小儿的观察力；教小儿认识、观看周围生活用品、自然景观，并与实物进行比较（图 2-3-12）。

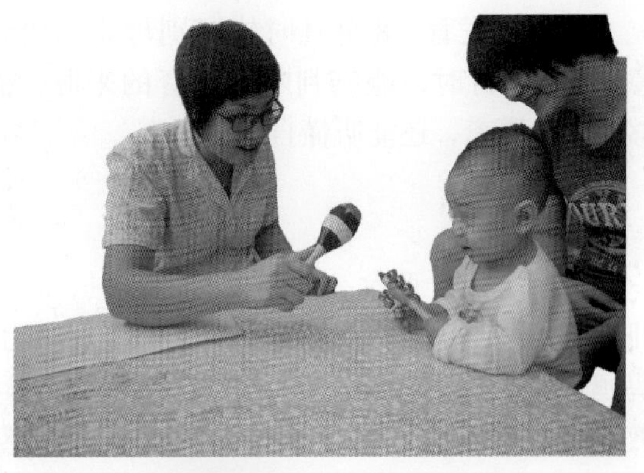

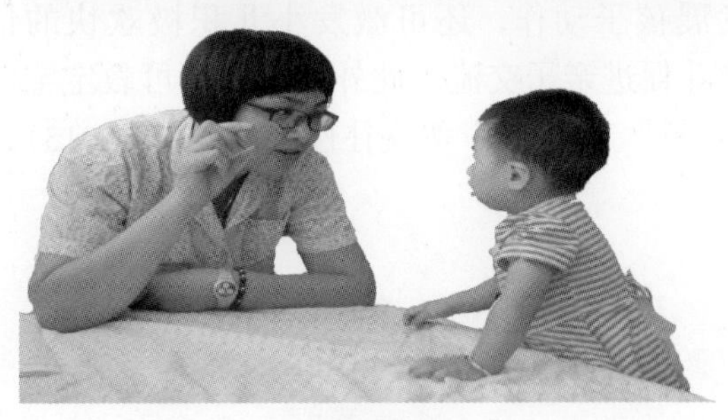

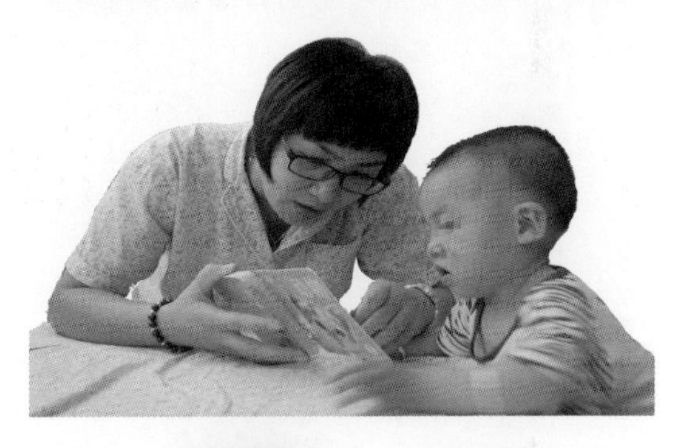

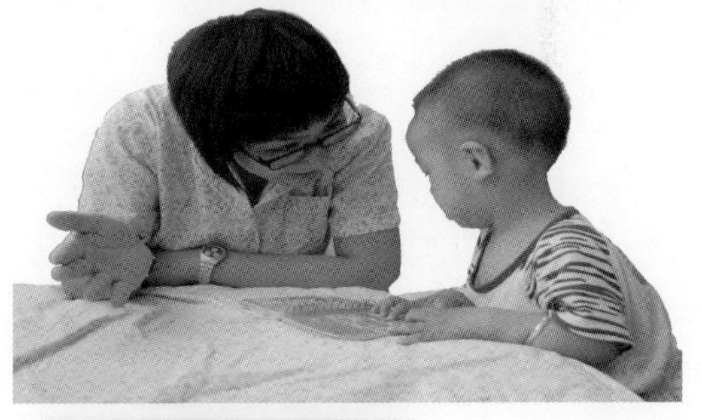

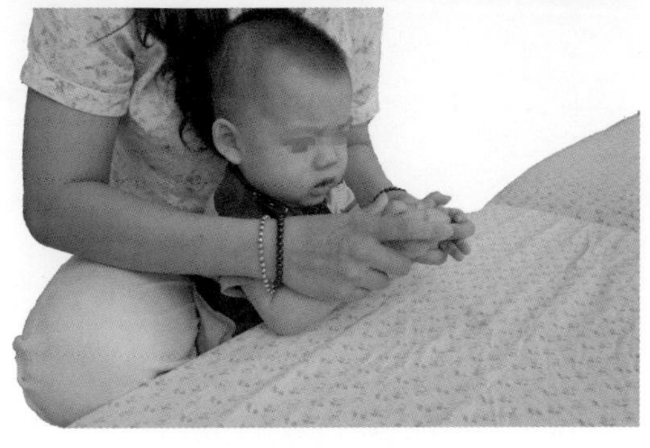

图 2-3-12　视觉训练方案

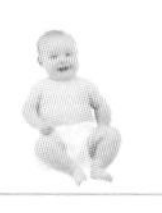

2. 听觉发育　8个月时能区别母亲的语音意义，9个月时，能够判断出声音的来源，能够感觉出距离，还能听懂自己的名字。

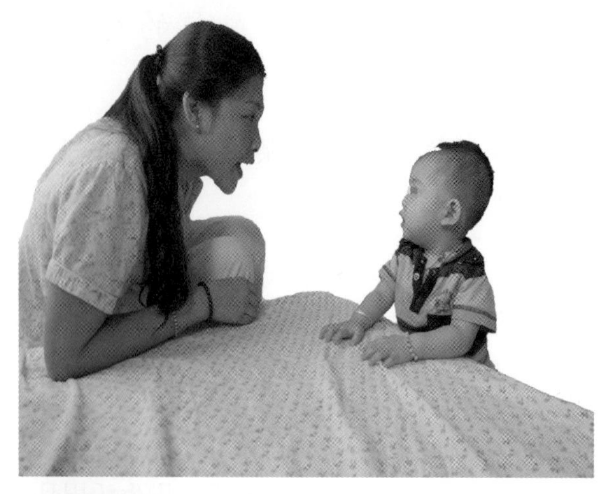

训练方案：可拿一些不易碎的玩具，让小儿敲敲打打，可训练小儿对声音的识别能力；妈妈边唱歌边教孩子舞动手臂或拍手，甚至可教宝宝舞动身体，可培养小儿的音乐节奏感、发展孩子动作，还可激发小儿积极欢快的情绪并促进亲子交流。此外，我们还可教宝宝做“再见”“虫虫飞”等交往性游戏（图2-3-13）。

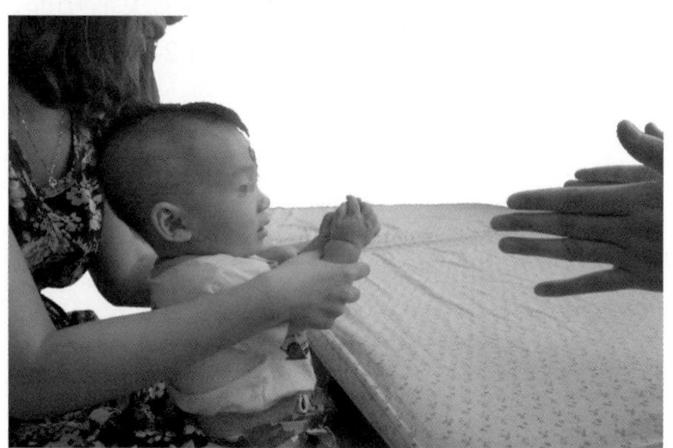

专家提示：妈妈们对宝宝发出的任何声音均要做出积极的回应，引导宝宝发音，满足宝宝的好奇心，对日后宝宝的语言发育有较大的促进作用。

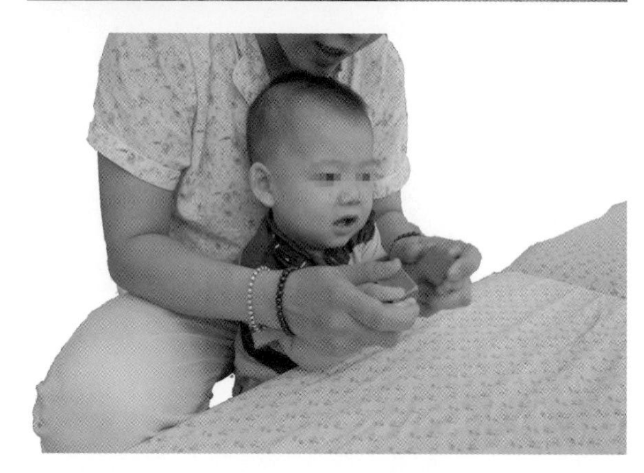

图2-3-13　听觉训练方案

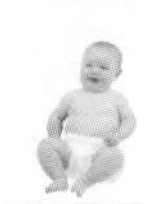

（四）10～12个月感知觉的发育及干预

1. 视觉发育　这个月龄的宝宝对外界及事物的观察更细致。12个月的宝宝能区别各种形状，对展示的图片也开始有兴趣了。

训练方案：可教小儿认识实物，图片，把几种东西或几张图片放在一起让小儿挑选、指认，同时教小儿模仿说出名称来；开始教宝宝认识身体部位以及不同形状的玩具（图2-3-14）。

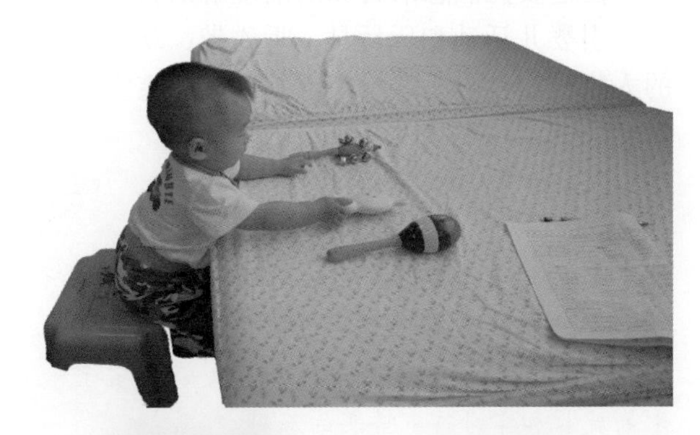

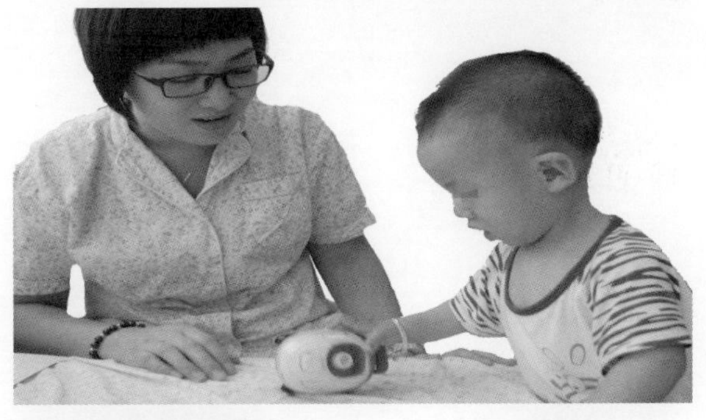

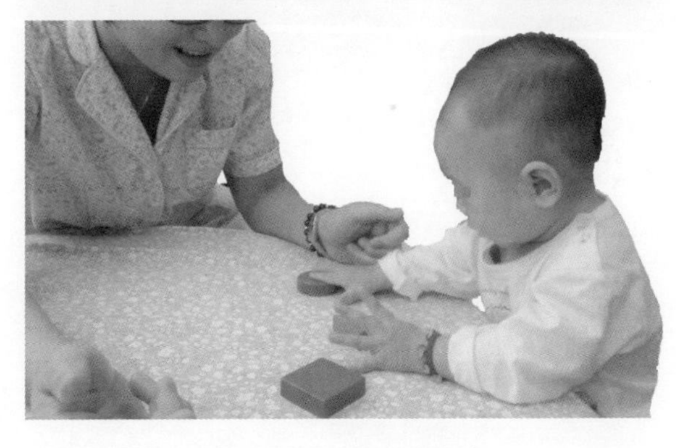

图 2-3-14　视觉训练方案

2. 听觉发育　这个月龄宝宝能听懂家人称呼及物品名称了。

训练方案：我们要积极为婴儿创造语言环境，促进婴儿熟悉语言和渐渐理解语言：用语言逗引婴儿活动和玩玩具；听磁带；观看周围的人物交谈；唱儿歌给宝宝听；多和宝宝咿呀对话（图 2-3-15）。

专家提示：宝宝从出生后给予适当的视听觉、皮肤刺激，能拓宽宝宝视觉的广度，发展小儿的观察力，增进亲子关系，更能为宝宝未来的成长和学习打下坚实的基础。

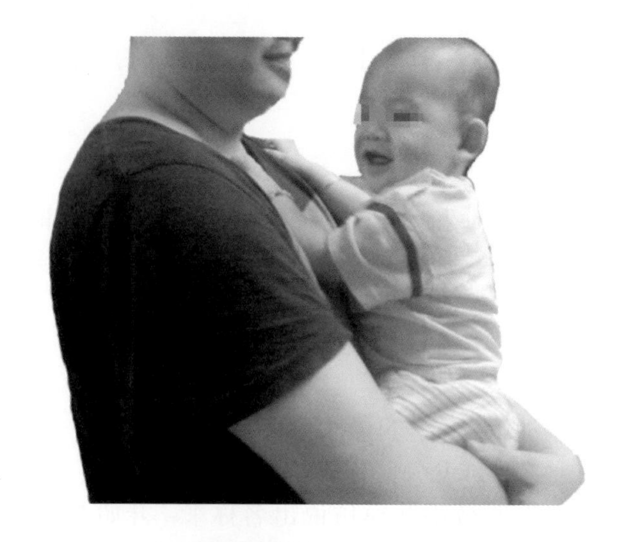

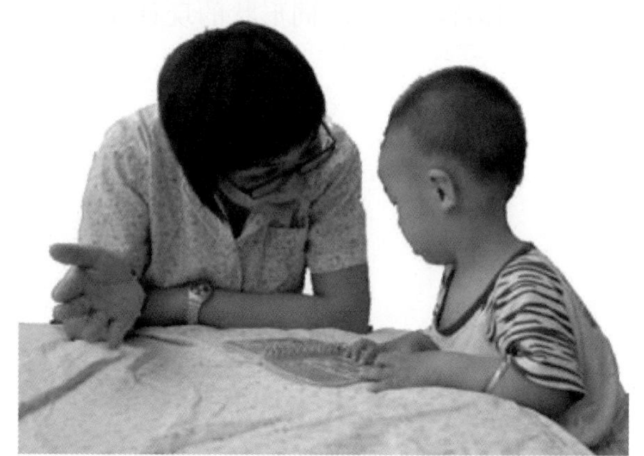

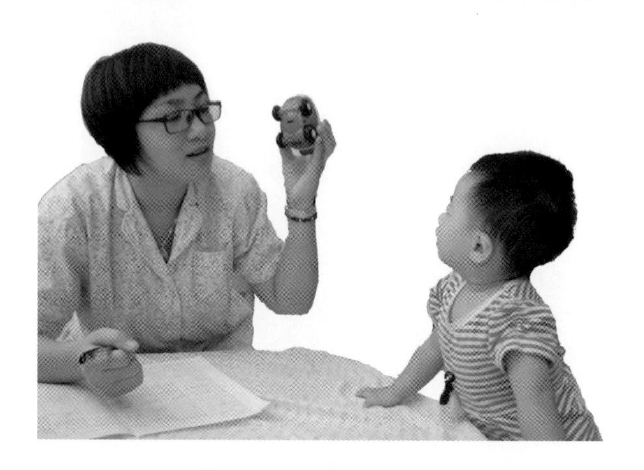

图 2-3-15　听觉训练方案

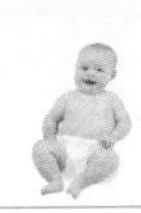

第四节　儿童运动的发育

一、粗大运动的发育

粗大运动发育是指抬头、坐、翻身、爬、站、走、跳等运动发育，是人类最基本的姿势和移动能力的发育。神经系统对姿势和运动的调节是复杂的反射活动，因此反射发育是儿童粗大运动发育的基础，包括原始反射、立直反射、平衡反应。

（一）婴幼儿姿势运动发育的特点

1. 婴幼儿姿势、运动的发育过程

婴幼儿姿势、运动的发育过程是抗重力的发育过程，小儿从出生时的仰卧位、俯卧位，经过翻身、坐、站到行走，是随着小儿身体的抗重力屈曲活动与抗重力伸展活动的逐渐发育，不断克服地心吸引力，从水平位逐渐发育成为与地面垂直的位置的发育过程。

2. 婴幼儿姿势、运动发育的顺序

婴幼儿姿势、运动发育的顺序遵循着以下几条规律：①由头到尾的发育；②由近端到远端的发育；③由全身性整体运动向分离运动的发育；④由粗大运动向精细运动的发育。⑤由不协调到协调的发育。婴幼儿姿势、运动发育的顺序见表 2-4-1。

表 2-4-1　婴幼儿姿势、运动发育的顺序

年龄	粗大运动
3 个月	可保持头部立直，竖头稳定
4 个月	竖头时头部可自由转动
4～6 个月	会翻身
6 个月	可双手前撑坐
7 个月	可放手独坐
8 个月	可从俯卧位向坐位转换
9 个月	可完成腹爬，能扶物站立
10 个月	可手膝位四爬，可扶床栏行走
12 个月	可独自站立
14 个月	可独自行走，能不扶物弯腰拾物
15 个月	可退后行走
18 个月	牵单手可上楼梯
2 岁	可跑步，会踢球，可自己扶栏杆上楼梯
2 岁 6 个月	会独自上楼梯，会用脚尖行走
3 岁	可单足站立，可以蹬三轮车，能从高处向下跳

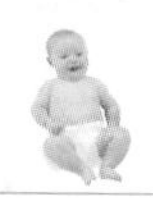

（二）婴幼儿运动发育里程碑

婴幼儿运动发育里程碑见图 2-4-1。

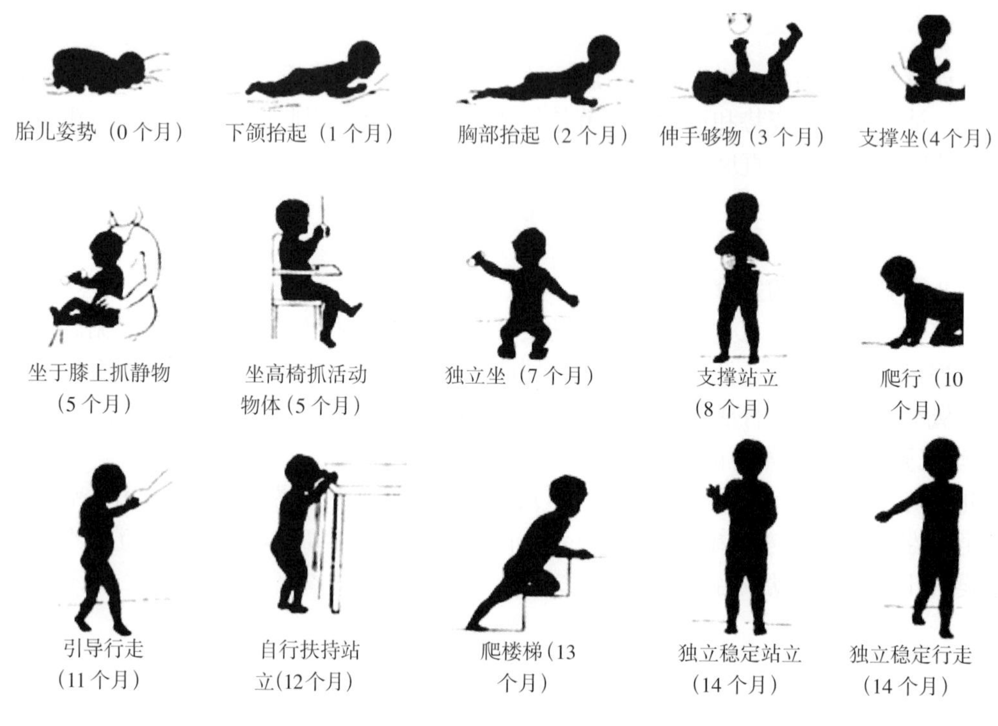

图 2-4-1　婴幼儿运动发育里程碑

（三）学龄前期粗大运动发育

随着儿童的年龄增长，肌肉的运动和耐力不断增强，而大肌群比小肌群发育快，为儿童的粗大运动发育奠定了基础。与婴幼儿期相比较，学龄前期动作得到了进一步发展，主要表现在掌握跑和跳的技巧上。

1. 转移行动能力

① 3～4 岁，单脚上楼梯，双脚跳跃，用脚尖走路；② 4～5 岁，单脚下楼梯，用脚尖站立，跑和走很好；③ 5～6 岁，交替双脚跳跃，走细直线，滑行，原地向上跳的姿势成熟等。

2. 粗大运动动作的发育顺序

学龄前期儿童粗大运动动作发育顺序如表 2-4-2 所示：

表 2-4-2　学龄前期儿童粗大运动动作发育顺序

顺序	动作项目名称	年龄（月）
1	单脚站立 10s	38.1
2	单脚跳	40.2
3	抓住蹦跳的球	46.3
4	脚跟对脚尖向前走	47.0
5	脚跟对脚尖退着走	51.9

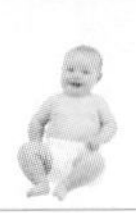

（四）学龄期粗大运动发育

学龄期儿童粗大运动发育主要表现为运动协调性获得了最快的发育。学龄早期，儿童肌肉更加发达，粗大运动越来越灵活、熟练。如骑自行车更熟练，能用手和身体保持平衡。同时体能也在稳步增强，随着运动、记忆能力的发育，感知觉信息转化为本体运动的能力也随之加强，6～7岁儿童已经能较好地组织起复杂的动作，完成包含有多个步骤或连续性的动作组合，如跳绳、游泳、跳高和球类等运动。运动对儿童骨骼与肌肉的发育、增强体质和增加社会相互关系等方面有显著作用，恰当的粗大运动能增强儿童的体质，提高学习效率，而且机体运动可以增强伙伴关系。对于大多数儿童，应强调运动的娱乐性和对体能的促进，而不是竞赛。在重视体育运动的国家，儿童热衷于参加体育活动，粗大运动能力的强弱对建立自信和加强伙伴关系有较明显的影响，可以促进自尊、自信及受伙伴欢迎的程度。应重视发展学龄儿童的粗大运动，建议每日的运动时间不少于1h。

二、精细动作的发育

精细运动能力指个体主要凭借手以及手指等部位的小肌肉或小肌群的运动，在感知觉、注意等心理活动的配合下完成特定任务的能力。

精细运动能力是日常活动的重要基础，也是评价婴幼儿神经系统发育成熟度的重要指标之一，是对婴幼儿进行早期教育的基本依据。

姿势和移动、上肢功能与视觉功能三者之间是一个互相作用、互相促进而共同发育的过程，对个体适应生存及实现自身发展具有重要意义。3岁前是精细运动能力发育极为迅速的时期。

（一）手功能的发育

人类的手是最复杂最精细的器官，是认识客观世界、与外界交往的一种重要器官。

精细运动多为小肌肉或小肌群的运动，在全身大肌肉发育后迅速发育。上肢运动功能的精细化使得手具备了操作能力，随着操作过程的不断进行，手识别物体的能力也逐步提高。

精细动作主要包括：①伸手取物；②手掌大把抓握较大物品；③拇指与其他手指分开取一些小的物品；④拇指与示指分开准确捏取一些很小的东西（花生、纽扣、小豆子、小丸等，拿铅笔画画、翻书、搭积木、串珠子等）。

进行复杂精细运动（进食、更衣、书写等）的前提是能够完成4项基本动作：①抓握物体；②将手伸向物体；③随意放下物体；④腕关节可在各个方向活动。精细运动发育的特点见表2-4-3。

表2-4-3　精细运动发育的特点

年龄	精细运动
5个月	主动用手抓物
7个月	可用拇指及另外2个手指握物且可将积木在双手间传递
9个月	拇指能与其他手指相对
12个月	能用拇指与示指捏较小的物体
15个月	搭2～3块积木，全手握笔，自发乱画
18个月	搭3～4块积木，几页几页翻书，用小线绳穿进大珠子或大扣子孔
24个月	搭6～7块积木，模仿画垂直线
30个月	搭8～9块积木，模仿画水平线和交叉线，会穿裤子、短袜和便鞋，解开衣扣
36个月	搭9～10块积木，能临摹“○”和十字；会穿珠子、系纽扣、向杯中倒水

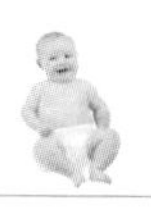

（二）视觉功能的发育

视觉是个体最重要的感知觉之一，个体对外部环境的大多数感知信息都由视觉提供。婴幼儿视觉功能发育的关键期是出生后前半年，眼球运动的自由控制能力在出生后 6 个月左右完成。视觉功能首先发育，引导了精细运动能力的发育。1 岁以前是婴幼儿视觉发育的黄金时期。外界环境不断刺激下逐渐发育成熟，9 岁发育基本完善。

儿童视觉发育特点：①周边视力比中央视力好；② 2 月龄的婴儿能将注意力指向物体的多个特征；③婴儿视力的强制性注意（3～6 个月）；④人类双眼视觉发育的关键期为生后 6 个月；⑤ 3～6 岁时基本完成视觉功能的发育；⑥视觉成熟最重要的是焦距的成熟度。

儿童视力发育特征：小儿视力发育随年龄增长而发育，但不是无限增长，如果正常人读书距离约 35cm，那么 1 个月大的新生儿要拉近到约 6cm，4 个月约 12cm，8 个月约 24cm，前 8 个月为视力高度发育时期。儿童视觉发育规律见表 2-4-4。

表 2-4-4　儿童视觉发育规律

月龄	视觉发育	月龄	视觉发育
1 个月	仅能看清 15～20cm 内的事物	8～9 个月	出现视深度感觉
2 个月	可协调地注视物体	18 个月	可区别出各种形状
3～4 个月	喜欢看自己的手	24 个月	可区别垂直线与横线，能认颜色
6～7 个月	可随着物体垂直方向转动	36 个月	可以说出颜色的名称

（三）手眼协调能力发育

随着精细运动能力的提高，手眼协调能力愈来愈占重要地位 , 贯穿于精细运动之中，精细运动能力发育离不开手眼协调能力的发育，手眼协调能力的发育是精细运动能力发育的关键。

从婴儿手的抓握动作发育可以看到，婴儿期抓握动作出现了初步的手眼协调——摆弄物体的动作。进入幼儿期，在经常接触日常生活中的物体的过程中，逐步学会了熟练地摆弄和运用这些物体的动作能力。

虽然手眼协调能力的发育是一个缓慢的过程，但是如果平时注意培养训练，手眼协调能力会得到不断提高。

手眼协调能力发育过程：

1. 手张开及双手抱握阶段（0～3 个月）

（1）俯卧位：由于紧张性迷路反射（tonic labyrinth reflex，TLR）作用，全身呈屈曲状态，四肢活动多见，上肢无法做分离运动。

（2）仰卧位：一旦紧张稍有缓解可见到腕关节背伸，5 指张开的动作。

（3）上肢与躯干运动分离、眼和手协调运动发育机制：①腕关节的不规则运动；②拥抱反射、不对称性紧张性颈反射等使上肢出现强制性伸展反射；③俯卧位时抬头、压低双肩，双肩压低又促使头的上抬，这种抗重力状态使身体各部位间产生相互作用。

（4）原始反射（primitive reflex）的作用：原始反射具有双刃剑的作用，虽然妨碍身体的自由活动，但对协调运动起到促进作用。

2. 手功能开始发育阶段（4～6 个月 ）

（1）仰卧位：从颈部到肩部乃至躯干的抗重力伸展活动得到进一步发育，仰卧位时手能向前方

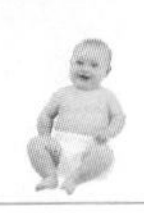

伸出。上肢能够带动肩部一起向前伸出。

（2）俯卧位：当需要将一侧上肢向前伸展时，会诱发整个腕关节呈过伸展状态。躯干的伸展也会诱发四肢的伸展以至波及全身。

（3）视觉功能：眼球运动已经平稳，能够完成视觉诱导下的伸手和握持动作。

（4）机制：在上肢支撑还不充分阶段，常通过颈部过度伸展状态、利用对称性紧张性颈反射来增加上肢的支撑能力。

3. 手功能多样化发育阶段（7～9 个月）　独坐能力的获得解放了婴儿的双手，使婴儿手眼协调能力和双手协调自主控制动作得到迅速发育，即进入了用眼睛引导手的动作、手功能呈现多样化发育阶段。

（1）姿势变换对手功能多样化发育的作用：姿势变换时常通过伸展上肢动作作为支撑，跌倒时常通过伸展上肢动作以保护身体，这样使得手功能得到迅速发育和提高。

（2）爬行对手功能多样化发育的作用：爬行练习使得手掌逐渐具备了支撑体重的能力，同时也促进手掌拱形形状的形成以便能稳固地抓住物体。婴儿通过手掌向前后、左右做爬行运动，也促进手指的外展、伸展，以及手掌桡侧和尺侧功能的分离。

4. 手功能熟练阶段（10～12 个月）

（1）坐位：不再需要上肢保持身体平衡，使得腕关节和手指得到解放，逐渐能用指尖转动物体，使得手指功能得到进一步发育。

（2）立位与步行：当获得稳定的立位平衡后，上肢运动功能发育逐渐从姿势的影响中摆脱出来，能够完成更有自主选择性的够取、抓握、放下等动作。独立行走能力的获得更进一步解放了婴儿的双手，使精细运动有机会得到进一步发育。

（3）手指分离动作发育：当尺侧 3 个手指能够屈曲之后，使得尺侧有了较好的稳定性，能够完成使用示指指物的动作、能将小的物体放入比较小的容器内等取物动作的获得为分离动作的完成提供保证。

三、平衡功能的发育

平衡功能，并非仅指孩子是否能够走稳路，它还包含了很多你平时不够了解和注意的内容。平衡能力的培养是终身的事情，2～3 岁，是一个关键的时期。

（一）躯体感觉系统的作用

1. 身体的平衡

出生几个月后，出现平衡功能的第一个成果：婴儿已经能够对自己的脑袋进行控制了。当他抬起头的时候，平衡感就会感受到姿势的变化，并把这个信息传递给大脑。在这个过程中，有多个感官参与进来：视觉、触觉和听觉。而事实上，也正是平衡感把其他五种感觉结合在了一起。平衡感对于孩子运动能力的发育有着极其重要的作用。

2. 头脑的平衡

保持平衡不仅是身体的事情，也与大脑中所有的感觉有关。每次当宝宝把他的小脑袋抬起来的时候，大脑会对这个刺激进行评估、做出反应，这个过程中神经的作用不可低估。

在人出生的时候，有超过 1 亿个神经细胞，但是这些神经细胞要互相连接在一起的时候才能起作用。孩子在幼年时期受到的感官刺激很多是通过平衡器官获得的，他们刺激着神经细胞的连接，并且对大脑血液的流动有促进作用。神经之间的连接是非常复杂的，不断连接在一起的神经能够使信息更快、更准确地被传递到大脑。

方位感、集中精力的能力和对方向的确认都是孩子在从事其他脑力或体力劳动所需要的能力。

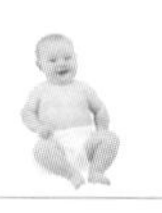

孩子的平衡器官如果经常得到刺激，大脑就格外灵敏。相反，通过多年的研究发现，如果视觉、听觉和平衡感比较差的孩子，在智力上的发育也有滞后的现象。

（二）视觉系统的作用

视觉系统与平衡功能的发育息息相关，个体对外部环境的大多数感知信息都由视觉提供。婴幼儿视觉功能发育的关键期是出生后前半年，眼球运动的自由控制能力在出生后6个月左右完成。

儿童视觉发育过程：视觉定位——注视——追视——视线转移。

1. 视觉信息反馈处理阶段：0～2个月。

2. 物体辨认阶段：3～6个月。

3. 精细辨认物体阶段：7个月。

儿童眼球运动控制发育规律：①首先是水平方向追视功能的发育；②其次是垂直方向追视功能的发育；③最后是斜向追视功能的发育。

（三）前庭系统的作用

在人的耳朵内部，藏着人体重要的平衡器官——耳前庭，位于内耳，能感受头部位置变动的情况，与维持身体平衡有关。耳前庭是内耳的组成部分，它控制着平衡、协调、垂直平衡、肌肉紧张度及身体所有的肌肉，包括眼睛的肌肉。前庭和半规管是维持身体平衡的最主要器官。它是由三个互相成直角的拱道和两个在拱道前庭的小室（小囊和内耳迷路的球囊）组成的，其中充满着淋巴液。这些延伸到三个方向的拱道将对大脑的任何转动做出记录，而两个小室是负责对线性运动和重力变化做出反应的。未出生的孩子在孕期第5个月的时候，平衡系统就已经发育成熟，一出生就能正常工作了（图2-4-2）。

四、协调能力的发育

儿童的姿势平衡协调依赖于中枢神经系统对视觉、本体感觉和前庭觉信息的协调和对运动效应器的控制，姿势控制需要两个独立的过程。一个是感觉组织的过程，视觉、本体、前庭在中枢神经系统整合，另一个是运动协调过程。

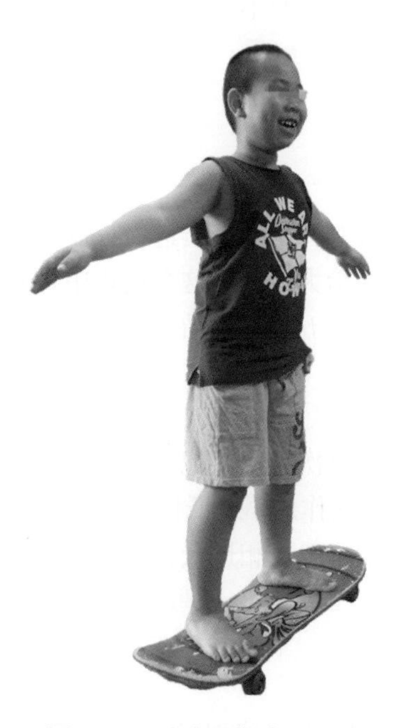

图2-4-2　儿童平衡功能的发育

协调能力是展示良好的运动能力、完成需姿势控制的任务、交替运动如步行和完成功能性活动的能力，平衡能力也是其组成部分（图2-4-2）。

协调能力的发育主要有手眼协调能力的发育，手眼协调是指在视觉配合下手的精细动作的协调性，手眼协调能力的发育随神经心理发育的成熟而逐渐发展起来——标志着发育的成熟度。

1. 整体运动向分离运动发育。

2. 抓握的稳定点由近端逐渐向远端发育。

3. 眼和手发育的共同形式：眼和手的顺序性发育过程：无目的——到达——抓握——操作，6个月以前手的活动范围与视线不交叉。

4. 从防御向功能发育。

5. 从手到眼的发育　发育早期手活动主要

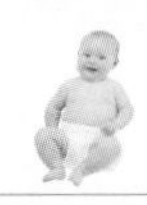

有回避反应、握持反应，由本体感觉和触觉刺激诱导产生，逐渐发育到由视觉刺激诱导，最终发育成为触摸物体后就能像看见物体一样感知物体。

6. 利手的发育　对称姿势的获得促进双手动作发育，当手能越过中线伸展时，不论哪只手都可作为利手优先使用，而另一只手作为辅助手使用。眼睛的单独活动与手的单独活动对小儿的成长没有特别的意义，只有手眼协调活动才能真正有效地促进小儿各项能力的全面发展（图 2-4-3）。

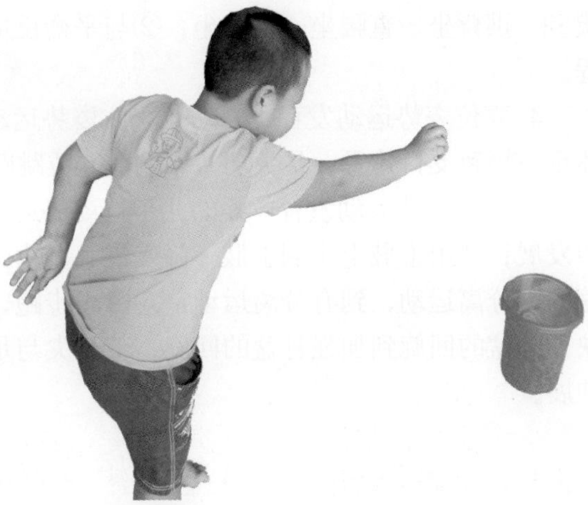

图 2-4-3　抛球：手眼协调的训练

五、姿势的发育

（一）姿势运动的控制

1. 仰卧位姿势运动发育

（1）婴幼儿仰卧位姿势运动发育的特点是：①由屈曲向伸展发育；②从反射活动到随意运动发育；③手、口、眼的协调发育。

（2）仰卧位姿势运动发育特点

1）第 1 屈曲期，年龄在 0～6 周，四肢、躯干呈半屈曲位（主要为对称性屈曲）。

2）第 1 伸展期，年龄在 7～15/16 周，躯干上部、四肢伸展（可有非对称性伸展）。

3）第 2 屈曲期，年龄在 4～7 个月，躯干稳定、用手支撑（对称性屈曲）。

4）第 2 伸展期，年龄在 8/9～12/14 个月，可呈立位（自由伸展）。

2. 俯卧位姿势运动发育

（1）婴幼儿俯卧位姿势运动发育的特点是：①由屈曲向伸展发育；②抗重力伸展发育；③由低爬向高爬的发育。

（2）各年龄段特点

各年龄段姿势的特点见表 2-4-5。

表 2-4-5　各年龄段姿势的特点

年龄	发育
新生儿期	TLR 姿势，瞬间抬头
2 个月	臀头同高，TLR 姿势，瞬间抬头
3 个月	抬头 45°，两肘支撑
4 个月	抬头 45～90°，胸离床
6 个月	抬头 90°，两手支撑
8 个月	腹爬
10 个月	四爬
11 个月	高爬

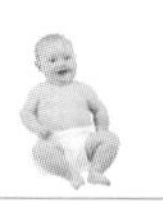

3. 坐位姿势运动发育　婴幼儿坐位姿势运动发育的特点是：①发育顺序是全前倾→半前倾→扶腰坐→拱背坐→直腰坐→扭身坐；②与平衡反应密切相关；③是抗重力伸展以及相关肌群发育的过程。

4. 立位姿势运动发育　婴幼儿立位姿势运动发育分为如下十个阶段：阳性支持反射→不能支持体重→短暂支持体重→足尖支持体重→立位跳跃→扶站→抓站→独站→牵手走→独走。

5. 步行姿势运动发育　婴幼儿步行姿势运动发育的特点：①由两脚分开大足距向两脚并拢小足距发展；②由上肢上举到上肢下降发展；③由无上肢的交替运动到有上肢的交替运动；④由肩与骨盆的无分离运动，到有分离运动；⑤由小步跑，步幅不一致，到迈大步、有节律的步态发展；⑥由缺乏骨盆的回旋到加强骨盆的回旋；⑦足尖与足跟接地时间短，主要为脚掌着地；⑧站立位的膝过伸展。

（二）姿势运动发育的顺序与特点

①动作是沿着抬头、翻身、坐、爬、站和行走的方向发育；②离躯干近的姿势运动先发育，然后是离躯干远的姿势运动的发育；③由泛化到集中、由不协调到协调发育；④先学会抓握东西，然后才会放下手中的东西；⑤先能从坐位拉着栏杆站起，然后才会从立位时坐下；⑥先学会向前走，然后才会向后倒退着走。

七、如何提高儿童运动协调发育

儿童正常发育程序中，大肌肉和小肌肉动作是平衡发展的，小肌肉或小肌群的运动是在全身大肌肉发育后迅速发育，平衡能力和协调性是运动稳定的前提。

婴儿大运动训练的原则：①按照神经心理发育规律进行；②从小儿的实际发育水平开始；③坚持长期教育和训练；④早教与保健相结合；⑤以儿童为中心，贯彻积极参与的原则；⑥发挥家长的积极主导作用。

（一）俯卧位抬头训练

1. 目的　锻炼婴儿颈部和背部肌肉力量，增加肺活量。

2. 方法　婴儿取俯卧位，用前臂支撑身体，训练人员用颜色鲜艳、可带响的玩具在前面逗引婴儿，若婴儿不主动抬头，可用手指叩击婴儿颈后，诱导其抬头（图 2-4-4）。

专家提示：1. 俯卧位抬头一般在喂奶前 1h、婴儿觉醒状态下进行。2. 婴儿俯卧的姿势要正确，手不能后伸，也不要压在胸下面。

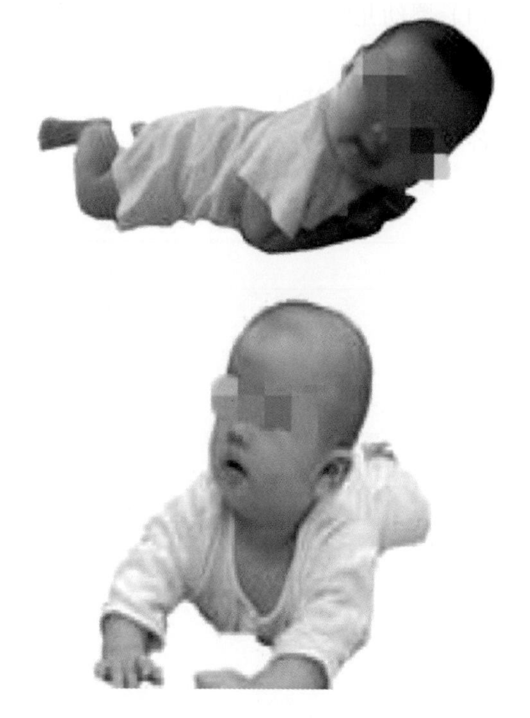

图 2-4-4　俯卧位抬头训练

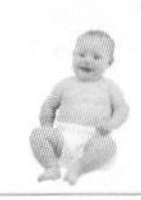

（二）仰卧位抬头训练

1. 目的　完成头与颈的中间位控制，为翻身运动完成与躯干控制打下良好的基础。

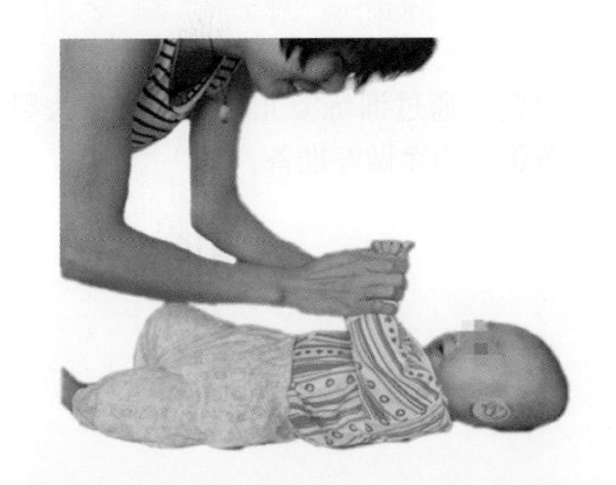

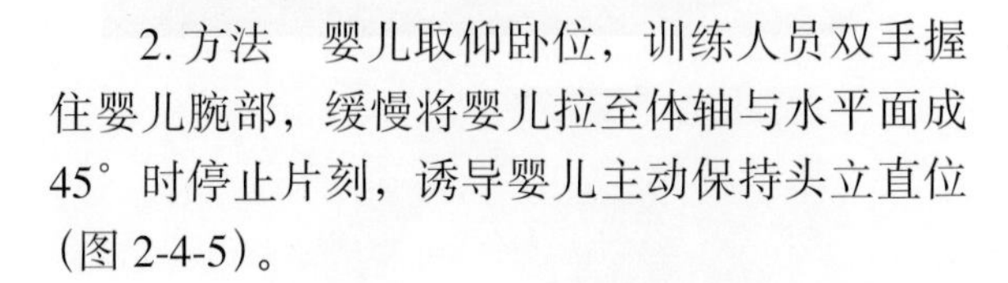

2. 方法　婴儿取仰卧位，训练人员双手握住婴儿腕部，缓慢将婴儿拉至体轴与水平面成45°时停止片刻，诱导婴儿主动保持头立直位（图 2-4-5）。

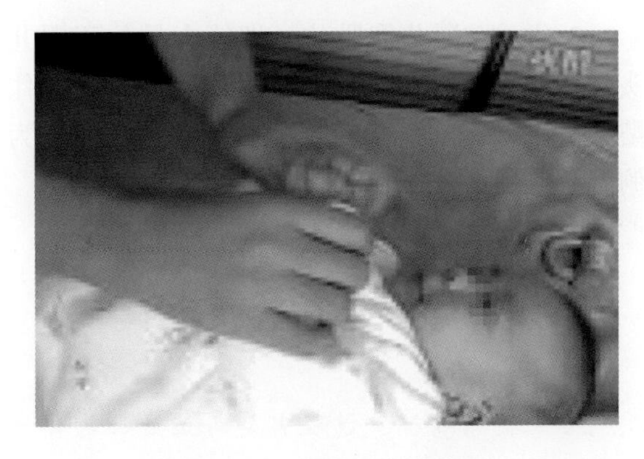

专家提示：训练过程中可使用玩具逗引婴儿使其头部主动抬起。

图 2-4-5　仰卧位抬头训练

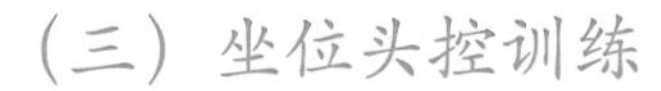

（三）坐位头控训练

1. 目的　增强婴儿自我控制头部的能力，扩大婴儿的视觉范围。

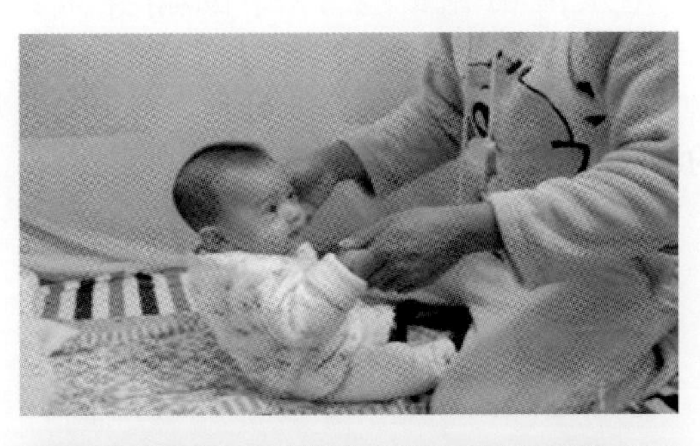

2. 方法　面向婴儿，两手分别抓住婴儿手腕，缓慢向后倾倒婴儿身体，诱导其头部向竖直方向的调节，同样的手技再使婴儿向前方倾斜，使其头部保持直立（图 2-4-6）。

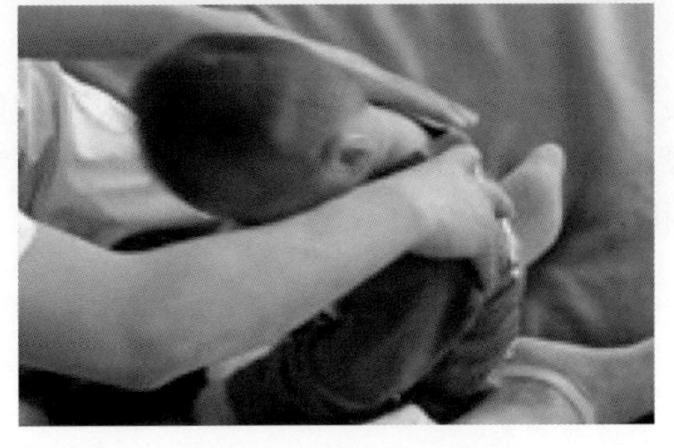

专家提示：应注意对婴儿的支持与拉起动作要适度，避免限制其自发运动。

图 2-4-6　坐位头控训练

（四）由仰卧至俯卧位翻身训练

1. 目的　通过训练婴儿翻身，可扩大婴儿的活动范围，为爬做好准备。

2. 方法　婴儿仰卧位，训练人员位于婴儿头顶上方，诱使头转向要翻转的一侧，手握住婴儿腕关节，辅助婴儿用上肢带动其身体转为俯卧位（图 2-4-7）。

专家提示：翻身过程中要纠正肩部的异常姿势后进行。

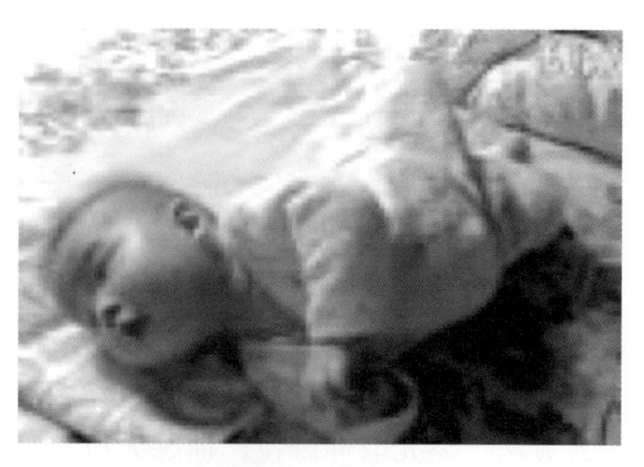

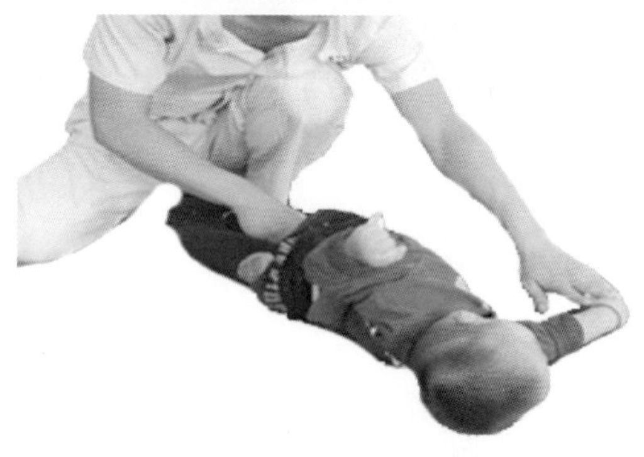

图 2-4-7　由仰卧位至俯卧位翻身训练

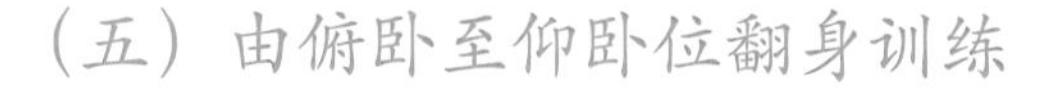

（五）由俯卧至仰卧位翻身训练

1. 目的　通过训练婴儿翻身，可扩大婴儿的活动范围，为爬做好准备。

2. 方法　婴儿仰卧位，训练人员位于婴儿头顶上方，诱使头转向要翻转的一侧，手握住婴儿腕关节，辅助婴儿用上肢带动其身体转为俯卧位（图 2-4-8）。

专家提示：注意翻身过程中应避免婴儿头部的过度伸展。

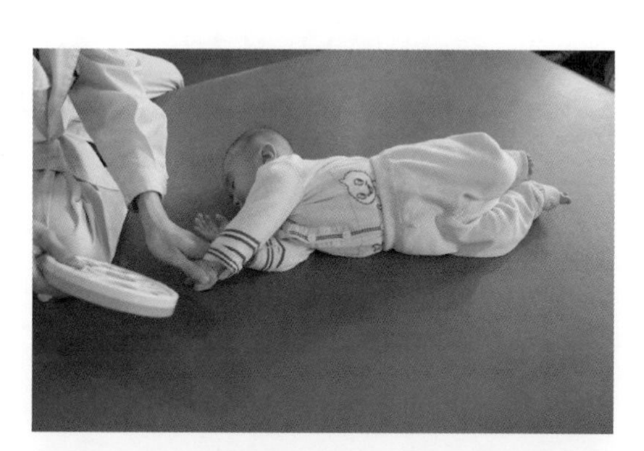

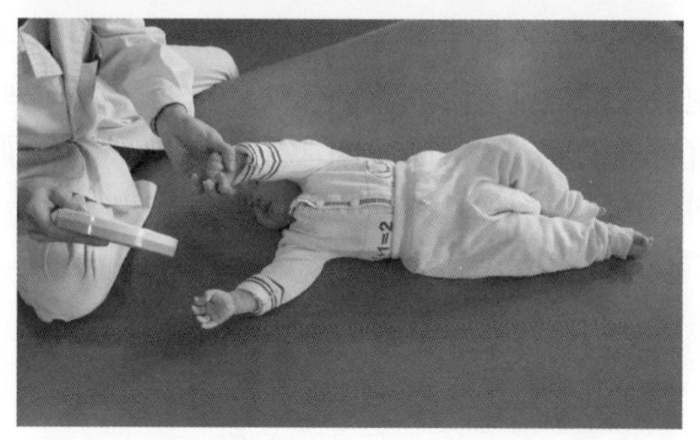

图 2-4-8　由俯卧位至仰卧位翻身训练

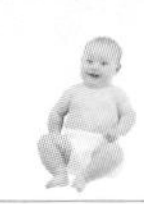

（六）主动翻身训练

1. 目的　通过翻身，变换姿势，使婴儿变更方向认识世界。

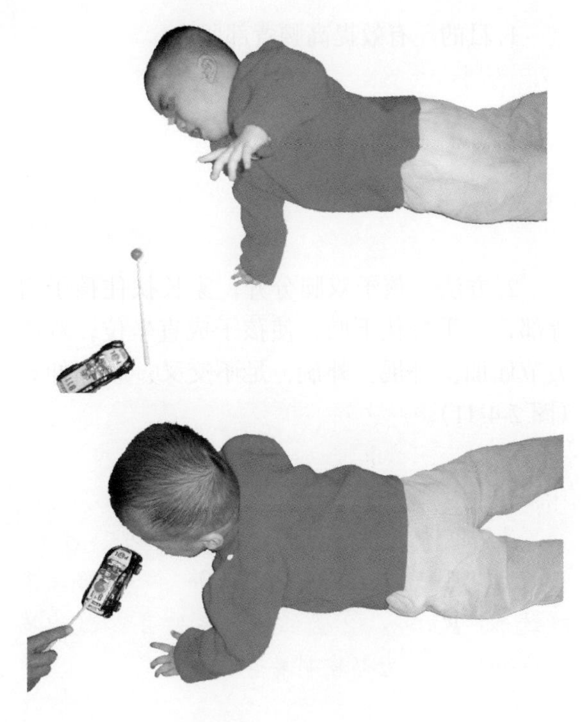

2. 方法　婴儿仰卧，训练人员用玩具逗引婴儿主动翻身至侧卧位，再逗引其主动翻身至俯卧位（图 2-4-9）。

图 2-4-9　主动翻身训练

专家提示：在仰卧位上在其侧方放玩具来诱导。

（七）撑手坐位训练

1. 目的　以上肢将身体支起到坐位的实现。

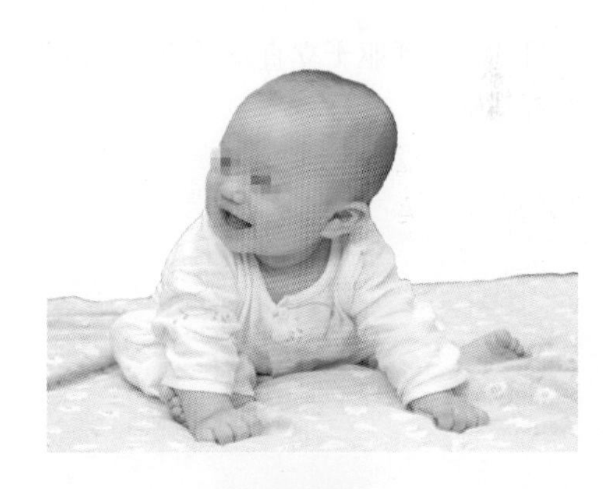

2. 方法　婴儿能前倾坐时，在其前方放玩具，训练者可固定婴儿的一手，协助婴儿抬起另一手去拿玩具，使婴儿能单手支撑前倾坐（图 2-4-10）。

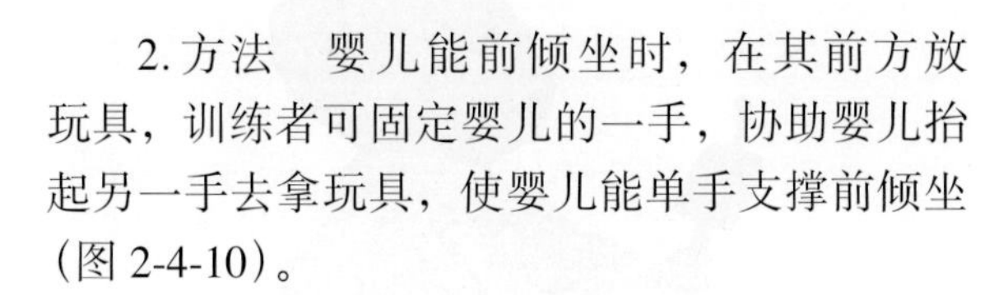

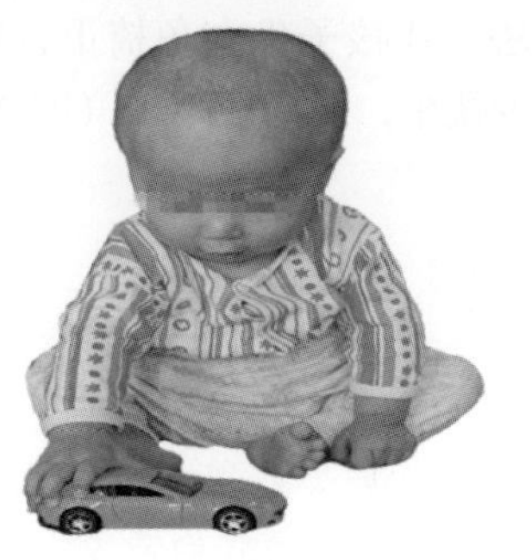

专家提示：需要有良好的头控和良好的双上肢负重能力。

图 2-4-10　撑手坐位训练

（八）靠坐位训练

1. 目的　有效提高腰背部肌力。

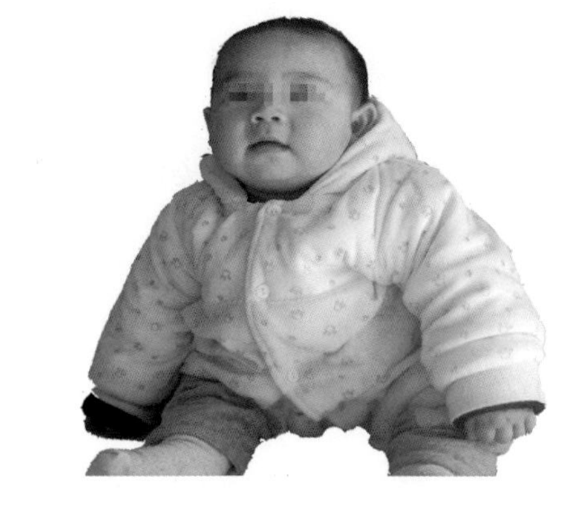

2. 方法　孩子双腿分开，家长扶住孩子肩背部，一手按住下肢，使孩子成直坐位，双髋关节屈曲、外展、外旋、足不交叉、腰背伸直（图 2-4-11）。

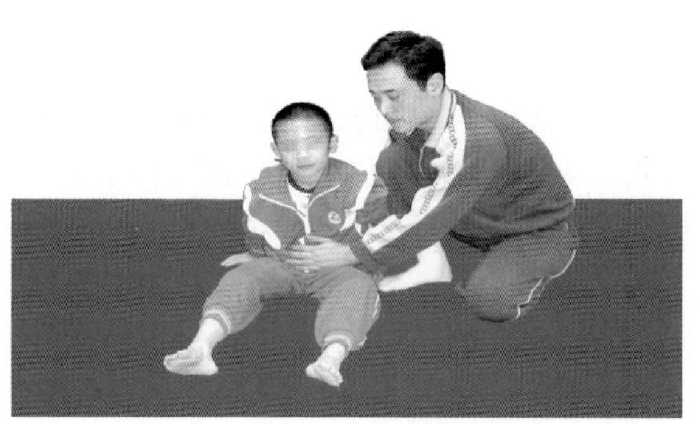

图 2-4-11　靠坐位训练

专家提示：①刚会坐的婴儿不能坐得过久，开始时可坐 5~10min，逐步增加，一般每次不超过 10~20min。②坐位时下肢伸直，髋关节应屈曲 90°，头部控制要好。

（九）独坐位训练

1. 目的　促通躯干立直及平衡反射的发育，为站位打基础。

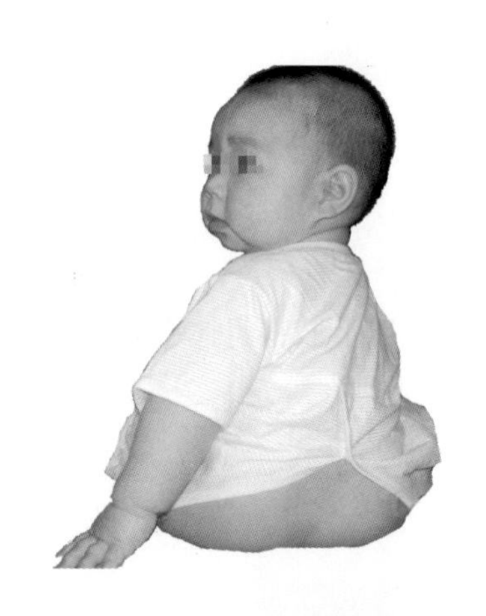

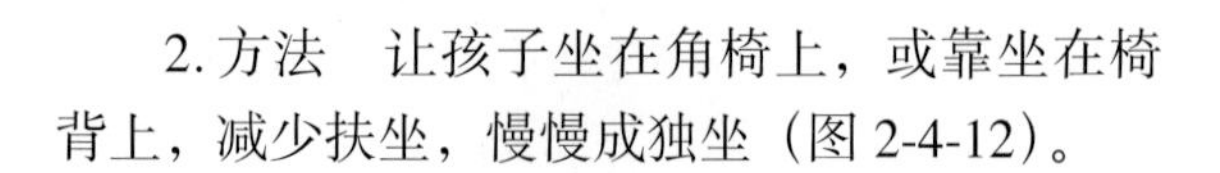

2. 方法　让孩子坐在角椅上，或靠坐在椅背上，减少扶坐，慢慢成独坐（图 2-4-12）。

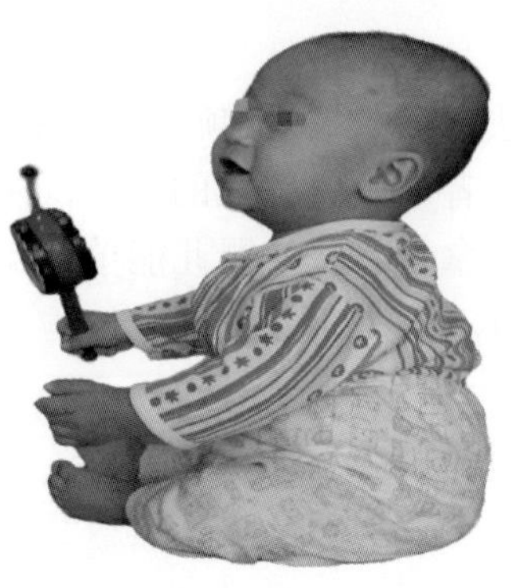

图 2-4-12　独坐位训练

专家提示：婴儿能独坐时可更好地发展双手的协调操作和精细动作的能力。

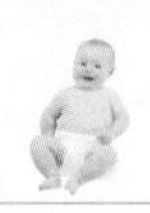

（十）坐位平衡训练

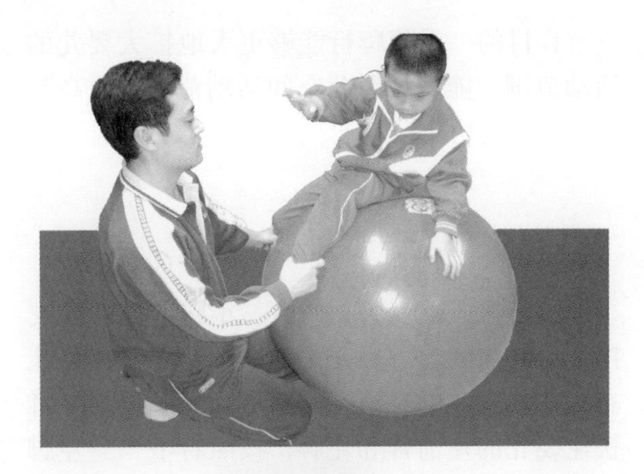

1. 目的　提高婴儿坐位保持和坐位平衡的能力，使婴儿在坐位时能完成进食、交流、学习等活动。

2. 方法　婴儿坐在无靠背的凳子上，双腿稍分开，脚平踩在地面上坐稳（图 2-4-13）。

专家提示：应以婴儿能保持坐稳为准，防止婴儿摔倒。

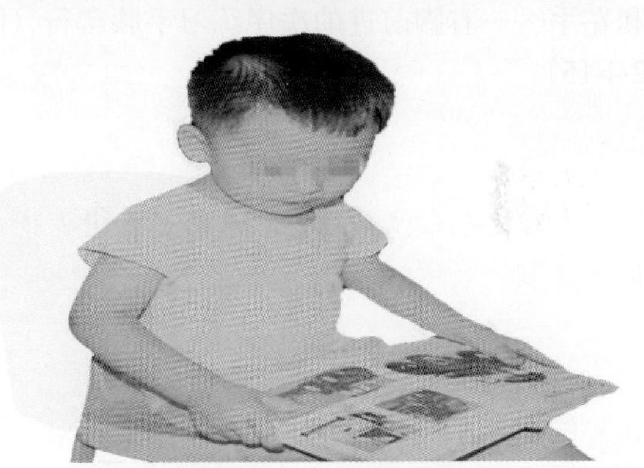

图 2-4-13　坐位平衡训练

（十一）腹爬训练

1. 目的　促进婴儿眼、手和脚的协调运动，从而促进大脑发育。

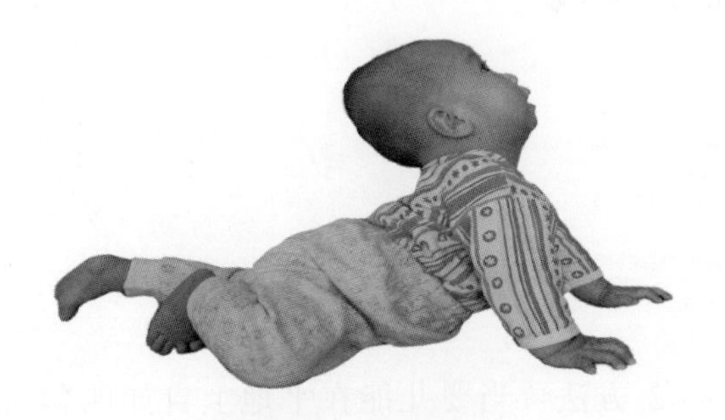

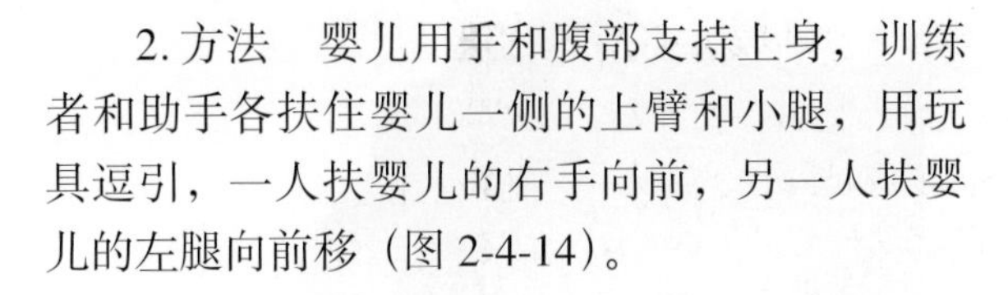

2. 方法　婴儿用手和腹部支持上身，训练者和助手各扶住婴儿一侧的上臂和小腿，用玩具逗引，一人扶婴儿的右手向前，另一人扶婴儿的左腿向前移（图 2-4-14）。

专家提示：①开始爬行时多向后倒退，可在前面放个他喜欢的玩具，并呼唤他的名字，引导向前爬。②腹爬的前提是手支撑，还不能者可以先训练手支撑，然后再训练爬行。

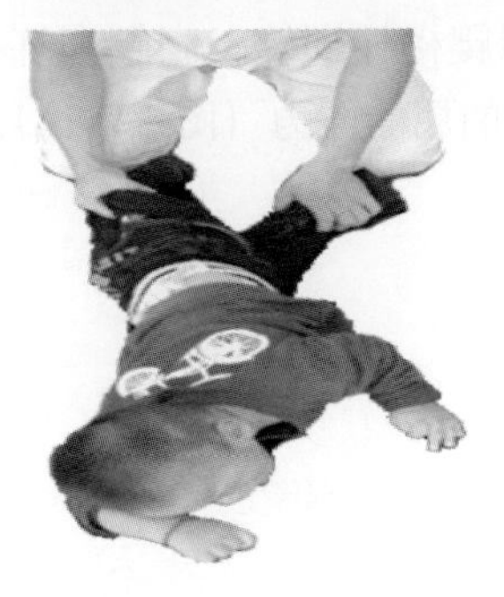

图 2-4-14　腹爬训练

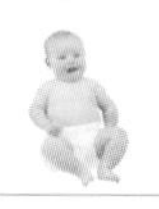

（十二）四爬训练

1. 目的　手膝爬行能够更大地扩大婴儿的活动范围，能提高婴儿空间活动范围、提高身体平衡协调功能。

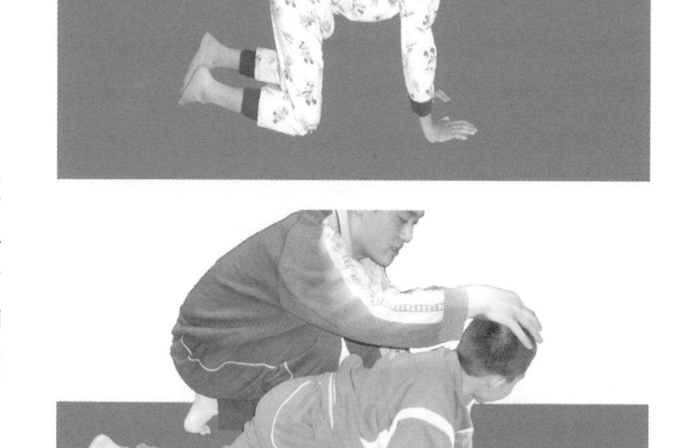

2. 方法　以双手、两膝、小腿前部着地支撑，上肢与大腿垂直于地面，训练者站在婴儿右侧扶住婴儿的右前臂和右脚，另一位训练者扶住婴儿的左前臂和左脚，按照右手——左脚和左手——右脚前进的次序练习手膝爬行（图2-4-15）。

专家提示：注意在重心移动过程中保持四爬位。

图 2-4-15　四爬训练

（十三）高爬训练

1. 目的　使全身各部位都参与活动，锻炼肌力，为站立和行走做准备，促进小脑平衡功能的发展。

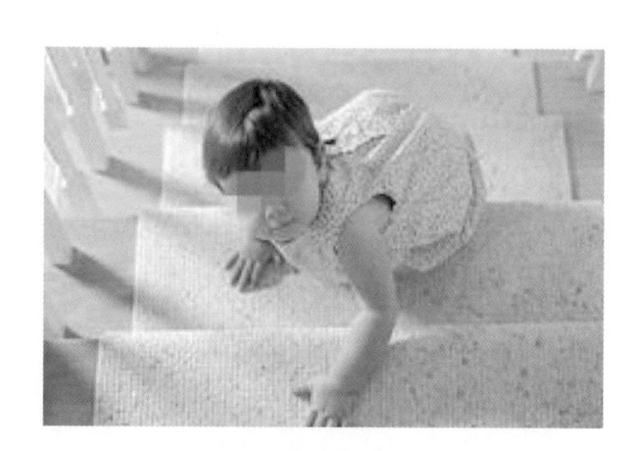

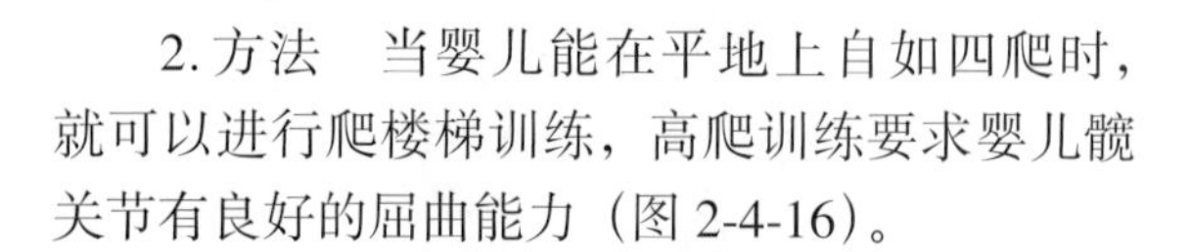

2. 方法　当婴儿能在平地上自如四爬时，就可以进行爬楼梯训练，高爬训练要求婴儿髋关节有良好的屈曲能力（图2-4-16）。

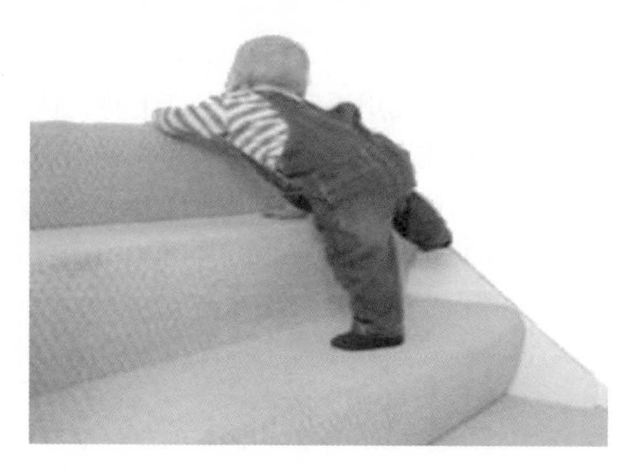

专家提示：①保持正确的手膝爬姿势和手脚协调动作，及时纠正不正确的爬行姿势。②婴儿能爬行后父母要随时注意安全保护，特别要防止其从床上跌落。

图 2-4-16　高爬训练

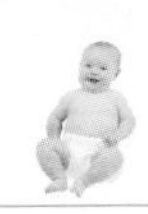

（十四）靠站训练

1. 目的　提高腰部及髋关节的控制能力，提高下肢负重能力。

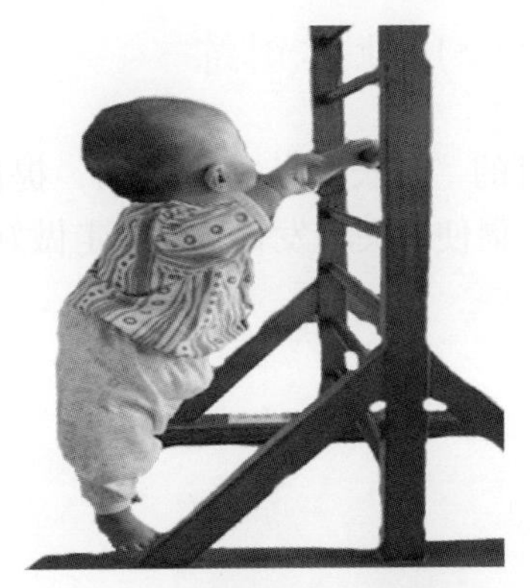

2. 方法　婴儿取站位，使其胸部、腰部、双膝均靠立于立位板上，也可靠在墙面等物体上（图 2-4-17）。

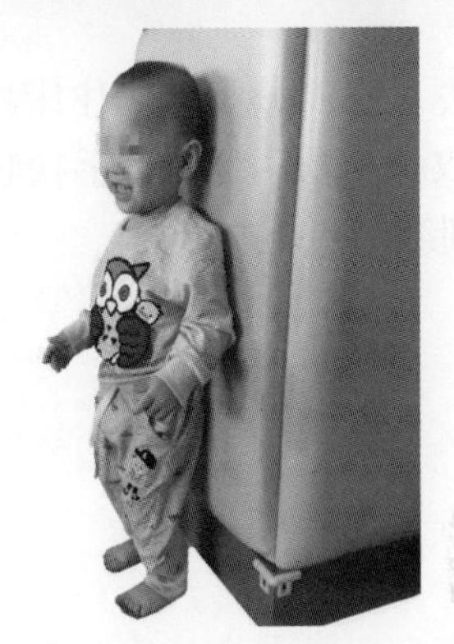

专家提示：让婴儿体会正常站立的姿势，避免异常姿势的出现。

图 2-4-17　靠站训练

（十五）扶站训练

1. 目的　让婴儿学习立位下重心的前后移动，为步行做准备。

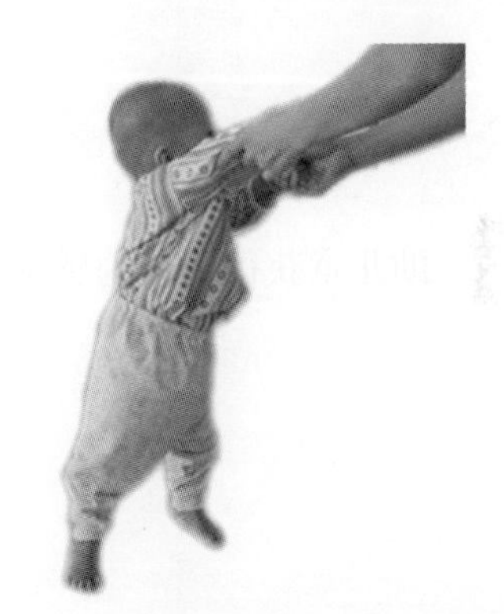

2. 方法　婴儿取立位，训练人员在婴儿身后站立，两手张开，手指伸展放于婴儿的肩、胸部给予支撑，使婴儿得到确实的姿势控制。婴儿立位的基底面中必须有重心，即尽可能在稍稍扶持下独站（图 2-4-18）。

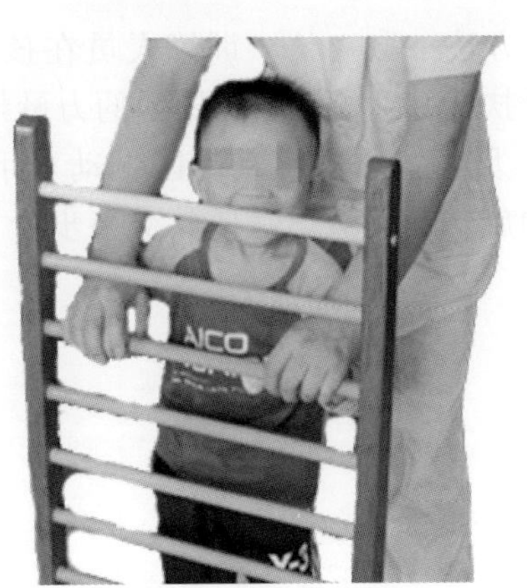

专家提示：婴儿双眼应平视前方，逐渐诱导其重心的自我控制。

图 2-4-18　扶站训练

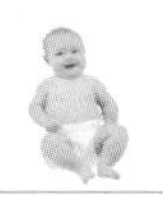

（十六）独站训练

1. 目的　延长婴儿站立时间，提高站立平衡能力，促使髋关节发育，为行走做好准备。

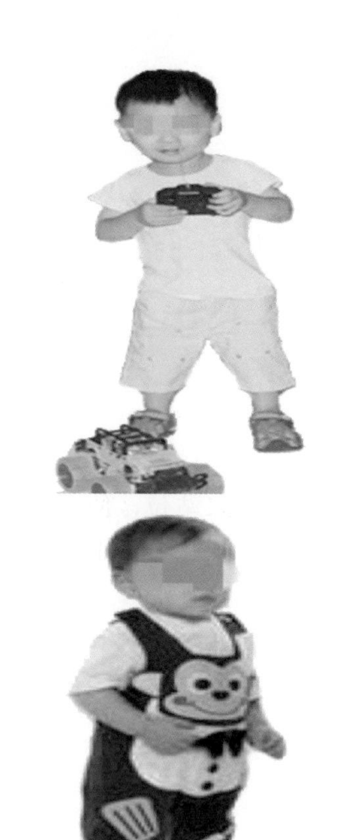

2. 方法　使孩子双手扶住床栏、椅背等物体站立，双手扶 10s 后，单手扶物站立，然后进行独站训练（图 2-4-19）。

专家提示：该方法只是教给婴儿体会独站的感觉，所以站立时间要短，时间过长会导致异常姿势。

图 2-4-19　独站训练

（十七）扶行训练

1. 目的　助儿童获得行走的感觉。

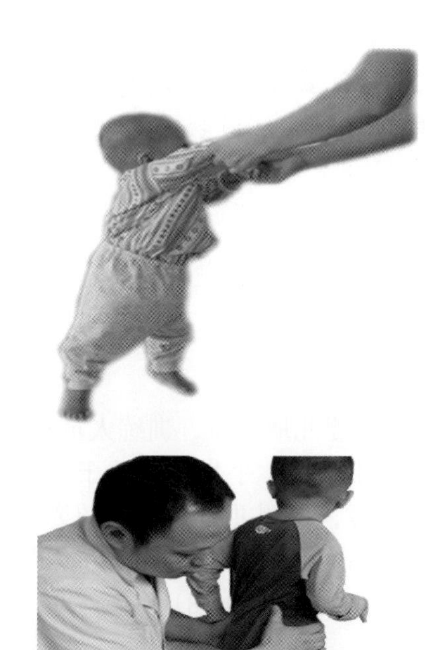

2. 方法　取立位，训练人员在孩子身后，将双手扶持其两侧骨盆，用手的力量帮助其骨盆回旋及身体重心移动，以带动双下肢随着骨盆的旋转向前迈出，使其交替步行（图 2-4-20）。

专家提示：要确实地身体移动，在身体重心完全移至一侧下肢并向前方移动的同时迈出另一侧下肢。

图 2-4-20　扶行训练

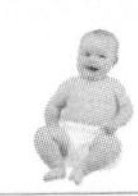

（十八）独行训练

1. 目的　提高双下肢肌力及交替屈伸运动的协调性。

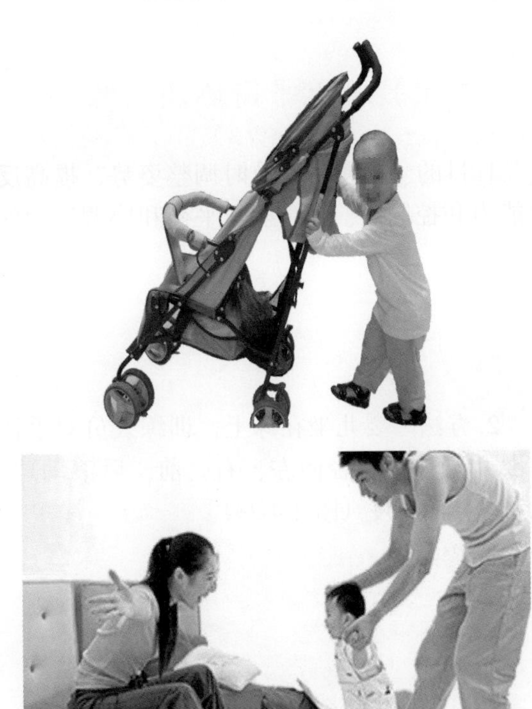

2. 方法　①宝宝还未能放手自己走，可以让他推小车或在两个大人之间学走。②婴儿靠墙站着，训练者蹲在婴儿前面1～2m距离，鼓励婴儿独走2～3步（图2-4-21）。

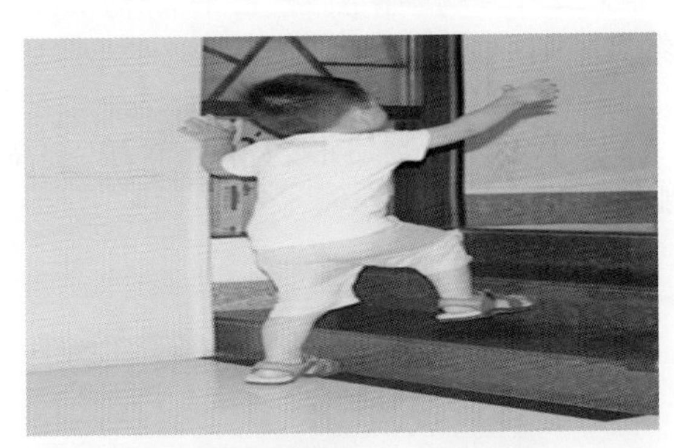

图2-4-21　独行训练

（十九）上下台阶训练

1. 目的　提高儿童在不同斜坡的地面上行走时躯干及下肢的协调能力。

2. 方法　上楼梯时，家长可在旁边用玩具或食物逗引，自己扶着栏杆迈向多阶楼梯。下楼梯时，先扶着婴儿练习，使他掌握深浅后，教他练习自己扶着栏杆迈下楼梯（图2-4-22）。

专家提示：开始要注意保护，先从2～3阶梯开始练习，下楼梯一般不好掌握，且较危险，家长要慎重教婴儿练习。

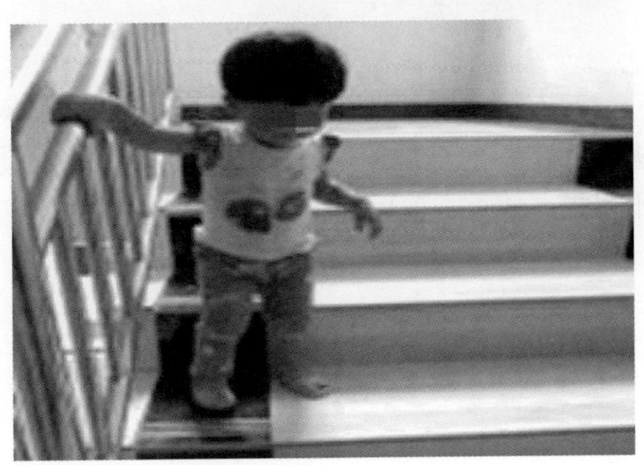

图2-4-22　上下台阶训练

（二十）球上平衡协调训练

1. 目的　促使婴儿及时调整姿势，提高反应能力和控制头、颈、躯干平衡和协调运动的能力。

2. 方法　婴儿坐在球上，训练人员双手扶住婴儿身体，轻轻向左、右、前、后滚动球。晃动球体的幅度（图 2-4-23）。

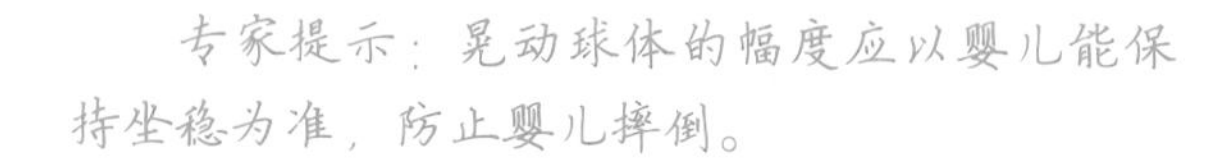
专家提示：晃动球体的幅度应以婴儿能保持坐稳为准，防止婴儿摔倒。

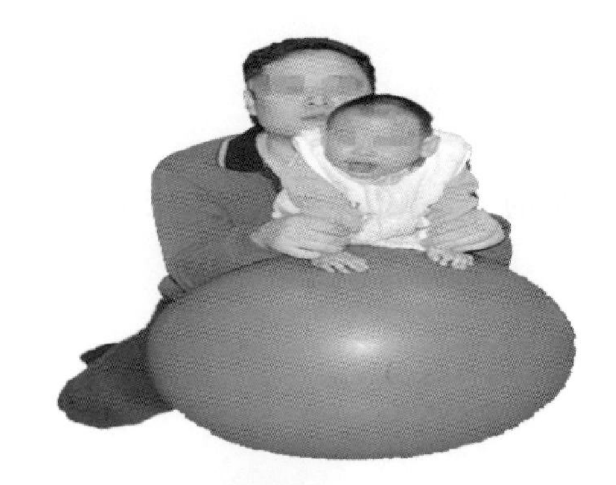

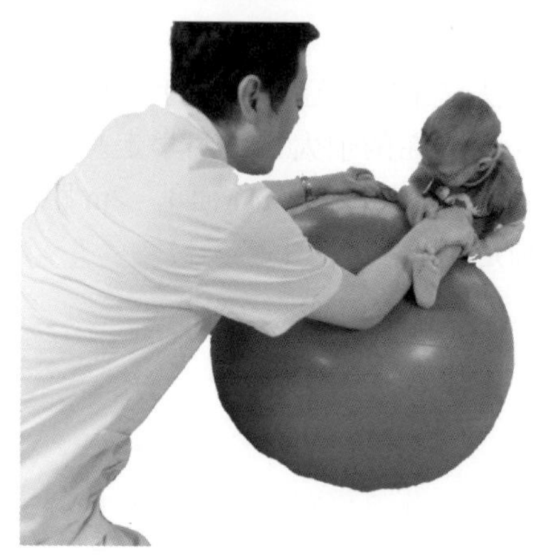

图 2-4-23　球上平衡协调训练

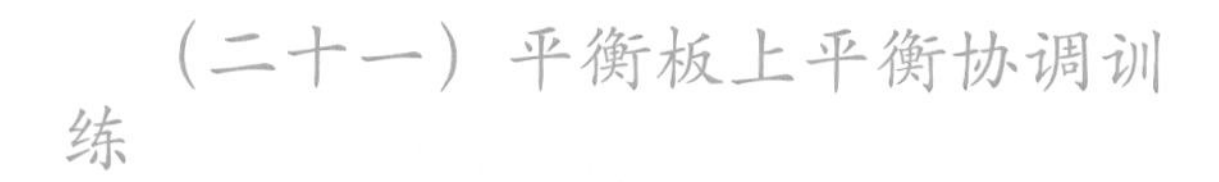

（二十一）平衡板上平衡协调训练

1. 目的　训练婴幼儿姿势转换能力，提高躯体平衡协调能力。

2. 方法　婴幼儿双脚前后分开站立于平衡板上，步距为与肩同宽，身体直立，缓慢摆动平衡板，使重心前后移动（图 2-4-24）。

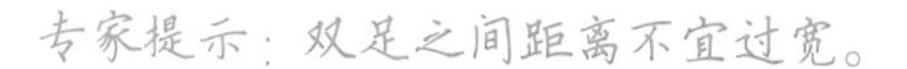
专家提示：双足之间距离不宜过宽。

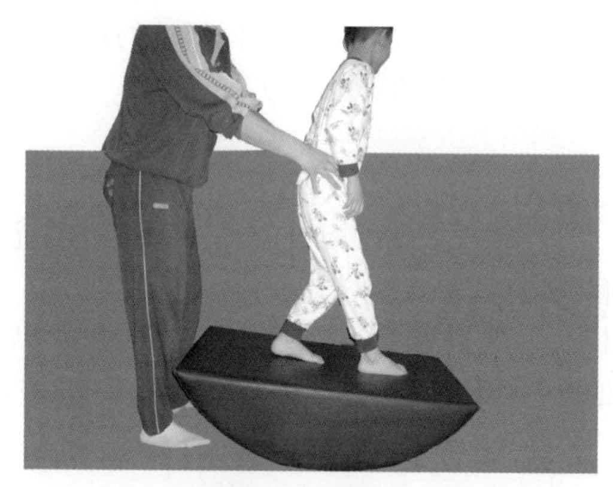

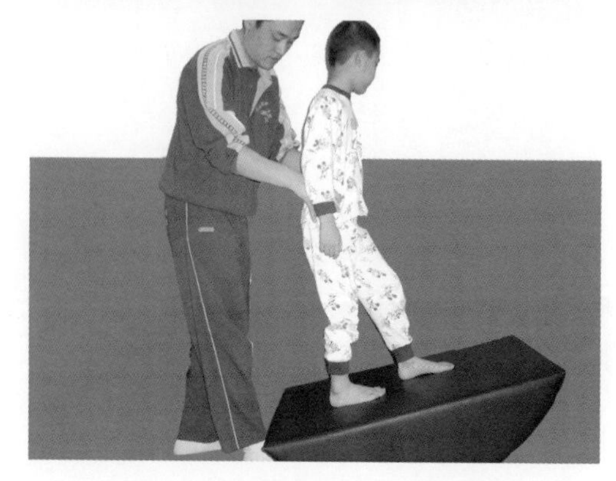

图 2-4-24　平衡板上平衡协调训练

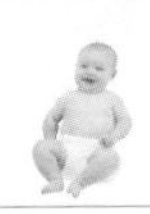

（二十二）跑步训练

1. 目的　是运动功能和平衡能力训练。

2. 方法　①训练者在儿童面前慢慢地退后跑，引导儿童跟着向前跑和停。②训练者也可用肥皂水吹泡泡，鼓励和引导儿童跑着去追肥皂泡（图 2-4-25）。

专家提示：儿童跑步要停下来比较困难，先要训练扶物停下，然后学会减慢速度，慢慢地自己停下来。

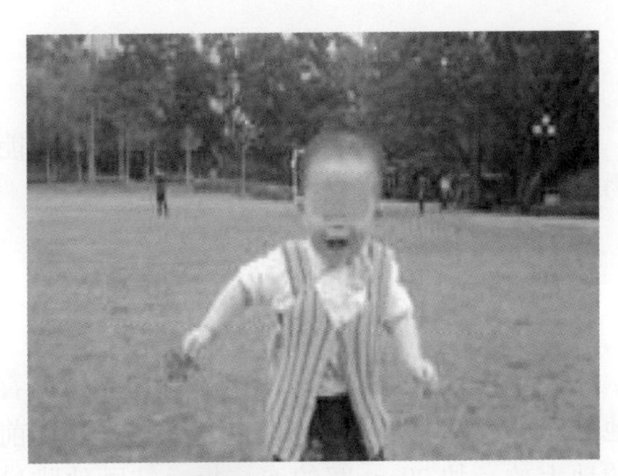

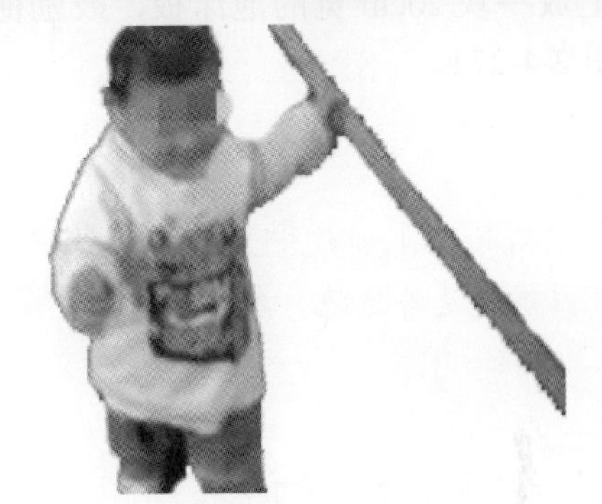

图 2-4-25　跑步训练

（二十三）跳高训练

1. 目的　锻炼儿童的平衡能力和控制方向能力。

2. 方法　训练者拉着儿童的双手与他对面站立，先示范双脚跳一次，然后与儿童一同跳。进一步让他自己单独双足跳，能够双足离地，跳起 10cm 以上（图 2-4-26）。

专家提示：在宝宝开始学跳时，尤其在跳高落地站立时，头部往往前倾，不易站稳，大人应在宝宝前方保护，避免摔倒。

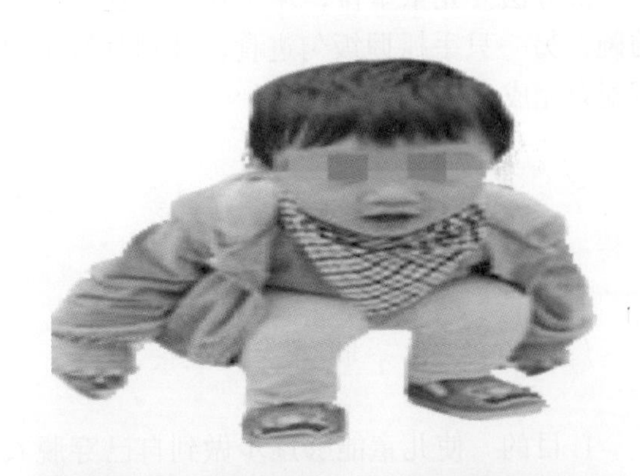

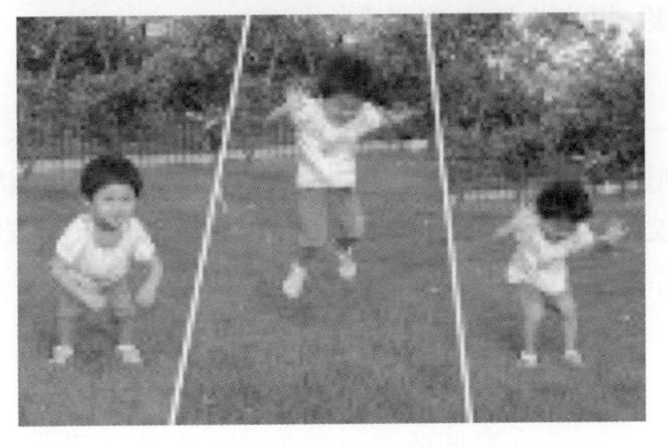

图 2-4-26　跳高训练

（二十四）跳远训练

1. 目的　训练跳跃和弹跳能力以及平衡能力。

2. 方法　①训练者与小孩相对站立，拉着他的双手，鼓励孩子向前跳跃。②在小孩面前的地上放一块20cm宽的泡沫板，鼓励他跳过去（图2-4-27）。

专家提示：①训练中注意安全保护。②开始时可以用单足跨越跳，然后训练双足跳。

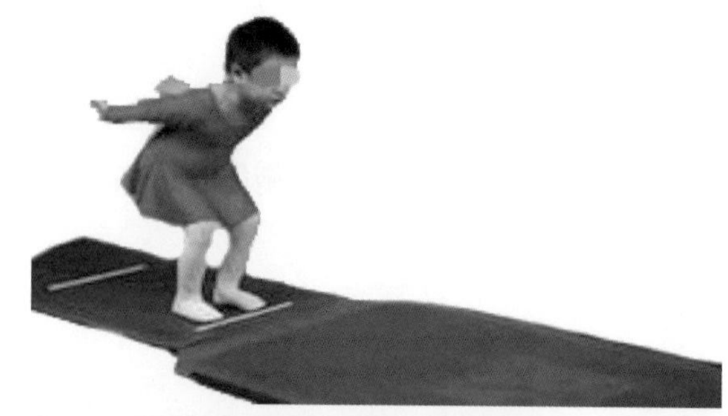

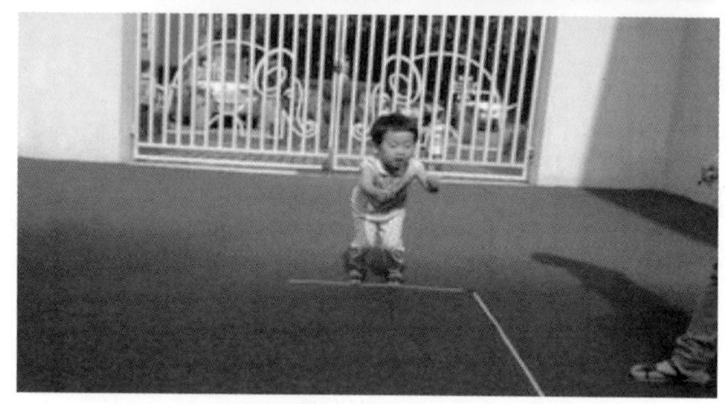

图2-4-27　跳远训练

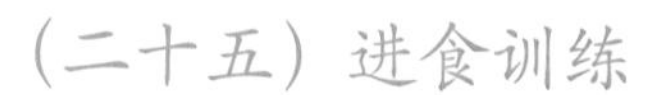

（二十五）进食训练

1. 目的　提高儿童手的灵巧性和上肢的运动能力。

2. 方法　儿童坐位，左手扶好放在桌面上的碗，另一只手抓握饭勺进食，鼓励其双手协调配合完成动作（图2-4-28）。

专家提示：应鼓励儿童独立进食，注意避免婴儿进食时呛咳，确保吞咽安全。

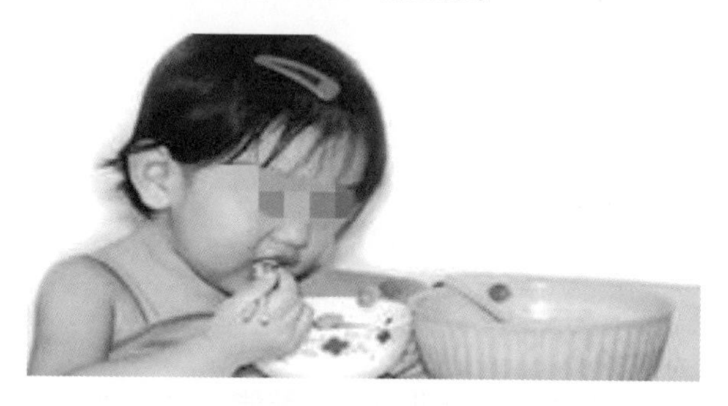

图2-4-28　进食训练

（二十六）穿脱衣物训练

1. 目的　使儿童能够逐步做到自己穿脱衣服，提高生活自理能力。

2. 方法　开始训练时，可先教儿童脱衣、帽、袜等简单动作，在此基础上，再教儿童辨认衣服的前后左右，训练其穿衣、裤等较复杂的动作，可让其对着镜子反复练习（图2-4-29）。

专家提示：在孩子练习过程中应多鼓励，注意一定不要挫伤他的积极性，养成懒惰的坏毛病。

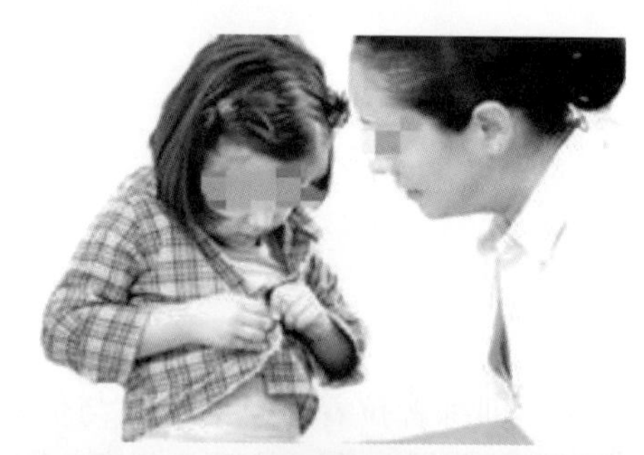

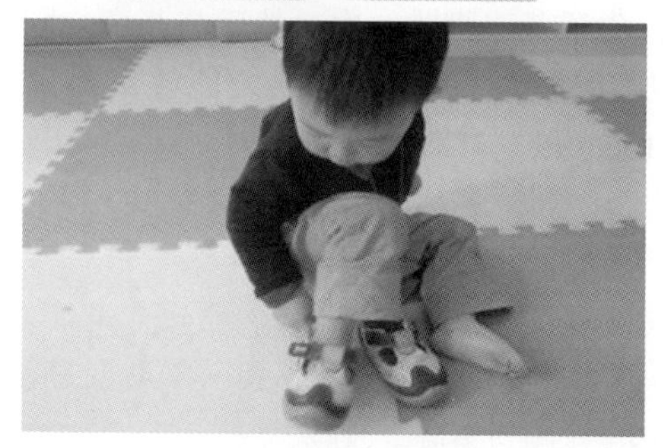

图2-4-29　穿脱衣物训练

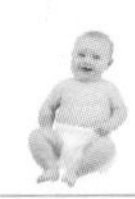

第五节　儿童脑发育的心理行为特点

一般来说，小孩子生来虽有种种不同之点，但是大多数是相类似的。饿则哭，喜则笑；见好吃好看的东西就伸手拿来，见好玩的东西就伸手去玩。然而为什么以稍大些有的会怕狗怕猫，有的敢骑牛骑马；有的身体强健，有的身体瘦弱；有的意志坚决，有的意志薄弱；有的知识丰富，有的知识缺乏；有的专顾自己，有的体贴别人；有的多烦忧，有的多喜乐；有的成为优秀公民，有的沦为社会败类。

推其原因，不外先天禀赋之优劣与后天环境及教育之好坏而已。若从小受了良好的家庭教育，虽生来怕狗猫，到大来也敢骑牛骑马；虽生来不甚强壮，到大来也会健康。若家庭教育不好，小孩子本来不怕动物，大了也会怕，本来身体强健的，大了也会瘦弱。至于知识之丰富与否，思想之发展与否，良好习惯养成与否，家庭教育实应负绝大部分责任。然而家庭教育必须根据儿童的心理始能行之得当。若不明儿童的心理而施以教育，那教育必定没有成效可言。根据中国现代儿童教育学家、儿童心理学家陈鹤琴提出的儿童心理，简单概述为以下几点：

一、儿童好游戏

小孩子可以说是生来好动的。2～3 个月的婴儿就能在床上不停地敲手踢脚、独自玩耍。到了 5～6 个月的时候，看见东西就要来抓，抓住了就要放进嘴里去。到了再大一点，他就要这里推推，那里拉拉，不停地运动了，等到会爬会走，那他的动作就更加复杂了。忽而立，忽而坐；忽而这样，忽而那样；忽而爬到那里，忽而走到这里。假使我们成人像他那样活动两个小时，那一定疲乏不堪了。到了 3～4 岁的时候，他的游戏动作比以前还要繁多，而他的游戏方法也与从前不同了。从前他只能把椅子推来推去，现在他要把椅子抬来抬去，当花轿了；从前他只能把木棒敲敲作声以取乐，现在他要拿着棍子当枪杆玩了。到了 8～9 岁的时候，随着他的身体比从前强健，精力也非常充足了，此时他喜欢玩各种竞争游戏了；放风筝，踢毽子，拍皮球，捉迷藏。总地来说，小孩子是生来好动的，以游戏为生命的。要知多运动，多强健；多游戏，多快乐；多经验，多学识，多思想。所以做父母的不得不注意小孩子的动作和游戏。第一，做父母的应准备良好的设备使小孩子得到充分的运动；第二，做父母的应寻找适宜的伴侣使小孩子得到好的影响。如此，小孩子的身体就容易强健，心境快乐，知识就容易增进，思想就容易受到启发（图 2-5-1）。

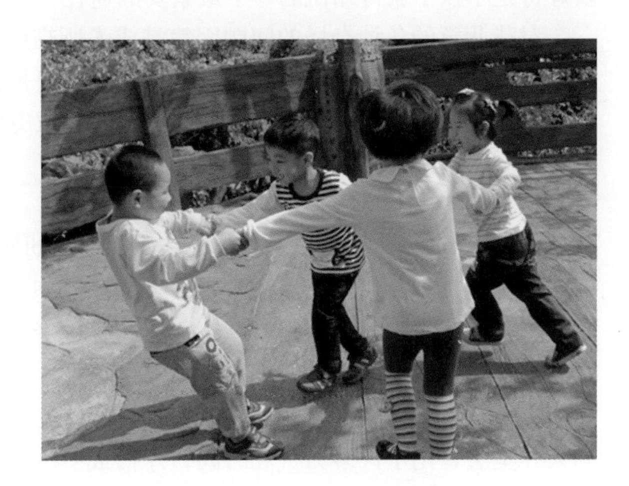

图 2-5-1　儿童喜欢玩游戏

目前市面上的早教玩具种类繁多，许多优质的玩具均针对某一年龄阶段孩子的智力开发及兴趣所在进行设计，如咬齿玩具，捏握玩具（塑料发声玩具、拨浪鼓）、启蒙玩具（视玩具，如软体玩具；听玩具，如八音琴、音乐玩具）、幼教玩具（积木、拼图、砂画），益智玩具（魔方），运动玩具（童车、呼啦圈），模型玩具（航模、建筑模型、汽车模型）、日用玩具、礼品玩具、欣赏玩具，儿童早教投影仪（如故事光）等。除了可以选择相应的开发潜能、能让儿童身心投入的玩具供孩子玩乐以外，

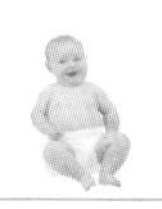

最主要还要注重玩乐时的互动交流，以通过在玩乐中获得对待物体的态度、方式方法以及人际交往的态度、方法。

二、儿童好模仿

小孩子未到1岁大的时候，就能模仿简单的声音和动作了（图2-5-2）。他一听见鸡啼羊叫，也要啼啼、叫叫；一看见别人洗面刷牙，也要洗洗、刷刷。到了2岁的时候，他能模仿复杂的动作了。如果他看见他母亲扫地洗衣，他也扫扫洗洗；倘若他看见他父亲吐痰吸烟，他也要吐吐吃吃。到了3～4岁的时候，他的模仿能力发展得更好了。总而言之，小孩子好模仿，家中人之举动言语他大概都要模仿。若家中人之举动文雅，他的举动大概也会文雅；若家中人之言语粗陋，他的言语大概也是粗陋。因此，为人父母者需事事谨慎，身教胜言传！

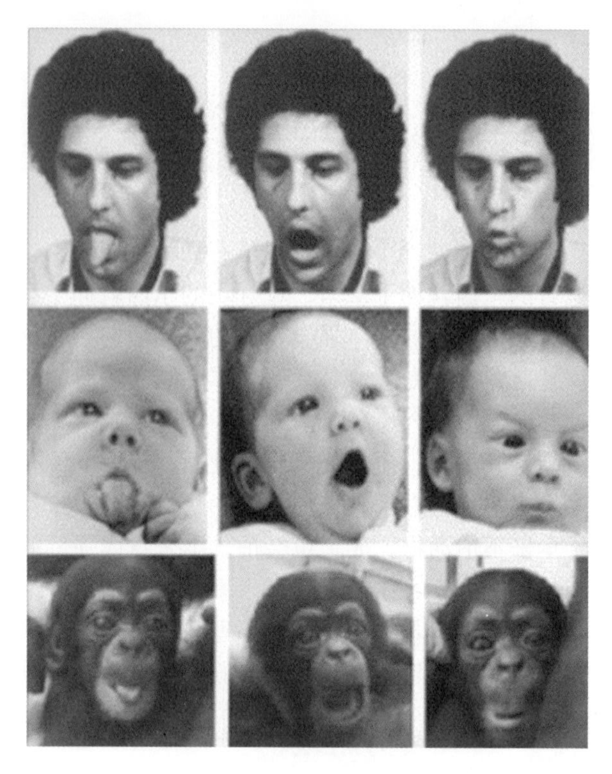

图2-5-2　儿童爱模仿

三、儿童好奇、好问

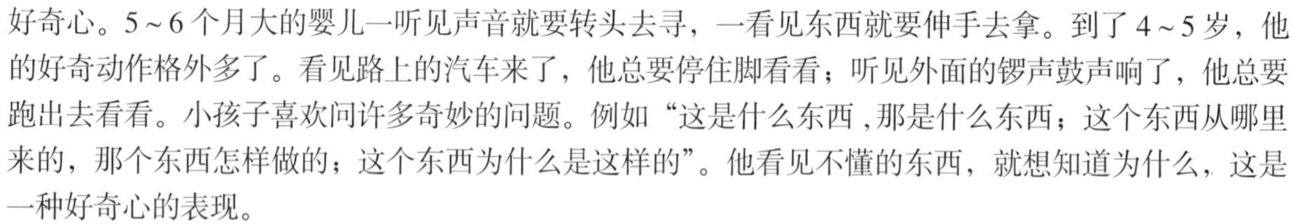

小孩子生来好动，生来好模仿，生来就有好奇心。5～6个月大的婴儿一听见声音就要转头去寻，一看见东西就要伸手去拿。到了4～5岁，他的好奇动作格外多了。看见路上的汽车来了，他总要停住脚看看；听见外面的锣声鼓声响了，他总要跑出去看看。小孩子喜欢问许多奇妙的问题。例如“这是什么东西，那是什么东西；这个东西从哪里来的，那个东西怎样做的；这个东西为什么是这样的”。他看见不懂的东西，就想知道为什么，这是一种好奇心的表现。

好奇的动作究竟有什么好的用处呢？柏拉图说：“好奇者，知识之门。”这句话是很对的。若小孩子不好奇，那就不去与事物相接触，那他就不能明了食物的性质和状况了。即使他看见了冰，不好奇，不去玩弄，可能他就不会知道冰是冷的，冰可以化成水，而水是可以流动的。如果他听见了外面路上的汽车声，不跑出去看，那他恐怕不会知道汽车是什么东西，不知道汽车可以跑多快。所以好奇是小孩子获得知识的一个最紧要的途径。

对待儿童的各种奇怪的问题固然是成人所难以应对的。但作为父母及教育者，应当尽可能回答儿童提出的问题，尽可能做到形象具体，同时可加以实践。遇到实在无法回答的问题，不妨可以反过来询问儿童的看法，以扩充其想象力及增加双方的交流信任。

四、儿童喜欢成功

小孩子固然喜欢动作，但实际上其更喜欢动作的成就。比如一个2岁的小孩子在沙箱里玩沙。他尽管把沙一把一把地捞进瓶子里去，捞满了把沙倒出来；又再一把一把地捞进去，捞满了又倒出来；这种动作从表面一看没有什么成就，仔细考察起来，一把一把地捞进罐里去是一种动作，但罐装满了，就是动作的成功。小孩子不仅喜欢捞沙的动作，也喜欢捞沙带来的成功。

中国现代儿童教育学家、儿童心理学家陈鹤琴的儿子陈一鸣，有一天将一堆大大小小的木块搬到天井里去，用了许多力气和时间，才搭成一座小小的房子。他搭好之后，很高兴地跑过来对他爸爸说：“爸爸，你来看，我搭了一座房子。”父亲见这座似是而非的房子，也非常喜欢，就极力地称

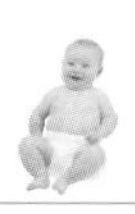

赞他，而且叫他再去搭。他玩了木块以后，又跑到书房里去，用粉笔在黑板上画了一只动物。他画了以后，又对爸爸说："这是大象，这是尾巴，头，耳朵，眼睛，嘴……"父亲回头一看，果然不错，就连说"好，好"。从以上两个例子看来，小孩子很喜欢做事情，而且很喜欢成功，因为办事情成功，一方面固然自己得到了乐趣，另一方面可以得到父母或教师的赞许。我们做父母或教师的应当利用这种心理去鼓励他们做各种事情；若太难，就不能有所成就，若没有成就，小孩子或许要灰心而下次不肯再做了。反而言之，若所做的不甚难，小孩子能够胜任而有所成就；一有成就，就很高兴，就有自信力，所成就者愈多，自信力也愈大；自信力愈大，事情就愈容易成功。因此自信力与成功是互相作用的。做父母的对于这一点也应特别注意。

五、儿童喜欢户外活动

大多数小孩子都喜欢野外生活。到户外去就欢喜，终日在家里就不十分高兴，有许多小孩子哭的原因虽不一，但是不能到外边去看看玩玩，是一个重大原因。做父母的需要了解他们的心思，不能一味责骂他。爱玩是孩子的天性，他们喜欢仰起头来看看天的颜色，低下头看看草木的样子，看看小鸟的形状，歇了一歇，他们就开怀了。在农村的普通儿童大概都是如此，如在旷野里跑来跑去，看见野花就来采，看见池塘就抛石子入水以取乐。这种郊游对于小孩的身体、知识、行为都有很好的影响（图 2-5-3）。

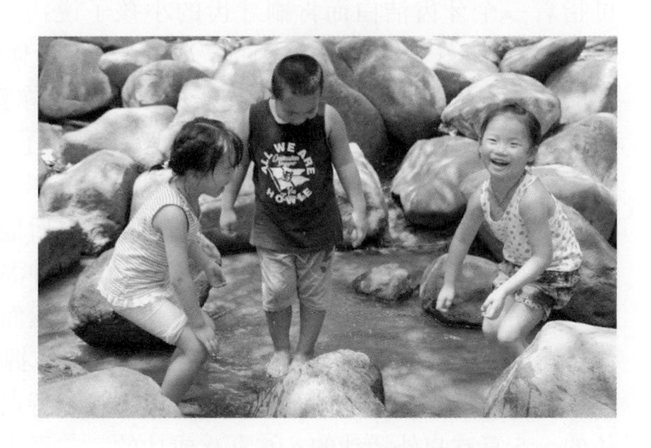

图 2-5-3　儿童喜欢户外活动

不过野外生活须依据小孩子的年龄大小而有不同的选择。如年龄较小的儿童，叫他采采花呀，种种树呀，举行短距离的赛跑就足矣。年龄较大的儿童，我们叫他们采集标本，举行旅行等游戏以增长他们的知识，以强健他们的身体，以愉快他们的精神，使他们无形中得到许多好处。但是由于有许多做父母的总不放心他们的小孩子到外面去，一则恐怕身体疲乏，二则恐怕衣服被弄脏，三则恐怕感染风寒。但是不接触外界的儿童日后往往变得身体孱弱、知识缺乏。因此，为人父母切勿因一时怜爱之心而忽视孩童的亲近自然的心情，失去与自然界相接触的良好机会。要知学问，不仅在书本中求得，也应在自然界获得，什么"动物学"，什么"植物学"，什么"地理"，什么"常识"，大多可以从自然界中学到。

总体来说，小孩子不论年纪大小、男女不同，大都喜欢户外生活，我们做父母或做教师的，需要充分了解这一点。

六、儿童喜欢合群

人总是喜欢群居的，幼小婴儿，如果离群独居，就要哭喊。小婴儿到了 3 个月的时候，就喜欢别人同他玩耍，若你接近他，他就笑逐颜开呀呀学语了。到 5～6 个月的时候，一定要别人站在他的旁边，倘使别人离开他，他就开始哭了，一看见有人来就不哭了，这种哭声代表了对父母等亲人的一种渴望。幼儿往往在 2 岁时就有与同伴游玩的要求了，到了 5～6 岁，这个合群心更加强了。有时候还要会出现心理上的想像伴侣。他同这个想像的伴侣一同游玩，一同起居，一同饮食。到了 10 余岁，儿童就更喜欢成群结队地游玩了。

正因为孩子喜欢合群，做父母的正可以利用这种心理教育小孩子。在现代社会，有独生子女的家庭占大多数，因在家庭中缺乏与同龄儿童的交流，父母应尽可能在家庭外为孩子寻找合适的群体

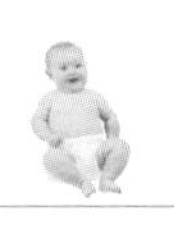

与其一起玩耍及学习。我们需要做到的有：第一，我们要使他拥有良好的小朋友玩伴；第二，我们应给他驯良的动物如猫、狗、兔子等作他的伴侣；第三，我们再给他小布娃娃之类玩具以慰藉他的寂寞（图 2-5-4）。

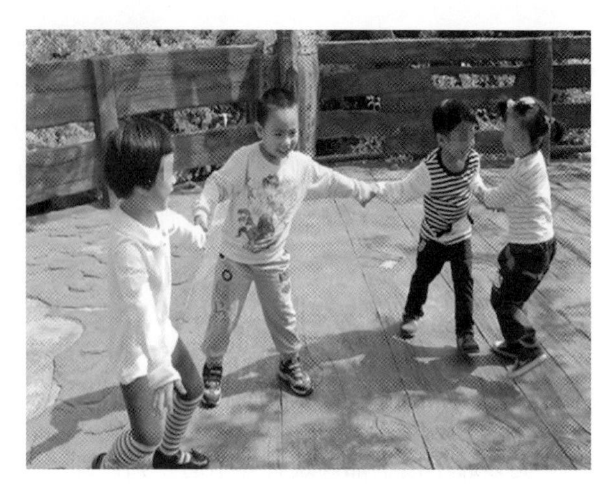

图 2-5-4　儿童喜欢合群

七、儿童喜欢赞扬与鼓励

2～3 岁的小孩子就喜欢“听好话”，喜欢旁人称赞他们。比如今天他穿一件新衣服，就要给他父亲看；穿了一双新鞋子，就要给他同伴看。到了四、五岁的时候，这种喜欢受到嘉许的心理更加浓厚。如果他不愿意刷牙齿，你可指着一个牙齿洁白而肯刷牙齿的小孩子说：“他的牙齿多好看，多清洁，你若天天刷牙齿，你的牙齿也会像他这样整齐好看呢！”小孩子听了你的话，就会主动要求去刷牙。若刷了之后，你就可称赞他说：“呀！你的牙齿是白一点了，好看得多了。”他自然会非常高兴，从此喜欢上刷牙了，从而养成良好的习惯。

小孩子画图，若画得好，可称赞他几句，鼓励他几句，并且替他在图画上写“很好”的字样，他就会显出很快乐的样子。所以你可以发现以后他常喜欢画图画，画了之后，常把图画纸拿了来给你看，并且让你在纸上写“很好”两个字。这种渴望获得赞许的心理，我们做父母的教育小孩子时应当利用，以培养其良好的生活习惯和爱好。然而凡事都不可用得太滥，一滥就失掉它的效用，赞许过度可能会造成孩子骄傲自大的心理，如何掌握好赞扬的度，是需要父母和教育者所掌握的。

总体来说，小孩子的心理行为有以下几个特点：①好游戏的；②好奇的；③好结群的；④好模仿的；⑤喜欢户外活动的；⑥喜欢成功的；⑦喜欢别人赞扬和鼓励。这几点儿童的心理，在儿童心理发育中占主要成分。即从上面所说的几点看来，我们教小孩子必须先要了解小孩子的心理。若能根据小孩子的心理而进行教育，务必能起到很好的教育效果。

除上述心理行为外，若仔细地观察、留意，生活中我们还可以发现孩子还有许多心理特点，例如小孩子非常敏感、易受影响，小孩子情绪较不稳定、对待事情事物的兴趣不稳定等。具体表现如下：

从婴儿时期开始，孩子的敏感性已开始出现，孩子已经可以辨别爸爸妈妈的喜怒哀乐，随着周围人群的情绪而进行反应。除了愉悦地逗他玩，他会回报你“咯咯”的笑声外，生活中，常见到当父母吵架或者大声说话时，孩子会大声哭泣。随着年龄的增长，孩子的敏感性并没有减弱，虽然年龄较大的儿童会开始选择用躲开争吵的父母的方式取代大声哭泣或尖叫，但父母的争吵内容无一不印在他们心里，对他们造成心理阴影，使他们产生挫败感，他们会因此感到自责。所以避免在孩子面前争吵或大声争论，十分重要。

同时孩子极易受外界因素及周围环境影响，情绪不稳定，对待事物的兴趣不稳定，具体表现为当位于嘈杂的环境时，孩子的注意力会不集中，变得烦躁，无法专心完成手上的学习任务，同时现代音乐研究发现，部分轻松舒缓的、有一定频率的背景音乐，能调节机体功能，可提高孩子的记忆力，促进注意力集中，故在生活中提供安静舒适的生活环境，有益于提高孩子的学习能力。

综上所述，小孩子的心理行为的可塑性极高，家长是孩子最初的老师，也是最重要的老师，家庭环境影响非常大，在最适宜的环境下，结合孩子的心理特点，提供适当的玩具，并多给予关心、照顾和抚爱，采取鼓励性学习，创造快乐环境，开发其本身已有的潜能十分重要。

八、如何引导儿童的正确心理行为发展

在引导儿童心理行为发展的过程中应遵循这样一个原则，即婴幼儿智能发育是一个量变到质变的过程，并表现出发展的阶段性，婴幼儿智力的培养应注重婴幼儿发育所处的阶段，因材施教。超阶段教育对婴幼儿心智发育并无益处。

在教育中，应十分注意丰富儿童的生活，充分利用小孩好游戏、好奇、好合群、好模仿、喜欢野外生活、喜欢成功、喜欢别人赞许、想象力丰富等儿童的心理特点，鼓励小孩在不同的环境中积极活动，不仅要让小孩玩变形金刚、游戏机，也应允许小孩玩沙堆，在水沟中筑水坝，玩“脏”游戏等，让小孩较早较广泛地接触外界，认识环境，观察自然与社会，亲身实践，在活动中与小伙伴及成人相互交往，从而促进智力和社会能力的发展。

比如通过情景式训练方式引起小孩兴趣，更好地吸引小孩的注意力，帮助小孩理解、提高小孩子的主动参与热情，锻炼他们的社交能力。下面我们以一个课程为例子，展示一下怎样在情景式日常生活场景中引导儿童的心理行为发展。

（一）情景式训练

1.课题　猴子吃香蕉。

课程对象：3～5个约2～3岁的小孩子，要求家长陪同。

2.课程目标　①提高认知、语音交流与理解能力；②理解数字、颜色的概念；③学会与动物和谐相处；④学会与小伙伴及成人的相处。

（老师）大家好，欢迎来到香蕉园，我们一起来看看香蕉是什么样子的呢？让家长带小孩子去感知香蕉的形状和质地。让小孩子知道香蕉的形状、质地，使他们在感知觉方面有发展，在知识方面有收获。小孩子看到、摸到香蕉后会很愉快地和家长及小伙伴们分享，促进了语言的理解和表达的功能（图2-5-5）。

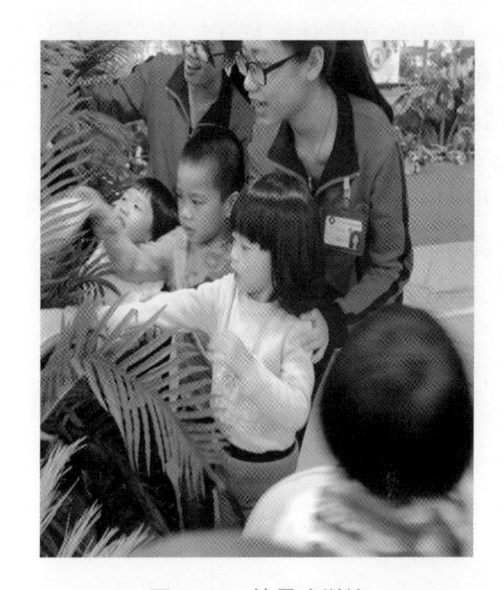

图2-5-5　情景式训练

让小孩子摘香蕉与小伙伴们分享他的成功与喜悦。先让大一点的小孩子从树上摘香蕉，他可能不够高，这时妈妈或老师可以引导他自己去想办法，如“怎样才能垫高呀？”“那边有张小凳子哦。”他自己就会找小凳子垫高。摘下香蕉后家长及老师及时给予称赞。他听了以后心里很开心，以后有什么困难他自己就会想办法。这是利用了小孩子喜欢成功和被称赞的特点。其他小一点的小孩看到哥哥或姐姐搬张小凳子就可以摘下香蕉，他就会模仿着做，这是利用了小孩子好模仿的特点（图2-5-6）。

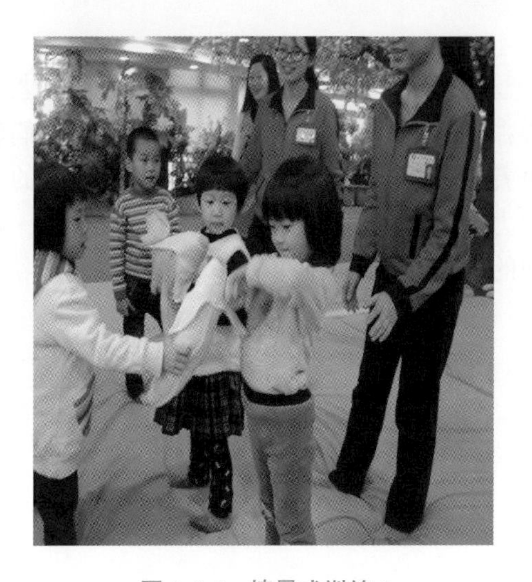

图2-5-6　情景式训练1

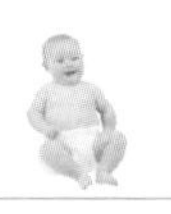

教小孩子剥香蕉皮后才能吃香蕉，吃完要把香蕉皮放进垃圾桶。老师拿着香蕉问："香蕉是怎样吃的呀？""香蕉皮可以吃吗？"跟着示范怎样剥皮，然后问："香蕉肉是什么颜色的呀？""香蕉肉是白色的，与黄色的香蕉皮不一样啊""吃完香蕉后香蕉皮要放在哪里"通过一系列的对话和示范，让小孩子模仿剥香蕉皮，想象吃香蕉，吃完后把香蕉皮放进垃圾桶。这是利用小孩子好模仿、想象力丰富的特点。同时促进了小孩子的手眼协调能力和精细动作的发展（图 2-5-7）。

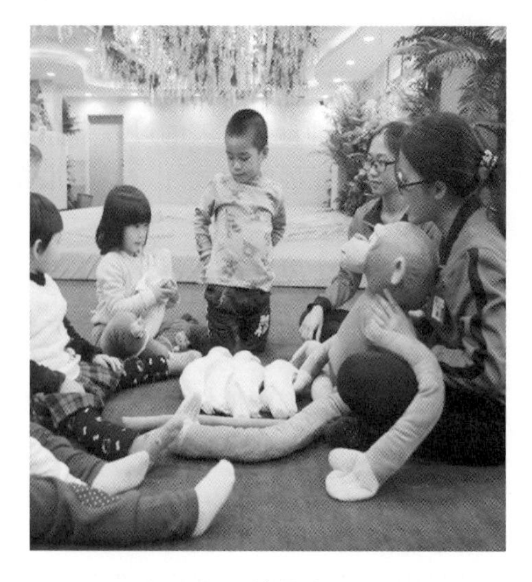

图 2-5-7　情景式训练 2

感知猴子是什么样子，肚子饿了怎么办，老师抱猴子出来，问："猴子肚子饿了，怎么办？"小孩子会把手放在猴子的肚子上，感受猴子肚子"咕咕响"的感觉。这是利用了小孩子想象力丰富的特点。他会学会肚子是身体的一部分，知道饿的时候肚子会响（图 2-5-8）。

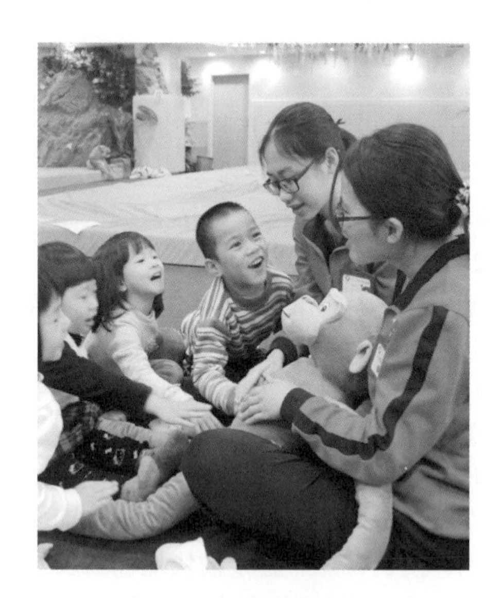

图 2-5-8　情景式训练 3

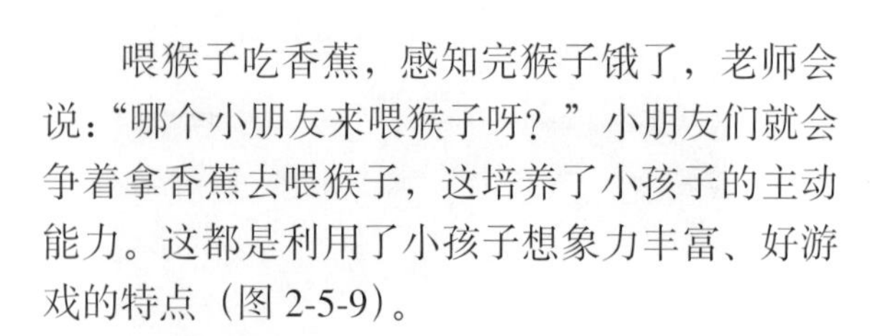

喂猴子吃香蕉，感知完猴子饿了，老师会说："哪个小朋友来喂猴子呀？"小朋友们就会争着拿香蕉去喂猴子，这培养了小孩子的主动能力。这都是利用了小孩子想象力丰富、好游戏的特点（图 2-5-9）。

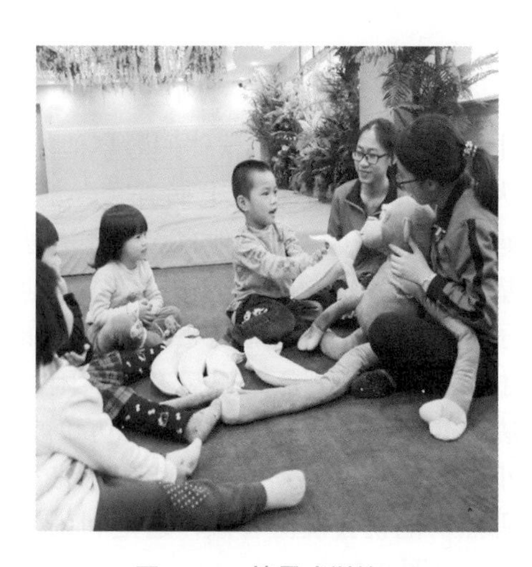

图 2-5-9　情景式训练 4

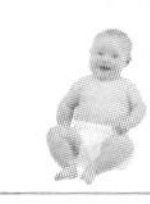

和猴子和谐相处。喂完香蕉后，老师说："我们来亲亲小猴子，好吗？"小朋友就会用嘴巴亲亲猴子，让他们感受猴子可以做他们的朋友，学会人和动物的和谐相处，培养小孩子的爱心。这是利用了小孩子好游戏、好合群、想象力丰富的特点（图 2-5-10）。

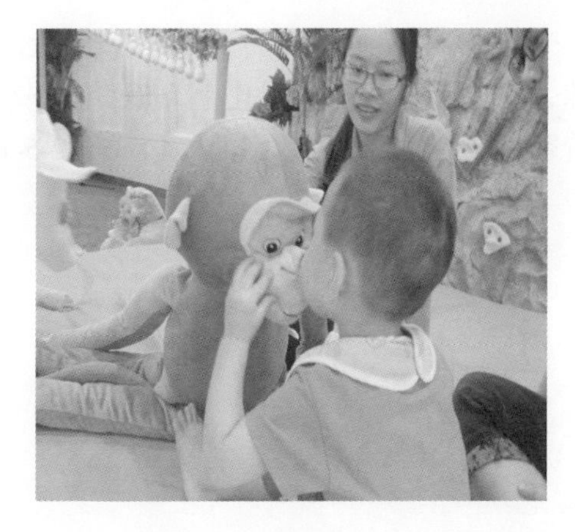

图 2-5-10　情景式训练 5

学颜色，看看香蕉和卡片的哪种颜色相像，大家围在一起，老师在中间放两张卡片，一张黄色，一张蓝色，说："请把我们手上的香蕉放在同样颜色的卡片上。"小朋友们很愉快地把香蕉放在黄色卡片上。老师和家长及时给予称赞，如问小孩子："这卡片是什么颜色呀？"小孩子会在愉快的氛围中学会颜色的辨别（图 2-5-11）。

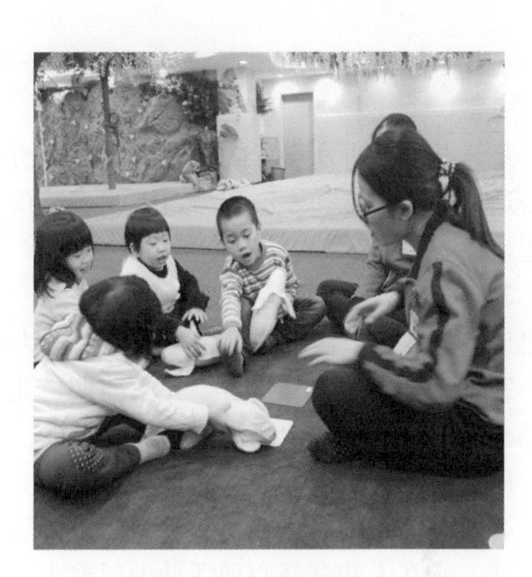

图 2-5-11　情景式训练 6

用卡片学辨别哪个是香蕉，老师拿出两张图片，一张是香蕉图，一张是苹果图，问："刚才我们拿的是什么？"小孩子就学会香蕉的实物与图片相联系，促进了智力的发展（图 2-5-12）。

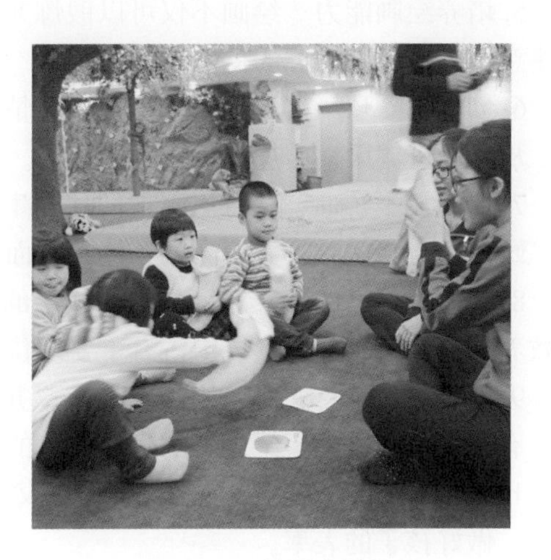

图 2-5-12　情景式训练 7

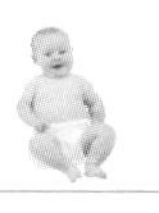

学数数，数数有多少个香蕉，老师拿出两个香蕉，问：“我们数一数有几个香蕉？”让小孩子对着香蕉来数数，学会数字的概念（图 2-5-13）。

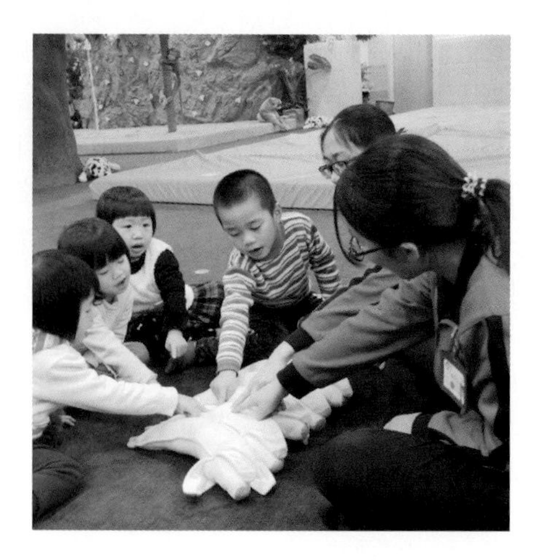

图 2-5-13　情景式训练 8

（二）引导儿童正确的心理行为发展

1. 让儿童在丰富多彩的游戏中学习　游戏是学前儿童的主要活动，儿童通过游戏来认识周围事物，适应生活环境和发展智力。因此要给孩子买或借用有利于开发智力的玩具，要多让其和小朋友一起玩。

2. 让儿童到大自然和社会生活中学习　大自然和社会环境最能吸引孩子，最容易激起孩子探索的愿望。因此，节假日应多带孩子到外边去玩。

3. 训练孩子的感觉器官　在学前期，儿童的具体形象思维比较发达，他们是依靠发育得比较完好的感觉器官去捕捉事物的形象和特征的。感觉器官功能的好坏，对儿童智力的发展具有决定性意义，所以要注意多训练孩子的感觉器官。

4. 培养儿童的语言能力　学前期是语言发生和初步发展的时期，而语言具有发展智力活动的工具职能，它在人的全部心理活动中起着十分显著的作用。因此，从小发展语言，对一生的语言和心理的发展具有重要作用。

5. 培养绘画能力　绘画不仅可以锻炼儿童的感官，还能发展儿童的智力，同时可以培养儿童集中注意力、克服困难等的良好品性。

6. 创造音乐环境　音乐不仅能使儿童情绪愉快，还可以促进他们的情感与美感等心理品质的发展，从而增进健康，增加知识，发展能力。

7. 要爱而不娇惯　注意培养他们独立生活的能力。做父母的自然对孩子爱得很深，但不可以溺爱、娇惯，应当关心子女德、智、体的全面发展。

8. 注意对子女的教养态度，培养孩子的良好性格　父母是孩子精神世界的开拓者，父母对子女的教养态度在孩子性格形成中占有重要地位。

9. 教育方法上首先教育观点要一致，并做到要求一致　在教育儿童时，不应有的批评，有的袒护；有的答应，有的拒绝；有的赞成，有的反对。

10. 应当严格要求自己，做好表率　父母的一举一动、一言一行，都要符合道德规范，从自身做起，做好孩子的表率。

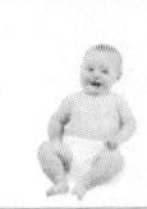

第六节 儿童脑发育的心理评估

一、反射发育评估

（一）原始反射

原始反射中枢位于脊髓、延髓和脑桥。原始反射缺如、减弱、亢进或残存，都是异常的表现。

1. 觅食反射 该反射缺失预示较严重的病理现象，患儿智力低下、脑瘫可持续存在。

（1）检查方法：用手指触摸婴儿的口角或上下唇。

（2）反应：婴儿将头转向刺激侧，出现张口寻找乳头的动作。

（3）存在时期：0～4个月。

2. 握持反射 此反射出生后即出现，逐渐被有意识地握物所替代。肌张力低下不易引出，脑瘫患儿可持续存在，偏瘫患儿双侧不对称，也可一侧持续存在。

（1）检查方法：将手指或其他物品从婴儿手掌的尺侧放入并按压。

（2）反应：小儿手指屈曲握物。

（3）存在时期：0～4个月。

3. 拥抱反射 又称惊吓反射，由于头部和背部位置关系的突然变化，刺激颈深部的本体感受器，引起上肢变化的反射。反射亢进时下肢也出现反应。肌张力低下及严重智力障碍患儿难以引出，早产、低钙、核黄疸、脑瘫等患儿此反射可亢进或延长，偏瘫患儿左右不对称。

（1）检查方法：小儿呈仰卧位，有5种引出的方法。①声法：用力敲打床边附近发出声音；②落法：抬高小儿头部15cm后下落；③托法：平托起小儿，令头部向后倾斜10°～15°；④弹足法：用手指轻弹小儿足底；⑤拉手法：拉小儿双手慢慢抬起，当肩部略微离开桌面（头并未离开桌面）时，突然将手抽出。

（2）反应：分为两型，①拥抱型：小儿两上肢对称性伸直外展，下肢伸直、躯干伸直，拇指及示指末节屈曲，呈扇形张开，然后上肢屈曲内收呈拥抱状态。②伸展型：又称不完全型，可见小儿双上肢突然伸直外展，迅速落于床上，小儿有不快的感觉，多见3个月以上的婴儿。

（3）存在时期：拥抱型0～3个月；伸展型4～6个月。

4. 放置反射 又称跨步反射，偏瘫患儿双侧不对称。

（1）检查方法：扶小儿呈立位，将一侧足背抵于桌面边缘。

（2）反应：可见小儿将足背抵于桌面边缘侧的下肢抬到桌面上。

（3）存在时期：0～2个月。

5. 踏步反射 又称步行反射，臀位分娩的新生儿、肌张低下或屈肌张力较高时该反射减弱；痉挛型脑瘫患儿此反射可亢进并延迟消失。

（1）检查方法：扶持小儿腋下呈直立位，使其一侧足踩在桌面上，并将重心移到此下肢。

（2）反应：可见负重侧下肢屈曲后伸直、抬起，类似迈步动作。

（3）存在时期：0～3个月。

6. 张口反射 延迟消失提示脑损伤，脑瘫或智力低下时延迟消失。

（1）检查方法：小儿仰卧位，检查者用双手中指与环指固定小儿腕部，然后以拇指按压小儿两侧手掌。

（2）反应：小儿立即出现张口反应，亢进时一碰小儿双手即出现。

（3）存在时期：0～2个月。

7. 上肢移位反射　脑损伤或臂丛神经损伤时难以引出，偏瘫时一侧缺失。

（1）检查方法：小儿俯卧位，颜面着床，两上肢放于脊柱两侧，稍后观察变化。

（2）反应：小儿首先将颜面转向一侧，同侧的上肢从后方移向前方，手移到嘴边。

（3）存在时期：0～6周。

8. 侧弯反射　又称躯干内弯反射。肌张力低下难以引出，脑瘫患儿或肌张力增高可持续存在，双侧不对称具有临床意义。

（1）检查方法：婴儿处于俯卧位或俯悬卧位，用手指刺激一侧脊柱旁或腰部。

（2）反应：婴儿出现躯干向刺激侧弯曲。

（3）存在时期：0～6个月。

9. 紧张性迷路反射　也称前庭脊髓反射，头部在空间位置及重力方向发生变化时，产生躯干四肢肌张力的变化。该反射持续存在将影响婴儿自主抬头的发育。

（1）检查方法：将婴儿置于仰卧位及俯卧位，观察其运动和姿势变化。

（2）反应：仰卧位时身体呈过度伸展，头后仰；俯卧位时身体以屈曲姿势为主，头部前屈，臀部凸起。

（3）存在时期：0～4个月。

10. 非对称性紧张性颈反射　当头部位置变化，颈部肌肉及关节的本体感受器受到刺激时，引起四肢肌紧张的变化。去大脑强直及锥体外系损伤时亢进，锥体系损伤也可见部分亢进；6个月后残存，是重症脑瘫的常见表现之一。该反射持续存在将影响小儿头于正中位、对称性运动、手口眼协调等运动的发育。

（1）检查方法：小儿仰卧位，检查者将小儿的头转向一侧。

（2）反应：小儿颜面侧上下肢因伸肌张力增高而伸展，后头侧上下肢因屈肌张力增高而屈曲。

（3）存在时期：0～4个月。

11. 对称性紧张性颈反射　意义同ATNR。

（1）检查方法：小儿呈俯悬卧位，使头前屈或背屈。

（2）反应：头前屈时，上肢屈曲，下肢伸展；头背屈时，上肢伸展，下肢屈曲。

（3）存在时期：0～4个月。

12. 交叉伸展反射　此反射胎儿期已经很活跃。

（1）检查方法：小儿仰卧位，检查者握住小儿一侧膝部使下肢伸直，按压或敲打此侧足底。

（2）反应：可见另一侧下肢先屈曲，然后内收、伸直，似要蹬掉这个刺激。

（3）持续时间：0～2个月。

13. 阳性支持反射　3个月以后仍呈阳性者，提示神经反射发育迟滞。

（1）检查方法：使幼儿保持立位，足底着桌面数次。

（2）反应：下肢伸肌肌张力增高，踝关节跖屈，也可引起膝反张。

（3）持续时间：0～2个月。

（二）立直反射

又称矫正反射，是身体在空间发生位置变化时，主动将身体恢复立直状态的反射，立直反射的中枢在中脑和间脑。其主要功能是维持头在空间的正常姿势，维持头颈和躯干间、躯干与四肢间的协调关系，是平衡反应功能发展的基础。

1. 颈立直反射　新生儿期唯一能见到的立直反射，是小儿躯干对头部保持正常关系的反射，以后逐渐被躯干立直反射所取代。此反射出生后出现，持续6～8周。

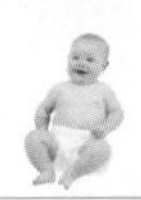

（1）检查方法：小儿仰卧位，检查者将小儿头部向一侧转动。

（2）反应：小儿的肩部、躯干、骨盆都随头转动的方向而转动。

2. 头立直反射

（1）检查方法：小儿呈仰卧位，检查者握住小儿两下肢向一侧回旋成侧卧位。

（2）反应：此时小儿头部也随着躯干转动，并有头部上抬的动作。

3. 躯干立直反射

（1）检查方法：如上述方法，使小儿转成侧卧位。

（2）反应：小儿主动回到仰卧位的姿势。

4. 迷路性立直反射　当头部位置发生变化时，从中耳发出的信号经过前庭脊髓束，刺激支配颈肌的运动神经元，产生头部位置的调节反应。此反射 3～4 个月出现，5～6 个月明显。

（1）检查方法：用布蒙住小儿双眼，检查者双手扶住小儿腰部，使小儿身体向前、后、左、右各方向倾斜。检查时注意不要过分倾斜。

（2）反应：无论身体如何倾斜，小儿头部仍能保持直立位置。

5. 视性立直反射　视性立直反射是头部位置随着视野的变化保持立直的反射，该反射在人类相当发达，是维持姿势的重要反射。此反射出生后 4 个月左右出现，5～6 个月明显。该反射缺如多为视力障碍，延迟出现提示有脑损伤。

（1）检查方法：双手抱起清醒、睁眼的小儿，放于检查者的膝上，然后将小儿身体向前、后、左、右倾斜。

（2）反应：无论身体如何倾斜，小儿头部仍能保持立直位置。

6. 降落伞反射　又称保护性伸展反射。由于其中枢在中脑，因此，该反射的意义等同于立直反射。检查时注意观察两侧上肢是否对称，如果一侧上肢没有出现支撑动作，提示臂丛神经损伤或偏瘫；如果此反射延迟出现或缺如，提示脑瘫或脑损伤。

（1）检查方法：检查者双手托住小儿胸腹部，呈俯悬卧位状态，然后将小儿头部向前下方俯冲一下。

（2）反应：此时小儿迅速伸出双手，稍外展，手指张开，似防止下跌的保护性支撑动作。脑瘫患儿此反射也可出现双上肢后伸呈飞机样的特殊姿势，或上肢呈紧张性屈曲状态。

（三）平衡反应

平衡反应是人站立和行走的重要条件，多在立直反射出现不久即开始逐步出现和完善，终生存在。当身体重心移动或支持面倾斜时，机体为了适应重心的变化，通过调节肌张力以及躯干与四肢的代偿性动作，保持正常姿势。完成平衡反应不仅需要大脑皮层的调节，而且需要感觉系统、运动系统等综合作用才能完成。

1. 仰卧位倾斜反应　6 个月出现阳性反应，终生存在。6 个月后仍呈阴性者，提示神经发育落后。

（1）检查方法：患儿于倾斜板上取仰卧位，上下肢伸展，倾斜板向一侧倾斜。

（2）反应：头部挺直的同时，倾斜板抬高一侧的上、下肢外展，伸展，倾斜板下降一侧的上、下肢可见保护性支撑样伸展动作。

2. 俯卧位倾斜反应　6 个月出现阳性反应，终生存在。6 个月后仍呈阴性者，提示神经发育落后。

（1）检查方法：患儿于倾斜板上取俯卧位，上下肢伸展，倾斜板向一侧倾斜。

（2）反应：头部挺直的同时，倾斜板抬高一侧的上、下肢外展，伸展，倾斜板下降一侧的上、下肢可见保护性伸展和支撑动作。

3. 膝手位（四爬位）反应　8个月出现，终生存在。

（1）检查方法：小儿成四爬位，检查者推动小儿躯干，破坏其稳定性，或小儿成四爬位于检测台上，检查者将检测台一侧抬高而倾斜。

（2）反应：头部和胸廓出现调整，受力侧上、下肢或检测台抬高侧上、下肢外展、伸展，另一侧出现保护性伸展和支撑动作。

4. 坐位平衡反应　前方6个月左右出现，侧方7个月左右出现，后方10个月左右出现，终生存在。

（1）检查方法：小儿于坐位，检查者用手分别向前方、左右方向、后方推动小儿，使其身体倾斜。

（2）反应：小儿为了维持平衡，出现头部和胸部立直反应的同时，分别出现两上肢迅速向前方伸出；倾斜侧上肢立刻向侧方支撑、另一侧上肢有时伸展；两手迅速伸向后方做支撑动作。通过上述反应，保持身体的平衡。

5. 跪位平衡反应　出生后约15个月左右出现，维持一生。15个月以后仍为阴性者，提示神经反射发育迟滞。

（1）检查方法：小儿取跪立位，检查者牵拉小儿的一侧上肢，使之倾斜。

（2）反应：头部和胸部出现调整，被牵拉的一侧出现保护反应。对侧上、下肢外展，伸展。

6. 立位平衡反应　前方12个月左右出现，侧方18个月左右出现，后方24个月左右出现，终生存在。

（1）检查方法：小儿于站立位，检查者用手分别向前方、左右方向、后方推动小儿，使其身体倾斜。

（2）反应：小儿为了维持平衡，出现头部和胸部立直反应以及上肢伸展的同时，分别出现腰部向前方、左右方向、后方弯曲以及脚向前方、左右方向、后方迈出一步。

二、运动发育评估

儿童的运动发育主要包括粗大运动和精细运动，粗大运动主要指抬头、翻身、坐、爬、站、走、跑、跳等大运动；精细运动主要指个人凭借手及手指等部位的小肌群的运动，在感知觉、注意等心理活动配合下完成的特定任务。运动发育在人的一生中占有非常重要的地位，关系到成人后的生活、工作、学习、活动等各方面。小儿出生以后，其运动按照一定的规律发育，要了解小儿的发育是否正常，这对小儿及家长，甚至社会都有着很大的意义，故运动发育评估也就显得尤为重要，尤其是对异常发育的小儿，只有进行正确的评估，才能指导后期的诊治。

（一）评估的意义

通过运动发育评定来确定儿童运动发育的水平，及时发现运动发育中存在的问题和缺陷，为制订临床康复计划提供依据，进一步对康复效果进行评价，更好地指导临床。

（二）评估的方法

运动发育评估主要有两种手段：一是临床观察，评估者主要从肌力、肌张力、关节活动范围、骨骼正常解剖位置、姿势控制、姿势转换、反射和姿势反应等方面进行观察，属于相对主观的方法，评估时拥有较多的弹性，能够更深入地观察粗大运动的质量，特别适用于较小月龄婴儿的粗大运动评估，但是主观评价容易造成很大误差。二是标准化评估量表，比较客观，评价结果真实可靠。

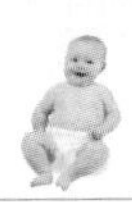

（三）标准化评估量表

1. 粗大运动发育评估

（1）Peabody 粗大运动发育量表 (Peabody developmental motor scale-gross motor，PDMS-GM）

Peabody 运动发育量表是由美国运动发育评估与干预治疗专家编写的一套优秀的婴幼儿运动发育评估量表，成熟版为 PDMS-2，该量表适用于 0 ~ 6 岁运动发育迟缓的儿童及运动康复的评价，包括粗大运动和精细运动两个方面功能评定，了解孩子各种技能在同龄儿中所处的百分位和发育相当年龄，有配套的运动训练方案，可以针对性、有效地进行康复。共包括 151 项，4 个部分。其中反射：8 项，评估小儿对环境事件自动反应能力 (由于反射通常在小儿 12 个月大之前就被整合了，因此这个分测试只用于从出生到 11 个月的小儿)。姿势：30 项，评估小儿维持其身体控制在重心之内的能力和保持平衡的能力。移动：89 项，小儿移动能力，包括爬、走、跑、单脚跳、向前跳等能力。实物操作：24 项，评估小儿控球能力，评估动作如接、抛、踢等 (因为小儿到 11 个月之后才有这些技能，因此本分测试只适用于 12 个月以上的小儿)。每项评分标准：2 分，儿童在项目中的表现已经达到掌握标准；1 分，儿童在项目中表现与掌握标准相似，但没有完全符合标准；0 分，儿童不能尝试或没有尝试做某项目。目前该量表在国际上被广泛使用，大体有以下用途：评估小儿相对于同龄儿的运动技能水平，GMQ 和 FMQ 进行比较，可以确定小儿的粗大运动和精细运动发育水平是否存在差异，对个人技能的定性和定量两方面都做出分析，对教育干预有重要的价值，还可以用于评估不同干预措施对运动技能发育的影响。

（2）粗大运动功能测试量表 (gross motor function measure，GMFM)

该量表由加拿大学者 Russell 于 1988 年制订，通过不同体位的检查，以评分形式，全面评价脑瘫患儿的粗大运动功能，操作简便，使用广泛。该量表将不同体位的反射、姿势和运动模式分为 88 项评定指标，每项评定指标的评分为 0 ~ 3 分，共分为 5 个功能区：A. 仰卧位和俯卧位，总分 51 分（17 项）；B. 坐位，总分 60 分（20 项）；C. 爬和跪，总分 42 分（14 项）；D. 站立，总分 39 分（13 项）；E. 走、跑和跳，总分 72 分（24 项）。最后可得出原始分、各功能区百分比、总百分比、目标区分数。该量表还被修订为 66 项评定指标（表 2-6-1)。

2. 精细运动发育评估

（1）贝利婴儿发育量表（Bayley scales of infant development）

该量表由美国心理学家 N. 贝利等人于 1933 年制订、1969 年修订的适用于从 0 到 30 个月的婴儿的一种综合性量表。它包括 3 个部分：①运动量表：有 81 个项目，用于测查婴儿的大运动和精细运动；②智力量表：有 163 个项目，用于测查婴儿的视觉与听觉对刺激物的反应、手眼协调的能力、语言的感受和表达能力以及认知能力等；③行为记录：有 24 个项目，用于记录婴儿的情绪、合作性、对父母和实验员的反应、兴趣和注意的广度等三部分。贝利量表只记录当场测验的分数，虽然父母的报告也记下来，但不记分。运动量表的得分称"心理运动发展指数"，智力量表的得分称"智力发展指数"。其得分由实际年龄和所通过的项目算出来，相当于离差智商，平均数为 100，标准差为 16。贝利量表主要用于诊断，但为了对比治疗前后的效果，也常用作标准测验。它的信度和效度都很高，被认为是最好的婴儿测验。

69 分以下为发育迟滞，70 ~ 79 分为临界水平，80 ~ 89 分为中下水平，90 ~ 109 分为中等水平，110 ~ 119 分为中上水平，120 ~ 129 分为优秀水平，130 分以上为非常优秀水平。

（2）格赛尔发育诊断量表（Gesell development diagnosiss scale，GDDS）

该量表系美国耶鲁大学医学院儿科医师 Gesell 及其同事所编制。GDDS 的适用年是 4 周 ~ 3 岁，主要用于婴幼儿心理发育的诊断，识别神经肌肉或感觉系统是否有缺陷，发现存在的可以治疗的发育异常，对高危儿发现他们的行为随后的变化。GDDS 的突出特点为重视发育过程中的顺序，个体

表 2-6-1　粗大运动功能测试量表（GMFM — 88）

患儿姓名：　　　　性别：　　　　出生时间：　　年　月　日

年龄：　　　　检查者：　　　　测试时间：　　年　月　日

仰卧位

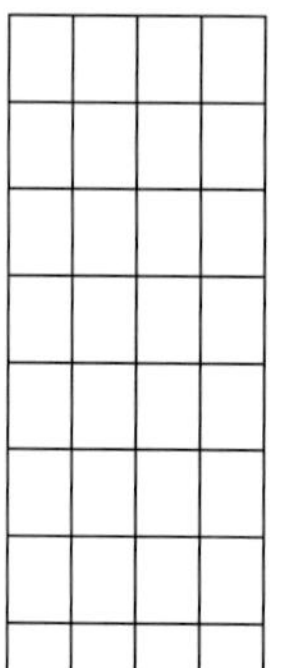

0	1	2	3	仰卧位
				1. 对称姿势
				2. 双手居中合拢
				3. 抬头至 45°
				4. 髋膝屈曲（右）
				5. 髋膝屈曲（左）
				6. 伸手过中线（右）
				7. 伸手过中线（左）
				8. 翻身 由仰到俯（向右翻）
				9. 翻身 由仰到俯（向左翻）

俯卧位

0	1	2	3	俯卧位
				10. 抬头向上
				11. 肘支撑，抬头，胸离开床面
				12. 肘支撑，左臂伸直向前
				13. 肘支撑，右臂伸直向前
				14. 翻身 由俯向仰（向右翻）
				15. 翻身 由俯向仰（向左翻）
				16. 用上肢向右水平转动 90°
				17. 用上肢向左水平转动 90°

坐位

0	1	2	3	坐位
				18. 坐位拉起
				19. 向右侧翻身到坐位
				20. 向左侧翻身到坐位
				21. 扶坐，头直立 3s
				22. 扶坐，头在中线位 10s
				23. 双手支撑坐 5s
				24. 独坐 3s
				25. 前倾，拾起玩具后恢复坐位
				26. 触到右后方 45° 的玩具后恢复
				27. 触到左后方 45° 的玩具后恢复
				28. 侧坐位 5s（右）
				29. 侧坐位 5s（左）
				30. 坐位到俯卧位
				31. 坐位转到四点跪位（向右）
				32. 坐位转到四点跪位（向左）
				33. 无支撑，向左 / 右水平转动 90°
				34. 坐小凳子 10s
				35. 站位坐到小凳子上
				36. 从地上坐到小凳上
				37. 从地上坐到高凳上

爬和跪

0	1	2	3	爬和跪
				38. 腹爬（>2 米）
				39. 四点位持续 10s
				40. 从四点位到坐位
				41. 俯卧位到四点跪位
				42. 四点位伸出右手
				43. 四点位伸出左手
				44. 爬行（拖行）2m
				45. 四爬 2 米
				46. 爬楼梯 4 级
				47. 倒退爬楼梯 4 级
				48. 坐位到直跪位 保持 10s
				49. 直跪到右单膝跪位 保持 10s
				50. 直跪到左单膝跪位 保持 10s
				51. 跪行 10 步
				52. 从地上扶高凳站起

站

0	1	2	3	站
				53. 独站 3s
				54. 扶物单腿站（左脚）3s
				55. 扶物单腿站（右脚）3s
				56. 独站 20s
				57. 单腿独站（左）10s
				58. 单腿独站（右）10s
				60. 直跪到单膝跪位（右）到站位
				61. 直跪到单膝跪位（左）到站位
				62. 站位坐到地上
				63. 站位到蹲位
				64. 从地上拾物后恢复站立

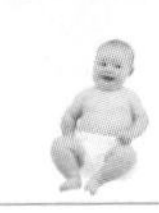

0	1	2	3	行走
				65. 两手扶物侧走 5 步（向右）
				66. 两手扶物侧走 5 步（向左）
				67. 双手扶行 10 步
				68. 单手扶行 10 步
				69. 独行 10 步
				70. 行 10 步 停 转 180° 返回
				71. 退行 10 步
				72. 双手提物行 10 步
				73. 20cm 平行线中行 10 步
				74. 2cm 直线上行 10 步
				75. 跨过障碍（右）
				76. 跨过障碍（左）

0	1	2	3	跑、跳
				77. 跑 5m 停 跑回
				78. 踢球（右）
				79. 踢球（左）
				80. 跳高 5cm
				81. 跳远 30cm
				82. 单脚跳 10 次（右）
				83. 单脚跳 10 次（左）
				84. 单手扶上楼梯 4 级
				85. 单手扶下楼梯 4 级
				86. 交替上楼梯 4 级
				87. 交替下楼梯 4 级
				88. 从 15cm 台阶跳下

成熟关键年龄为出生后 4 周、16 周、28 周、40 周、52 周、18 个月、24 个月、36 个月，这些时期出现的新行为反映婴幼儿在生长发育上已经抵达的阶段和成熟程度。该量表主要从四个方面对婴幼儿的行为进行测查，实施方法也较为简便。GDDS 包括五个行为领域共计 63 项：①适应行为：包括对物体和背景的精细感知觉及手眼协调能力，如观察对摇晃的环铃、图画和简单形板的反应；②大运动行为：主要涉及对身体的粗大运动控制，如头和颈的平衡，坐、爬、走、跑、跳等运动协调能力；③精细运动行为：包括手指的抓握和操纵物体的能力；④语言行为：听和理解语言以及表达能力；⑤个人 - 社会行为：包括婴儿对居住的社会文化环境的个人反应，如观察喂食、游戏行为和对排便、穿衣的反应等。

该量表根据检查者观察和父母报告对各项目评分。根据五个行为领域所得分数与实际年龄的关系，发育年龄公式 $DA=\sum(W\times N)/\sum n$，发育商 $(DQ)=DA/CA\times 100$。其诊断标准为：①轻度智力残疾：$55\leqslant DQ\leqslant 75$；②中度智力残疾：$40\leqslant DQ\leqslant 54$；③重度智力残疾 $25\leqslant DQ\leqslant 39$；④极重度智力残疾：$DQ<25$。为确保诊断的准确性，凡是 DQ 结果在 72 ~ 78 之间的均需结合婴儿 - 初中学生社会生活能力量表“智力低下行为评定标准”评价。

（3）丹佛发育筛选试验（Denver developmental screening tests）：测验年龄范围为 0 ~ 6 岁，测验项目包括个人 - 社会、精细动作 - 适应性、语言发育、粗大运动发育四个领域。

（4）Peabody 运动发育评定量表：该量表中精细运动包括抓握和视觉运动两个方面的测试，抓握方面有 26 个测试项目，视觉运动方面有 72 个测试项目，能很好地评定儿童精细运动能力。

三、智力发育评估

儿童智力的发育即儿童认知功能发育，它存在着个体差异，有的发育快，有的发育较慢，评价儿童智力是根据各期智力发育特点进行的，3 岁以下婴幼儿大量地表现为行为活动，即婴幼儿行为特点是智力发育水平的标志。婴幼儿行为活动的发育是遵循一定规律的，某种行为在何时出现都有一定的次序，故婴幼儿的行为特点是其智力发育水平的标志，常称为发育检查。3 岁以上儿童更多地出现智能活动（有目的地行事、理性的思维、妥善应付环境等），故一般用智力测验来进行评价。智力测验方法多，一般分定量、定性两部分，定量部分专业性强，适合专业人员使用，具有较为准

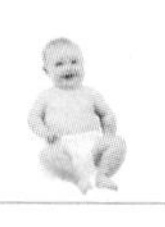

确的诊断价值；定性方法操作方便，测试结果只需与正常标准做比较，不用评分，能粗略地评价智力，适合家长及一般人员使用。

（一）评估的意义

智力评估能为早期教育提供依据。儿童生长发育有其规律性，早期教育应依据其规律性，不能超越其实际水平和能力，不能要求过高、过急。及早发现有缺陷的儿童，充分利用早期神经系统可塑性强的时机，改善环境进行训练，及早进行干预，以促进其智力发育。在测验过程中观察儿童的行为模式、体会其认知方式；运用儿童心理发展和智力结构的理论来分析、解释测验结果，从而找出儿童的优势与弱势；揭示个体儿童心理功能，对儿童进行有针对性的教育和训练。

（二）评估的方法

3 岁以下小儿由于语言能力有限，通过语言应答形式来测验其智力发育是不可行的，通常国际上是使用标准化的量表来测验小儿智力；3 岁以上的儿童语言能力大大提高，可以通过语言对答的形式来测验其智力，这里我们重点关注 3 岁以下小儿的智力发育评估。

（三）标准化评估量表

现国际上测试小儿智力的量表有很多，每个量表都有其特定的适用人群，下面我们介绍几种常用的量表。

1. 新生儿行为评定量表（neonatal behavioral assessment scale） 该量表由美国儿科医生 T.B. 布莱泽顿等人于 1973 年制订的第一个检查新生儿行为表现的量表，又称布莱泽顿量表。适用于出生后第一天到满月的婴儿，有 27 个检查新生儿对环境刺激行为的反应的项目。所检查的行为特点包括：①习惯化，即新生儿对光、声等刺激物的反应因重复刺激而减量的速度。②定向，指新生儿对刺激物的朝向。③运动的成熟性，指新生儿在整个检查过程中协调和控制活动的程度和组织性。④变异性，指新生儿在整个检查过程中的觉醒和睡眠状态、肤色的变化、活动及高度兴奋过程的变化速度和大小。⑤自我安静的能力。⑥社交往来行为，即新生儿对人微笑和发音的情况。这些项目按照 9 个等级评分，中间等级为正常反应，两端皆偏离正常，每次测试时间为 30min。该量表除有 27 个检查行为的项目外，还有 20 个检查反射和运动的项目，如巴宾斯基反射、颈肢反射、莫罗反射等。1978 年 F.D. 霍罗维茨等人将其修订为“新生儿行为评定量表—堪萨斯”，新量表比原来的量表更为完善，不仅记录新生儿出现的最好反应，也记录其最典型的反应。

2. 新生儿行为神经评定量表 (neonatal behavioral neurological assessment，NBNA) 该量表是我国婴幼儿早期教育专家、北京协和医院鲍秀兰教授根据美国布雷寿顿新生儿行为估价评分和法国阿米尔 - 梯桑 (Amiel-Tison) 新生儿神经运动测定方法的优点，结合自己的经验建立的。该项测查可以了解新生儿行为能力，并能及早发现轻微脑损伤，以便早期干预，防治伤残。为了解不同生理因素是否会影响正常新生儿 NBNA 的结果，为从出生开始进行的早期教育提供依据。NBNA 测查是新生儿行为神经测查的简称。此方法是检测新先儿神经系统发育完整性的一种行之有效的方法。包括 5 个方面的内容：即行为能力、被动肌张力、主动肌张力、原始反射和一般评估共 20 项，其中行为能力 6 项（对光习惯形成和对声音习惯形成，对“咯咯”声、对说话声、对红球的反应，安慰），被动肌张力四项（围颈征、腘窝征、下肢弹回、上肢弹回），主动肌张力四项（头竖立、手握持、牵拉反应、直立位），原始反射 3 项（踏步反射、拥抱反射、吸吮反射），一般状态 3 项（觉醒度，哭，活动度）。每项按 0、1、2 计分，满分为 40 分。

3. 丹佛发育筛选试验（Denver developmental screening tests） 该量表由美国丹佛市科罗拉多大学 W.K. 弗兰肯伯等人于 1967 年为早期发现幼儿发展差异而设计的一种简便的智力测量工具。简称

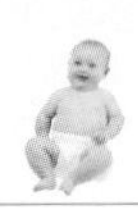

DDST。该测验量表是从格塞尔、韦克斯勒、贝利、斯坦福－比奈等12种智力测试方法中选出105个项目组成的。这105个项目分别测试从0～6岁的婴幼儿，并按应人能力（婴幼儿对周围人们应答能力和料理自己生活的能力）、应物能力（婴幼儿看的能力，用手摘物的能力和画图的能力）、言语能力（婴幼儿听和理解语言的能力）和动作能力（婴幼儿坐、行走和跳跃的能力）4种智能分别安排在测验中，一般20min即可完成。按幼儿达到这些测验项目的水平，可以有效地估价其发展情况。其检测的目的是智力筛选而非诊断，即筛选出智力落后的大致范围，再对筛选出的可疑者进行进一步的诊断性检查。所以，美国的幼托和医疗机构都把它作为常规的应用工具，它也被许多国家广泛采用。1981年，弗兰肯伯又把DDST修改成阶梯式的DDST－R，测试项目精简到12项，使测试时间由原来的20min减少到5～6min，因此受到更为普遍的欢迎。中国自1979年开始试用该测验，经临床实践证明，它的确能快速有效地估计幼儿发展的情况。

4. 格赛尔发育诊断量表（Gesell development diagnosis scale，GDDS）　适用于4周～3岁的婴幼儿。测试内容包括适应性行为、粗大运动、精细动作、语言、个人-社会五个方面。主要用于婴幼儿心理发育的诊断，识别神经肌肉或感觉系统是否有缺陷，发现存在的可以治疗的发育异常，对高危儿发现他们的行为及随后的变化。

5. 贝利婴儿发育量表（Bayley scales of infant development）　该量表由美国心理学家N. 贝利等人于1933年制订，1969年修订的适用于从0到30个月的婴儿的一种综合性量表。它包括3个部分：运动量表、智力量表、行为记录。

6. 韦氏儿童智力评测（Wechsler intelligence scale for children，WISC）　该量表是美国心理学家韦克斯勒编制的一组采用个别施测的方法，评估6岁至16岁儿童智力水平的智力测验工具。目前各个国家都把它翻译成各自的版本，它包括6个语言分测验，即常识、类同、算术、词汇、理解、背数；6个操作分测验，即图画补缺、图片排列、积木图案、物体拼配、译码、迷津。其中的背数和迷津两个分测验是备用测验，当某个分测验由于某种原因不能施测时，可以用之替代。测验实施时，言语分测验和操作分测验交替进行，以维持被试的兴趣，避免疲劳和厌倦。完成整个测验需50～70min。

目前，国内还有一些智力评定的量表，如CDCC中国婴幼儿智力发育量表，小儿神经心理发育检查量表，简易智力状态检查量表，作业治疗认知评定（LOCATA）等。

四、语言发育评估

目前，国内外评定儿童语言发育的方法有很多，由于儿童语言发育障碍有很多不同的类型，如失语症、运动型构音障碍、听力障碍所致的语言障碍、儿童语言发育迟缓、器质性构音障碍、口吃、发声障碍、功能性构音障碍等，故评定的方式也有所差别。

（一）评估的意义

通过系统全面地语言评定发现患者是否患有语言发育障碍以及属于何种障碍类型，了解影响患者交流能力的因素，评定患者残存的语言能力，制订康复计划，指导临床。

（二）评估的方法

1. 个案史的信息采集　询问儿童的病史信息是语言评定的第一步，主要包括了解儿童的出生及发展进程、健康记录、学习情况、家庭情况、家族史以及生活环境等，如小儿第一次爬行、站立、单词的发音等情况，以此充分了解导致患儿语言发育障碍的原因，为诊断提供依据。

2. 临床检查　通过对个案史的信息采集，在此基础上采取有针对性的检查，主要区别儿童语言发育障碍到底是器质性病变还是功能性病变所引起，这种检查有一般生理检查、听力测试（可选择听觉行为反应检查（BOA）、条件探索听力反应检查（COR）、游戏听力检查（PA）、听力计检查法、听觉诱发脑干反应检查（ABR）、语言测试（量表）、构音障碍检查、认知检查、脑影像学检查、情绪评估等。

3. 自然环境观察，主要是观察儿童社会化语言运用能力。

（三）标准化评估量表

1. 汉语儿童语言发育迟缓评定法（S-S 法）

该评定法为日本音声语医学会语言发育迟缓委员会以语言障碍儿童为对象于 1977 研制试用的，中国康复研究中心按汉语的语言特点和文化习惯研制的汉语版。原则上适合 1 岁 ~6 岁半的语言发育迟缓儿童，对于年龄超出，但语言发展现状未超出此年龄段水平的也可使用。不适合由听力障碍引起的语言障碍。该评定法应用非常广泛，我们重点介绍。

（1）S-S 法原理：S-S 法是依照语法、语义、语言应用三方面对语言发育迟缓儿童进行评定。在此检查法中对“符号形式与指示内容关系”“促进学习有关的基础性过程”“交流态度”这三方面进行评定，并对其语言障碍进行诊断、评定、分类和针对性治疗。

（2）S-S 法对儿童语言发育阶段的划分（表 2-6-2）

1）阶段 1：事物、事物状态理解困难阶段　此阶段语言尚未获得，并对事物、事物状态的概念尚未形成，对外界的认识尚处于未分化阶段。此阶段对物品的抓握、舔咬、摇动、敲打一般为无目的性。例如拿起铅笔不能做书写而放到嘴里去咬，另外对于自己的要求不能通过某种手段来表现。此阶段儿童常可见到身体左右摇晃、旋转、摇摆等，拍手或将唾液抹到地上、手上等反复的刺激行为。

2）阶段 2：事物基本概念阶段　在此阶段虽然语言尚未获得，但与阶段 1 不同的是能过根据常用物品的用途进行大致操作，对事物的状况也能够理解，对事物开始概念化。此时可以将人领到物品面前出示物品，向他人表示自己的要求。可细分为 3 个亚项：

①阶段 2-1：事物功能性操作，此阶段儿童能够对事物进行功能性操作，例如拿起电话，能让儿童把话筒放到耳朵上，或令其拨号等基本操作。生活中，能够穿鞋、戴帽子等。只要反复练习，就会形成习惯。

②阶段 2-2：匹配，在日常生活中去判断匹配现象，如果能将 2 个以上物品放到合适的位置上，可以说匹配行为成立。例如：将书放到书架上，将积木放到玩具箱子里等。像这样将书和积木区别开来放到不同的地方的日常生活场面，称为匹配。

③阶段 2-3：选择，此阶段是当他人出示某种物品或示范项时，儿童能在几个选择项中将出示物品或与示范项有关的物品适当地选择出来。阶段 2-2 是儿童拿着物品去匹配示范项，而本项是他人拿着物品或出示物品作为示范项。

3）阶段 3：事物的符号阶段，此阶段为符号形式与指示内容关系开始分化。语言符号大致分为两个阶段：具有限定性的象征性符号，也就是手势语阶段；幼儿语以及与事物的特征限定性较少、任意性较高的成人语阶段。此阶段具体分为 2 个亚项：

①阶段 3-1：手势符号，此阶段开始学习手势符号来理解与表现事物，可以通过他人的手势理解意思，还可以用手势向他人表示要求。手势语和幼儿语不是同一个层次的符号体系，手势符号为视觉运动回路，幼儿语为听力 - 语言回路。

②阶段 3-2：语言符号，幼儿语、成人语。此阶段是将语言符号与事物相联系的阶段。事物的名称不能都用手势语、幼儿语、成人语来表达，分为四种。能用三种符号表达的，如剪刀；无幼儿语，是能用手势和成人语表达的，如眼镜；无手势语，只能用幼儿语及成人语来表达的，如公鸡；仅能用成人语表达的。

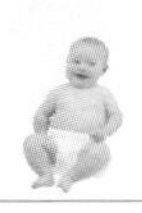

4）阶段 4：词句，主要句子成分，本阶段能将某事物、事态用 2 ~ 3 个词组连成句子。此阶段又按两词句、三词句分成两个阶段：

①阶段 4-1：两词句，儿童开始学习用两个词组合起来表现事物、事态的阶段。儿童在此阶段能够理解或表达的两个词句各种各样，如：大小 + 事物、颜色 + 事物、主语 + 宾语等。

②阶段 4-2：三词句，用三个词组合起来表现事物、事态的阶段。如主语 + 谓语 + 宾语。阶段 4 中的三词句与阶段 5 中的不同。如妈妈吃苹果，不能说苹果吃妈妈。

5）阶段 5：词句、语法规则，能够理解三词句表现的事态，但是与阶段 4-2 的三词句不同的是情况可逆。

①阶段 5-1：主动语态，如乌龟追小鸡。

②阶段 5-2：被动语态，如小鸡被乌龟追。

（3）将 S-S 法检查结果显示的阶段与实际年龄语言水平阶段进行比较，如低于相应阶段，可诊断为语言发育迟缓。

表 2-6-2　儿童语言发育阶段表

年龄	1.5 ~ 2.0岁	2.0 ~ 2.5岁	2.5 ~ 3.5岁	3.5 ~ 5岁	5-6 ~ 5岁
阶段	3-2	4-1	4-2	5-1	5-2
言语符号	主谓 + 动宾	主谓宾	语序规则	主动语态	被动语态

2. 贝莉婴儿发育量表——智力量表

适用于 0 ~ 3 岁儿童。有 163 个项目，用于测查婴儿的视觉与听觉对刺激物的反应、手眼协调的能力、语言的感受和表达能力以及认知能力等

3. 韦氏学龄儿童智力检查中国修订版（WISC-CR）

1980—1986 年由林传鼎和张厚粲主持并与全国 22 个单位协作修订的 WISC-R，称韦氏儿童智力量表——中国修订本（WISC-CR）；这些修订本在形式和年龄范围与原本相同，但一些分测验中的某些项目按我国文化背景修改，各修订本的修改幅度不同。WISC-CR 共有 12 项分测验。语言量表由常识、类同、算术、词汇、理解、背数 6 个分测验组成，操作量表由填图、排列、积木、拼图、译码、迷津 6 个分测验组成，其中言语测验中的背数和操作测验中的迷津属于备用测验。分别为某一同类测验失效时使用。适用于 6 ~ 16 岁，为智力检查，分为语言测验和操作测验两个部分。

4. 皮博迪图片词汇检查（PPVT）

该测验现已广泛地用于研究正常的、智力落后的、情绪失调的或生理上有障碍的 2.5 岁 ~ 18 岁儿童的智力。其结果与其他智力量表分数的相关效度系数为 60 左右，而且与其他语言测验的相关又明显大于与其他操作测验的相关。不过，对文化程度较差的儿童实施该测验比实施其他智力测验要困难一些。

这套工具共有 150 张黑白图片，每张图片上有 4 个图，其中一个图与某一词的词义相符合。测验时拿出一张图片，主试即说出一个词，要求被试指出图片上的 4 个图哪一个最能说明该词的意义。该测验适用的年龄范围为 2.5 ~ 18 岁。但每一个被试只做与其水平相接近的一部分的图 - 词。被试指对一个词得 1 分，在连续 8 个词中有 6 个词错误时，被认为是达到了顶点，中止试验，顶点数减错误数为总得分，测验所得的原始分数可以转化为智龄、离差智商分数或百分位等级。测验每张图片时，整个测验则要求在 10 ~ 15min 内完成。

5. 伊得诺斯心理语言能力测验（ITPA）：适用于 3 岁 ~ 8 岁 11 个月的儿童。

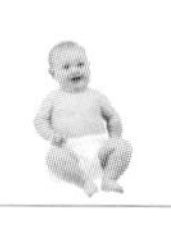

五、平衡能力评估

正常儿童形成平衡反应的时间是：俯卧位，6 个月；仰卧位，7 ~ 8 个月；坐位，7 ~ 8 个月；蹲起，9 ~ 12 个月；站立，12 ~ 21 个月。

（一）评估的意义

通过评定了解评定儿童是否有平衡障碍，确定平衡障碍的程度、类型，分析引起平衡障碍的原因，依据评定结果协助康复计划的制订与实施，对平衡障碍治疗训练效果进行评估，以及帮助研制平衡障碍评定与训练的新设备。

（二）评估的方法

1. 观察法　①在静止状态下能否保持平衡。例如：睁、闭眼坐，睁、闭眼站立（即 Romberg's 征），双足靠拢站，足跟对足尖站，单足交替站等。②在运动状态下能否保持平衡。例如：坐、站立时移动身体，在不同条件下行走，包括足跟着地走、足尖着地走、直线走、走标记物。③侧方走，倒退走，环行走等。

2. 量表法　信度和效度较好的量表有 Fugl-Meyer 平衡反应测试、Lindmark 平衡反应测试、Berg 平衡量表测试、MAS 平衡测试和 Semans 平衡障碍分级等。

3. 平衡仪测试法　平衡测试系统是近来发展起来的定量评定平衡能力的一种测试方法。这类仪器采用高精度的压力传感器和电子计算机技术，整个系统由受力平台、显示器、电子计算机、专用软件构成。通过系统控制和分离各种感觉信息的输入，来评定躯体感受、视觉、前庭系统对于平衡及姿势控制的作用与影响，其结果以数据及图的形式显示。

（三）标准化评估量表

1. Semans 平衡障碍分级法（表 2-6-3）适用于脑卒中后偏瘫和小儿脑瘫受试者。

表 2-6-3　Semans 平衡障碍分级法

平衡障碍分级	评定标准
Ⅴ	能单腿跪立
Ⅳ	能单膝跪立
Ⅲ	双足前后交叉站立时，身体重心能从后足移向前足
Ⅱ -3	能双足站立
Ⅱ -2	能双膝跪立
Ⅱ -1	能手膝位跪立
Ⅰ	能在伸直下肢的情况下坐稳
0	伸直下肢时不能坐

2. Lindmark 平衡反应测试　该测试由瑞典学者 Birgitta Lindmark 在 Fugl-Meyer 方法上修订而成，1998 年发表，方法更为适用。

3. Berg 平衡量表　由 Katherine Berg 于 1989 年首先报道，包括站起、坐下、独立站立、闭眼站立、上臂前伸、转身一周、双足交替踏台阶、单腿站立等 14 个项目，测试一般可在 20min 内完

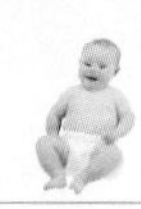

成。

4. MAS 平衡功能评测 由澳大利亚学者 Carr 和 Shepherd 提出的运动检测方法，总评分 48 分。其中有关平衡功能测定有 12 分，常与其他运动功能的评定一起进行。

5. Fugl-Meyer 平衡反应测试 该测试由瑞典医生 Fugl-Meyer 等人在 Brunnstrom 评定基础下发展而来，常用于测试上运动神经元损伤的偏瘫受试者。

六、协调功能评定

（一）评估的意义

明确有无协调功能障碍，评估肌肉或肌群共同完成一种作业或功能活动的能力；帮助了解协调障碍的程度、类型及引起协调功能障碍的原因；为康复计划的制订与实施提供依据；对训练疗效进行评估；协助研制协调评定与训练的新设备。

（二）评定方法

1. 观察法 观察受试者在各种体位和姿势下的启动和停止动作是否准确、运动是否平滑、顺畅，有无震颤。如让小儿从俯卧位翻身至仰卧位，或从俯卧位起身至侧坐位，然后进展至四点跪位、双膝跪位、单膝跪位、立位等。观察受试者的日常生活活动并通过与健康人比较，判断受试者是否存在协调功能障碍。

2. 协调试验分平衡性与非平衡性协调试验两类

（1）平衡性协调试验：是评估身体在直立位时的姿势、平衡以及静和动的成分。

（2）非平衡性协调试验：是评估身体不在直立位时静止和运动成分。

七、情绪行为发育评估

情绪行为的发育是一个分化的过程，在两岁之前，各种情绪陆续出现和发展，很多学者如加拿大心理学家布里奇斯、美国心理学家伊扎德以及我国心理学家孟昭兰等均对小儿情绪发育规律做了大量研究，提出了儿童情绪发育理论，制订了相关的评定量表，对指导评估有重大意义。

（一）评估的意义

情绪情感发育受很多因素影响，而情绪异常发育，如孤独症、分离性焦虑障碍、恐惧症、抑郁症等，若不及时发现，错失最佳治疗教育期，则会给家庭和社会带来沉重负担。而标准的评估能及时敏感地筛查出情绪发育异常的儿童，临床采取针对地引导教育和治疗，将大大减少上述疾病的发生、发展率。

（二）评估的方法

情绪发育的评定主要有观测法、谈话法、实验法和问卷调查法。

（三）标准化评估量表

1. 婴儿 - 学步儿童社会和情绪评估量表 (ITSEA) 这个量表属于诊断评估量表，适用于 12 个月以上的儿童，帮助鉴别儿童的强项和弱项，将社会和情绪发展分为 4 个维度：外化问题 (如攻击性)；内化问题 (如抑郁和退缩)；调节问题 (如睡眠、进食、非正常的敏感性)；能力 (如顺从、移情、情绪觉察)。

2. 情绪健康的发展指标 (AIMS) 这是一个简短的评估系统，用于鉴别和形成关于儿童情绪健

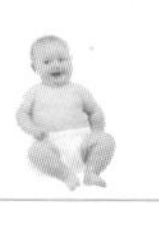

康的干预计划。这个评估系统将情绪健康定义为：在由家庭和社会环境提供的依恋、交互作用和控制背景下，个体生长和发展、工作、游戏和爱的能力。由 4 部分组成：纳入量——包括家庭背景和家庭相关指标；父母问卷——包括为 2 周、2，4，6，9，12，15，18 个月和 2、3、4、5 岁设计的材料；一般问题和观察点——包括关于访谈和父母 / 儿童观察的建议；中心访谈问题和简短的干预以及对这两方面的建议。

3. 葡萄地儿童早期社会情绪量表　这是一个常模参照的标准化量表。用于帮助检查儿童的情感世界和人际关系，评估这些方面的技能：注意、进入有意识的社会交互作用、懂得情绪的表达、构建和遵守人际关系和发展自我调节行为。该量表适用于从出生到 5 岁 11 个月婴幼儿。

4. 各年龄和阶段问卷　社会情绪 (ASQ：SE)。这是由父母填写的问卷，评估儿童的社会情绪行为控制系统，适用于 3 ~ 60 个月的儿童，属于筛查工具，为更进一步的评估做鉴定。该问卷跨越 8 个年龄组，分为 7 个行为领域：自我调节、顺从、沟通、适应功能、自治、情感、人际交互作用。该量表内在一致性系数为 0.81 ~ 0.95。

5. 儿童行为评估系统 (BASC)　这是一个多重方法、多重维度的工具，用于评估儿童的行为和自我知觉。核心成分是三个量表：教师评估量表 (TRS)、父母评估量表 (PRS)、个性自我报告 (SRP)。该量表可用于一系列情绪和行为障碍的诊断和教育分类，也可帮助制订治疗计划。适用于 2 岁 6 个月到 18 岁 11 个月的儿童和青少年。TRS/PRS 包括以下几个部分：外化问题、内化问题、适应技能和行为症状指标。SRP 包括临床性不适应、学校不适应和情绪症状指标。3 个量表的内部一致性系数为 0.70 到 0.90。重测信度为 0.70 到 0.90。标准化样本为 157 个测试点的 3065 个儿童。

6. 其他比较常用的量表　还有 Devereux 儿童早期评估计划 (DECA)、婴儿 - 学步儿童发展评估量表 (IDA)、婴儿 - 学步儿童症状检查表、气质和非典型行为量表 (TABS)、艾森博克儿童行为量表 (CBCL)，拉特儿童行为问卷，幼儿发展筛选量表 (ESI)、婴幼儿情感发育观察表、婴幼儿情绪情感表达与控制家长问卷、2 ~ 3 岁儿童行为检核表（child behavior checklist，CBCL/2-3）、Zung 焦虑自评量表系统、Zung 抑郁自评量表、分化情绪量表、维量等级量表。

第三章　音乐治疗

第一节　音乐治疗的起源

一、音乐治疗的历史及现状

（一）中国音乐历史

中国音乐疗法可以追溯至春秋战国时期，其中以《乐记》的音乐理论和《内经》的五音学说为集中代表，形成早期中医音乐疗法的思想体系。《乐记》把五音（角、徵、宫、商、羽）的理论确定下来，并探讨了音乐的作用。

（二）世界音乐治疗历史

自 20 世纪 40 年代开始，人们已逐渐将音乐作为一种医疗手段，在某些疾病的康复中起一定的效果，如降低血压、减轻疼痛及消除紧张等。目前，国际上重要的音乐治疗学术团体有世界音乐治疗联合会、欧洲音乐治疗联合会、欧洲心理治疗协会的音乐治疗工作组、引导想象与音乐治疗协会、诺道夫 – 罗宾斯音乐治疗机构等。音乐治疗在临床的多个领域均有应用，根据美国音乐治疗协会 1999 年的资料，约 4000 名美国国家注册的音乐治疗师在音乐治疗领域工作。世界上有 200 多个国家成立了音乐治疗协会，并每两年召开一次世界音乐治疗大会（图 3-1-1）。世界音乐治疗历史如图 3-1-1 所示。

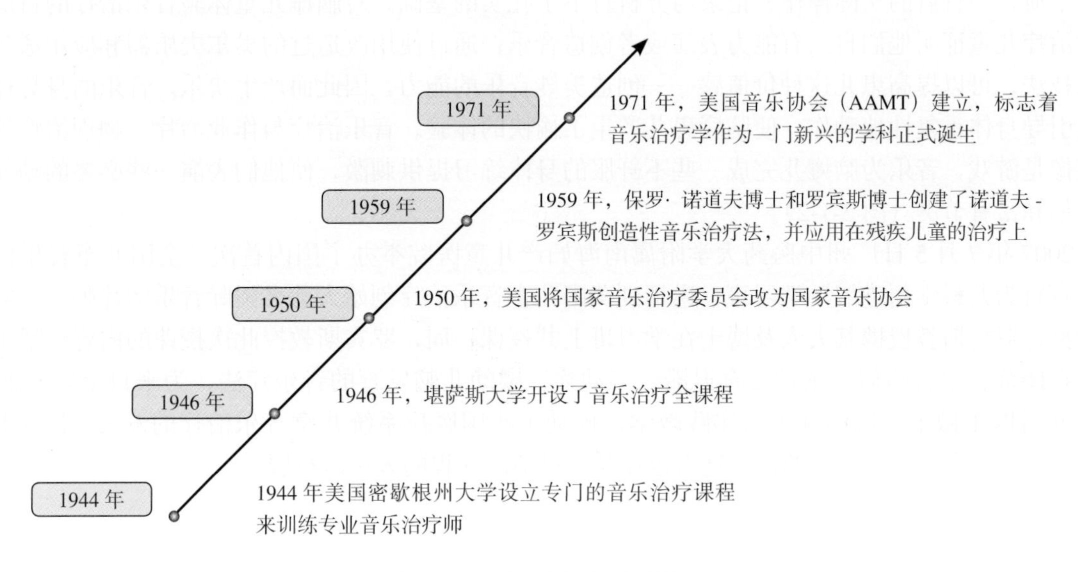

图 3-1-1　世界音乐治疗的发展

（三）我国音乐治疗发展进程

我国音乐治疗的发展日新月异，很多医疗科研机构开展了音乐疗法，广州中医药大学附属南海

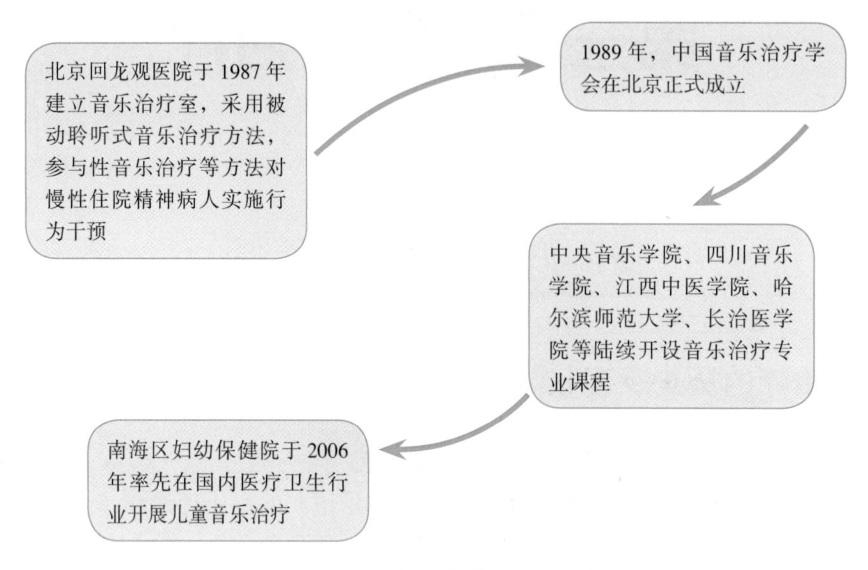

图 3-1-2　现代音乐治疗在我国的发展

妇产儿童医院儿童神经康复科开展了包括小儿脑瘫、自闭症、婴幼儿脑发育、智力障碍、多动症等的治疗项目，收到了令人惊喜的治疗效果。在2006年4月，率先在国内医疗卫生行业开展了儿童音乐治疗，为孩子们带来了更多的欢乐。他们招聘了三位医学院音乐治疗专业毕业的音乐治疗师，引进了德国的奥尔夫音乐疗法，购置了德国奥尔夫乐器，奥尔夫音乐不是让孩子们被动地听，而是借助一些辅助性的附和，随着乐器进行，分声部演奏打击乐器，这样儿童不仅能体验到音乐的美妙，而且能了解乐曲的节奏、结构和风格。2007年1月份，北京联合大学的陈莞教授莅临指导儿童神经康复科的音乐治疗实践课程，提出一对一治疗对脑瘫儿童的重要性；从客观的行为水平、音乐的感受性和情绪情感反应这几个方面制订出医学规范化的音乐治疗病例，并系统提出国内音乐治疗师手册，为日后的实际操作、记录与分析打下了扎实的基础。对脑瘫儿童体验音乐治疗的目的是向被治疗儿童证明他们自已有能力表演或者创造音乐；通过使用改造过的奥尔夫乐器和应用适当的音乐技法，可以提高患儿这种价值感——创造美妙音乐的能力，因此而产生快乐。音乐的身势律动可以引导身体重复性地动作，使脑瘫患儿产生了愉快的体验。音乐治疗与作业治疗、物理治疗等相比更像是游戏，音乐为脑瘫儿完成一些不舒服的身体练习提供刺激，使他们表演一些必要的动作更加自如和富有节奏（图3-1-2）。

2007年7月5日广州中医药大学附属南海妇产儿童医院举办了国内首次“全国儿童音乐治疗及发育行为儿科学新进展”学习班，邀请到美国儿童音乐治疗创始人著名国际音乐治疗师——罗宾斯教授，罗宾斯教授携其夫人及博士在学习班上共授课一周，罗宾斯教授此次授课的内容包括了脑瘫、自闭症、语言障碍、精神发育迟滞、多动症、婴幼儿脑发育的音乐疗法，为来自全国各地60多位儿科医生做了一周的理论与实践教学，推动了我国医疗系统儿童音乐治疗的发展（图3-1-3，图3-1-4）。罗宾斯教授个人的人格魅力也让参加过他的课程的人深深折服。

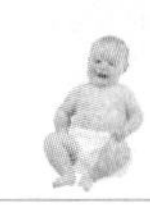

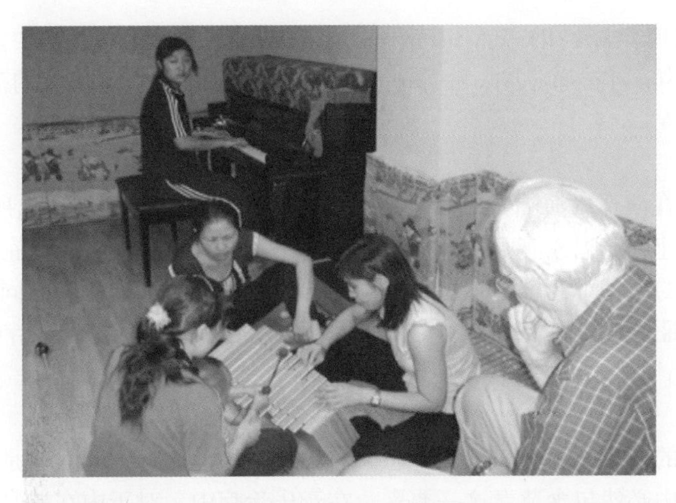

图 3-1-3　罗宾斯教授在广州中医药大学附属南海妇产儿童医院进行音乐治疗指导

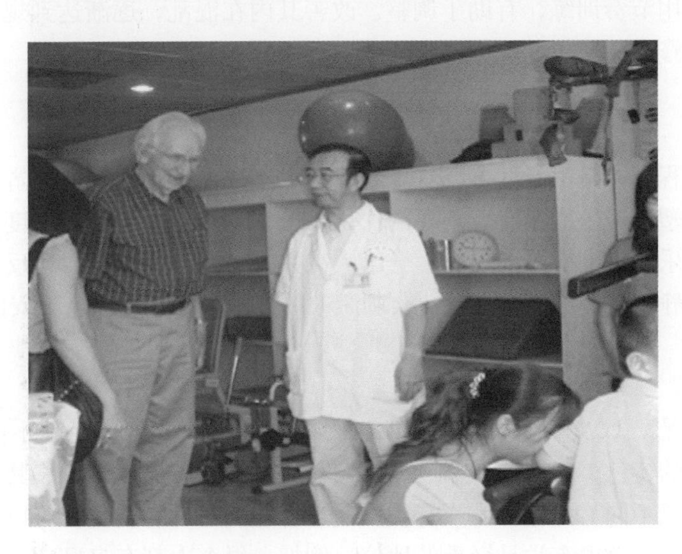

图 3-1-4　罗宾斯教授与刘振寰教授交流音乐治疗的经验

二、音乐各因素在治疗中的作用

音乐各因素在治疗中的作用如图 3-1-5 所示。

（一）旋律

旋律又叫曲调，是按照一定的高低、长短和强弱关系组成乐音的线条。它是塑造音乐形象最主要的手段，是音乐的灵魂。在音乐中，代表主要乐曲的，又让人记忆深刻的旋律叫主旋律。音乐治疗中，当主旋律出现时，相比其他乐句，会引发人们较多的生理、心理反应。优美动听的旋律会使人心情舒畅；欢快活跃的旋律会使人喜悦愉快；嘈杂怪诞的旋律会使人精神紧张、烦躁不安；萎靡不振的旋律会使人情绪低下，意志消沉。

（二）高低

高低是音的绝对高度。音高取决于发音体的振动频率，频率越大，音就越高；频率越小，音就越低。音乐治疗中，音的高低是非常重要的因素，人耳主要是靠音高接受外界音频信息，然后产生反应。特别是对听觉障碍的患者和特殊儿童来说，音的高低尤其重要。人的听觉器官对在16～20000Hz之内的声音才能感觉到；音乐上所用的音，则在16～7000Hz的范围之内。

（三）速度

速度是音乐作品在演奏（演唱）时的快慢程度。为使音乐准确地表达出所要表现的思想感情，必须使作品按一定的速度演唱或演奏。音乐治疗中，快速的音乐往往表现兴奋、激动、欢乐、活泼等情绪。但是，不同的患者对音乐的感受力是不同的，治疗师应选择速度不同的音乐，在治疗过程中反复试用，仔细验证，获得患者适宜的音乐速度，以达到对患者最佳的治疗效果。

（四）节奏

节奏是音乐中音的长短、强弱的组织形态。由于不同高低的音，同时也是不同长短和不同强弱的音组合，因此旋律中必然包含节奏这一要素。在音乐治疗中，对于内在混乱、毫无次序，外在表现行为异常的患者使用节奏训练，有助于调整、改善其内在混乱，逐渐达到规则化、次序化，使异常的行为得以缓和或修正。

（五）力度

力度是音的强弱程度，是由音的振幅（声压）的大小决定的，振幅大，音则强；振幅小，音则弱。音的强弱变化对塑造音乐形象起着重要的作用。音乐治疗中，可以用力度训练来调整患者的情绪问题。例如：当音乐的力度由弱渐强时，会给人以兴奋、前进的感觉；相反，由强渐弱地进行则会使人的情绪趋于平静。但是过强的音量却会刺激人的神经，引起烦躁、不安的反应。

（六）音色

音色就是音的色彩，取决于发音体的质料、形状及振动方式。音色是不同人声、不同乐器及其不同组合的音响上的特色。不同的乐器或人声器官所发出同一高度的音，其音仍有其特点，这种区别就在于它们的音色不同，亦称音品或音质。通过音色的对比和变化，可以丰富和加强音乐的表现力。在音乐治疗中，音色也有举足轻重的地位。例如，每个人都有自己喜欢的音色，有人喜欢钢琴、有人喜欢小提琴、有人喜欢铜管乐、有人喜欢木管乐、有人喜欢琵琶、有人喜欢古筝，如果音乐治疗师能够把握患者对音色的好恶，在治疗时就会事半功倍。

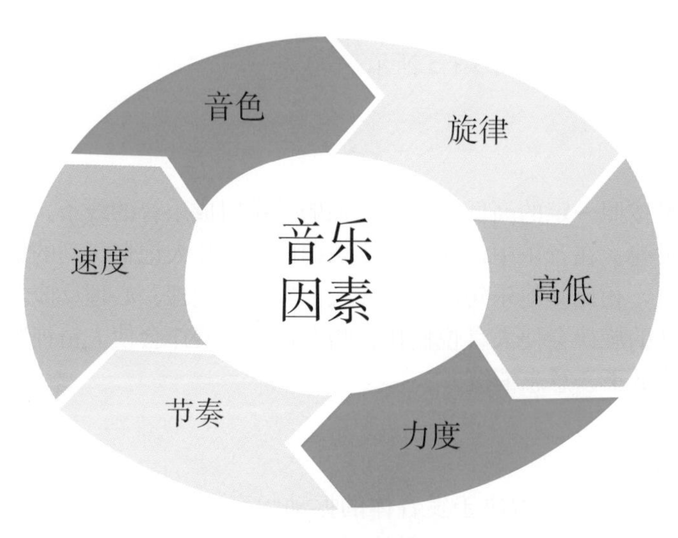

图3-1-5　音乐各因素的作用

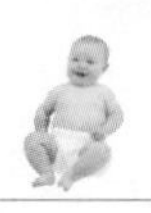

音乐是作曲家用乐音和噪音按照一定的结构组织起来的，并由演唱或演奏变为具体的音响，以一种艺术的形式去引发人们各种的情绪反应和情感体验，而不同的声音音色也将给人以不同的感觉。因此，音乐是一种声音的艺术，这种意识是用时间来陈述，确定的时间也就成为音乐作品固有的特性。音乐时间的改变将会使乐曲的风格、情感迥然不同，音乐离开了时间也将不复存在。因此，音乐被称为是时间的艺术。

人类对音乐的接受取决于听觉器官，因为人类的听觉在诸感觉系统中最为敏锐，再通过人对音乐的理解，去影响生理、心理的变化，因此，音乐也是听觉的艺术。

音乐本身就具有感情色彩，欣赏者在聆听音乐时是以各自的情感经验去感受和体验音乐，必将引起人与音乐的情感共鸣。因此，音乐是情感的艺术。

人际交往中，有许多语言是只能意会而难以言传的。音乐则可以成为达到这一目的最恰当的手段。尤其对于因各种障碍不能用语言交流的患者，音乐便成了他们感情交流的唯一媒介。人类与音乐旋律和节奏有一种神秘的联系，科学家至今也没能研究出其中最深层的东西，好像音乐比语言更能深入人的本质。因此，音乐也是交流和沟通的艺术。

第二节　音乐治疗的原理和方法

一、音乐治疗的原理

（一）神经内分泌学说

音乐通过听觉传导通路传入大脑皮质相关中枢（经典认为位于右侧颞叶），使局部皮质兴奋，并将冲动传至脑干网状结构及其他部位进行整合加工，通过传导纤维影响下丘脑、垂体等结构的内分泌功能，促使其分泌一些有利于健康的激素、酶等活性物质，调节局部血流量，提高细胞兴奋性，改善神经、心血管、消化及内分泌等系统的功能，维护正常生理节律和心理平衡。如有研究表明，音乐能提高人体内啡肽（一种天然止痛镇定剂）和免疫球蛋白（增加免疫力）含量，对改善患者术后疼痛及提高抗感染能力具有重要意义！大脑听觉中枢与痛觉中枢同在大脑颞叶，音乐刺激听觉中枢对疼痛有交互抑制作用，同时音乐还能提高垂体脑啡肽的浓度，而脑啡肽能抑制疼痛，所以音乐有镇痛作用（图 3-2-1）。

（二）共振学说

音乐是一种和谐的声波振动，可使颅腔、胸腔、腹腔及其内部的脏器组织产生共振，进而影响人体的脑电活动、心律及呼吸节律等。亦有学者认为人体的各个细胞时刻都在进行着微小的振动，音乐作为一种外源性振动，可通过共振使这些细胞的振动更为和谐，产生类似细胞按摩的作用，调节了机体细胞的兴奋或抑制程度，最终达到改善人体功能的目的。

（三）心理学机制

随着现代社会生活节奏的加快，人们工作学习压力越来越大，心身疾病的发生越来越多。现代医学心理学认为，这些疾病的发生主要是由于情绪过分受到压抑而失去平衡所致，自我情感的宣泄是解决这一问题的有效手段。音乐恰好具备了这种需求，为人们提供了一种情绪宣泄的途径。情绪活动的中枢下丘脑、边缘系统及脑干网状结构与自主神经系统密切相关，也是人体内脏器官和内分泌腺体活动的控制者，因而情绪的紧张状态能直接导致某些内脏器官病变，从而使人罹患“心身疾

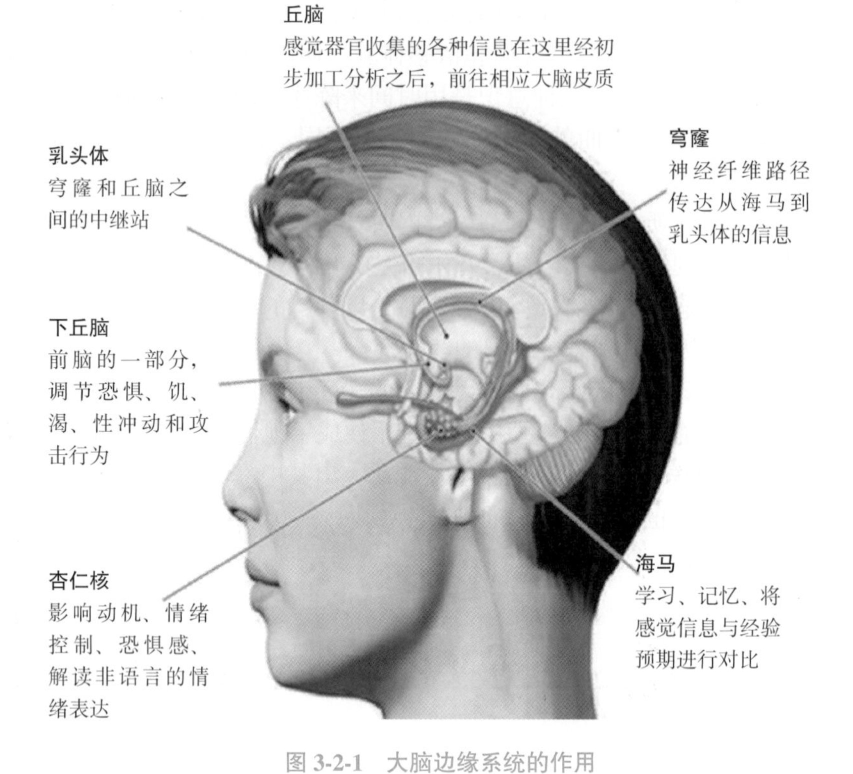

图 3-2-1　大脑边缘系统的作用

病”。音乐能调节人的情绪，所以也就能帮助治疗某些心身疾病。

心理学研究显示，音乐能影响人格，情感培养对人格成长至关重要，而音乐包容了人的情感的各个方面，所以能有效地铸造人格；音乐能超越意识直接作用于无意识，因而在心理治疗中有特殊功效；音乐活动是极为有序的行为，有助于协调身心及建立和谐的人际关系，因此被广泛应用于行为治疗。

（四）频率与旋律学说

体感振动音乐的频率范围在 16 ~ 150Hz，伴随着音乐旋律变化而变化（1/f 理论）的微妙细腻的体感振动幅度在数百 μm 到数千 μm 之间。这种物理作用对于改变脑组织供血状态，增加对受损脑组织的血液供给，对脑组织细胞产生细微的按摩作用，改善脑细胞的活性和细胞膜的通透性，有利于细胞膜内外物质的交换，促进脑细胞再生，使受损的脑细胞逐渐被新生的脑细胞取代有很好的作用。在脑瘫患儿的康复治疗中，将脑瘫患儿置于体感振动音乐床上，在音乐振动的刺激下患儿

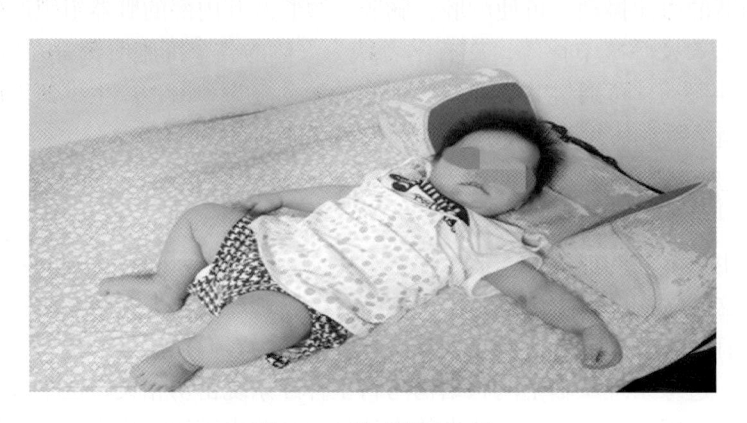

图 3-2-2　体感振动音乐

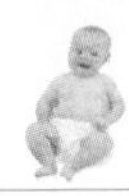

很快就感觉到身心的愉悦，肢体逐渐从痉挛紧张状态缓解放松，在此基础上，再施以人工肢体活动干预，就会取得很好的效果(图 3-2-2)。

二、音乐治疗的方法

(一) 节奏性音乐疗法

(rhythm-based therapy，RBT) RBT 音乐疗法是以节奏为基础的音乐疗法，帮助残疾儿童重建有节奏的运动方式。例如有节奏的步行，矫正顿足步，以及减轻手足徐动。此时，要在较慢的节拍明显的音乐伴奏下进行运动治疗，或让患儿唱着节奏明显的歌曲或哼着童谣进行运动，肢体随着歌声的韵律进行有节律的摆动。在进行 RBT 时，很重要的一点就是音乐治疗师要探索每一脑瘫儿童所适应的、所需要的具体的节奏，这个节奏不但能使他（她）的运动快慢适中，活动协调，不会因太急促而不知所措，也不会因太慢而致无所作为，而且这个节奏还是他（她）的生活方式的一个组成部分。外在的音乐节奏如果与他（她）内在的身心活动节奏相一致、相融合时，这个儿童就会接受这样的节奏，并能自动地以这样的节奏来协调生活，显得比较适意自在（图 3-2-3）。

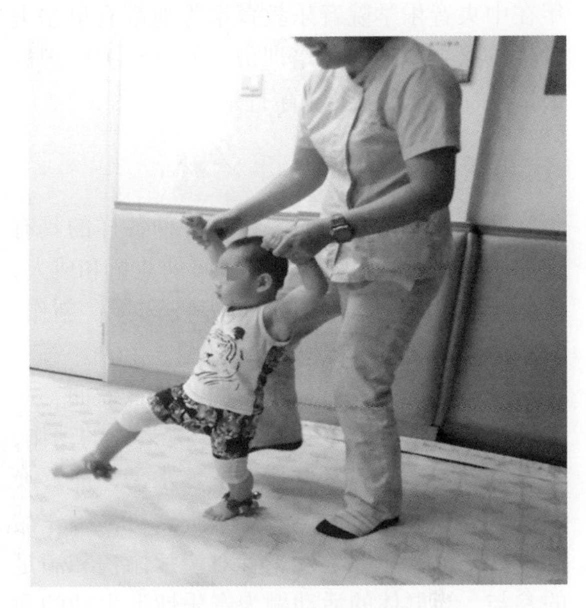

图 3-2-3　RBT 音乐疗法

(二) 诺道夫–罗宾斯创造性音乐疗法

罗宾斯博士主张治疗师应具备根据儿童的现场表现而做出针对性的即兴表演和创作音乐作品的能力，其中在他推荐的儿童敲打乐中，还增加日本铃木制造手中琴，目前在北京启智中心运用于儿童和老人院，收到良好效果。罗宾斯强调的是即兴音乐治疗对儿童的作用。罗宾斯音乐治疗理念有一个主线就是应用即兴音乐跟随患儿，用音乐来尊重患儿，并通过这种安全的氛围使患儿自我尊重、自我表达、自我控制能力得到提高。

音乐学习的积极性、创造性方面为有运动技能障碍的脑瘫儿的自由运动、韵律理解和价值感的加强提供了奖励。对于有沟通障碍和不能用语言学习新的方式表达自己的脑瘫儿来讲，演说的旋律性和韵律性都被提高了。有感觉损伤或者身体损伤的孩子可以通过音乐治疗发展他们的才能和体力（图 3-2-4）。

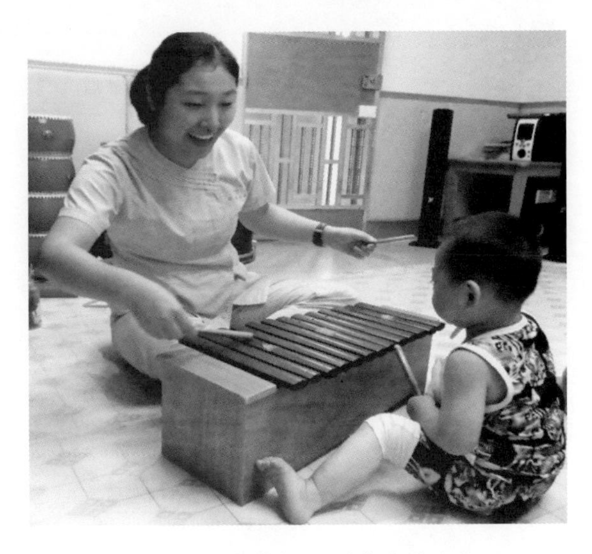

图 3-2-4　诺道夫 - 罗宾斯音乐疗法

(三) 奥尔夫音乐疗法

奥尔夫音乐疗法的特点是将唱、动、奏三种音乐表现融为一体，形成一种音乐游戏的模式。在特殊儿童音乐教育中，对奥尔夫音乐教学法的运用主要强调手段的丰富性、灵活性、生动性，淡化技巧的深度训练，其中让儿童在音乐伴奏下

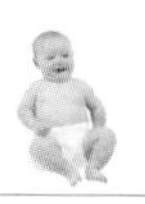

即兴表演的启发式教学形式十分适合发展水平参差不齐的特殊儿童共同体验音乐。目前，奥尔夫教学体系在我国已经发展得比较成熟，每年在中央音乐学院音乐教育系等地都有奥尔夫学会专家组织的定期培训班，并有相关的理论书籍、音乐光盘及儿童敲打乐出售（图 3-2-5）。

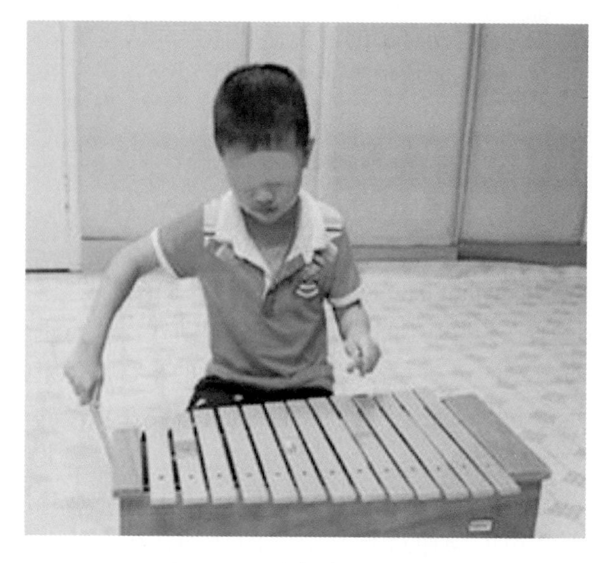

图 3-2-5　奥尔夫音乐疗法

（四）群体的音乐治疗

群体音乐治疗的对象，是各种各样的具有发展方面的残障问题和多种残障的儿童和成人，组织形成为群体，使用经过专门选择、创作、改编或即兴的音乐活动治疗（图 3-2-6）。每一种活动，不论是一首器乐编曲、一首歌曲、一段音乐游戏，还是音乐剧或者某种形式的动作，其选择都要适于患者群体的成熟水平，能够唤起群体中尽可能多的患者的兴趣。每一种作品的设计，都要能够激发患者对治疗愉快和满足的参与。当群体的活动融为音乐性上生动的和有意义的活动，每位个体的投入才能得到最为有效的实现和回报。群体音乐活动着眼于培育情绪成熟和社会能力的发展，以及有助于以下能力的增长：知觉力、集中力、注意力的维持；自信心和取得成就的满足感；言语和语言能力；减轻退缩、歇斯底里症和其他情绪障碍。群体音乐活动可分为四类（图 3-2-7）。

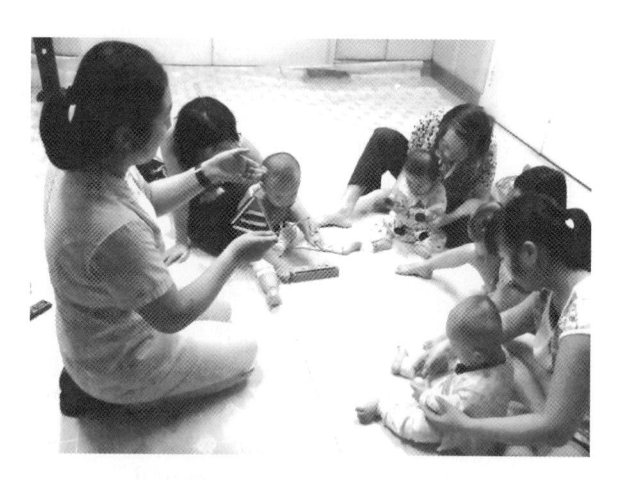

图 3-2-6　群体音乐疗法

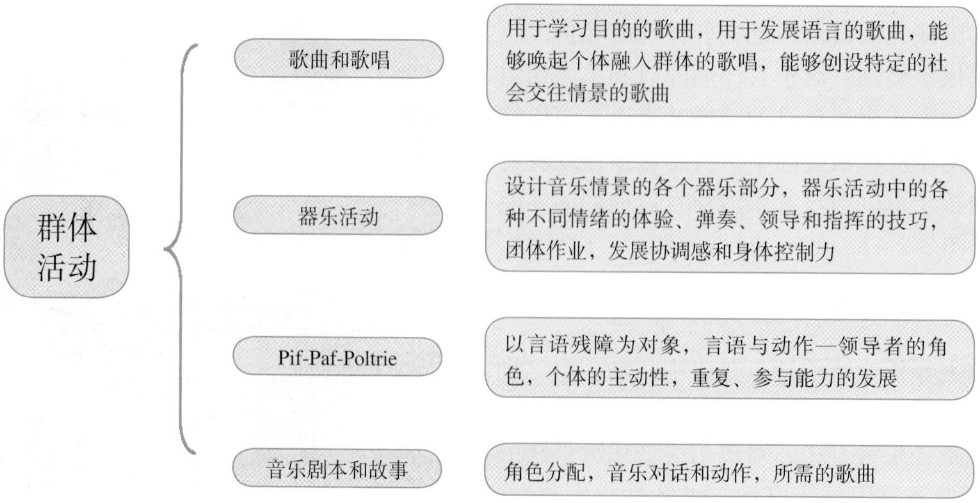

群体活动

- 歌曲和歌唱：用于学习目的的歌曲，用于发展语言的歌曲，能够唤起个体融入群体的歌唱，能够创设特定的社会交往情景的歌曲
- 器乐活动：设计音乐情景的各个器乐部分，器乐活动中的各种不同情绪的体验、弹奏、领导和指挥的技巧，团体作业，发展协调感和身体控制力
- Pif-Paf-Poltrie：以言语残障为对象，言语与动作—领导者的角色，个体的主动性，重复、参与能力的发展
- 音乐剧本和故事：角色分配，音乐对话和动作，所需的歌曲

图 3-2-7　群体音乐活动的分类

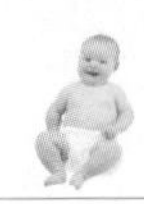

（五）个体的音乐治疗

诺道夫－罗宾斯治疗法的个体音乐治疗的要点：器乐即兴和声乐即兴在治疗师与各种残障儿童和成人开始接触，以及后来发展关系和互相交往过程中所扮演的角色；全面的文献档案的重要性；视听录影治疗过程的必要性。创造性音乐治疗是多方面的。由于这当中包含着极为不同的个性、条件、需要、能力、残障和状况，再加上在临床实践中有着大量音乐资源供选择，因而产生了极为广泛的教学材料（图3-2-8）。

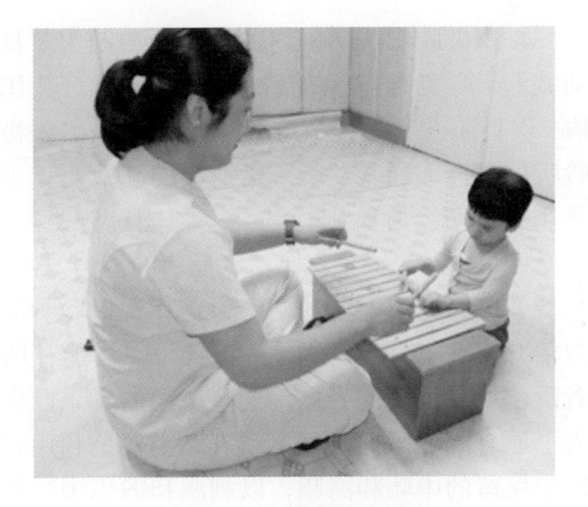

图 3-2-8　个体音乐治疗

1. 聆听法　即在音乐治疗师的指导下，通过聆听特定的音乐以调整人们的身心，达到祛病健身的目的。在当今世界音乐治疗研究中，因各国不同的文化传统，形成了不同的聆听治疗技术和方法。这种方法包括了聆听讨论法、音乐冥想法、积极聆听法、音乐联想法（图3-2-9）。

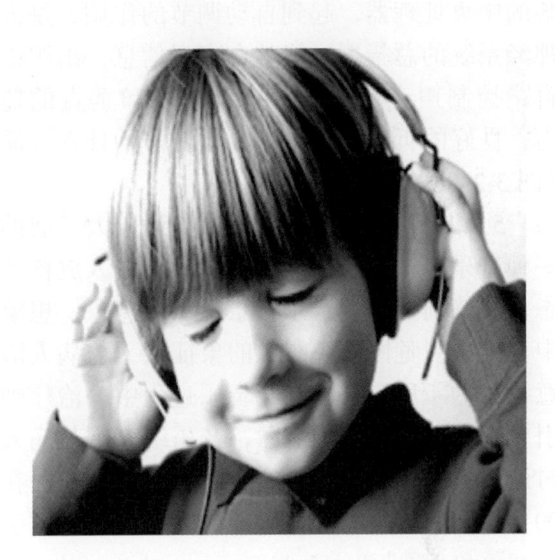

图 3-2-9　音乐聆听

2. 聆听讨论法　这是美国常用的方法，包括歌曲讨论和编制个人“音乐小传”等。由治疗师或求治者选择歌曲，在聆听后按治疗师的指导进行讨论；聆听这些音乐的同时回忆往昔的情景，常引起强烈的情绪和身心反应。一般用语言回忆往事，患者比较客观、冷静，而有恰当的音乐相伴的回忆就富于强烈的情感色彩。

3. 音乐冥想法　音乐冥想法是思想、精神、意识达到深度放松的治疗方法。音乐冥想法是按照音乐的功能，选择不同乐曲编制特定的音乐带，进行聆听加冥想。这些乐曲分别用于人的起居和情绪调节的各个方面，如：应用于起居的“早晨的音乐”“催眠音乐”，调节情绪的“焦虑不安时的音乐”“怒气不息时的音乐”“悲伤时的音乐”，用于治疗疾病的“血压升高时的音乐”“肠胃不适时的音乐”等（图3-2-10）。

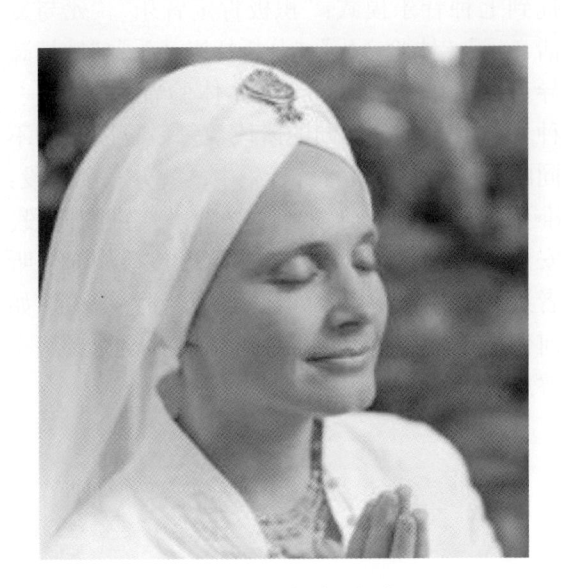

图 3-2-10　音乐冥想法

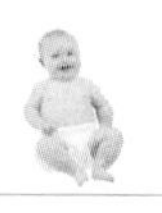

4. 积极聆听法　国内曾将聆听法归为“被动式”。其实有意识的聆听并非被动。美国唐·坎贝尔《莫扎特效应》一书中，提出积极聆听的概念。通常“听”是消极的随意听，不是用心地听。聆听则指的是一种能过滤声音、选择性集中并形成记忆和持续反应的能力。《莫扎特效应》介绍了治疗专家为培养积极聆听能力治疗训练技术，发明了“电子耳”，能让听者听已滤除低频的音乐。这些滤频的音乐已失去了原有的音乐性，并不动人，主要是利用音乐中保留的中频和高频，以刺激和锻炼中耳的镫骨肌，达到改善听力的目的。耳朵相当于电脑的中央处理器，起到自动调节的作用，是人神经系统的总指挥，能整合声音信息，组织语言，控制声音，还具有感觉水平和垂直的能力，良好的听力可以呈现出人良好的外在气质（图 3-2-11）。

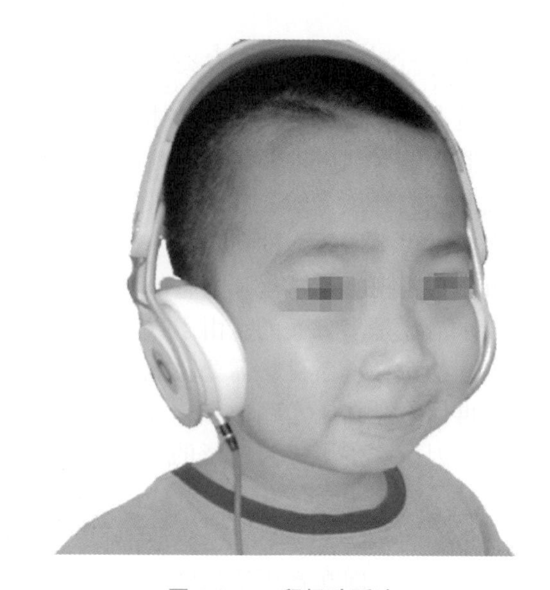

图 3-2-11　积极聆听法

5. 音乐联想法　是在美国得到较大发展的一种音乐疗法。由治疗师诱导病人进入放松状态，在特别编制的音乐背景下产生想象，想象中会出现视觉图像，图像的象征意义与病人潜意识中的矛盾有关。在听音乐过程中，治疗师引导病人诉说产生的想象，音乐结束后与病人讨论想象内容的意义（图 3-2-12）。这种疗法在70年代还形成了一套完整系统的技术，称“引导意象和音乐”（guided imagery and music），简称GIM疗法。对于GIM这一治疗方法，必须提到七种音乐模式：“积极肯定音乐”“死与复活音乐”“体验音乐”“分析抚慰音乐”“感情疏导音乐”“想象音乐”“集体体验音乐”。每一种音乐模式又分不同的阶段，每一阶段运用不同的乐曲。如积极肯定音乐中，就分六个阶段：准备阶段、进入阶段、建立阶段、目的阶段、安慰阶段和回归阶段。这些阶段包括如何使听者进入交替意识层，如何到达交替意识层，如何作用于交替意识层，最后如何引导听者从交替意识层回到意识中来（图 3-2-13）。

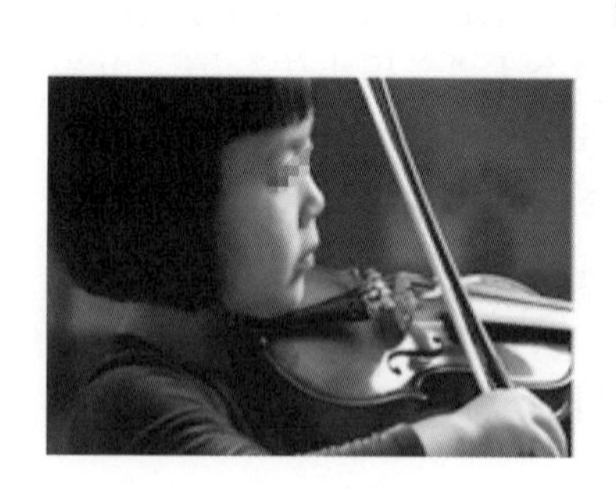

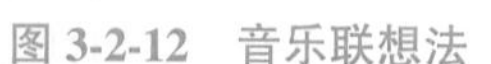

图 3-2-12　音乐联想法

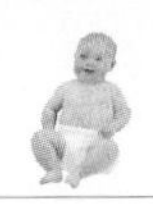

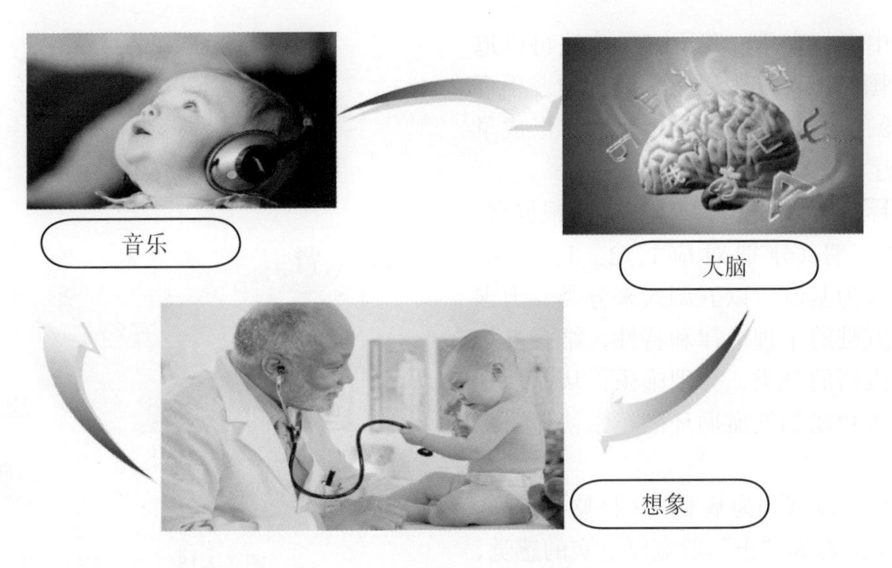

图 3-2-13　音乐 – 大脑 – 想象

6. 体感振动音乐疗法　挪威专家 Olav Skille 从治疗脑瘫儿童开始开创了体感振动音乐疗法。他利用体感音乐床垫进行脑瘫患儿康复理疗，患儿不但表情明显表现出愉悦感，肌肉痉挛很大程度地缓解放松。因此他在国际上第一次提出“体感音乐疗法”的概念。其后，欧美日各国相继开展了利用体感音乐疗法对于脑损伤所导致的重度运动障碍患者的康复治疗。主要目的是改善肌肉紧张痉挛、减轻疼痛、改善脑功能等。

音乐疗法能通过音乐的物理作用，直接对体内器官产生共振效果。在正常情况下，声音是以气传导为主的。正常的听觉范围内的声压级在 30dB 左右，这个声压级别的声波的物理作用是很弱的，对于人的生理影响很微弱。只有在声压级高达 100dB 的迪厅内，人才能开始感觉到声波引起的体感振动。不过，人的耳朵长时间处在 90dB 以上的声场中会受到损害，所以在空气中利用提高声压级来感受体感振动是不可取的。

而采用骨传导方式可以改变其不足。体感振动音响技术，是将乐曲中 16 ~ 150Hz 的低频部分电信号分拣出来，另外经过增幅器放大，通过换能器转换成物理振动，然后透过特制的床垫或椅垫，将振动传导到人体起到治疗作用。因为 16 ~ 150Hz 的低频部分的重低音感大大增强，伴随着振动感和冲击感，不但给人以极其强烈的临场感，还能够给人心理和生理带来愉悦的快感和陶醉感，使人迅速地达到最佳的精神放松状态。

体感振动音乐治疗是由体感振动音乐、治疗方案和体感音响设备三方面组成。据报道，用于痉挛性脑瘫儿童，体感振动音乐治疗对骨骼肌的松弛作用优于单用音乐疗法（图 3-2-14）。

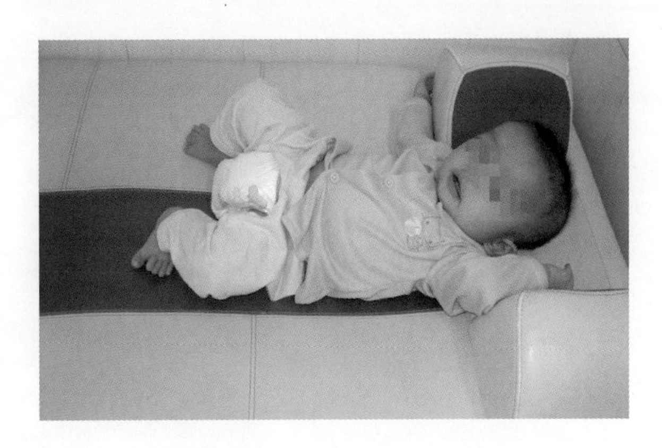
图 3-2-14　体感振动音乐疗法

7. 中医中五行音乐　我国音乐疗法可以追溯至春秋战国时期，其中以《乐记》的音乐理论和《内经》的五音学说为集中代表，形成早期中医音乐疗法思想体系。

中医的音乐疗法的五行归类，就是根据宫、商、角、徵、羽（分别对应1、2、3、5、6）这五音的表现为基础，以五调式来分类，力求准确地符合五脏的生理节律和特性，结合五行对人体体质人格的分类，分别施乐，从而达到促进人体脏腑功能和气血循环的正常协调（图3-2-15）。

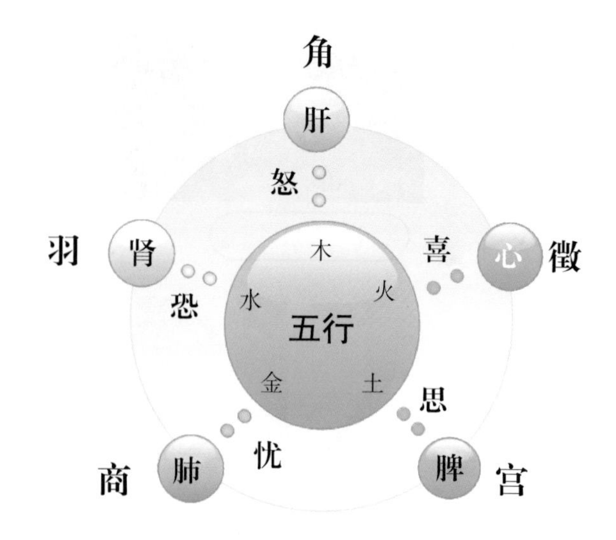

图 3-2-15　中医五行音乐

（1）土乐　以宫调为基本，风格悠扬沉静、淳厚庄重，给人有如“土”般宽厚结实的感觉，根据五音通五脏的理论，宫音入脾，对中医脾胃功能系统的作用比较明显。

（2）金乐　以商调为基本，风格高亢悲壮、铿锵雄伟、肃劲嘹亮，具有“金”之特性，商音入肺，对中医肺功能系统的作用比较明显。

（3）木乐　以角调为基本，风格悠扬、生机勃勃，有生机盎然的旋律，曲调亲切爽朗、舒畅调达，具有“木”之特性，角音入肝，对中医肝功能系统的作用比较明显。

（4）火乐　以徵调为基本，旋律热烈欢快、活泼轻松，构成层次分明、情绪欢畅的感染气氛，具有“火”之特性，角音入心，对中医心功能系统的作用比较明显。

（5）水乐　以羽调为基本，风格清纯、凄切哀怨、苍凉柔润，如天垂晶幕、行云流水，具有“水”之特性，角音入肾，对中医肾功能系统的作用比较明显。

第三节　音乐对儿童脑发育作用的主要体现

音乐对儿童脑发育作用见图3-3-1。

脑发育
记忆力
注意力
想象力
思维能力
智商
语言
心理发展
社会交往
音乐

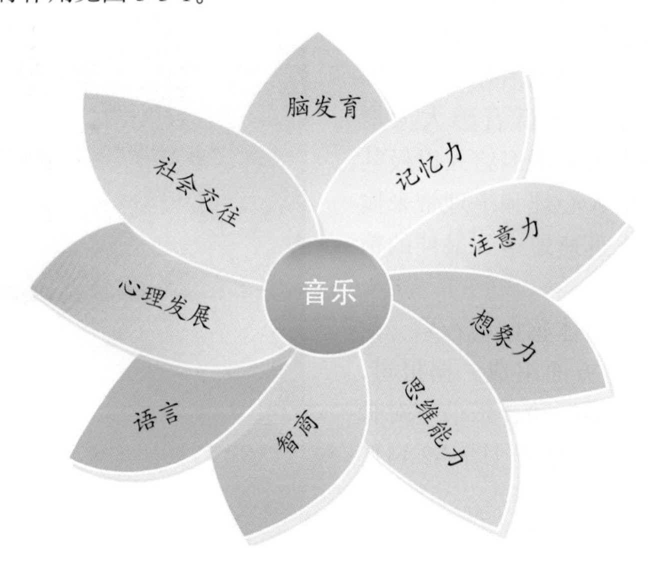

图 3-3-1　音乐对儿童脑发展的作用

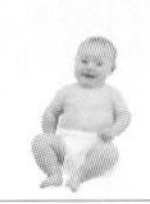

一、生理作用

运用脑成像的技术发现，人的左右脑对声音的刺激有明显的区别，语言刺激时左脑血流量上升，音乐刺激时右脑血流量上升。音乐治疗有利于听觉大脑皮质的发育外，听音乐对脑的胼胝体发育也有积极影响，而胼胝体有助于脑的两个半球间的交流。音乐能加强大脑不同部位的交流与联络，并使大脑的信息处理更为快捷、高效。据有学者观察，幼儿时期就接受音乐训练的音乐家比常人拥有一个更大的胼胝体（一种连接左右半球的结构组织）。所以说，音乐刺激对全脑的发展来说是很重要的（图 3-3-2）。

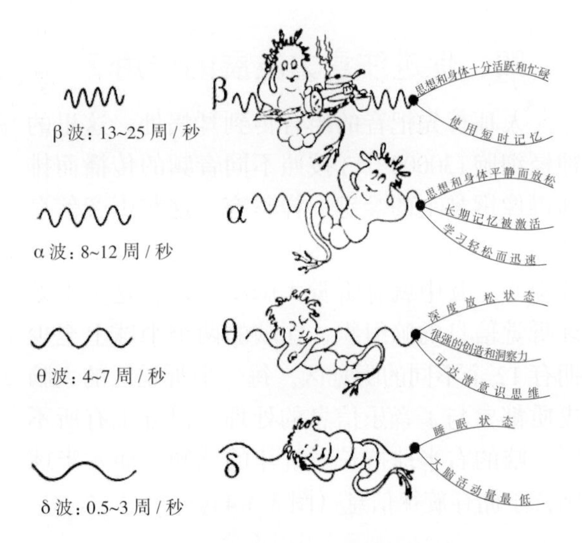

图 3-3-2　各种脑波对儿童脑发育的影响

二、物理作用

由于大脑皮层上的听觉中枢与痛觉中枢的位置相邻，而音乐刺激造成大脑听觉中枢的兴奋可以有效地抑制相邻的痛觉中枢，提高大脑的兴奋程度，通过神经和体液的调节，促进人体分泌有利于健康的激素或神经介质，达到调节血液循环、加强人体新陈代谢、清除疲劳、对抗抑郁、焦虑及其他心理危机的发生，缓解、减轻心理疾病症状直至康复。

三、促进记忆力发展的作用

欣赏或演奏乐曲，能强化精神、神经系统的功能，使视觉记忆、听觉记忆得到锻炼，并能加强情绪体验记忆。音乐可使儿童的记忆呈快捷性、持久性、准确性地提高。生理学家也找到了音乐促进记忆的奥秘：因为人的记忆过程与大脑的“边缘系统”有密切关系，而音乐能刺激“边缘系统”分泌的激素、酶、乙酰胆碱等增多，这些物质能对中枢神经系统的功能产生广泛的影响，从而促进了记忆能力的提高。

音乐澄清脑波而获得超级记忆能力，人类的脑波在清醒时约为每秒 1～30Hz 的 β 波，学习记忆仅在 25%～60%，而音乐欣赏及演奏能调整脑波的频率，在音乐的作用下大脑可控制在 6～16Hz 的 α 波，其记忆能力能达 90%～95%（图 3-3-3）。

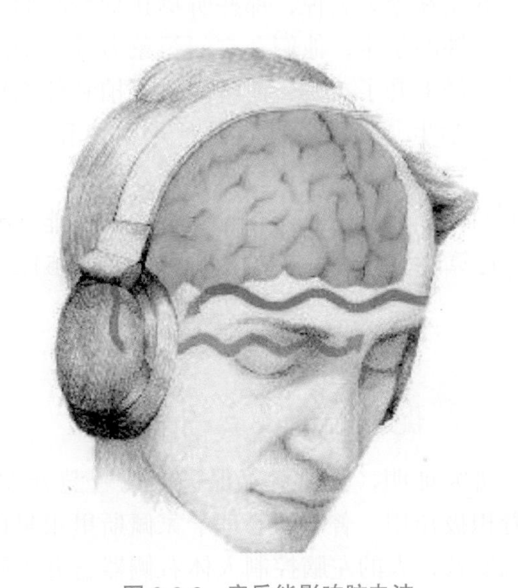

图 3-3-3　音乐能影响脑电波

左右大脑同时工作，使学习和记忆存留的效能达到最大化，学习过程输入的信息激活了大脑左半球，而音乐激活大脑右半球。同样地，使两侧大脑半球同时工作，如演奏乐器或唱歌，能使大脑对处理信息的能力得到进一步提高。

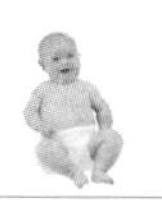

四、促进注意力发展的作用

人耳首先把音的组合传到耳蜗处，这里的神经细胞 (30000 个) 按照不同音频的传播而排列得像钢琴上的琴键一样整齐。这些声音信息经过耳蜗传至脑干，然后再进入更高的信息处理中心。其中就有听觉大脑皮质，它是负责处理听觉信息的脑组织，在脑的两个半球上至少拥有 12 个不同的听觉区。每一个听觉区的大脑皮质都参与了音乐信息的处理，但分工有所不同。脑的右半球擅长对旋律的感知，而左半球则善于储存旋律信息（图 3-3-4）。

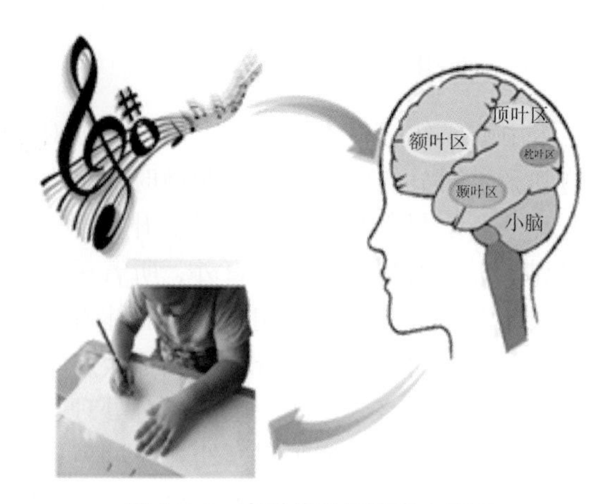

图 3-3-4　音乐能促进注意力发育

五、促进想像力发展的作用

在著名的莫扎特效应研究中，加利福尼亚大学爱尔文分校的弗朗西丝·劳施和戈登·肖观察到，听音乐对我们形成解决数学问题的空间想象力有影响。劳施和肖让大学生分别聆听莫扎特的奏鸣曲、轻松的节拍、或什么也不听，最终的发现令人震惊，那些听莫扎特奏鸣曲不过几分钟的学生，他们在空间想象力预试中的成绩已经上升了 62%，而听轻松节拍和什么也不听的学生，其成绩只分别上升 14% 和 11%。由于进行数学运算的神经途径恰好紧挨着处理音乐的神经途径，故而一旦欣赏音乐的能力提高，运算能力也就相应地提高了（图 3-3-5）。

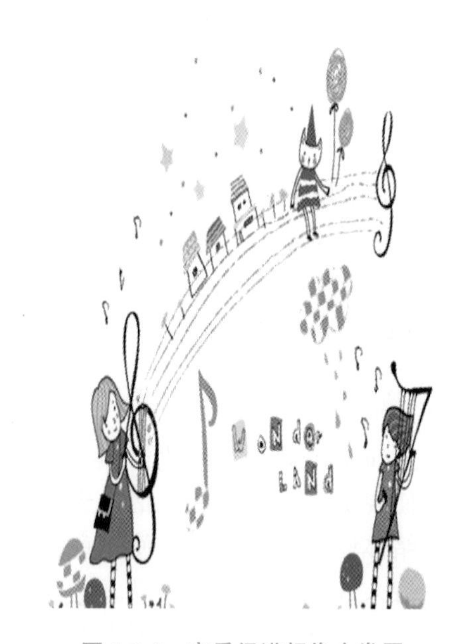

图 3-3-5　音乐促进想像力发展

六、促进智商发展的作用

研究证明，音乐对于促进人的智慧开发，起着积极作用。著名的心理学家佩斯里很早以前就发现，人的左脑控制人体右侧器官并主管语言和逻辑思维功能；右脑则控制人体左侧器官并主管音乐艺术和形象思维功能。右脑，因此也称“音乐脑”，不过这“可怜”的右半球脑袋瓜却常受到忽视和冷落。但其实音乐的作用在于锻炼人的形象思维能力，使五官四肢灵敏协调及反应迅速，让人的左右脑同时得到发展和应用，增强人的创造性和想象力（图 3-3-6）。

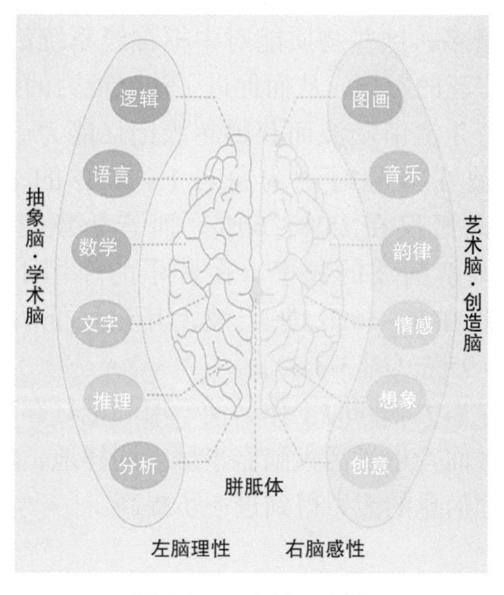

图 3-3-6　左脑 - 右脑

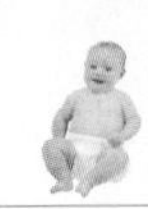

七、促进抽象思维能力发展的作用

音乐形象是比较抽象的艺术形式，只能通过思维来理解，音律、节奏、乐曲结构具有高度的逻辑性，几乎可以和“科学皇后”——数学的高度逻辑性相媲美。经常欣赏和演奏音乐，可以启发智慧加强理解能力（图 3-3-7）。

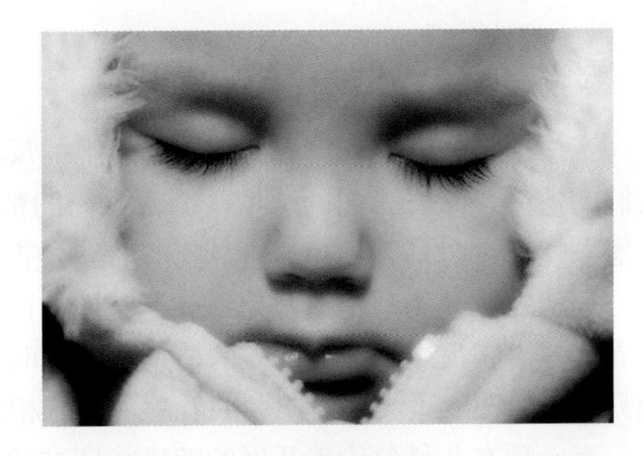

图 3-3-7　音乐促进抽象思维能力发育

有研究者指出，欣赏音乐是一种运用大脑多个部位的复杂运动。音乐美感靠右脑去体验，而对音乐的理解和分析要靠左脑去完成。左右脑同步协调运行对婴幼儿心智的发育意义重大。长期的音乐陪伴可以有效地激活孩子的右脑，避免其成年后形成语言逻辑思维占绝对优势的“左脑型”思维的弊端。

八、促进语言发展的作用

美国哈特福特大学的约翰·M·费尔拉本德、克拉克·桑德斯及其同事们进行了一系列研究，观察学龄前儿童对歌曲的记忆程度是如何随着旋律或歌词的改变而改变。研究人员给一群 3～5 岁的幼儿播放一组原创歌曲，然后，再重新播放一遍歌曲：同样的旋律，不同的歌词；或是不同的旋律，相同的歌词。结果，费尔拉本德和同事们发现，相对于歌词而言，受试幼儿对歌曲的记忆力更受到旋律的影响。但如果多放几遍歌曲，歌词和旋律之间的关系就显得密切起来——也就是说，幼儿在多次重复听歌曲后，旋律和歌词都能对歌曲的记忆最终起到相同的帮助作用。有鉴于此，研究人员开始假设，大脑的某一区域（被认为是左颞叶）负责处理歌曲的旋律或节奏；而另一区域（被认为是右颞叶）则负责处理歌曲的歌词（图 3-3-8）。

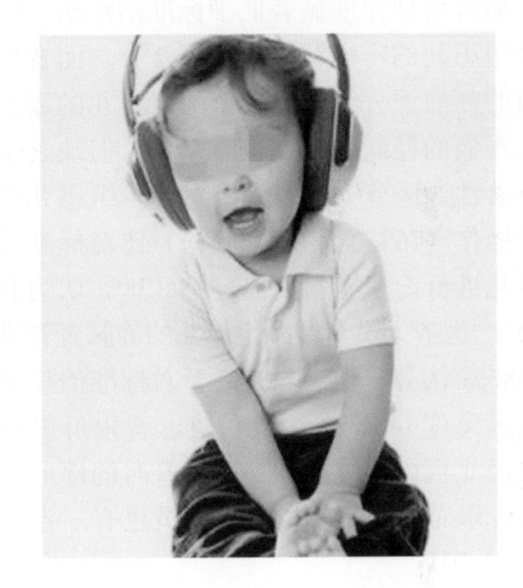

图 3-3-8　音乐促进语言发育

九、促进社交发展的作用

音乐活动如乐器合奏、合唱、音乐游戏、舞蹈等，本身就是一种社会交往活动。通过组织各种音乐活动，为儿童提供一个用音乐和语言交流来表达、宣泄内心情感的机会，让小朋友们在情感交流中相互理解、相互支持，这样，孩子在各种心理困扰和痛苦得到缓解的同时，也获得了自我表现和成功的满足，从而使其增加自信心，提高自我评价，促进心理健康（图 3-3-9）。

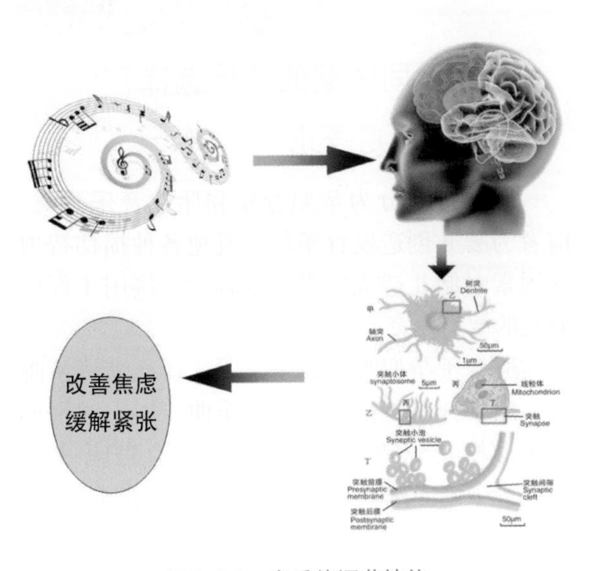

图 3-3-9　音乐能调节情绪

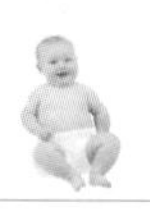

十、促进心理发展的作用

音乐声波的频率和声压会引起心理上的反应。良性的音乐能提高大脑皮层的兴奋性，可以改善人们的情绪，激发人们的感情，振奋人们的精神。同时有助于消除心理、社会因素所造成的紧张、焦虑、忧郁、恐怖等不良心理状态，提高应激能力。传统的心理治疗认为“认知决定情绪”，而音乐心理治疗则认为“情绪决定认知”。当一个人的情绪好的时候，往往看到事物积极的方面，把坏事看成好事；反之，当一个人的情绪不好的时候，往往看到事物消极的方面，把好事看成坏事。因此只要情绪改变了，人对问题的看法也会有相应的改变。

有一项在儿科急诊室开展的随机临床试验，本研究总共纳入了42名3到11岁接受静脉穿刺置管的儿童。主要评估指标为紧张行为，次要评估指标包括儿童疼痛自评、儿童心率、家长和医务人员的满意度、诊疗操作的顺利程度以及家长的焦虑度。当我们将静脉穿刺期间未出现紧张行为的患儿排除在外后发现，音乐治疗组患儿在穿刺前后的痛苦增加程度显著低于标准治疗组。标准治疗组患儿的疼痛评分增加了2分，而音乐治疗组的疼痛评分维持不变；两组患儿的家长对患儿疼痛的控制满意度也有差异，但缺乏统计学显著性。医务人员表示，对音乐组患儿进行诊疗操作（76% 认为非常轻松）比对标准治疗组患儿进行诊疗操作更加轻松（38% 认为非常轻松）。医务人员对音乐组患儿的静脉置管满意度（86% 认为非常满意）高于对标准治疗组的置管满意度 (48%)。由此可见，音乐可能有助于减轻儿童在接受静脉穿刺置管时的疼痛和痛苦。音乐对患儿父母及医务人员也有一定帮助（图 3-3-10）。

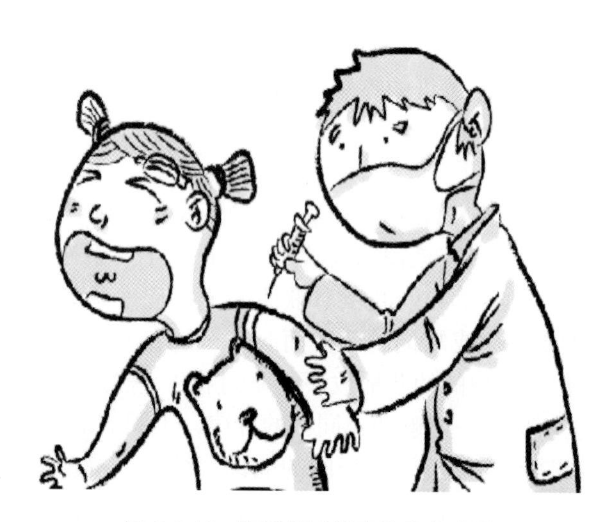

图 3-3-10　音乐能减轻患儿痛苦感受

第四节　益智健脑音乐的科学应用

一、不同时期的音乐选择

（一）胎儿音乐

胎儿音乐分为孕妇音乐和胎儿音乐两类。前者为婴儿创造发育条件，避免各种损伤智力的因素对胎儿造成伤害；后者则直接用于促进胎儿的智力发育。

适合于孕妇听的音乐，要选择充满诗情画意、幽雅抒情、委婉柔和的乐曲。如中国古典乐曲《梅花三弄》《平湖秋月》《渔舟唱晚》；西方音乐则应选取古典音乐，如《小夜曲》《仲夏夜之梦》；现代音乐，宜选用理查德·克莱德曼的《秋之喁语》(图 3-4-1)。

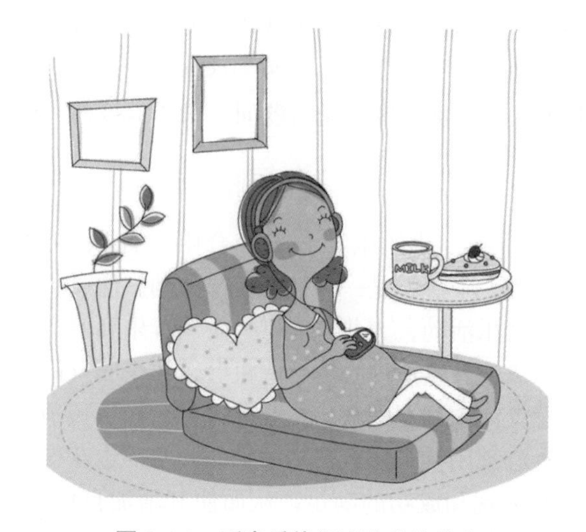

图 3-4-1　听音乐能促进胎儿脑发育

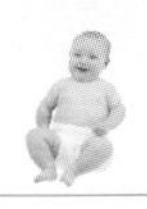

孕妇不宜听节奏强烈、音色单调的音乐，如迪斯科音乐等，也不宜听有庸俗色情成分的音乐。前者会造成烦躁和疲劳，对胎儿不利；后者往往会引发邪念，对胎儿的性格产生不良影响。孕妇听音乐，应根据生活规律，随时听取，但不宜戴耳机，音量应控制在 45 ~ 55dB 之间。

适宜于胎儿听的音乐，是让胎儿直接受益于音乐。胎教播放的音乐，音色上要柔和一些、欢快一些，这样对孕妇是一种安慰，可以增强孕妇战胜困难的信心，由衷地产生一种即将做母亲的幸福感和胜利感，并把这种愉快的感觉传给胎儿，每次 20 ~ 30min。凡 4 个月以上的胎儿都可以听音乐，目前市场上有不少专门的 CD 供选用，如《胎教音乐》《小神童》《我将来到人间》等。

胎儿能不能“听”到这些声音呢？根据实验，发现音乐能使胎儿心率发生变化。英国心理学家奥尔兹用交响乐童话《彼得和狼》进行实验。发现胎儿心率总是随着乐曲的起伏而发生变化。孩子降生之后，每当听到《彼得和狼》时，就会露出笑脸，说明孩子已经“记得”这首乐曲。

（二）婴幼儿音乐

对 3 岁以下的婴幼儿施行的音乐益智，有人称为“朦胧期音乐益智”。这一期间的孩子，尚未掌握语言和文字，但正因为这样，他们对音乐尤其偏爱。应该抓住这一关键时刻，用音乐的方法启迪他们的大脑，促进智力发育。

3 岁以下的婴幼儿，应选择活泼、欢快、轻松的音乐作品，旋律、音响、配器都不要太复杂。象《卖报歌》《铃儿响叮当》等歌曲或乐曲，孩子们都很喜欢。而维妙维肖地以模拟自然界声音的音乐作品，如小鸟鸣叫、流水叮咚、火车轰隆等声音的乐曲，也是启迪儿童心灵的佳品。

（三）学龄前儿童音乐

学龄前儿童，指 3 ~ 6 周岁这个阶段。一般来说，3 岁左右是孩子智力发育的飞跃时期，3 ~ 6 岁，孩子还没有功课的负担，正好可以作为音乐益智的“黄金时期”。

在适用的乐曲方面，这一阶段基本上可以与上面所介绍的相同。不同的是，需要增加一些音乐常识的教育。例如：告诉孩子什么是乐谱，唱歌与念儿歌有什么区别，常见的乐器有哪些，以及一些浅显的乐理，还需要培养孩子动手演奏乐器的能力，“以手促脑”和“以耳促脑”并行。

（四）少年音乐

目前，世界各国都十分重视小学阶段的音乐教育，构筑和完善了儿童音乐教育体系，如美国的“综合音乐感教育法”、日本的“铃木教学法”、德国的“奥尔夫教育法”。10 ~ 15 岁的儿童，可以有选择地听下列乐曲：①中国和外国的古典音乐，如《渔舟唱晚》《喜洋洋》《英雄交响曲》《佛罗伦萨之夜》；②内容健康的现代大型乐曲，如《黄河大合唱》《红旗颂》《长征组歌》之类；③抒情的轻音乐、流行音乐，如《军港之夜》《啊，莫愁，莫愁》《潜海姑娘》等。

二、音乐的参与方法

（一）被动参与

被动参与以欣赏乐曲为主，“听”是音乐艺术最基本的特征。为此，感受音乐和鉴赏音乐是培养学生音乐审美能力的有效途径，可以采用立体声耳机收听，也可以用录音机在室内或湖边、林中等安静、幽雅的环境中播放，但孩子喜动厌静，对音乐不会有太大的兴趣，因此，不能强迫他们规规矩矩地坐在椅子上，一本正经地听音乐，可以在孩子游戏或吃饭时，甚至在做功课时播放。有不少人认为做作业时放音乐，会干扰孩子的注意力，影响作业的正确率，其实这是一种误解。实践证

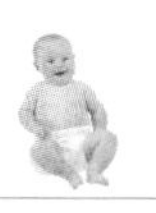

明：做作业时播放优美舒缓的乐曲，只要音量适宜，不仅不会影响学习，还会使孩子对所做功课记得更牢（图 3-4-2）。

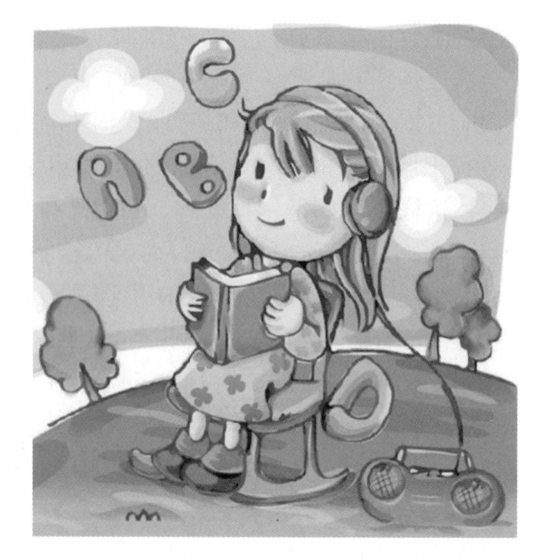
图 3-4-2　听音乐能提高学习效率

白天播放音乐，音量控制在 50dB 左右为宜，而孩子在睡觉前、做作业时，则应开到 40dB 的音量，这是最适合于人体功能的音量。一般来说，催眠、镇静情绪的音乐，音量稍小一些；温和、舒畅的乐曲，音量中等，约 50 ~ 55dB，总的原则是让孩子听到音乐后不是嫌烦，而是出现轻松舒适的感觉。如学校让孩子听音乐益智，可放在下课时、做体操时或课外活动时。

Ferguson 和 Sheldon 在 2013 年的研究中，他们会让被试聆听 Aaron Copland 创作的一些经典曲目。结果表明，比起被动地接受这些音乐，那些积极主动地去感受音乐中所蕴含的快乐情感的人，会觉得心情更好。当音乐的清泉汇入儿童的耳朵，用心地感受比被动地接受，更让我们快乐，带给我们更多额外的、美好的心理体验。

（二）主动参与

主动参与要求小儿积极参与音乐实践，如演奏乐器，演唱歌曲，载歌载舞。主动参与更能直接影响孩子的思想态度，提高少儿的艺术兴趣，促进视、听和四肢运动的协调发展，培养积极进取的参与精神，加强自信心，进而达到开发智力的效果。有关资料表明，经常操作乐器的儿童，其语言逻辑、抽象思维能力均高于同龄儿水平。据观察，性格外向、好动不好静，爱幻想的孩子，采用被动参与的方式较好；而性格偏于孤僻、内向的孩子，则应积极诱导他们去主动地参与。

一位著名的音乐教育家说：儿童学习音乐最好从打击乐开始学习，因为打击乐最容易发出声音，没有音准上的困扰，能满足孩子制造音响的欲望，降低学习上的挫折感，打击乐教学必将成为音乐启蒙教育的趋势。架子鼓（爵士鼓）属西洋打击乐器，学习爵士鼓能进行独奏、还可以胜任各种乐团中打击乐的合奏，并为学习其他乐器打下良好的基础。幼儿爵士鼓教学，是对儿童进行动手、动脑、动脚的训练，不仅发展了儿童的动手能力，更重要的是通过双手、双脚参与各种活动，促进了大脑的发展，并对非智力心理素质、自我意识、语言能力的发展都得到有效的促进。这种促进与开发，还表现在开阔的思想、敏锐的观察力、丰富的想象力和创造力等方面。学爵士鼓的年龄相对大一些会更好，以前会是要求 9 周岁开始，现在 5 周岁就开始学的也很多。学习爵士鼓的孩子要求节奏感要好，要有激情，性格过于内向的孩子不容易投入学习爵士鼓的氛围里，甚至会感觉太吵太闹了（图 3-4-3）。

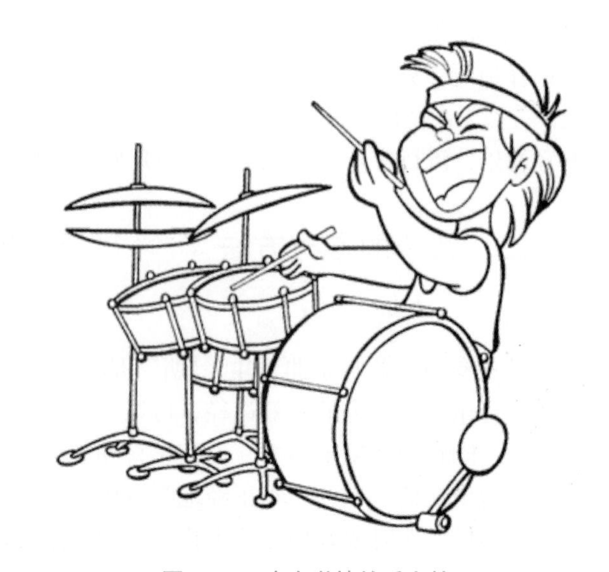
图 3-4-3　富有激情的爵士鼓

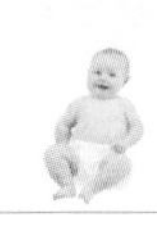

实例分析：圆圆，女，4 个月，第一次见面医生就被她的大眼睛所吸引，一眨一眨的好漂亮，皮肤白白的嫩嫩的，四肢看起来还蛮结实，很讨人喜欢。但是跟她说话，她似乎不怎么搭理，给她看图片和玩具也同样没什么反应，眼睛没有看，手脚也不动。宝宝虽然没什么问题，但四个月宝宝应该能追视物体，并对物体感兴趣，而且也会简单发音，例如“啊哦”、“ang gu”，医生同圆圆妈妈交流宝宝平时在家的情况，妈妈也说她平时没有那么活泼，也很少发音，于是我建议给圆圆做一下视听训练，对圆圆的视觉、听觉给予不同的感觉刺激。

在第一次训练过程中，治疗师给她听不同分贝、不同频率的声音，起初没什么反应，但治疗师拿颜色鲜艳的水果图片给圆圆看，并给她生动地讲解水果的特征、形状和颜色时，虽然圆圆听不懂老师在说什么，但她对老师的声音开始有反应，她的眼睛时不时会看老师的嘴巴，老师夸她“很棒”时，她居然张了个大嘴巴，能看到圆圆如此反应，老师还是很高兴的。接着老师拿不同的玩具引导她看和听，圆圆却没有那么好的专注力，当然老师知道这是一个缓慢的过程，圆圆没有哭闹已经是最好的配合了。

随后几次治疗，圆圆都准时来训练，同样都没有哭闹，都顺利完成了训练。第六次训练开始时，圆圆妈妈进来就说，昨天她发现下午爸爸回家开门时，圆圆转头看门口了，一直看着爸爸进来，她好开心啊！我也开心地接过圆圆，大眼睛看着我好像认识我一样，我把头扎进她怀里时她笑了，又做了一次，她居然笑出来声音，这时，身边的妈妈高兴坏了，接过圆圆亲了又亲，也像我那样做，圆圆又笑出了声。在这种开心的时刻，老师跟圆圆训练也开始了，这天她的状态非常好。每次给她看玩具、卡片，她都看并且追视几秒钟，大概有 90°，给她听声音时，她也开始转头了。在这个训练过程中，圆圆整个人精神了，眼睛也有神了，明亮了，手脚开始乱动，并开始有意识伸手抓东西了。

转眼间，圆圆 9 个月了，这时的圆圆活泼、好动，她会听老师指令拍拍手，在治疗床上爬来爬去，还会扶着墙站起来，看图片很认真，还会用手指指图片，指到自己喜欢的图片会开心地看我，像是在跟我说她多厉害，这时我会夸奖她“棒棒”，她会很得意地笑。圆圆听声音也很灵活，只要听到一点声音马上转头，转身去拿，拿不到也要努力，想办法拿到，一节课从来不哭，还时不时跟我说话交流，两个手可以自由玩玩具，并且总是训练结束了还不想走。圆圆妈妈说有一次带圆圆在公园里散步，遇到一个比圆圆大一个月的小哥哥。跟那个小哥哥比，圆圆明显比那个小哥哥高，并且圆圆比他活泼，在运动方面明显比小哥哥有优势，小哥哥也刚会爬一星期，还没有会自己扶着站，整个人看起来没有圆圆精灵，妈妈心里还有点小得意。我们也为圆圆开心。现在圆圆不用来做训练，但我们相信圆圆一定比同龄的小孩子活泼、聪明，因为她接受了比别的小朋友更多的刺激，包括视觉、听觉和触觉的刺激，这为圆圆在将来的学习中奠定了良好的基础（图 3-4-4）。

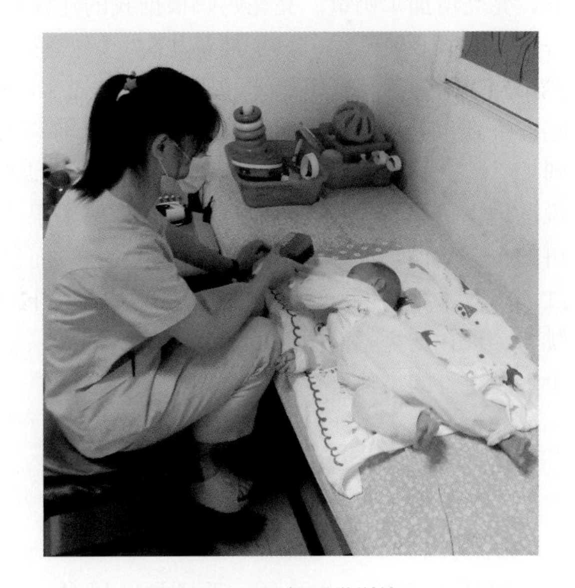

图 3-4-4　视听觉训练

三、音乐环境的选择

运用音乐进行儿童智力开发，实施时的环境十分重要。环境布置的合理，可以收到事半功倍的效果；反之，则达不到预期的成效。对孩子们来说，音乐益智时的场地必须整洁、美观、宽敞，最好在树荫下、花园中，这样会增强益智效果（图 3-4-5）。

如果在室内，就要注意保持空气清新，周围要摆设一些盆景、花卉，以增添诗情画意之感，窗帘以淡雅、柔和的色调为好。环境的色彩与益智也有关系。在橙色或黄色为基调的环境中接受音乐，会使人产生温暖、欢畅的感觉；蓝色或绿色能使人产生安全和镇定感；浅蓝色或白色能渲染出纯洁的意境。

因此，对性格内向、内敛文静的孩子，应布置以红、黄为主的兴奋色彩：对急躁外向、调皮好动的孩子，则应给他们以蓝、绿等柔淡光线的镇静色彩的音乐环境。

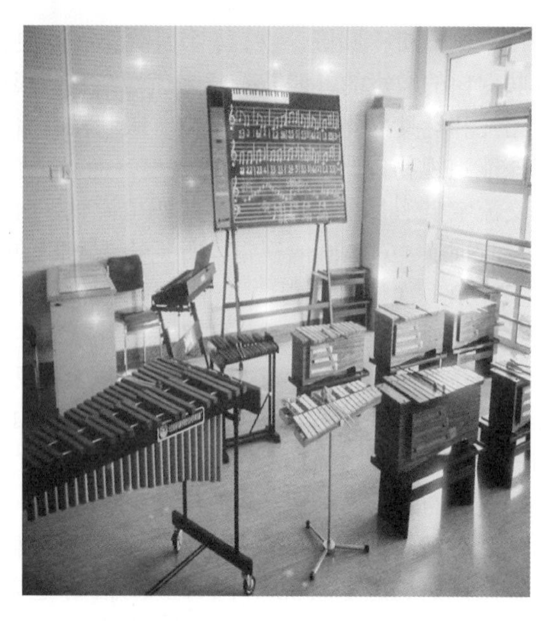

图 3-4-5　音乐环境非常重要

实例分析：亮亮，男，2 个月大。我初次接触亮亮后，对他最深的印象是，他很爱哭，容易发脾气，而且一发不可收拾。亮亮妈妈说，亮亮经常晚上睡不好，半夜醒五六次，只要醒来就得抱，而且不能放下来，一到床上就哭，每晚都是爸爸妈妈轮流抱，以至于亮亮白天没什么精神，就连爸爸妈妈都累得顶不住。后来妈妈根据我的建议，对亮亮进行音乐治疗，以中医五行音乐为主，每天至少听两次，一次 20min，有时候根据亮亮的情况适当多听，比如亮亮要睡觉了，把音乐打开，音量要求是音乐最强音刚刚能听到，而弱音听不到也没有关系，让亮亮的生理节奏慢慢随音乐的节奏和旋律而放松下来，使其处在一个安全、舒适和温暖的环境里，从而改善睡眠。在亮亮清醒时，妈妈随着舒缓的音乐跟亮亮做操、讲故事等，促进了妈妈和亮亮的沟通。在亮亮吃奶时，妈妈也放音乐给亮亮听，在放松、安逸的环境下，亮亮增加了奶量。亮亮妈妈根据我的建议坚持了 2 个月，亮亮果然有了很大的改善，晚上只醒一次，而且不哭不闹，只是翻身几次，妈妈感觉到就起床，而亮亮就像知道马上会有奶吃一样，竟然闭着眼睛静静等着妈妈冲好奶粉给他吃，而当妈妈把亮亮抱起来时，亮亮眼睛都不睁直接张嘴就吃，不到 10min 就吃完 210ml 的奶（比以前一下多了 3 倍）。现在亮亮吃得饱睡得足，体重一下长到 15 斤。而且亮亮总是笑眯眯，两个眼睛炯炯有神，喜欢看人脸，还不停地咿呀说话，妈妈跟他说话他也目不转睛地看着妈妈笑，好像妈妈跟他讲的每一句话，他都能听懂一样，而且亮亮面色红润，双手都会抓玩具，听到音乐双手马上开始跳舞。现在的亮亮活泼、可爱、聪明、健康，是个人见人爱的小帅哥。

四、常见乐器和使用方法

（一）键盘乐器

包括了钢琴、电子琴、手风琴、风琴、管风琴等，只要是键盘形式出现的都称之为键盘乐器。它们都有共同的特点：有固定音高、入门简单、上手容易、学精很难。正规训练钢琴是不早于 4 周岁，电子琴不早于 3 周岁（图 3-4-6）。

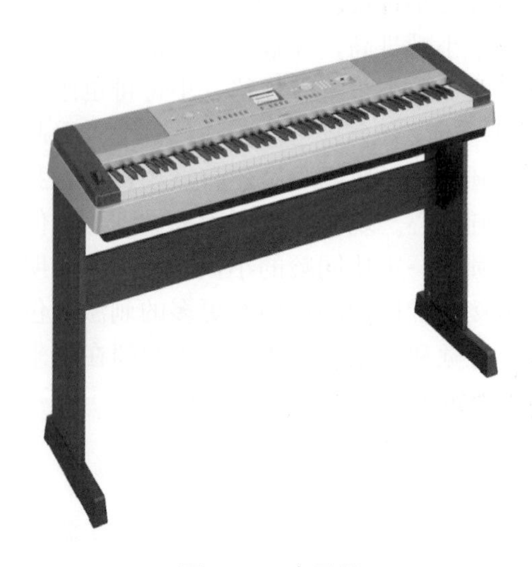

图 3-4-6　电子琴

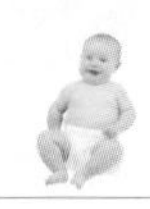

弹钢琴不仅会提高儿童的音乐能力，也可以提高儿童的形象思维和语言能力。一项8～11岁的儿童研究表明，相比没有接受音乐训练的孩子，那些有业余音乐课的孩子有更高的语言智商和形象思维。这表明，学习乐器的益处不仅在于单纯音乐能力的提高，更延伸到认知和视觉感知（图3-4-7）。

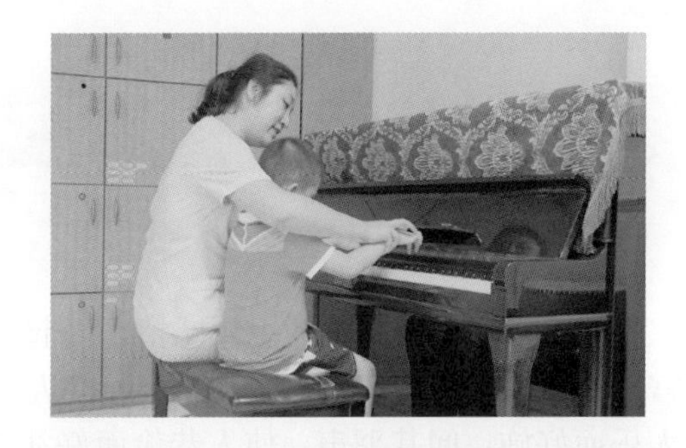

图3-4-7　钢琴学习应在4岁后

（二）管弦乐器

管弦乐器的家族是最庞大的家族了，里面包含的乐器分类也最多。只要是设计到使用原理是以弓拉奏弦或以手弹拨振动弦发音的，都可以称之为弦乐器，比如：小提琴、中提琴、大提琴、二胡、琵琶等（图3-4-8）；管乐器就更简单了，空气经过吹嘴或是吹孔进入管内发音的，都统称为管乐器，比如：长笛、萨克斯、小号、黑管、大管、圆号、长号等。

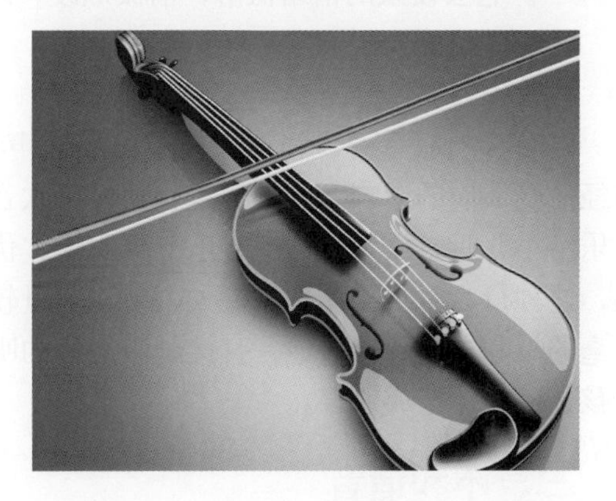

图3-4-8　小提琴

（三）打击乐器

打击乐器也叫“敲击乐器”，是指敲打乐器本体而发出声音的。其中有些是有固定音高的打击乐器，如云锣、编钟、定音鼓、木琴、马林巴、颤音琴、铃、管钟、古钹。

钟琴等都有一定的音高。其他还有一些无固定音高的打击乐器，如小鼓、大鼓、沙槌、响板 、响棒、牛铃、吊钹、沙球、齿轮剐响器、勺、木鱼、嗵嗵鼓、蒂姆巴尔鼓、三角、震音器、擦衣板、鞭、南梆子拍板、梆子、板鼓、腰鼓、铃鼓等一般没有确定的音高（图3-4-9，图3-4-10）。

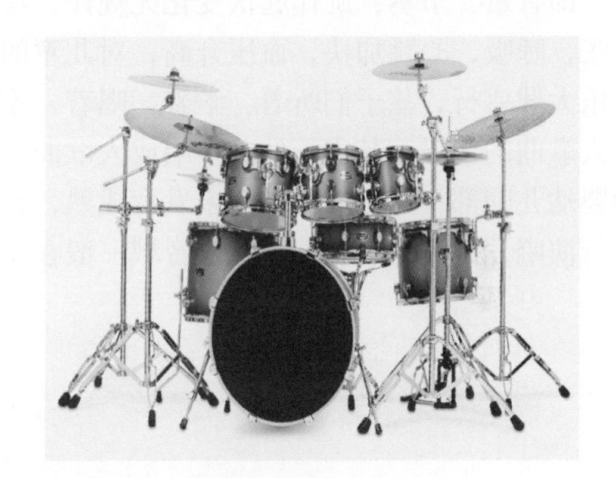

图3-4-9　爵士鼓

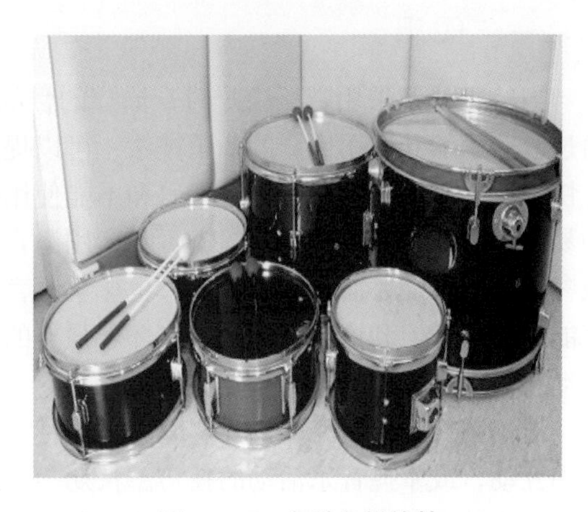

图3-4-10　各种各样的鼓

第五节　对脑发育有害的音乐

一、靡靡之音

音乐可以通过影响人的思想感情，而起到有益身心的养生作用。《晋书·律历》所说：“是以闻其宫声，使人温良而宽大；闻其商声，使人方廉而好义；闻其角声，使人恻隐而仁爱；闻其徵声，使人乐而好施；闻其羽声，使人恭俭而好礼。”孔子曰：“淫声不可入耳。”靡靡之音即上面所说的“淫声”。它会使人的情绪低落，消极颓废，缺乏果敢、自信，因此不利于智力发育。

二、荒诞之音

凡节奏疯狂、音调怪诞、旋律诡变、声音嘈杂的乐曲，都与人体生理节律不相吻合，使大脑神经遭受不同的影响。比如，有些父母喜欢音乐，在家里安装了成套的音响，经常播放一些立体声音乐给小儿听，认为立体声音乐节奏明快，优美动听，甚至给婴儿带上立体声耳机收听音乐，实际上，这种行为对小婴儿影响极大，由于音量较大、耳机闭塞外耳道口，立体声音乐进入耳道内没有丝毫的缓和与回旋的余地，直接刺激幼嫩的听觉器官，时间一长，就会使孩子的听力受影响。还会对孩子的身体造成危害。

三、不和谐音

即音量、节奏、旋律起伏变化无规律，反差强烈，变化过大的音乐。这些乐曲会促使人的大脑紧张，呼吸，心跳加快，血压升高，对儿童的生理、心理、智力都有影响。此外，现在成人的流行音乐大肆盛行，孩子们听着、学着、唱着，家人若不加以分辨和限制，就很可能出现 3 岁的孩子唱成人歌曲的情况。其实，幼儿学唱成人歌曲对他们的生理和心理方面都会受到影响。由于 3 岁左右的婴幼儿咽部、声道的肌肉尚未发育成熟，音域相对较窄，所以应该选择适合这个年龄阶段的歌曲进行演唱，因为儿童歌曲、童谣音域一般在小三度之内，符合这个年龄的生理特征，最适合儿童学唱。

第六节　特殊儿童的音乐治疗

一、作用

当特殊儿童采用音乐治疗时，治疗的目的是向求治者证明他们自己有能力表演或者创造音乐；通过改造乐器和应用适合的音乐技法，可以提高他们这种价值感——创造美妙的音乐能力，因而产生快乐。音乐治疗对于有沟通障碍和不能使用语言学习等方式表达自己想法的特殊儿童来讲，是一种易于接受的交流方式。比起学习和运用语言或日常生活活动技巧，许多特殊儿童更喜欢学习音乐或参加音乐活动，而且其学习成果也比学语言和学运动技巧好，而实际上，音乐的活动也有助于语言能力的再学习和恢复。此外，在怀着强烈的兴趣去练习弹奏乐器的活动中，也充分锻炼了肢体的运动能力。

对于特殊儿童，音乐治疗实际上是一种音乐体验。体验音乐活动可以使他们做出音乐方面的反应和互动，或掌握音乐活动的技巧。长期参与或进行这些音乐活动，可给他们带来运动、感官、认知、心理社会行为、情绪等方面的改变和进步，从而取得治疗效果。此外，音乐活动或音乐治疗长

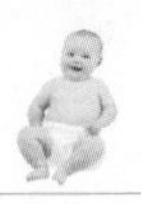

期进行，有助于培养特殊儿童良好的品格和素质，如自尊心、自信心、自律性（情绪和心态的自我控制），以及养成注重礼貌、行为举止得体的良好习惯。对许多自闭症儿童来说，音乐是一种最好的交流手段。音乐治疗师经过认真试探、了解正在进行音乐治疗的自闭症儿童对具体乐声、乐器、节奏、旋律、音乐活动的反应，在引导音乐即兴活动（如弹奏乐器，哼唱歌曲）中，可以分析其表达（释放）的情绪或意愿，从而帮助我们对其评估及治疗。

二、残障儿童音乐治疗与流程

残障儿童音乐治疗与流程见表3-6-1。

表3-6-1　残障儿童音乐治疗与流程

残障儿童音乐治疗与流程	①申请或转介音乐治疗	由家长、学校教师或医务、康复人员把需要进行音乐治疗的儿童转介给音乐治疗部或音乐治疗师
	②建立“师生”关系	a 音乐治疗师与儿童首次见面，相互认识，初步建立起“师生”关系
		b 对该儿童的身心功能状况有初步的观察，对其音乐兴趣，偏爱及能力也做初步的了解
	③对该儿童的能力给予评价	包括语言交流能力、认知能力、感觉-运动能力、音乐能力、心理-社会、情绪、行为表现
	④设定音乐治疗目标	需要改变或培养的靶行为（target behaviors）
	⑤观察和分析	观察和分析有关靶行为的表现，并做相应记录
	⑥拟订音乐治疗策略	a 与行为治疗相结合，把儿童喜欢的音乐活动或音乐体验作为正性加强物予以奖赏，或作为负性的加强物不予以“享受”以作惩罚
		b 与物理治疗相结合，通过音乐活动辅助某些肢体（如手、上肢）功能或步行节律的改善
		c 与语言治疗相结合，通过音乐活动，从旋律的因素入手，改善语音和表达能力
		d 与社会康复相结合，除单个一对一辅导外，有时也要参加集体性的音乐活动
	⑦制订音乐治疗计划	音乐治疗计划为治疗过程展示了一份可行的方案。有序的目标层级为诊疗计划、设立过程中的行为标记提供了一份治疗指导图
	⑧实施音乐治疗计划	在治疗过程中不断评估，目标修正，技术采用，而一步步实现各层级的目标
	⑨评估音乐治疗效果	治疗是否成功，主要目标是否已达到，有无副收获，对未来音乐治疗的建议
	⑩结束音乐治疗	如治疗目标已达到，或患者无法继续治疗，或未得到音乐治疗好处，此时可由音乐治疗师提出终止音乐治疗

三、脑瘫儿童与音乐

音乐能使脑瘫儿童松弛身心，愉悦接受指令，提高耐受和坚持度。音乐结构和音乐活动的体验不仅可以长时间地吸引和保持脑瘫儿童的注意力，还可以使脑瘫儿童的紧张、胆小、过于敏感及不良心境得到改善，引导出使他们安定平和的脑波，增加与他人之间积极、友好的交往，发展人际交流、沟通的能力，使他们在语言学习方面的愿望得到音乐的激励，并参与到言语和语言的训练中。在音乐背景下脑瘫儿童的运动，可增强肌肉动觉刺激的体验和身体运动的功能。音乐的节奏，对脑瘫儿童本体运动控制感觉，神经系统对运动步骤、内容等记忆和认识有很大的帮助，从而改善大

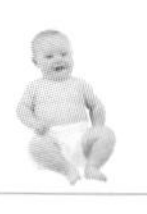

脑、神经系统、肌肉和身体各部位的协调和功能。

四、脑瘫儿童的音乐治疗注意事项

针对脑瘫儿童的治疗是一个长期的过程，音乐治疗也不例外。一般脑瘫儿童的音乐治疗会采用一对一或二对一的个别治疗形式，每周三次左右，每次约半小时，还可以配合脑瘫儿童的其他治疗。

1. 重视家长对训练的配合　音乐治疗师要使训练具有可操作性，确保家长对孩子也能进行训练。

2. 重视脑瘫儿童的个体差异　脑瘫儿童的音乐治疗活动通常是以集体活动的形式进行，但是，每一个脑瘫儿童的特点各不相同，治疗目标的制订与治疗手段也需要因人而异。在设计音乐活动时，更要重视脑瘫儿童的个体差异，根据他们的需求来安排活动（图 3-6-1）。

3. 激发脑瘫儿童的主动性　在组织脑瘫儿童音乐活动时，要促进脑瘫儿童的主动参与。

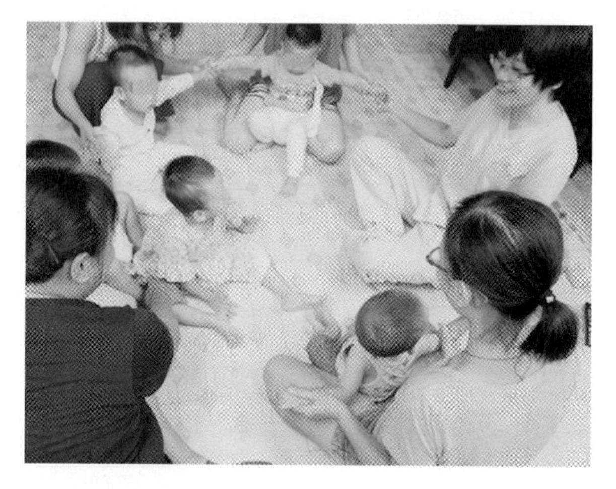

图 3-6-1　集体音乐治疗

五、脑瘫儿童音乐治疗的方法

1. 对脑瘫儿童不同部位的音乐治疗训练　脑瘫儿童各部位的音乐治疗训练可以从非常简单的活动开始，如跟随音乐节奏做简单的摇摆、点头、拍手、拍腿、拍身体的各部位或踏脚，逐步至进行较复杂的活动。例如做爬行或行走的训练，可配合着音乐中的节奏、快慢、强弱、旋律等来进行，使脑瘫儿童一边接受治疗，一边参与音乐的“律动”，体验音乐要素，进行非言语沟通等。随乐演奏，可让脑瘫儿童随着治疗师演奏的钢琴音乐旋律，随节奏击鼓或使用其他乐器，甚至伴乐歌唱。如果脑瘫儿童站着有困难可先坐着演奏，逐步过渡到站立演奏；当站着问题不大时，可选各种乐器分开放置，锻炼脑瘫儿童的腿力等肢体的活动功能及其他功能（图 3-6-2）。

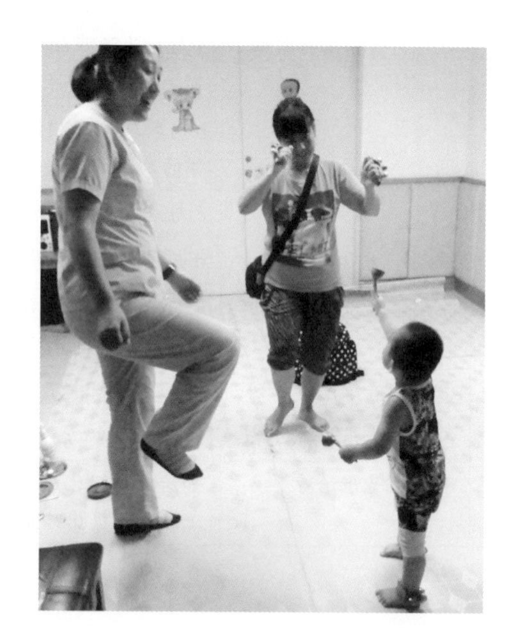

图 3-6-2　跟随音乐律动

2. 对脑瘫儿童语言障碍的音乐治疗训练　大部分脑瘫儿童在语言上有不同程度的障碍，造成“交流”困难。首先，要训练脑瘫儿童学会用正确的方法呼吸。让脑瘫儿童模仿治疗师发声练习，如大声或小声地唱长音或短音进行呼吸训练。其次，音乐治疗师用不同的节奏、旋律、速度、音高、力度、歌词等训练脑瘫儿童发音、发声，发展脑瘫儿童的表达性语言、接受语言和接受指导的能力。

3. 对脑瘫儿童心理素质的音乐治疗训练　通过对音乐治疗过程中的各种表演，如即兴演奏乐器、即兴随乐而动、即兴演唱小故事或演奏以及表演等，体验轻松愉快的情绪，来激发脑瘫儿童的创造能力。而各种表演和互动又为脑瘫儿童带来强烈的成就感与满足感，从而增强脑瘫儿童的自信心，提高心理承受力。

实例分析：月月，女，4岁3月，诊断为小儿脑瘫（痉挛型）。智测结果：社会适应DQ=26.5，大动作DQ=37.6，精细动作DQ=25.9，语言DQ=35.2，个人社交DQ=44。患儿无目光交流，常自言自语，理解能力性差，仅能理解日常生活用语及语言沟通，主动性差，注意力不集中，表情呆板，四肢运动协调性差，走路不稳。患儿较孤僻，常自言自语，不能听指令，表达能力差，音乐反应差。

治疗方案：

1. 问题行为分析　行为发生诱因：身体协调性欠佳，认知欠佳，行为退缩，交流欠佳，注意力集中欠佳，听指令差；出现后果：情绪欠佳，交流障碍，理解及表达能力差，交流差，情绪障碍。

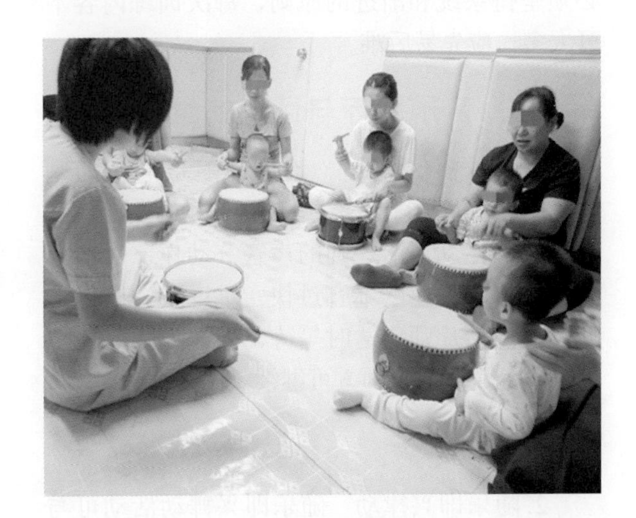

图 3-6-3　集体治疗

2. 确定靶行为　改善交流，提高理解及表达能力。

3. 训练目标

（1）长期目标：促进表达及交流能力，提高智力。

（2）短期目标：①音乐活动内：尽量完成整首儿歌表演，训练听节奏敲打乐器，训练节奏感，多和患儿交流。②音乐活动外：训练目光交流，注意及时鼓励患儿，对良性行为进行强化，注意调动课堂积极性及集中注意力（图3-6-3）。

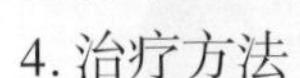

4. 治疗方法

①歌曲欣赏：《小星星》《世上只有妈妈好》；②歌曲表演：《数小鸭》《两只老虎》《向左向右》；③乐器表演：《一起来打鼓》《铃儿响叮当》《小白船》。

经过两个月的治疗后，月月情绪改善，可主动说“你好”，可以跟治疗师的简单节奏独自敲鼓或摇沙锤，主动性有所增强，可以跟着治疗师一起完成整首儿歌的大部分动作表演。例如，可以完整表演“数小鸭”“两只老虎”。

六、智力障碍儿童音乐治疗计划基本遵循下列原则

1. 应用性　活动要设计得巧妙，使智力障碍儿童有兴趣参与互动，学得快、做得好，具有高成就感和愉悦的活动体验。

2. 实践性　通过音乐表演剧来学习语言、交流、交往、沟通、听辨等，让智力障碍儿童在实践中学习，游戏中学习，习惯中学习；还可使他们学会正确的情绪表达、与人分享、以适当行为与人交往、学习和理解非语言的含义，如眼神、肢体语言来补偿交流技术缺乏等（图3-6-4）。

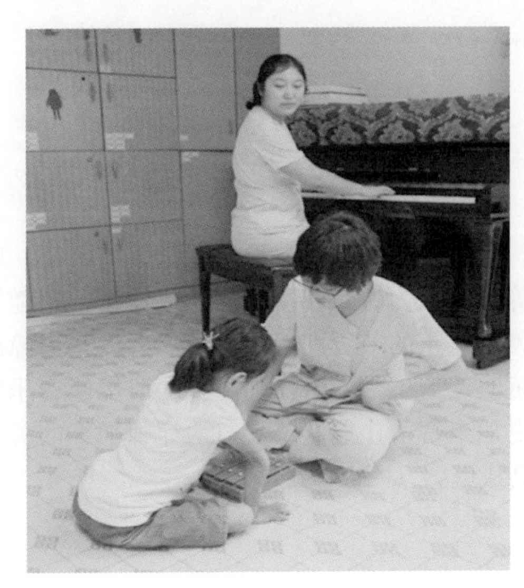

图 3-6-4　智力障碍儿童的音乐治疗

3. 重复性　治疗师要让患儿反复模仿歌曲、

动作、节奏、乐器演奏等，使他们在重复中充分感知音乐，提高听辨、记忆的效率。

4. 补偿性　对智力障碍儿童的音乐治疗不是将重点放在训练智力障碍儿童的缺陷或问题行为上，而是发展智力障碍儿童的优势能力，即可开发的能力，放在潜能的开发上。这个原则同样适用于正常人的潜能开发。音乐治疗在挖掘并发挥智力障碍儿童个体潜能的基础上，实现补偿智力障碍儿童的功能缺陷，促成其社会生活等能力的康复。

5. 适应性　音乐治疗训练要从一个项目转到另一个项目时，转换速度太快，会造成智力障碍儿童难以适应的状况，所以需根据儿童的实际情况而定。

6. 渐进性　智力障碍儿童的音乐治疗计划必须坚持系统和渐进的原则，每次训练内容不可太多，应先易后难。

七、音乐治疗与运动的结合

1. 随乐模仿“秀”　治疗师随乐的先动刺激和引导着智力障碍儿童模仿治疗师做有节奏、有规律的律动。治疗师的声音、动作、表情等不宜变化多、速度不宜过快、难度不宜大；治疗过程中治疗师要适时等待，当智力障碍儿童进入角色后，治疗师方可继续（图 3-6-5）。

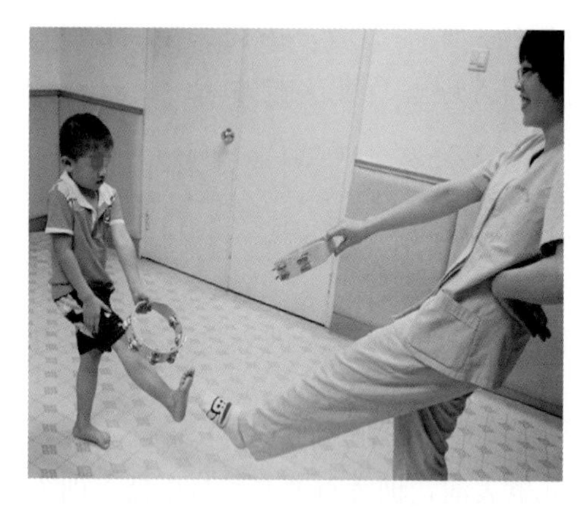

图 3-6-5　音乐与动作相结合

2. 随乐即兴律动　随乐即兴舞动活动可与随乐模仿“秀”交替使用，也可单独使用，视具体情况灵活处置。治疗师要预防、杜绝治疗过程中“冷场”现象的出现，给予适时调整（图 3-6-6）。

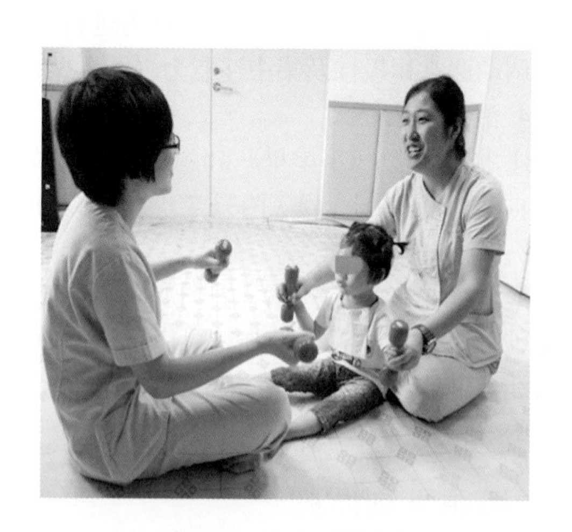

图 3-6-6　即兴乐器演奏

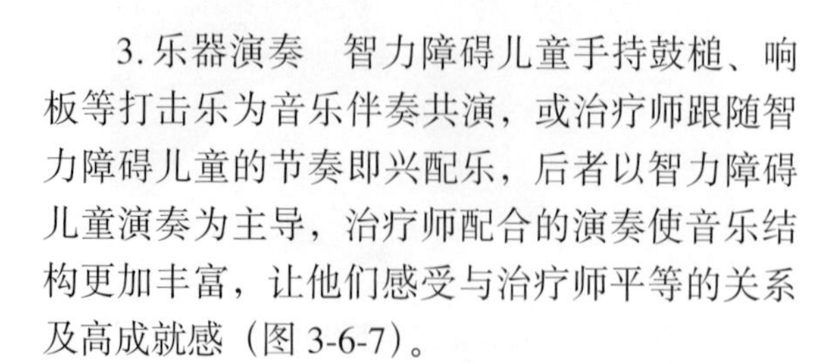

3. 乐器演奏　智力障碍儿童手持鼓槌、响板等打击乐为音乐伴奏共演，或治疗师跟随智力障碍儿童的节奏即兴配乐，后者以智力障碍儿童演奏为主导，治疗师配合的演奏使音乐结构更加丰富，让他们感受与治疗师平等的关系及高成就感（图 3-6-7）。

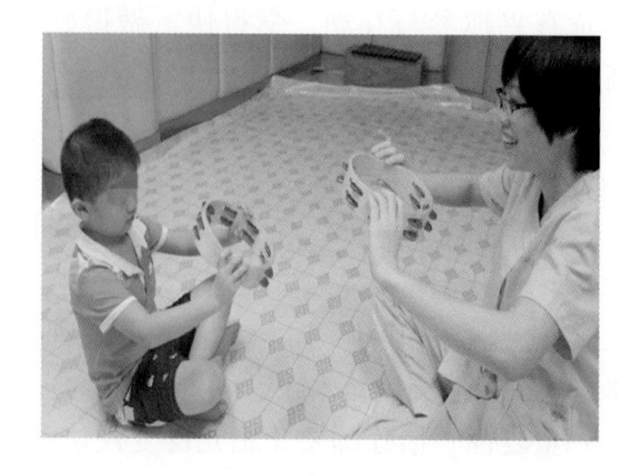

图 3-6-7　儿童演奏为主，治疗师配合

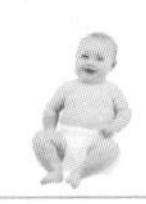

八、音乐治疗与语言沟通相结合：

1. 听觉训练　治疗师在听觉训练之前要分清智力障碍儿童语言障碍的原因，再进行听辨能力的训练。

（1）模仿治疗师发声，如发 a.o.u.i 等进行单音练习，甚至可以发小狗、小猫等的叫声进行练习。

（2）用衬词跟唱来训练儿童智力障碍儿童对声音及音的记忆，即音的高、低走向的辨别。治疗师用手示意高低。

2. 吹奏乐器的练习　音乐治疗师选用吹奏乐器来训练智力障碍儿童的呼吸问题（图 3-6-8）。

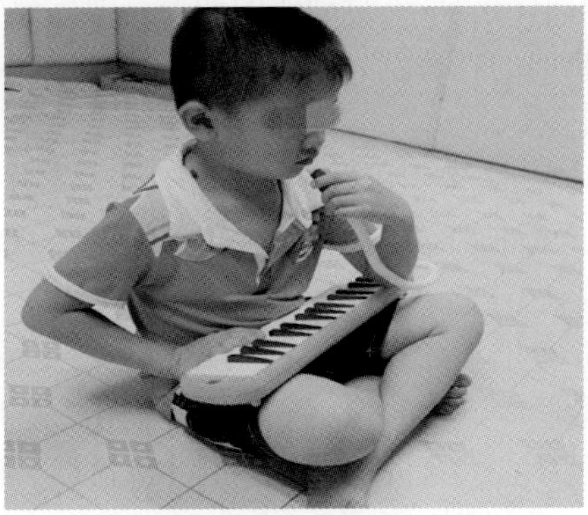

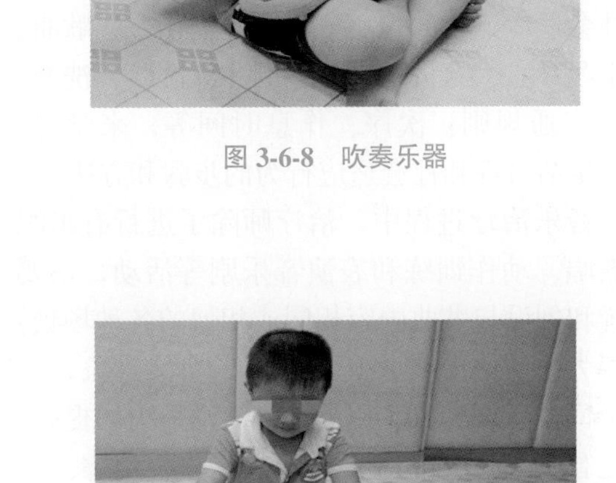

图 3-6-8　吹奏乐器

3. 节奏与念、唱结合　将其熟知的儿歌、童谣、歌词、Rap 等在不同的节奏（强弱、长短）中进行训练（图 3-6-9）。

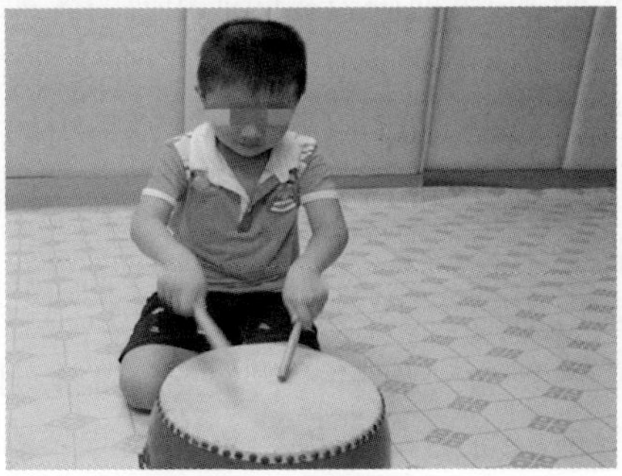

图 3-6-9　节奏训练

4. 念唱与表演　把手势语言、面部语言、体态语言等动作加进念唱的活动中，以激发智力障碍儿童语言训练的积极性、主动性和参与性（图 3-6-10）。

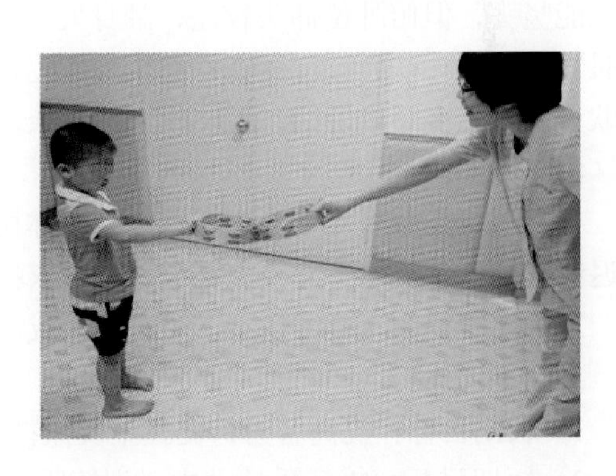

图 3-6-10　师生互动

九、音乐治疗对认知与注意力的促进作用

1. 注意训练　对智力障碍儿童来说，无论是个别治疗还是小组治疗，都可以从“无意注意”向“有意注意”的转变来训练。

2. 音乐指令　训练智力障碍儿童听到音乐指令做出应有的反应。每种行为练习前都应留有相应的时间来等待，以使智力障碍儿童平复情绪，集中注意力，为听清后续的指令做准备；治疗师要掌

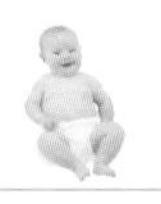

控住实训场面，注意安全，避免混乱。

3. 记忆的训练　节奏训练可加强智力障碍儿童中枢神经系统对动作的调控，锻炼感知觉、提高肌肉的精确活动能力，以便加强、恢复大脑的记忆。

4. 唱训练　以填唱（字、词、句子）互动的形式来训练智力障碍儿童的记忆（图 3-6-11）。

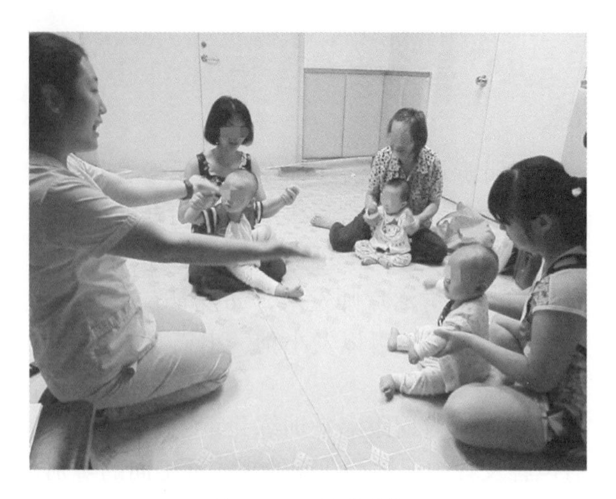

图 3-6-11　歌曲表演

5. 音乐治疗在促进智力障碍儿童生活自理及社会适应行为的作用　治疗师创作一些歌曲，如学习穿衣、穿裤、穿鞋、刷牙、洗脸、洗澡，遵守交通规则、次序、作息时间等，来学习、强化生活自理和社会适应行为的步骤和方法。

音乐治疗过程中，治疗师除了进行有组织的教唱、动作训练和表演音乐剧等活动，还要布置和创设与歌曲内容相同或相似的各种场景，为智力障碍儿童提供行为学习的自然景象，即“小环境”，促使其感受能力和活动能力的提高，强化智力障碍儿童掌握做事的程序、步骤、方法及学习娱乐手段，使其身心协调发展，达到生活品质的提高（图 3-6-12）。

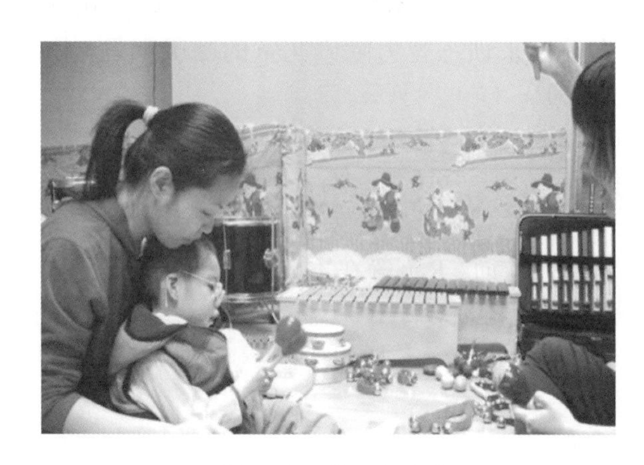

图 3-6-12　音乐小环境

实例分析：患者，男，3 岁 11 个月，诊断为精神发育迟滞Ⅲ度。智测结果：社会适应 DQ=22.5，大动作 DQ=30.6，精细动作 DQ=24.5，语言 DQ=55.2，个人社交 DQ=34。患儿能竖头，但俯卧位仰头较差，翻身欠灵活，能短时间撑手弓背坐，不能独坐，不能腹爬；刺激性肌紧张明显，联合反应存在；患儿反应迟钝，模仿能力差，学习能力差，理解能力可，可唱简单儿歌，但不愿多开口说话，胆小，依赖母亲，在治疗中难以独坐及难独立完成动作。

治疗方案：

1. 问题行为分析　行为发生诱因：身体协调性欠佳，不能独坐，主动伸手抓物准确度较差，反应迟钝，语言落后；不能独立完成治疗，依赖性强，理解及表达能力差，情绪不稳定。

2. 确定靶行为　改善情绪，可独立完成治疗项目。

3. 训练目标

1）长期目标：提高智力，促独坐及抓物完善。

2）短期目标：①音乐活动内：训练听节奏敲打乐器，训练节奏感，鼓励患儿独立完成一些肢体动作训练，多与患儿交流。②音乐活动外：加强肢体的协调性，改善情绪，加强注意力的训练。

4. 治疗方法

1）歌曲表演：《小星星》《两只老虎》《生日快乐》《小小鸟》《小手拍拍》。

2）乐器表演：《一起来打鼓》《小鱼游游》、班得瑞轻音乐《寂静山林》。

经过三个月治疗，患儿喜欢敲鼓，独坐能力有所提高，可自己扶着鼓敲。对于音乐节奏有所反应，不再像以前是老师跟他的节奏，明明可以跟老师的节奏，当明明听到“咚、咚”时，自己也敲得重，并且在老师的引导下可以敲对三下鼓。在摇铃铛时，自己主动很多，并且双手活动度比之前

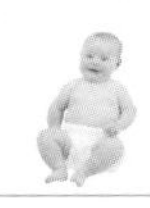

增加了（图 3-6-13）。

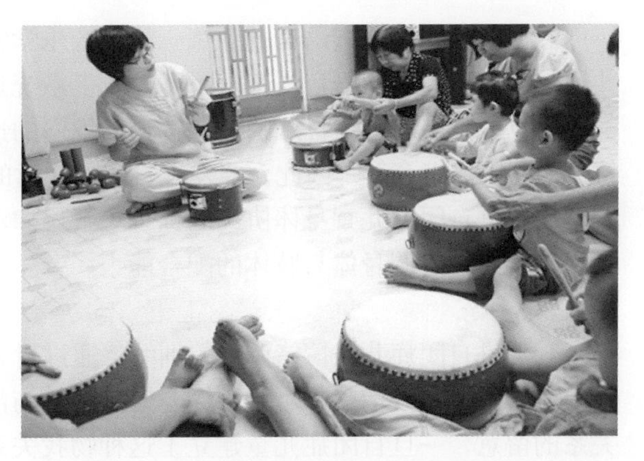

图 3-6-13 参与集体音乐治疗

十、自闭症儿童音乐治疗的原则

1. 个体差异性原则 自闭症的成因不同，家庭文化背景的差异，管教方式的不同，性别、性格、年龄的差异等，导致每个自闭症儿童所表现出来的个体症状、程度及行为模式都不同，对音乐的感受程度及音乐能力也不同。因此，治疗师必须依据对自闭症儿童前期观察及评估的内容，仔细、认真地进行个案分析，拟定治疗、训练计划。

2. 可沟通性原则 音乐治疗和训练计划的确定必须能激起自闭症儿童的沟通欲望。特别是对无语言或不愿说话、情绪不稳的自闭症儿童，要选择有助于音乐沟通音响效果的乐器，尝试不同乐器及人声（嗓音）。用简单的音调、节奏、速度、音乐声去刺激，鼓励他创造和模仿，不要用音乐教学评估原则来看待自闭症儿童的反应，并急于试图对其纠正（图 3-6-14）。

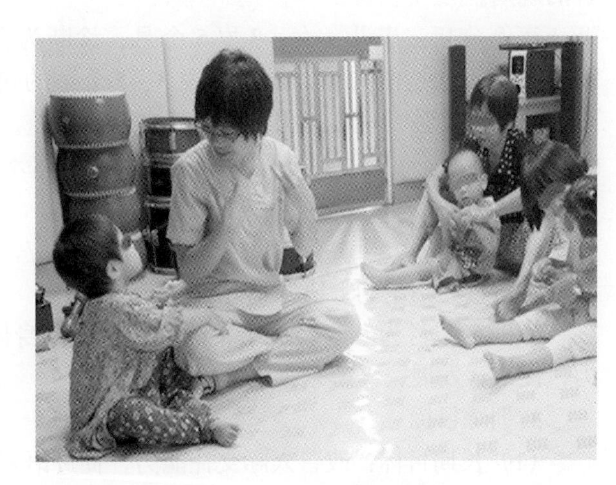

图 3-6-14 师生需加强沟通

3. 可接受性原则 治疗训练计划的确立应由简至繁。并选用趣味性的方法发展自闭症儿童非交流性语言的能力。

4. 无意行为原则 自闭症儿童常有一种不同于他人的全新的自我表达的行为现象，这种行为是不可预知的突发行为。治疗师需在经验的基础上变换新的技巧以应对突发行为对治疗的干扰，治疗师要有这种心理上的接受、技术上的准备、行动上的应对才能引导自闭症儿童不断进步。

5. 细化性原则 仅有长期目标和短期目标还不够，应将短期目标再细分为各个程序、步骤等，让自闭症儿童感受到目标的接近和容易完成，从而产生成就感，提高自信心，为自闭症儿童在治疗中形成自身的支持力量奠定基础。

十一、自闭症儿童音乐治疗的方法

1. 促进自闭症儿童非语言沟通的训练 在治疗中，音乐即兴可使自闭症儿童的心理方向更密切地融合在音乐中，创造出双方沟通的氛围和环境。而自闭症儿童的演奏可依据自己内心的感受、思想及情感导向来进行即兴。即兴演奏可以平复、疏导自闭症儿童自身紧张、不安、烦躁等异常情绪和病态心理，使具有先天逃避交往心理的自闭症儿童开始有交往的可能以及产生对外界关注和互动的兴趣，增加自闭症儿童注意力的转移，进而接纳治疗师（图 3-6-15）。

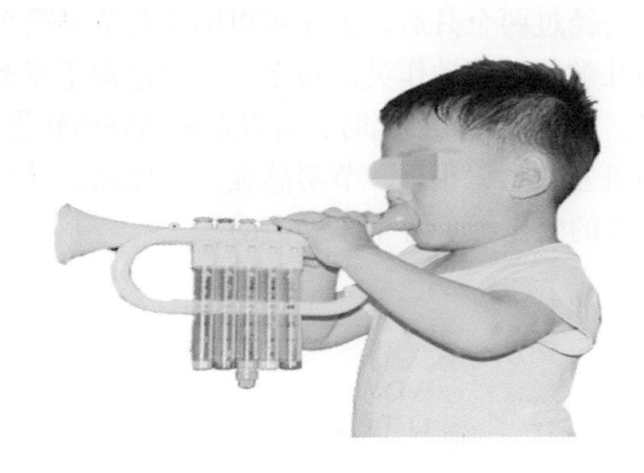

图 3-6-15 演奏可以平复紧张、不安

2. 促进自闭症儿童语言的训练　德国音乐学家海因里希辛克就指出了音乐与语言存在着颇多的共通点。如：人类的语言与音乐听觉、发生系统是共享于听觉系统的；语言与音乐的声响讯号基本都有语意，只是语言与音乐的语意各自有不同的选择性和局限性，语言与音乐也都可以利用有限的符号做无限的组合等。因此，要发展自闭症儿童的语言能力，就不可忽视听觉的训练。

3. 促进自闭症儿童身体协调的训练　音乐律动法可调动自闭症儿童身心各方面的潜能，发展听觉和节奏感，协调身体与肢体的配合能力。音乐律动法包括：体态律动、唱歌表演、随乐舞动的练习法。

4. 促进自闭症儿童情绪调控的训练　通过对力度的训练来改善自闭症儿童的情绪问题。

5. 物我关系　治疗师可利用锣、钹进行动与静的训练，有利于自闭症儿童对“物我”之间存有关系的留意，一旦自闭症儿童建立了这种物我关系的概念，他的社会接触便会开始。故训练自闭症儿童听音，可帮助其建立社会关系；可以刺激语言的学习与表达能力；还能促进自闭症儿童领会听音的规则。

实例分析：患儿，女，3 岁 5 个月，诊断为自闭症。智测结果：IQ < 46，克氏评分 =19 分。语言理解和表达能力差，最长可说 3 ~ 5 个字的句子，发音不清且不连贯。身体平衡协调能力差，可独站独行，独行时步态欠稳，生活自理能力差。患儿对音乐感兴趣，左右协调差，双手抓握乐器差，喜欢玩手，对环境适应可，目光交流差，基本不看人，偶有尖叫。

治疗方案：

1. 问题行为分析　行为发生诱因，行为反应，身体协调性欠佳，反应迟钝，语言表达能力差出现后果：行为不主动，协调不好。

2. 确定靶行为　改善情绪，缓解紧张，促身体协调，发展肢体语言。训练长期目标为提高智力，促语言发展，缓解紧张。

3. 训练目标

（1）长期目标：改善人际交往能力，促进语言发育。

（2）短期目标：①音乐活动内，运用节奏训练敲打乐器，训练节奏感，缓解紧张，选择节奏简单的儿歌，发展语言及肢体语言，多和患儿交流。②音乐活动外，加强肢体的协调性，改善情绪，加强注意力及自我表达的训练。

4. 治疗方法

（1）歌曲表演：《上学歌》《幸福拍手歌》《老师爱小孩》

（2）乐器演奏：《大家一起来打鼓》《小鱼游游》《向左向右》《小星星》。

经过两个月后，患儿可以唱 3 首节奏简单的儿歌，上肢动作灵活很多，可以把双手举起来。在敲鼓和摇铃铛时，可以左右很好地转换，而且左右意识很强，节奏感强，可以随治疗师节奏的变化而变化（图 3-6-16）。

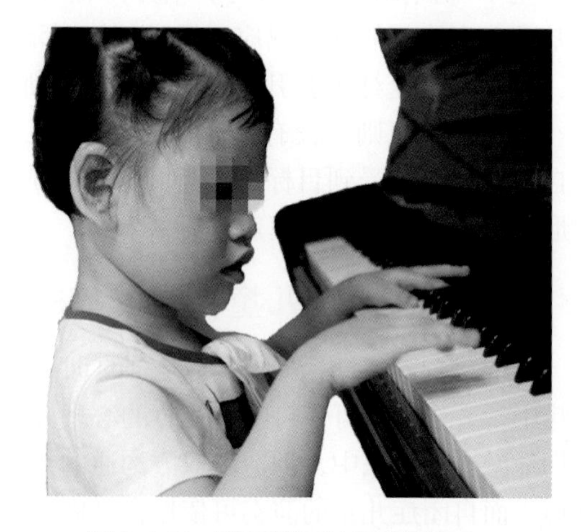

图 3-6-16　弹钢琴可以增强注意力

第四章　儿童脑发育的临床特征与综合干预

儿童脑发育表现在多个方面，包括感知觉(视、听、嗅、味、触)发育、认识发育、语言发育、社交发育、注意及记忆力发育、大运动发育、精细运动发育、平衡的发育、立直的发育、协调性的发育及右脑发育等多个方面，且与睡眠质量关系密切。本章就上述发育在3岁内各个阶段的主要正常表现及异常表现分别进行阐述，并介绍一些简单实用的干预方法，为广大父母提供各个阶段婴幼儿脑发育水平及干预方法的参考。

第一节　0～1个月的婴儿

一、感知觉的发育及干预

（一）视觉的发育及干预

1. 发育　宝宝一出生就具有视觉能力，但视焦距调节能力差，并不能看清周围的事物。随着日龄的增长，逐渐可以看清楚15～25cm内的物体，眼随水平移动的物体在90°内转动，对人面孔和高对比度的图案表现出明显的喜好，有一定的视觉记忆能力。

2. 干预　这时的训练以眼球移动的视线转移为主，可以让宝宝跟踪家长面部的移动，或者在距离宝宝20cm左右处放一黑白相间的玩具球，引起宝宝注意后，向上下左右移动玩具，训练宝宝的眼球运动（图4-1-1）。

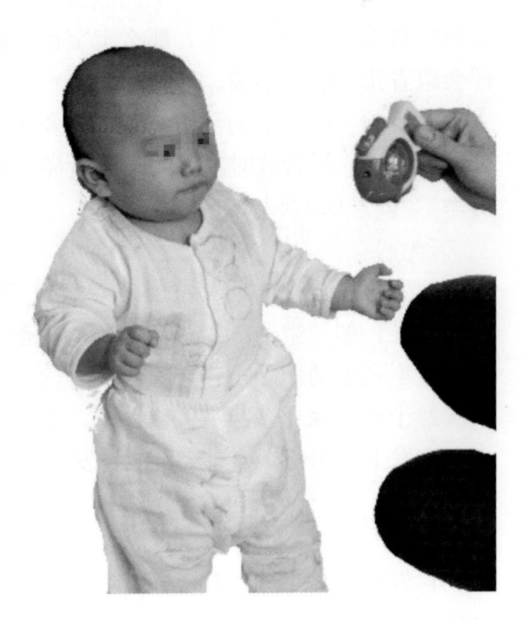

图4-1-1　视觉的发育及干预

（二）听觉的发育及干预

1. 发育　大部分的宝宝在出生24h后对听刺激1～2次就能引起反应，对大人说话的声音也很敏感。随着日龄增长，宝宝对声音逐渐产生定向力和分辨力，如果在宝宝身旁说话，那么宝宝的头将会转向他熟悉的声音和语言。

2. 干预　父母和宝宝说话时，在两句话中间稍停顿一下，以引起宝宝听觉的感受力。让宝宝听各种不同的声音，如铃声、打鼓声。宝宝仰卧，在他眼前20cm处摇晃铃铛或拨浪鼓，当宝宝注意玩具时，继续摇晃并向

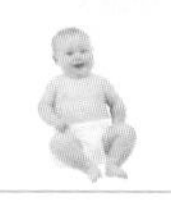

两侧移动，训练宝宝对声音的定向能力。

专家提示：这个时期，如果宝宝对声音好像没有跟踪能力（如转头去看），尤其是对突然较大的声音（如风吹关门）没有任何反应，如眨眼、惊跳等，要考虑是否有听力障碍，应尽早去专科医院检查。

（三）嗅、味觉的发育及干预

1. 发育　宝宝的嗅觉刚出生时比较差，但出生后几天就会变得灵敏，尤其是对妈妈的气味分辨能力很高。刚出生的宝宝能区分母乳的香味，不喜欢刺激性的气味；宝宝天生喜欢甜味，尝到甜味会露出愉快的表情，不喜欢苦、酸、咸味的食物。

2. 干预　妈妈每天陪伴在宝宝的身边，抱着他哺乳、入睡，让宝宝尽快熟悉妈妈的气味。哺乳期的妈妈不要用香水，也不要频繁更换看护人员，以免造成宝宝的不适应，带来情绪或睡眠障碍。

（四）触觉的发育及干预

1. 发育　新生儿对触觉刺激的感觉较发达，在眼、前额、口周、手掌、足底等部位较敏感，前臂、大腿、躯干的触觉较迟钝。当接触眼睑、睫毛等时立刻引起防御反射，触及唇舌等引起吸吮。触及手掌引起抓握反射。对温度感受比较敏锐，对痛觉感受不太灵敏。

2. 干预　父母用手轻轻触摸宝宝胸背四肢皮肤，重点是手掌、足底、大小腿内侧皮肤。每天抚触 2 ~ 3 次，每次每个肢体 5 ~ 10min。

专家提示：对视、听、嗅、味、触五感的刺激，对宝宝脑神经发育至关重要；训练时可让多个感官同时得到刺激，这样有助于让各个区域协同运作。

二、认知的发育及干预

1. 发育　这个时期的宝宝偶然做出某个动作后，会反复去做，能模仿爸爸妈妈的面部表情。如果妈妈对着宝宝伸出舌头，那么宝宝也会跟着伸出他的小舌头；如果妈妈张开嘴的话，那么他就同样会跟着张开他的小嘴。

2. 干预　将宝宝的环境布置得多姿多彩，引导宝宝观察周围的事物，反复地向宝宝指认周围的事物及颜色，尽管此时宝宝尚不能听懂，但反复的刺激会为以后认识事物打下良好的基础。

三、语言的发育及干预

1. 发育　这个时期哭泣就是宝宝的“语言”，是他的一种语言表达方式。宝宝的哭声可以表达多种含义，如“饿、冷、热、湿”等状态。宝宝能发出不规则的音节，主要是元音。家长的声音能使宝宝不规则动作停止。

2. 干预　除了多与宝宝说话外，要经常对宝宝发不同的单音，例如啊、哦、呜，同时要经常逗引宝宝发上述单音。如果宝宝能自发地发出上述声音，家长要及时地给予鼓励，例如抚摸、拥抱等。

四、社交的发育及干预

1. 发育　当母亲与其说话时能安静下来，看着母亲的脸，有目光对视，有时还可以有张口、闭口的动作，两手往往也上下摆动。

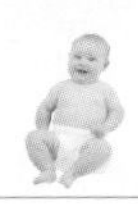

2. 干预　经常抱一抱宝宝，抚摸他的头部及面部，不要等到哭时才抱他。经常用亲切的语言与宝宝说话，用慈祥的目光注视他，并引起他的目光对视，经常接近并逗引宝宝。

五、注意及记忆的发育及干预

1. 发育　宝宝注意的发生表现在开始能比较集中注意某一个新鲜事物，但很不稳定，以无意识注意为主，表现在对周围事物、对别人的谈话、对事物的变化等方面的无意识注意。宝宝此时已出现记忆，比如只要将宝宝抱住成固定姿势，他就会吸吮奶头，此时有记忆，但只是无意识的。

2. 干预　视觉训练及听觉训练是对注意力很好的训练。训练中注意不要出现新的事物破坏宝宝的注意行为。

六 、运动的发育及干预

（一）大动作的发育及干预

1. 发育　新生儿时期的宝宝一般不会抬头，但能将头转向一侧片刻，1 个月后逐渐俯卧位可瞬间抬头，持续时间很短。扶宝宝站立时下肢能支撑，并有迈步的动作。

2. 干预　喂奶后，竖抱宝宝使其头部靠在妈妈的肩上，平拍几下背部，使其打个嗝以防止吐奶。然后不要扶住头部，让头部自然立直片刻。每日 4～5 次。两次喂奶中间，让宝宝俯卧，抚摸宝宝背部，用拨浪鼓逗引宝宝抬头并左右转动。

（二）精细动作的发育及干预

1. 发育　这个时期宝宝手有一定的抓握能力。如果大人把手指放入宝宝的手掌中，宝宝会立即有回握反应；在睡觉的时候，宝宝的双手也会有自发的握拳和张开的动作。

2. 干预　宝宝平躺床上，让他自由地挥动拳头，看自己的手、玩手、吸吮手。也可以轻轻抚摩宝宝的双手，按摩手指，引起宝宝的抓握反射。当你用手指（或细棒）接触宝宝手掌时，慢慢地他的小手能握住不放。

（三）大动作发育的异常表现

1. 运动落后　这个时期宝宝还很小，判断运动发育比较困难，但 1 个月后如果宝宝全身都很软弱，颈部完全没有支撑头部的能力，同时伴有吸吮无力、吞咽困难或经常呛、噎、吐奶；哭声微弱，应考虑运动发育落后及神经发育异常。

2. 异常姿势　经常打挺，头颈背部过度向后伸展，伴有四肢紧张，上肢屈曲，下肢发紧；常不自主地张口、吐舌。

（四）精细动作发育的异常表现

异常姿势　双手紧张、握拳，很难掰开，掰开后马上又握紧，拇指经常收在掌心中，帮他打开后又收进去。结合大动作的异常表现，应考虑有神经发育异常的可能。

一侧的上肢较另一侧很松软或很紧张，活动明显比另外一侧少，应考虑可能有神经损伤或偏瘫，须及时去专科医院就诊。

专家提示：如发现动作及姿势的发育异常，应及时到医院儿童保健科进行精神运动发育评估，必要时可行颅脑影像学及电生理检查，以早期发现、早期干预。

七 、肌张力与平衡立直的异常表现

（一）肌张力的异常表现

1. 增高　这个时期正常宝宝的四肢肌张力可略有增高，但如果宝宝四肢或某个肢体经常很紧张，给他做被动操时很难活动开，或活动时总是感觉在某个位置卡住了，然后才能继续活动，这种增高可能是病理性的。

2. 降低　宝宝颈部或四肢很松软，感觉“软绵绵”的，关节比较松弛，超过了正常宝宝关节活动的范围。

（二）平衡及立直发育的异常表现

这个阶段的宝宝开始逐渐有颈立直的发育，但在竖直位还不能完全竖起头部，如果宝宝的头经常保持后仰的姿势，且颈项部感觉僵硬，应警惕神经发育异常。

专家提示：这个时期如果发现孩子有肌张力的异常表现，应尽快到医院的儿童保健科或儿童神经科就诊，做到早发现、早干预。

八 、右脑开发

（一）形象思维

父母与宝宝做口形游戏，父母与宝宝面对面，父母之间互相模仿对方的动作，如张口、伸舌、咋舌等，让宝宝看清父母的口形，许多宝宝也会模仿。

每次游戏时间 5min 左右。有些宝宝模仿得比较慢，需要家长耐心地反复做这个游戏。

（二）空间知觉

父母用黑色的剪纸剪成汽车的形状，贴在白纸上，放在宝宝眼前 20cm 左右，等宝宝注视后，开始向一侧缓慢移动，一边移动一边说“小汽车开走了，滴滴滴”，然后再换方向。每次训练 2 ~ 3 次，可以训练宝宝视觉空间感知能力。

（三）视觉记忆

让宝宝仰卧于床上，妈妈把脸谱或黑白相间条纹、方格及不规则图形放在宝宝面前，等宝宝已经盯住目标，再缓缓移动，观察宝宝的眼和头转动的角度和盯住的时间，每次 3min，每天 3 ~ 5 次。

专家提示：0 ~ 3个月的婴儿，眼底视觉色素细胞发育尚未成熟，视线距离约 15 ~ 20cm，注视时间短暂，约 60 ~ 120s。

九 、睡眠特点及注意事项

（一）睡眠特点

新生儿每天要睡 16 ~ 20h（可能更多），1 个月后减少至 16 ~ 18h，一般在吃饱奶水后会很快进入睡眠状态，睡醒后接着吸吮乳汁，然后再睡。深睡时，宝宝很少活动，面部平静、眼球不转动、呼吸规律；而浅睡眠时有吸吮动作，面部有很多表情，有时微笑，有时噘嘴，眼睛虽然闭合，但眼球在眼睑下转动，四肢有时还会有舞蹈样动作。

（二）注意事项

睡眠环境：宝宝居室温度最好保持在20～25℃，昼夜温差不要太大，湿度在50%～60%，宝宝的衣着要适宜，要让宝宝的肢体活动自如。睡眠环境布置成海蓝色为主的色调有利于睡眠，注意保持安静，灯光要柔和，且不要直接照射宝宝的眼睛。一般不要与大人同睡一个被窝，因为同睡的被窝温度高，宝宝可能会大量出汗，容易发生脱水或缺氧；一定不要含着乳头睡，这种情况容易造成宝宝口鼻堵塞，引起宝宝窒息。

专家提示：睡眠对于大脑的早期发育起着至关重要的作用：第一，促进脑功能的发育和发展，睡眠中小儿的大脑发育更快、更成熟；第二，小儿大脑容易疲劳，需要通过休息和睡眠来保存脑的能量和恢复精力。第三，睡觉中会分泌大量的生长激素，促进体格发育。

第二节　2～3个月的婴儿

一、感知觉的发育及干预

（一）视觉的发育及干预

1. 发育　这时的宝宝会目不转睛地盯着爸爸妈妈，尤其注意爸爸妈妈的眼睛，3个月时他的眼睛差不多可以像成人那样聚焦了，开始能够区分红绿色，尤其是对红色更加关注。

2. 干预　用变换玩具或人脸的方式，训练宝宝的视线从一个物体转移到另一个物体上；通过变化物体或人脸的远近距离，训练宝宝视线追踪移动物体；经常让宝宝看颜色鲜艳的物体或图画；让宝宝在室外观察奔驰的汽车、追逐的小动物等移动的物体（图4-2-1）。

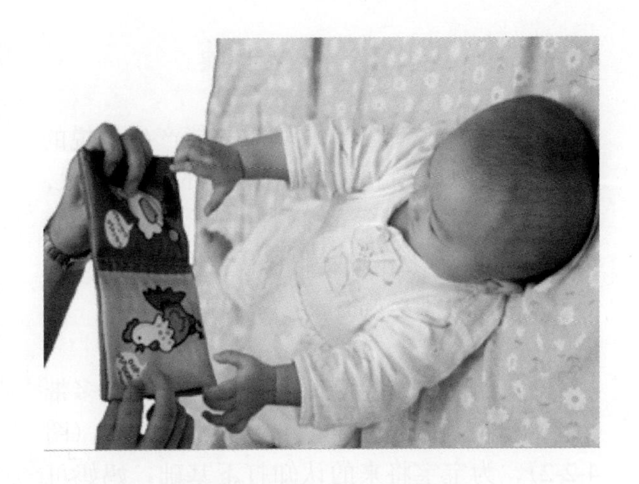

图4-2-1　视觉的发育及干预

（二）听觉的发育及干预

1. 发育　静卧睁眼时，若听到突然发出的声音会闭上眼睛；在哭闹或活动时，听到突然的声音会停止哭闹或终止活动；在宝宝近处发出声音，如摇铃铛，有时宝宝会缓缓转过脸；当成人用语言引逗，或周围环境出现喧闹声时，宝宝会发出“哦”“啊”“呜”等应答或笑声。

2. 干预　将各种发声物体在宝宝的视线内弄响给他听，缓慢、清晰、反复地告诉他名称，待他注意后再缓慢移开，让他寻找声源；多给他播放或唱他喜欢的音乐、歌曲，观察他的兴趣。注意听觉训练声音不能太大、太刺耳，否则形成噪音，妨碍宝宝听觉的健康发育。

专家提示：这个时期，如果在孩子不注意时突然把手或其他物体出现在宝宝面前，宝宝没有眨眼动作，或者在光线突然变亮时，宝宝也没有眯眼的表情，可能视觉有异常；宝宝睁眼时，用手轻轻遮住宝宝一只眼，如果另一只眼视力有问题，宝宝可能用手努力推开眼前的遮盖物。

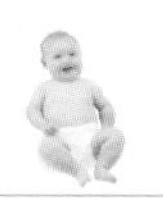

（三）嗅味觉的发育与干预

1. 发育　2～3个月的宝宝在嗅觉方面已经有了相当丰富的经验了。你会发现当他闻到什么难闻的气味时就会把头转开，或对有诱人气味的地方流连忘返。这个时期宝宝的舌头发育非常快，会把玩具等东西放到嘴里，然后用舌头、嘴等感官来判断质地以及味道。

2. 干预　宝宝为胎儿时期就具备一定的嗅觉味觉的能力了，这时可以在成人吃饭时，将宝宝抱在饭桌旁，让他闻到饭菜的各种气味，并可以适当蘸点菜汁，让宝宝尝尝不同的味道。

（四）触觉的发育及干预

1. 发育　3个月以内的宝宝触觉发展主要以反射动作为主，这些反应都是为了觅食或自我保护。

2. 干预　这时继续给宝宝进行感知觉刺激的按摩，每天2～3次；用浸泡不同水温的毛巾擦拭宝宝的四肢，先以手脚为主，适应后，逐渐刺激手臂、小腿等部位；辅助宝宝用手触摸不同质地的玩具或物品。

专家提示：触觉的刺激，对孩子神经的发育非常重要，通过触觉刺激，可以促进大脑的发育，提高大脑对信息的整合作用，并增进亲子感情。这个时期的宝宝如果对皮肤的触觉特别敏感，一碰就很紧张，甚至出现肢体僵硬、扭转，提示可能有神经发育的异常。对视、听、嗅、味、触五感的刺激，对宝宝脑神经发育至关重要；训练时可让多个感官同时得到刺激，这样有助于让大脑各个区域协同运作。

二、认知的发育及干预

1. 发育　这时宝宝喜欢重复能产生愉悦的动作，如吸吮手指等。出现原始的预期现象，如抱到固定位置就等待哺乳。开始具有分析能力，如吸吮乳头和吸吮自己手指的方式不同。有些宝宝开始对妈妈有一定辨认能力。

2. 干预　引导宝宝观察周围的事物，多带宝宝外出，并反复地向宝宝指物体的名称（图4-2-2），为宝宝将来的认知打下基础；妈妈可以穿不同的衣服或适当地装扮，让宝宝尝试辨认不同服饰或装扮的妈妈，多数情况下，宝宝会扑向妈妈，如果他认不出时，可用语言进行诱导。

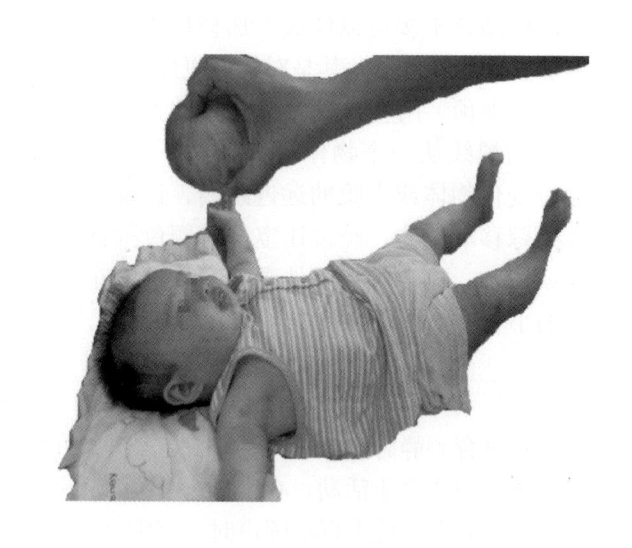

图4-2-2　认知的发育及干预

三、语言的发育及干预

1. 发育　这时宝宝哭声较前增大，逐渐可以用声音表示高兴，并有社交性的微笑；可发“啊”、“衣”等单音；有时会“咯咯”笑。

2. 干预　利用与宝宝接触的机会，多与他说话，引导其发音，如穿衣、换尿布时都要讲给宝宝听你在干什么；对宝宝发出的声音，可发同样的或其他较固定的声音予以回应，也可以将宝宝发出的声音录下来再放给他听。

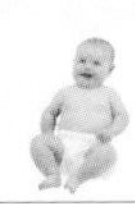

四、社交的发育及干预

1. 发育　这个时间的社交能力主要表现为逗引宝宝时，他（她）有表情及回应，有时可模仿大人的表情或口唇动作，头可以转向有声音的方向。

2. 干预　父母要多与宝宝进行亲子游戏，进行眼神的交流；父母要学会辨别宝宝的哭声，以便正确满足其要求，使他（她）保持愉快的情绪；可让年龄相近的宝宝放在一起，让他（她）们互相观察，进行目光及声音的交流。

五、注意及记忆的发育及干预

1. 发育　这时的宝宝，可对发亮的或色彩鲜艳的物体注视十几秒或更长的时间，并发出愉快的声音；宝宝具备了短时记忆，当注意的事物从视野中消失时，能用眼睛去寻找。

2. 干预　当宝宝注意到某事物时，不要轻易打扰他，让他注意更长时间。拿一个小玩具在宝宝面前停留一会儿，然后慢慢移动玩具使其从宝宝视线中消失，把这个动作重复几次，给宝宝重复输入玩具的印象，训练其记忆；父母可用捂住自己的脸的方式多与宝宝进行“躲猫猫”游戏，训练其对人脸的记忆。

专家提示：这个时期认知与语言的发育，家长要重视亲子互动、音乐游戏、视线交流，以利于孩子日后情商及社交能力的发展。

六、运动的发育及干预

（一）大动作的发育及干预

1. 发育　这个时期的宝宝，逐渐从瞬间的抬头动作，变为可长时间抬头至90°，并逐渐可用前臂和肘关节支撑头胸部体重，可左右回旋头部；有些宝宝可从仰卧位翻身至俯卧位；四肢可不停舞动。

2. 干预　多给宝宝训练俯卧位抬头的机会，可帮助宝宝用前臂和肘关节进行支撑，可在两次喂奶的间隔时间，给宝宝训练翻身。坚持进行婴儿被动操的训练。

（二）精细动作的发育及干预

1. 发育　这时的宝宝，双手多可长时间张开，可握住棒状物品数秒或更长时间，并可摇动；可将手指或抓在手中的物品放在口唇中。

2. 干预　在宝宝的面部前上方约30～40cm处悬挂色彩鲜艳的物品，诱导并帮助他（她）去触碰；让宝宝抓握“拨浪鼓”“沙锤”等可以发声的玩具，通过摇动发出声音，训练宝宝抓握及上肢摆动能力。

专家提示：肘支撑是3个月大的孩子运动发育里程碑式的标志，家长要予以密切关注；3个月也是头颈部运动发育完善时期，在这个时期家长要经常给孩子俯卧位的姿势，给宝宝创造条件训练头部的控制以及翻身、肘支撑的能力。

（三）大动作发育的异常表现

1. 运动落后　满2个月的宝宝如果头部还不能完成瞬间抬头的动作，满3个月的宝宝如果还不

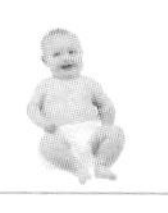

能抬头到60°，属于运动发育落后。

2. 异常姿势　孩子经常表现出不对称的姿势，如仰卧位头转向一侧时，颜面侧的上、下肢伸直，后头侧的上、下肢屈曲；或者宝宝趴着时臀部翘起超过头部；经常打挺。这些姿势并没有随着年龄增长逐渐减轻的迹象，考虑有神经发育异常的可能。

（四）精细动作发育的异常表现

1. 中线活动落后　满3个月的宝宝还不能吮手，或双手没有抱奶瓶或互握的动作，属于上肢中线活动落后。

2. 异常姿势　宝宝上肢经常向后伸，趴着时像“飞机”一样；两手经常握拳，很少张开；拇指经常收在手掌里，帮他（她）打开后又收进去，提示可能有脑神经发育异常的可能。

一侧的手很松软或很紧张，较另外一侧活动明显少，考虑可能有臂丛神经损伤或偏瘫可能。

专家提示：这个时期，如果孩子有发育落后、异常姿势或肌张力的异常，家长务必要带孩子到儿童神经发育的专科就诊，进行发育商的评估，必要时行头颅影像学及脑干诱发电位等检查，以期早期发现、早期诊断、早期干预。

七、肌张力与平衡立直的异常表现

（一）肌张力的异常表现

1. 增高　宝宝四肢或某个肢体经常很紧张，给他（她）做体操时很难活动开，或活动时总是感觉在某个位置卡住了，然后才能继续活动。

2. 降低　宝宝颈部或四肢很松软，感觉“软绵绵”的，关节比较松弛，超过了正常宝宝关节活动的范围。

（二）平衡及立直发育的异常表现

3个月的宝宝头部可以在妈妈竖直抱的时候保持正中位，如果常向前后或一侧倾斜，并且在宝宝身体倾斜时，头部不能做出相应的调整以保持正中的位置，应注意存在发育落后（图4-2-3）。

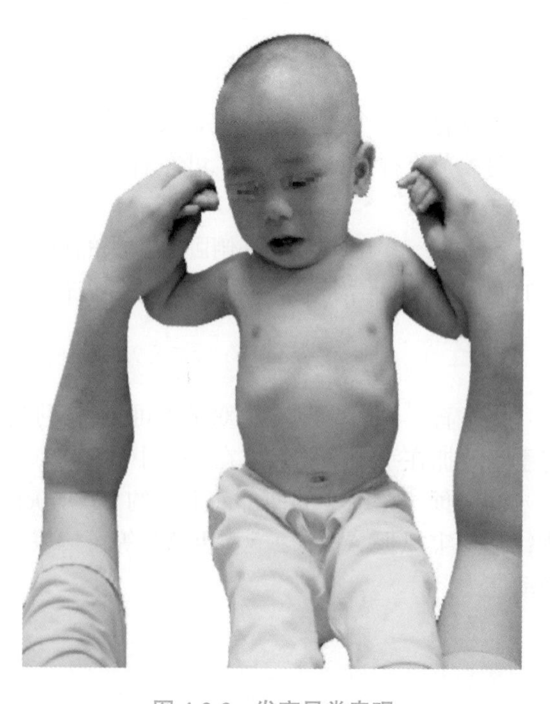

图4-2-3　发育异常表现

专家提示：仅仅运动发育落后的宝宝，也有可能发育落后是一过性的，尤其是早产的孩子；但是，如果孩子有明显的异常姿势或肌张力的改变，往往提示神经系统的损伤，建议及时于专科医院就诊。

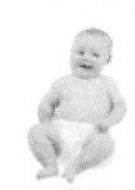

八、右脑开发

（一）形象思维

将各种不同材质的玩具放在宝宝视线范围内，待宝宝注意观察时，说出玩具的名称，并帮宝宝触摸这些玩具。

将凹凸不平的图画放到宝宝视线内，一边讲解图画的内容，一边辅助宝宝触摸图画。

（二）空间视觉

妈妈面对宝宝，等宝宝注意观察妈妈的眼睛后，通过妈妈脸部的左右移动，让宝宝跟踪注视妈妈的眼睛，利用色彩鲜艳玩具也可以。

妈妈抱着宝宝伴随着轻柔的音乐翩翩起舞，因为宝宝的头部还不能很好地获得支撑，舞蹈的动作也要轻柔缓慢（图 4-2-4）。

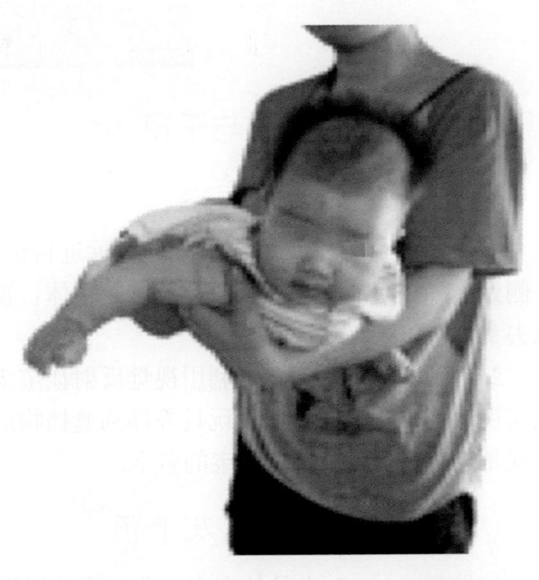

图 4-2-4　妈妈抱着孩子舞蹈练习空间视觉

（三）视觉记忆

这个阶段的宝宝对黑白图画比较敏感，每天让宝宝看各种轮廓鲜明的黑白图画，每幅图展示 30s 左右，每天可 5～10 次。刚开始每天仅看一张随机图画，之后逐渐增至 2～3 张。

利用开关窗帘，用不同颜色的灯罩等方式，经常变化室内光线的明暗及颜色，给宝宝进行视觉刺激。

九、睡眠特点及注意事项

（一）睡眠特点

2～3 个月的宝宝，一天大约睡眠 15～18h，有些比较安静的孩子可以睡到 20h，个别较活跃的可能只睡 12～14h。白天一般睡眠 3～4 次，约为 5～8h。2 个月的宝宝可以在 3h 内睡得很香甜，叫不醒；3 个月的宝宝夜间可以连续睡 5～6h，夜间要喂一次奶。3 个月的孩子白天睡醒后可以持续活动 1.5～2h（图 4-2-5）。

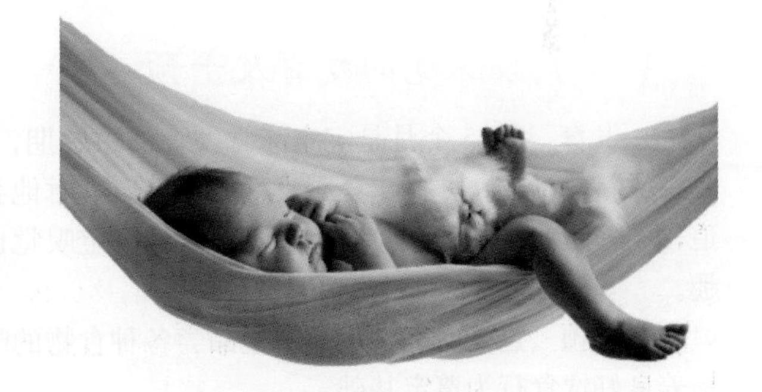

图 4-2-5　婴儿睡眠的特点

（二）注意事项

睡眠环境：2～3 个月的宝宝睡眠要注意环境的营造。孩子居室温度最好保持在 20～22°C，夜温差不要太大，湿度在 50%～60%；衣物的添加以孩子的体温保持在 36～37°C（腋下）为宜。睡眠环境要保持安静，灯光不要太亮，且不要直接照射宝宝的眼睛。

专家提示：睡眠对孩子的神经系统发育有较大的促进作用，甚至也影响到孩子智力的发育。如果孩子长期睡眠不好，应积极寻找原因，必要时可到儿童神经专科或睡眠专科就诊。

第三节 4~5个月的婴儿

一 、感知觉发育与干预

（一）视觉的发育及干预

1. 发育　4~5个月的宝宝能够对远近目标聚焦；视野范围达到180°，双眼能紧随移动物体从一侧到另一侧，能够寻找从手中掉落的物体；视觉灵敏度增强，逐渐形成手眼协调，如看到奶瓶可以去拿。

2. 干预　这个时期，可利用视觉反射让宝宝认识物品，如喂奶时，告诉宝宝这是奶瓶，让宝宝建立视觉与语言的联系；将玩具等移到遮挡物的后面，让宝宝学会寻找；把宝宝放在镜子前，告诉他这是宝宝自己，并叫出宝宝的名字。

（二）听觉的发育及干预

1. 发育　4~5个月的宝宝，有一定的辨别声音方向的能力，听到声音后会很快转向声源，并努力寻找声音发自何处，弄清楚来自哪个物体的声音；对音乐产生兴趣，可注意聆听，有时还会随音乐节奏摇晃身体。

2. 干预　这时父母要多与宝宝说话，并经常呼唤宝宝的名字；让宝宝聆听不同音频的声音，如琴声；多播放一些音乐，以舒缓、柔和或节奏明快的乐曲为主，避免嘈杂或打击乐器为主的音乐。训练宝宝倾听声音，等宝宝注意倾听后，可将声源藏起来让宝宝寻找。

专家提示：这个时期，家长可在宝宝耳边20~25cm处轻轻地摇一下拨浪鼓或小铃铛，观察宝宝是否会立刻寻找声源，并判断声源方向，再换另外一边测试；如果没有明显反应，尤其是双侧不对称，或者平时对突然出现的较大的声音也没有惊吓反应，建议及时到医院五官科或儿童神经科检查。

（三）嗅味觉的发育及干预

1. 发育　4~5个月是宝宝味觉发育的敏感期，也是建立良好饮食行为的关键期；他可能会用舌头舔新的食物，并做出是否喜好的表情。有时他会将嘴里的食物吐出来，但可能是不熟悉这种味道，不一定代表不喜欢，家长要有耐心。宝宝嗅觉也比较敏感，会对香喷喷的食物表现出极大的兴趣。

2. 干预　这个时期，可让宝宝品尝各种食物的味道，不但能够促进感知觉发育，还可以为日后培养良好饮食行为奠定基础。

（四）触觉的发育及干预

1. 发育　这个时期的宝宝可以逐渐用手主动触摸不同质地的玩具或物品，并对手感特殊或较好的物体表现出兴趣，可反复触摸；对有害的感觉，如疼痛、烫热等有较快的回避反应。

2. 干预　这个时期，可继续像2~3个月时给予宝宝感知觉刺激按摩，并鼓励宝宝主动触碰不同形状、质地、温度的玩具或物品，并帮助宝宝触摸自己的五官、脚趾部位，促进其本体觉发育。

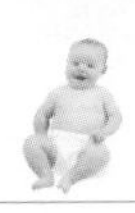

专家提示：感知觉刺激干预的重点部分是手、足及颜面部，这些部位在大脑相对应的皮层区域占有较大的面积，是躯干的数倍，刺激这些区域有利于以后学习能力的发展。

二、认知的发育及干预

1. 发育　这个阶段的宝宝可在游戏中逐渐认识新事物，5 个月时可以区分两张陌生的面孔，能够在复杂的图案中分辨出一个平面图形（如方形），以及这个图形的复合因素（如明暗、大小）。宝宝可以从人群中找出妈妈，能够保持较长时间的注意力去观察周围的人和物。

2. 干预　继续教宝宝指认不同的物体，并让宝宝说出物体的名称；让宝宝观察各种图片或图案，并给宝宝说出图片的名字或图案的形状；以“躲猫猫”的游戏方式训练宝宝寻找人或物品的能力。

三、语言的发育及干预

1. 发育　4 ~ 5 个月的宝宝可以通过发出声音、摇动四肢、变换姿势、面部表情等方式开始与妈妈交流，5 个月后可以通过自己的“咿、呀”等声调的不同表现出他开心或不满的情绪，并可以模仿父母的声音和语调。

2. 干预　这个时期，父母继续丰富宝宝的语言环境，多与宝宝说话；可以开始训练宝宝的唇音，如“ma、ba”等，训练中要让宝宝清楚地看到父母的口形，并利用宝宝的模仿意识，训练他的舌头伸展能力。

四、社交的发育及干预

1. 发育　4 ~ 5 个月的宝宝喜欢父母逗他玩，会开怀大笑，会自言自语地说个不停，见到父母或喜欢的人会主动伸手投怀送抱；没有人在身边时，有时会用哭闹的方式表示不满；有时会用微笑的方式逗引别人开心。

2. 干预　父母继续与宝宝进行亲子游戏，多与宝宝进行照镜子、“躲猫猫”的游戏；平时语言交流中可变换丰富的表情或动作以吸引宝宝的注意，并诱导他进行模仿；对宝宝的肢体动作及音调的变换及时做出回应。

五、注意及记忆的发育及干预

1. 发育　这时宝宝兴趣较广泛，对感兴趣的物体或图案可以注视更长时间，逐渐有一定的长期记忆力，可记住父母及其他熟悉人的面孔、声音，可从人群中迅速认出来。

2. 干预　鼓励宝宝注意观察物体或图案，可以给予一些会缓慢变化的玩具或图案，以利于宝宝维持注意力及观察力。选一些最常见的物品或声色俱佳的玩具训练宝宝的记忆力，如奶瓶、拨浪鼓等，训练宝宝反复指认，以增强其长时间记忆力。

六 、运动的发育及干预

（一）大动作的发育及干预

1. 发育　4 ~ 5 个月的宝宝，头部的活动灵活自如，可以较快速地完成翻身，可逐渐用双手支撑上半身，并抬头、挺胸，逐渐可以在仰卧位抓摸自己的脚；5 个月过后摆好姿势，宝宝可以弯腰撑着手坐上一会儿。

2. 干预　继续鼓励宝宝翻身；训练他手支撑抬头挺胸能力，刚开始时可以利用枕头、滚桶等垫在宝宝胸部来训练，5个月后可辅助控制宝宝的肘关节来训练手支撑，直到他能自己完成；5个月后可视宝宝腰腹部力量情况训练他撑手坐，但每次时间一般不超过5min。

（二）精细动作的发育及干预

1. 发育　这时的宝宝，双手能够抓紧小物体，并逐渐有主动伸手抓握的能力，并可根据物体的大小、形状，变化抓握的姿势。

2. 干预　可继续鼓励宝宝在仰卧位抓悬挂的玩具，并训练在俯卧位下主动抓握面前的玩具，训练宝宝拍、敲等动作，训练宝宝将一只手中的玩具在中线处交换至另一只手。

专家提示：这时的宝宝，如果表情非常呆滞，很难逗笑，也比较少哭；与父母很少目光对视，有时甚至主动避开目光交流；对玩具没有兴趣，也很少追视，要警惕智力低下或自闭症早期表现的可能，要积极进行早期干预，并到专科医院进一步诊治，并参照附录益智按摩方法。

（三）大动作发育的异常表现

1. 运动落后　4～5个月的宝宝，如果仍不能将头部稳定于竖直位，不能翻身至侧卧位，不能用肘部支撑抬起头部及胸部，应考虑运动发育落后。

2. 异常姿势　这个时期有神经发育问题的宝宝，随着神经发育的进一步成熟，之前的异常姿势可能会有不同出程度的改善，但部分宝宝仍可能存在2～3个月时的异常姿势，有时甚至更加明显，这时家长要更加警惕神经发育的异常。

（四）精细动作发育的异常表现

1. 发育落后　4个月的宝宝，如果不能抓握物品，5个月后仍没有主动伸手抓握的能力，属发育落后。

2. 异常姿势　2～3个月时宝宝的异常姿势在这个时期一般有所改善，如果这个时期宝宝上肢仍经常向后伸，或者双侧肘关节屈曲，并且不容易伸开；两手经常握拳，很少张开；拇指经常攥在掌心里，提示神经发育异常的可能性更大。

七、肌张力与平衡立直的异常表现

（一）肌张力的异常表现

1. 增高　宝宝四肢或某个肢体经常很紧张，给他（她）做体操时很难活动开，或活动时总是感觉在某个位置卡住了，然后才能继续活动。

2. 降低　宝宝四肢松软，感觉“软绵绵”的，关节比较松弛，超过了正常宝宝关节活动的范围。

（二）平衡及立直发育的异常表现

4～5个月的宝宝头部不能保持正中位，常向前后或一侧倾斜；5个月后仍不能稳定地抬头挺胸；宝宝身体倾斜时，头部不能做出相应的调整以保持正中的位置。

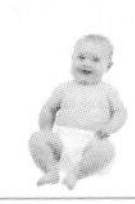

八 、右脑开发

（一）形象思维

这个阶段的孩子抓握能力进一步增强，给宝宝提供各种形状、质地的玩具，如棒状物、球状物、丝绸、绒布等，并给宝宝说出物体的形状和质地，如长的、圆的、光滑的、软的、硬的等。

（二）空间知觉

这个阶段，宝宝对远近目标有聚焦能力，可让目标物有远近的变化。比如家长将玩具小鸟放在宝宝面前，一边说“小鸟飞走了”，然后让小鸟远离宝宝，一边说“小鸟回来了”再靠近宝宝。

妈妈可继续抱着宝宝跳舞，宝宝面向前方，舞曲节奏可较之前欢快些，动作幅度及速度也可稍快，让宝宝在音乐中感受空间的变化。

（三）视觉记忆

这个阶段宝宝可继续训练看图片，而且随着年龄的增长，宝宝逐渐对鲜艳的色彩比较喜欢，可将黑白图换成色彩鲜艳、轮廓鲜明的图片，家长同时讲解图片的内容。

通过变换宝宝眼前的玩具或物品，训练宝宝的观察记忆能力；经常带宝宝到户外看远处的事物。

九 、睡眠特点及注意事项

（一）睡眠特点

4 ~ 5 个月的宝宝，一天大约睡眠 14 ~ 16h，白天一般睡 4 ~ 5h，个体差异较大。如果一天睡眠不足 12h，需要引起家长的注意，必要时要看专科医生。

（二）注意事项

继续保持好睡眠环境，并逐渐培养宝宝睡眠习惯，尽量调整宝宝在下午和晚上睡觉，以增加户外的活动时间。

专家提示：睡眠有深、浅的分别。越小的时候，浅睡的时间相对较多。浅睡时，孩子表现出微笑，或者嘬嘬嘴，或做一些鬼脸，呼吸不太均匀，手脚动一动，有时哼哼点声音，这一般属于正常的现象；但如果常有连续的抖动或抽动，甚至惊醒哭闹，应至儿童神经专科就诊。

第四节　6 ~ 7个月的婴儿

一 、感知觉的发育及干预

（一）视觉的发育及干预

1. 发育　6 ~ 7 个月的宝宝可以灵活地上下移动视线；偏爱看妈妈、食物、玩具等有意义的物象；对数量多、体积较小的物体开始产生兴趣，观察及辨别的能力进一步增强，7 个月后可以将物品的功能联系起来。

2. 干预　家长可以利用这个时期宝宝视觉发育特点，教宝宝看照片上的父母，并告诉是谁；继续培养宝宝的观察能力，并多给宝宝看色彩鲜艳的图片或较细致的物品；继续鼓励宝宝寻找藏起来的玩具或食物（图 4-4-1）。

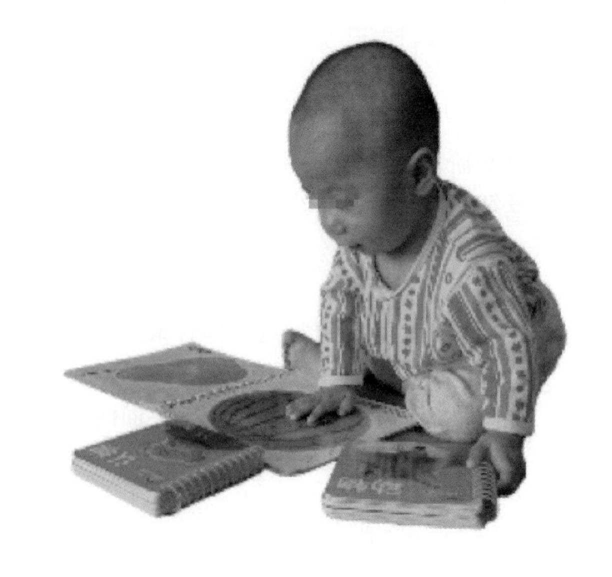
图 4-4-1　视觉的发育及干预

（二）听觉的发育及干预

1. 发育　这个时期宝宝的听觉已经接近成人了。对自己的名字、妈妈、爸爸等特定音节有较敏感的反应；能够辨别他人说话的语气，喜欢亲切和蔼，对严肃或训斥的语气会表现出害怕或哭泣。听到音乐会跟着节奏摇晃身体，会将听到的和看到的结合起来。

2. 干预　这时父母要继续营造良好的语言环境，多与宝宝说话；继续让宝宝聆听柔和或轻快活泼的音乐；训练宝宝将听到的和看到的结合起来，如听到小鸟的叫声后要让宝宝看到小鸟（图 4-4-2）。

专家提示：这个期间的宝宝有一定的思维能力，家长要多训练宝宝将看到的物体的名称、大小、形状、颜色、功能等结合起来，将听到的声音与声源的形象联系起来，训练宝宝的思维及想象能力。

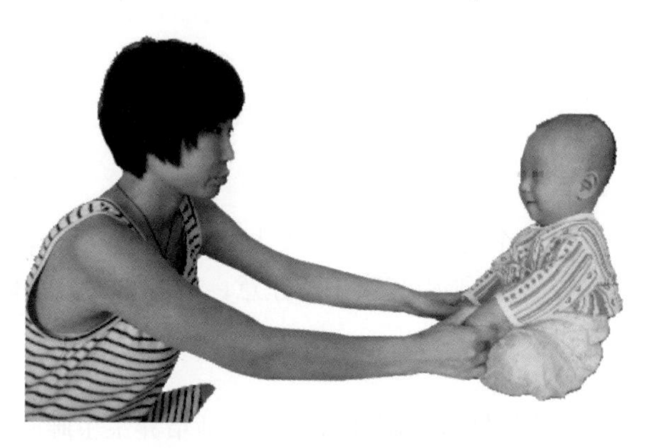
图 4-4-2　听觉的发育及干预

二、认知的发育及干预

1. 发育　这个时期的宝宝逐渐开始注意周围事物的名称；开始出现自我的感觉，认识到手、脚等部位是属于自己的；开始认生，有些宝宝见到陌生人，会躲进妈妈的怀里；对镜子中的形象兴趣更浓厚，但仍不能区别自己与他人形象的不同。

2. 干预　继续教宝宝认识不同的事物，让宝宝认自己的手、足等看得到的身体部位；训练宝宝将物品的名称与其形状、颜色、声音及功能联系起来。

三、语言的发育及干预

1. 发育　6～7 个月的宝宝可以频繁地发出“a、ba、ma”等声音，有时是在呼唤妈妈；宝宝能够听懂呼唤自己的名字，听到自己名字时会转头看过去；有些宝宝可以听懂物品的名称，当听到这个物品的名称时会转头去找。

2. 干预　这个时期，父母继续丰富宝宝的语言环境，多与宝宝说话；继续训练宝宝的唇音，如“ma、ba”等；对宝宝主动的发音要适时进行回应，如发“ma”音时，妈妈可及时出现，让宝宝对自己发音所带来的效果产生成就感，提高其主动发音的兴趣。

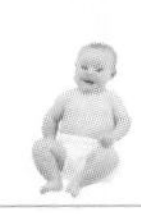

四、社交的发育及干预

1. 发育　这个时期宝宝有来有往的活动明显增多，与家长的对话增多，喜欢在家长身上跳跃，开始出现向成人索要物品的要求；明显认生，特别惧怕陌生人的拥抱或目光的接触。

2. 干预　与宝宝玩耍时要多进行目光接触及语言交流；鼓励宝宝与他人接触，教他用微笑或发音等方式与他人打招呼，逐渐去适应陌生人。

专家提示：这个时期婴儿对陌生人的是恐惧是与生俱来的，这种行为是完全正常的和必要的，不是胆小或没有自信的表现，家长应适时给宝宝安全感，不可强行与宝宝分离后让他自己去适应新环境或接触陌生人，要与宝宝一起去逐渐适应。

五 、注意及记忆的发育及干预

1. 发育　对周围色彩鲜艳、活动或发声的物品可产生较稳定的注意力，开始具有一定的选择性。记忆力仍以短时记忆为主，对刚认识的人可保持几天的记忆。

2. 干预　一次给宝宝的玩具不要太多，以 1 ~ 2 种较合适，避免注意力分散；喂养时给予一个较为固定、安静的环境，避免边吃边玩；在宝宝专注于某个事物或玩具时，不要打断他的注意。对常见的事物可反复地教宝宝认识，以增强其长时记忆力。

六 、运动的发育及干预

（一）大动作的发育及干预

1. 发育　6 ~ 7 个月的宝宝可以逐渐保持稳定的坐姿，坐位下可灵活抓取物品，可以连续翻滚；扶站时喜欢跳跃，可拉着双手站片刻；俯卧位下可以以腹部为中心做旋转运动，逐渐可以匍匐前进。

2. 干预　继续训练宝宝稳定的坐姿，重点训练坐位下两侧及后方的上肢支撑能力；鼓励宝宝腹爬，刚开始宝宝可能先倒退爬，然后在向前爬，家长可用手交替顶住宝宝的双脚，辅助其爬行。

（二）精细动作的发育及干预

1. 发育　宝宝逐渐可以用手的拇指侧抓物，可以较长时间抓着玩具，可以双手交换物体，可以很容易地将物品放到嘴边啃咬。

2. 干预　训练宝宝双手撕扯纸张等物品；训练宝宝将物品拿起后放到特定的位置，如家长的手上；训练宝宝用双手的拇指与其他手指相对抓握玩具。

（三）大动作发育的异常表现

1. 运动落后　这个时期的宝宝如果到了 7 个月还不能维持较稳定的坐位，不能用上肢支撑上身抬头挺胸，不能完成翻身，应考虑运动发育落后。

2. 异常姿势　这个时期有神经发育问题的宝宝可能仍保留之前的异常姿势，同时可能出现尖足、下肢交叉等异常；对于较松软的宝宝来说，仰卧位时可能会像青蛙一样屈肘屈膝并向外展开，坐位时上半身明显前倾，甚至会趴到床面上。

（四）精细动作发育的异常表现

1. 发育落后　这个阶段的宝宝双手仍不能自如地抓放，不能主动伸手抓物。不能将物品放手口中，双手不能交换物品，应考虑手功能的发育落后。

2. 异常姿势　这个阶段神经发育异常的宝宝有可能保留有之前的异常姿势，如上肢后伸，前臂旋前，双手握拳、拇指内收等表现。同时，应注意宝宝抓物时会不会出现动作异常笨拙、上肢震颤等异常表现。

专家提示：这个时期有些宝宝扶站时喜欢踮着脚，如果宝宝没有肢体特别紧张等肌张力增高的表现，也可能是生理现象，不必过于紧张。在手功能方面，这个阶段家长要关注宝宝双手功能是否对称，会不会有一侧手很少使用，特别松软或紧张，必要时要看专科医生。

七、肌张力与平衡立直的异常表现

（一）肌张力的异常表现

1. 增高　宝宝四肢或某个肢体经常很紧张，上肢肘关节常屈曲，下肢表现为双腿交叉、尖足，有些宝宝脚底碰到物体时候会不自主地抖动，双手很难抓到自己的足部。

2. 降低　宝宝四肢松软，感觉“软绵绵”的，关节比较松弛，躺着时很少活动，常像青蛙一样肘、膝屈曲，四肢向外展开。

（二）平衡及立直发育的异常表现

这个时期的宝宝在翻滚时保持头部处于居中的位置，坐位下可保持脊柱的伸展及垂直。如果仍不能保持头颈部的居中，在扶坐位的姿势下脊柱完全不能伸展并保持立直位，应属发育异常。

专家提示：坐位下脊柱的伸展一般是在6个月后逐渐出现并完善的，在这个阶段，不必强求孩子一次坐太长时间，一般能保持数分钟即可，避免长时间弯腰坐导致脊柱的后凸。

八、右脑开发

（一）形象思维

这个阶段宝宝对形状、颜色有更好的观察能力，家长可以购买形状颜色对应板或对应积木等玩具，训练宝宝将不同的颜色和形状进行配对。

（二）空间知觉

这个阶段，宝宝更喜欢观察移动的物体，可用颜色鲜艳的纸折成飞机，让宝宝观察纸飞机飞行的轨迹，或让宝宝观察抛出的彩色塑料球。

妈妈可继续抱着宝宝荡秋千、滑滑梯、坐转椅，爸爸可继续与宝宝玩“举高高”游戏，举高后再旋转，让宝宝感受空间的变化。

让宝宝寻找遮盖了或放入不透明容器的玩具，增强其空间意识。

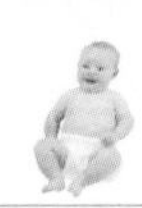

（三）视觉记忆

这个阶段宝宝可继续训练看图片，只要宝宝能够注意观察，可给宝宝看一些相对复杂的图片，如色彩斑斓的动物，并可将大小不一 、形状不同的图画放在一起，让宝宝自己观察比较。

家长与宝宝做照镜子游戏，让宝宝逐渐认识自己，并比较与家长的不同。

九 、睡眠特点及注意事项

（一）睡眠特点

6～7 个月的宝宝，一天大约睡眠仍在 14～16h 左右，白天一般睡 4～5h，个体差异较大。如果一天睡眠不足 12h，需要引起家长的注意，必要时要看专科医生。

（二）注意事项

继续保持好睡眠环境，并逐渐培养宝宝睡眠习惯，尽量调整宝宝在下午和晚上睡觉，以增加户外的活动时间。

专家提示：孩子在睡眠中，要尽可能保证宝宝睡眠的连续性，这对宝宝脑的发育至关重要。妈妈晚上尽可能减少喂奶次数，一定不要频繁地在睡眠中喂奶。

第五节　8～9个月的婴儿

一 、感知觉的发育及干预

（一）视觉的发育及干预

1. 发育　这个时期的宝宝可以较长时间观察 3～3.5m 远的人物活动，并能观察家长微笑或怒色等表情变化，做出相应的兴奋或委屈的表现。孩子学会观察并记住家长的衣着，看到衣着相似的人时，会误以为是家长。对物体的形象与声音、名称等的联系更加紧密。

2. 干预　这个时期，继续让宝宝将看到的视觉形象与声音、名称、功能联系起来，如看到汽车告诉宝宝汽车名称，并模仿汽车的喇叭声。多让宝宝观察其他小朋友，观察移动的物体（图 4-5-1）。

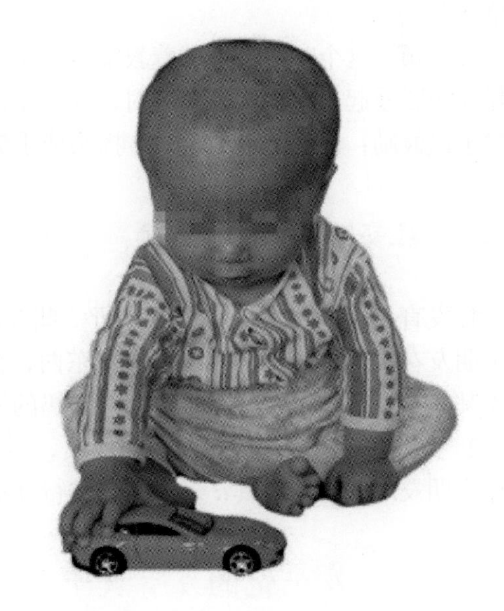

图 4-5-1　感知觉的发育及干预

（二）听觉的发育及干预

1. 发育　这个时期的宝宝能够区分家长肯定与疑问的语气，逐渐能够理解并执行简单指令，如“拍手、拿、放”等，听音乐的节奏除了身体的摇晃之外，还有上肢的节奏性舞动。

2. 干预　这时父母要继续营造良好的语言环境，多与宝宝说话，说话时语气较柔和，缓慢，让宝宝听清楚；试着给宝宝发出一些简单指令，并帮助宝宝完成，逐渐让宝宝理解这些指令（图4-5-2）。

专家提示：这个时期，要注意观察宝宝看人视物时的动作，及时发现有无视觉问题。比如观察宝宝是否喜欢侧着脸看人，或者歪着头看东西，是否有"斗鸡眼"等，主要排除有无斜视或斜颈。

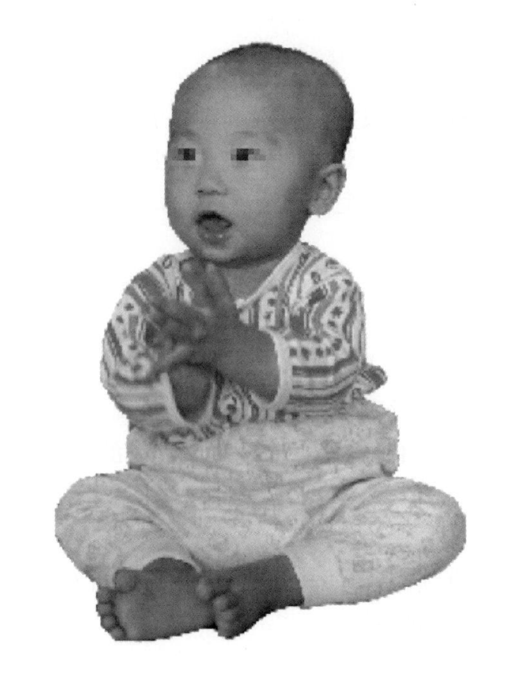
图 4-5-2　听觉的发育及干预

二、认知的发育及干预

1. 发育　这个时期宝宝可以逐渐区分家庭成员，如爸爸、妈妈、爷爷、奶奶，能够认识一些常见物品及身体的部位，主要用视线的方式表示。部分宝宝对常见的鲜艳色彩有一定认知能力，有时可挑出刚被隐藏的物品。

2. 干预　继续教宝宝认识不同的事物的名称；试着让宝宝区分一两种颜色；可将实物与图画联系起来教，如用实物的奶瓶与图画中的奶瓶放在一起，让宝宝逐渐认知到实物与图画的联系与区别。

三、语言的发育及干预

1. 发育　8～9个月的宝宝的发音进一步增多，可不时地发出比较清晰的单音和一些听不懂的语音，而且可以逐渐发出"baba、mama"等叠音；可以区分家长肯定与疑问的语气；能听从部分简单指令。

2. 干预　这个时期，可试着教宝宝发出一些简单单音的动词，如"打"、"拿"、"走"等，并与实际动作联系起来；教宝宝发音时，要吐字清晰，并让宝宝观察到你的口形；对宝宝的主动发音要及时予以鼓励；训练宝宝用点头、摇头或手势等肢体语言表达意愿。

四、社交的发育及干预

1. 发育　这个时期宝宝可以进行一些互动游戏，如"躲猫猫"、来回推玩具车；宝宝喜欢与同龄小朋友在一起，会与其他小朋友抢东西，会用哭、打等方式表示玩具被抢后的不满，也会用小手触摸其他小朋友表示好奇与亲近；对妈妈的依恋程度进一步加深。

2. 干预　多让宝宝接触同龄小朋友，尽量少干预小朋友之间的互动，在不发生伤害的情况下，可让小朋友之间争抢玩具；多与宝宝进行互动性的游戏，如互动抛球，推玩具车等。

五、注意及记忆的发育及干预

1. 发育　对周围较为特别的物体，如色彩鲜艳、声音特殊的玩具等，可以产生较稳定的注意力，即使在复杂情况下，也可以有一定的选择性。记忆时间较前逐渐延长，有时可记住几周前的事物。

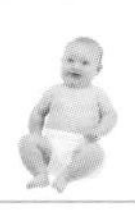

2. 干预 在相对复杂的环境中，通过间断地变化事物的位置、声音、光亮等方式，吸引宝宝专注于观察事物的变化。如让宝宝观察遥控玩具汽车的移动，观察奔跑的小动物或昆虫等。通过点读笔等工具，可让图片与其所发出的声音联系起来，增强宝宝的记忆能力。

六 、运动的发育及干预

（一）大动作的发育及干预

1. 发育 8～9 个月的宝宝在坐位下灵活地转身，并可向四点跪的姿势转换，可以灵活地匍匐前进，并逐渐学会用手膝爬行，9 个月后可扶着栏杆从坐位站起来。

2. 干预 这个阶段的大动作训练，仍以爬行为主，重点训练手膝爬行；鼓励并训练宝宝从仰卧位转换到侧卧位，再用手撑起来坐稳，并从坐位向横坐位（双腿偏向同侧的坐姿）再向四点跪位转换；如果宝宝喜欢站立，可让宝宝自己拉着栏杆站立，但不需要刻意去训练。

（二）精细动作的发育及干预

1. 发育 宝宝逐渐可以用拇指和示指桡侧捏小物品，可以够到较远的物品，能将小物品放入容器中，再倒出来；可以抓着两个物品互相敲打；可以用手指点按琴键、开关等。

2. 干预 鼓励并训练宝宝用拇指和示指捏小物品；利用插孔等玩具训练宝宝的手眼协调能力；训练宝宝用示指点按琴键、开关等物品，提高示指的分离动作能力；可让宝宝抓捏面团、橡皮泥等物品，提高其抓握的力量及手的触觉能力。

专家提示：这个时期或更早时，有些家长喜欢让孩子走学步车，这样既方便照顾，又训练了孩子走路。但是临床上经常见到有些过早进行学步车训练的孩子，因骨骼的支撑能力不足，容易造成膝关节的外翻或内翻；因在学步车中要踮脚走，踝关节背屈受限。因此，不建议给宝宝学步车训练。

（三）大动作发育的异常表现

1. 运动落后 如果这个阶段的宝宝还不能保持稳定的坐位，不能完成四点跪位，双下肢不能支撑体重，应考虑运动发育落后。

2. 异常姿势 这个时期有神经发育问题的宝宝可能仍保留有之前的异常姿势，如尖足、下肢交叉等，同时有些肌张力较高的宝宝，爬行时双腿不能交互前进，而是像兔子跳一样同时向前；扶着迈步时呈“剪刀步”；坐位时喜欢双侧小腿放在后面，呈“W”形坐姿。

（四）精细动作发育的异常表现

1. 发育落后 这个阶段的宝宝双手仍不能准确抓物，不能将物品放入口中，双手不能交换物品，不能将物品准确地放进目标物上，应考虑发育落后。

2. 异常姿势 这个阶段神经发育异常的宝宝有可能保留有之前的异常姿势。同时，应继续关注宝宝抓物时会不会出现动作异常笨拙、上肢震颤等异常表现，有些宝宝越想抓物时越紧张，越接近目标物时震颤越明显，这些现象都要及时去专科就诊。

专家提示：有些正常发育的宝宝也可能有“W”形坐姿，因为这种坐姿比较稳定，而且方便从四点跪位向坐位转换，家长不必过于紧张。不过，长期保持这种坐姿，容易造成髋关节内旋，膝外翻，形成”X“形腿，要及时提醒宝宝避免这种姿势。

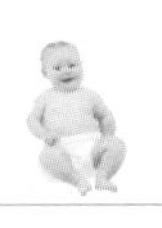

七 、肌张力与平衡立直的异常表现

（一）肌张力异常的表现

1. 增高　宝宝四肢或某个肢体经常很紧张，上肢肘关节常屈曲，下肢表现为双腿交叉、尖足，扶着迈步时下肢呈“剪刀步态”；有些宝宝脚底碰到物体时会不自主地抖动。

2. 降低　宝宝四肢松软，感觉“软绵绵”的，关节比较松弛，躺着时很少活动，常像青蛙一样肘、膝屈曲，四肢向外展开；在这个阶段下肢仍不能支撑体重，扶站时可能出现膝过伸（向后弯曲），手支撑很难完成。

（二）平衡及立直发育的异常表现

这个时期的宝宝坐位侧方、后方的平衡基本完善，可以完成四点跪位及三点跪位，并保持头部处于居中的位置；可逐渐出现站位立直，即有一定的抓物站的能力。如果上述能力均不能完成，应考虑发育异常。

专家提示：有部分孩子始终没有爬行能力，也可以在正常时间获得步行功能。爬行并不是每个孩子都必须经过的运动发育阶段，如果这个阶段孩子始终学不会爬，也没有其他明显神经发育异常，家长也不必紧张；不过充分的爬行对孩子的协调性及智力有一定促进作用，尽量训练孩子完成爬行的阶段。

八 、右脑开发

（一）形象思维

让宝宝用手或脚在面团或橡皮泥上印上手印、脚印，或利用磁性彩色画板中的形状印章功能，让他逐渐形成形状对应的概念。

这个阶段宝宝对颜色更加敏感，家长可试着教宝宝认识红色。通过各类型的红色玩具，教宝宝知道淡红、鲜红、暗红都是红色，再与其他不是红色的玩具对比，加深其对红色的印象。

（二）空间知觉

家长可与宝宝玩互动性的滚球、推车游戏，增强宝宝物体空间移动的观察能力。

对于抓握及平衡能力较好的宝宝，可在家长的保护下，试着玩荡秋千、转椅、滑梯等或利用巴氏球、平衡板的晃动，让宝宝感受空间的变化。

（三）视觉记忆

可让宝宝看场景更复杂的图，如草原上的斑马、森林里的梅花鹿、餐桌上的苹果等，并试着让宝宝找出他所认识的图像。

家长继续与宝宝做照镜子游戏，让他认识自己，并比较与家长的不同；让宝宝观察常见物品的照片，让图片、镜像与真实的实物联系起来。

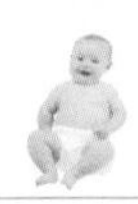

九、睡眠特点及注意事项

（一）睡眠特点

8～9个月的宝宝，一天大约睡眠12～15h，白天一般睡2次，每次1～2个小时，夜间可睡10h左右。一般情况下，大多数9个月的宝宝可以连续睡眠6h以上。孩子在“睡”和“醒”之间的转换不再那么频繁，睡眠时间也会逐渐转换到晚上，白天的睡眠时间越来越少，昼夜区分愈加明显，有些可一觉睡到天亮。

（二）注意事项

根据这个阶段宝宝睡眠的特点，应重点培养夜间睡眠的良好习惯。夜睡前要营造良好的睡眠环境，睡前不要过于兴奋；睡前吃饱，可避免夜间饿醒；保持安静，但不一定是完全没有任何声响，只要不是过于嘈杂或音量过大即可；睡觉时可留一盏小夜灯，避免夜间醒来过于惊惶。这个时期培养好睡眠习惯，对宝宝以后良好的睡眠周期的建立，非常重要。

第六节　10～12个月的婴儿

一、感知觉发育及干预

（一）视觉的发育及干预

1. 发育　这个时期宝宝逐渐对于颜色有共性的概念，但还不能区分颜色；视觉方位感增强，可以逐渐分清上、下、前、后等方位；能够观察到大人无意间做出的动作；对于简单的几个图形已能识别，视力达到0.2。

2. 干预　多与小儿做游戏，例如形状、大小、图形、颜色等配对游戏，使小儿观察到事物之间的关系。

（二）听觉的发育及干预

1. 发育　这个阶段，宝宝逐渐能听懂3～4个字组成的一句话，能够执行简单指令，对简单的问题能用眼睛看、用手指的方法做出回答。

2. 干预　在生活中，每与宝宝做一件事，家长都用词语向宝宝表达，他们逐步理解和学会使用这些词语。平时与宝宝说话时要吐字清楚，使用规范化的语言。在给宝宝播放音乐时，根据宝宝看图的特点，可将音乐与图像结合起来，如听到摇篮曲，就给宝宝看妈妈哄宝宝睡眠的图片，听到儿童舞曲，就给宝宝看儿童跳舞的图片，让宝宝把音乐与图像结合起来（图4-6-1）。

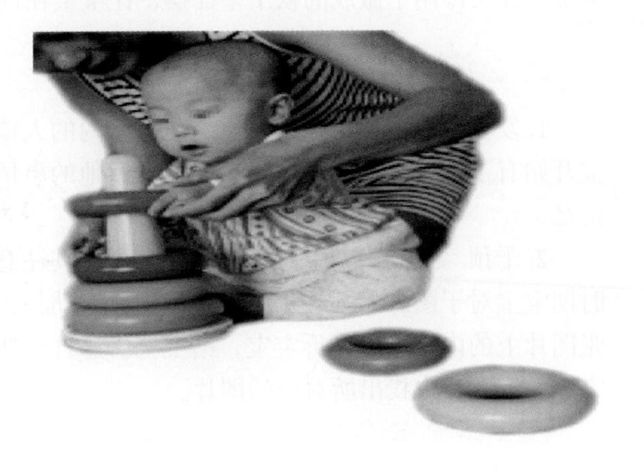

图4-6-1　听觉的发育及干预

二、认知的发育及干预

1. 发育　这个阶段的宝宝懂得选择玩具，开始会进行有意识的活动，将事物之间建立联系的能力也增强；逐步建立了时间、空间、因果关系。如看到妈妈准备澡盆，就知道要洗澡，看到准备推车就知道要出去玩。

2. 干预　继续让宝宝学会认红色，如告诉他西红柿是红色，等他学会后，再告诉他苹果、皮球等是红色，开始宝宝会怀疑，经过反复的颜色归类后，他逐渐可认识红色。宝宝学会认图后，说出一种物名，然后让宝宝拿手中的图去找相同的图。

三、语言的发育及干预

1. 发育　这个阶段的宝宝发音逐渐增多，慢慢学会说“爸爸、妈妈、姨、奶奶、抱”等5～10个简单的词，学会用肢体语言表达，如用摇头表示“不”；会尝试表达自己的情绪，注意模仿大人的说话，并尝试用语言与别人交流。

2. 干预　宝宝能能有意识地叫“爸爸、妈妈”以后，还要引导宝宝有意识地发出一个字音，来表示一个特定的动作或意思，如“走、坐、拿”等。鼓励他对成人的话有回应，如叫他的名字有应答。

专家提示：这个时期，有些孩子的有意义发音很少，家长不要过于紧张。口语表达的出现时间个体化差异较大。如果宝宝的理解及社交能力正常，在排除构音器官的功能障碍后，绝大多数孩子以后都会讲话。当然，家长也要耐心去教，但不可采取强迫方式，这样会让宝宝更没有口语表达的意愿。

四、社交的发育及干预

1. 发育　宝宝能执行大人提出的简单要求，会用面部表情、简单的口语和肢体语言与成人交流。同时，宝宝喜欢与同龄宝宝在一起，看到几个宝宝在一起，会着急“入伙”，会用拉手、摸脸等方式亲热。

2. 干预　多给宝宝创造与同龄小朋友相处的机会；父母一起与宝宝进行亲子互动性的游戏，如宝宝坐在父母用手做成的秋千中摇摆，让宝宝在训练了空间感知觉的同时，增进与父母的感情。

五、注意及记忆的发育及干预

1. 发育　这阶段的宝宝能注意3m以内的人或物体，注意的时间一般不超过15s；这时期的宝宝开始有了延迟记忆能力，对于家长告诉他的事情、物体的名称等，能够维持几天甚至更长时间的记忆。

2. 干预　继续用宝宝感兴趣的玩具吸引其注意力，尽量让其能较长时间地注意这一事物。这一时期宝宝对于图画的兴趣很高，可以把印有动物、用品、食物等图片的认知卡放在桌子上，先将每张图片上的内容名称告诉宝宝，给宝宝讲这种东西的特点、用处等，然后再由大人说出名称，让宝宝在一堆图片中找出所对应的图片。

专家提示：这个阶段的宝宝，如果还没有社交意识，如：叫名字没有反应，不执行任何指令，很少发音或常自言自语，没有肢体语言；很少有目光的对视，表情不丰富，较少能被逗笑；喜欢单一的玩具或物体，或者是玩具、物体的某一部分。应警惕孤独症的可能，建议尽早于专科医院诊治。

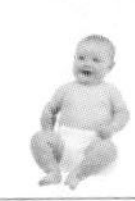

六 、运动的发育及干预

（一）大动作的发育及干预

1. 发育　这时的宝宝下肢力量逐渐增强，可以爬上爬下，可以扶着茶几等家具灵活移动。慢慢地能够独自站立一会儿，有些能向前冲几步，部分宝宝可以独立行走了。

2. 干预　这个阶段可让宝宝继续爬行，确保安全的前提下，鼓励他向高处爬。扶站较稳定的宝宝，可鼓励他推小车步行；如果孩子的下肢力量足够独立站一会儿，且有行走的意愿，可鼓励宝宝在站位下向前冲几步，慢慢地宝宝就可以掌握好步行的平衡能力。

（二）精细动作的发育及干预

1. 发育　这阶段的宝宝中逐渐过渡到用拇指及示指指尖捏起更细小的东西；能把书打开再合上，会试着搭一两块积木；会试着穿较粗的孔；喜欢将东西摆好后再推倒，将抽屉或垃圾箱倒空；会试着自己穿袜子，会拿着手表往自己手上戴；会试着拿东西投掷。

2. 干预　继续训练宝宝用拇指和示指指尖去捏小物品；鼓励宝宝自己翻书；协助宝宝一起玩搭积木、穿孔的游戏；教宝宝试着投掷。

专家提示：宝宝能获得独立行走能力的时间也是因人而异，一般来说在 1 岁半之前能够独走都属正常发育时间范围，不必强求 1 周岁一定能够独立行走。如果宝宝的下肢力量不够，或伴有佝偻病，强行训练走路，有时会造成下肢关节或骨骼变形。

（三）大动作发育的异常表现

1. 运动落后　这个阶段的宝宝，如果坐位还不稳定，完全没有扶站的能力，还不能完成卧位到坐位的姿势转换，应考虑运动发育落后。

2. 异常姿势　这个时期有神经发育问题的宝宝可能仍延续之前的异常姿势，有步行意识的宝宝，被扶时下肢会有明显的剪刀步态。这时，要注意有些宝宝单侧下肢较另一侧活动少，走的时候喜欢拖着，髋关节外旋，要注意这一侧偏瘫或髋关节发育问题。

（四）精细动作发育的异常表现

1. 发育落后　这个阶段的宝宝双手仍不能准确抓物，不能将物品放入口中，双手不能交换物品，不能将物品准确地放进目标物上，应考虑发育落后。

2. 异常姿势　这个阶段神经发育异常的宝宝有可能保留有之前的异常姿势、异常表现，有些宝宝越想抓物时越紧张，越接近目标物时震颤越明显，这些现象都要及时去专科就诊。

七、肌张力与平衡立直的异常表现

（一）肌张力的异常表现

1. 增高　如果没有得到有效治疗，肌张力较高的宝宝在这个阶段可能表现得更明显，有些会出现肌腱的挛缩，关节活动明显受限。

2. 降低　如果没有得到有效治疗，肌张力低的宝宝在这个阶段可能仍很松软，多数难以获得扶站的能力，有些有扶站能力的宝宝也容易出现膝过伸，即膝关节向后弯曲。

（二）平衡及立直发育的异常表现

这个阶段的宝宝跪位及站位的立直能力已经非常好了，到了11、12个月，许多宝宝已经获得了站位静态平衡能力，部分有了步行的动态平衡能力。

这个时期，家长可借助平衡板训锻炼宝宝的站位平衡能力；在宝宝扶站时，逗引他主动拿取玩具，诱导他单手扶站或放手站立。

专家提示：孩子刚刚学步的时候，家长要确保孩子的安全，最好在地板上铺上软垫，或者去草坪上练习；要多用鼓励的语言提高宝宝的信心，少用“小心跌倒”“别碰到了”等负面语言以增加宝宝的紧张心理。

八 、右脑开发

（一）形象思维

继续进行颜色、形状、图片等配对的游戏。

教宝宝涂鸦。父母先给宝宝示范用彩笔涂娃娃脸或其他简笔画，再教宝宝握住笔进行涂画，无论宝宝涂成什么样，都要鼓励他。

反复训练宝宝将图片与实物结合起来认识，然后进行看图片找实物，或看实物找图片的游戏。

（二）空间知觉

宝宝快满1岁了，捉迷藏游戏应该有所更新。家长藏起来之后可以不再留下任何破绽，父母只要一直躲着叫宝宝的名字，直到宝宝顺声音找到。

鼓励宝宝进行滑梯、秋千、扭扭车等快速移动的活动，但要注意安全。

让爸爸与宝宝各拉住弹力袜的一端，用力拔河，妈妈在后面保护宝宝，然后爸爸突然松手，让宝宝体会头部瞬间空间变化的感觉。

（三）视觉记忆

在桌面上放上几件玩具，并准备好相应玩具的图片，等宝宝全部注意到后，趁宝宝不注意拿走其中一种，然后问宝宝什么玩具不见了，让宝宝从图片中找出不见的玩具。

让宝宝看到一幅有多种动物的图片，等他全部注意到后，再找另一张图片，问他刚才的图片中的哪些动物能在这张图片中找到。

九、睡眠特点及注意事项

（一）睡眠特点

这个阶段的宝宝，每天晚上睡10～12h，然后白天再睡两觉，每次1～2h。

（二）注意事项

由于个体差异，有的孩子需要的睡眠时间比较多，有些比较少。如果睡眠少的婴儿在睡醒之后精力充沛，心情愉快，应属正常现象，家长不必过于担心。

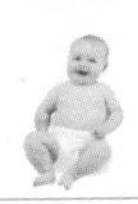

专家提示：有些孩子白天睡，晚上醒，家长非常累。这就是睡眠颠倒，家长要在白天多跟他玩，特别是晚上9或10点以前不要让孩子睡，如果这个时间睡了以后他晚上又会醒。尽量让他白天上午睡一觉，中午睡一觉，傍晚不要睡觉，这样慢慢调整宝宝的睡眠规律。

第七节　1岁~1岁半的幼儿

一、感知觉发育及干预1岁~1岁半

（一）视觉的发育及干预

发育：视功能充分发展，13个月时远近视觉功能初步建立；喜欢借由眼睛引导手部活动，手眼协调能力快速成长；能够分辨出物体的形状，宝宝可以把不同形状的积木插到不同的插孔中。

引导宝宝区分大小、形状，认识黑色、白色，和宝宝玩搭积木、插孔的游戏，或引导宝宝把小的东西装进小口径的容器中。这是一个循序渐进的过程，积木逐渐从搭1～2块增加到3～4块，插孔的准确性和速度也逐渐提高。

（二）听觉的发育及干预

1. 发育　宝宝听懂的话比会说的要多得多，可以听懂部分日常用品的名字，部分宝宝能区分声调变化，如妈妈用制止的声调叫宝宝的名字，他就会停止目前的动作；能辨别一些常见的声音如卡车和小汽车声等。

2. 干预　鉴于宝宝这个阶段的特点，家长可给他讲一些情节简单的小画书，不要认为宝宝一定听不懂，他的理解能力有时会让你大吃一惊；继续让宝宝多听音乐，音乐的选择以宝宝的喜好为主，不一定要强求听益智音乐。如果家长比较忙，还可以提前录音给宝宝听，宝宝对父母的声音喜欢听而且容易听懂，但家长发音一定要准确。

二、认知的发育及干预

1. 发育　这个阶段宝宝逐渐可以认识至少10余种日常物品，能够认识身体的各个部分；说出所认识的物体名称时，宝宝可以想像出物体的样子；物体永存的概念进一步加强，能够跟踪找出数次隐藏的物体；空间关系的认识进一步发展，如会到经常放玩具的地方寻找玩具。

2. 干预　宝宝的认知能力要逐渐积累起来的，家长要继续丰富宝宝的认知环境，“读万卷书不如行万里路”，多带宝宝去户外不同的地方看不同的物象；开始要训练宝宝理解事物之间的关系，如大容器可以装小物品。

专家提示：宝宝视觉能力是极为复杂的感觉，并不是单一的“看”，需要多种感受的配合；因此，对宝宝视觉发育的训练，不要停留在“看”上，要通过听、触、尝、嗅等多感官的感受进行训练。

三、语言的发育及干预

1. 发育　1岁时宝宝能发出音节回答成人的问话，部分宝宝能主动地叫“爸爸、妈妈”，到了1岁半时，多数宝宝都会主动叫“爸爸、妈妈、爷爷、奶奶”等称谓语，说一些重叠的词，如“抱抱”“球球”等，常是一个词代表多种意思。

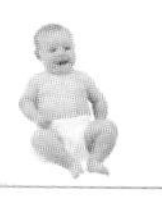

2. 干预　家长可以利用动物卡片给和宝宝一起唱“咩咩咩”“喵喵喵”等动物的叫声，增加宝宝的模仿发音能力；让宝宝反复聆听简单的儿歌或唐诗，这个过程中宝宝比较容易记住并背出其中主要的音节。

专家提示：有些家庭中方言较多，甚至达到4种语言，有时候会造成孩子语言理解的混乱，影响孩子的语言发育，建议一般控制在2种以内。另外，这个时候的宝宝发音不准确，这是正常现象，家长在确保自己发音准确的前提下不要刻意去纠正，以免导致宝宝不敢发音。

四、社交的发育及干预

1. 发育　此时期宝宝能准确地表示愤怒、害怕、焦急、同情等情感；喜欢探索新环境，发现新物品；对陌生人表示新奇；喜欢模仿成人的动作、语调等；能听从指令帮忙拿东西；能玩简单的想象游戏；喜欢追逐打闹，更喜欢到室外环境中活动。

2. 干预　家长在宝宝面前有意识地做出“喜怒哀乐”的表情变化；妈妈可以经常和宝宝进行一些场景训练，如打扫卫生、与陌生人打招呼等；培养与他人分享食物、玩具的习惯。

专家提示：这时的宝宝，如果很少有目光对视，常不理睬家人的呼喊，不会用手指指东西，不会用口语或手势表示需求，应警惕孤独症的可能，及时去医院就诊。

五、注意及记忆的发育及干预

1. 发育　由于语言的逐渐掌握，使他能逐渐集中注意看图画、电视、听儿歌、故事等，时间几分钟到十几分钟不等；由于物体永存的概念的充分建立，使小儿的注意力更具有持久性的目的性。记忆力进一步增强，可再认几天至十几天前的事物。可认自己的用品和部分小朋友的名字。

2. 干预　在反复训练宝宝任务能力的同时，也训练了宝宝的记忆力；训练宝宝背出唐诗或儿歌中的最后1~2个字；鼓励宝宝自己找玩具存放的位置。

六 、运动的发育及干预

（一）大动作的发育及干预

1. 发育　由于现今营养状况的改善，许多宝宝1岁左右就可以独走，大多数在1岁4个月之前可以独走，至1岁6个月已经走得很稳了，可以蹲下、起立、向后退，可以扶着栏杆上台阶。

2. 干预　宝宝在开始学步时会很紧张，家长可先牵着宝宝的手，逐渐过渡到轻轻拉着或捏着衣领，最后鼓励宝宝自己行走。训练时注意避免严重的跌伤，因为这会影响宝宝步行的信心，使他在一段时间内都不敢尝试独行。

（二）精细动作的发育及干预

1. 发育　1岁的宝宝用手指拿东西吃得很好；1岁3个月时会拿蜡笔在纸上乱画，能搭起2块积木，能不太稳定地握杯；到了1岁6个月能叠3~4块积木，开始学着用勺子进食；能掌握一些基本的自我生活技能，如穿袜子、鞋子。

2. 干预　这个时期精细动作的训练可贯穿于生活和游戏中，如鼓励自己吃东西、用勺子，穿袜子、穿鞋子；与家长比赛拣豆子，一起堆积木，串珠子，拆装玩具，拧玩具螺丝等。

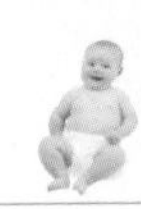

（三）大动作发育的异常表现

1. 运动落后　1岁的宝宝不能扶着物体站立或行走，1岁3个月不能放手站一会儿，1岁半尚不能完成独立行走，这时应考虑运动发育落后。

2. 异常姿势　这个时期有神经发育问题的宝宝如果已经能够扶着物体站一下，可能在延续之前的异常姿势的同时，会出现足部新的异常姿势，如足外翻、足内翻，膝关节的过伸加重，“X”形或“O”形腿。

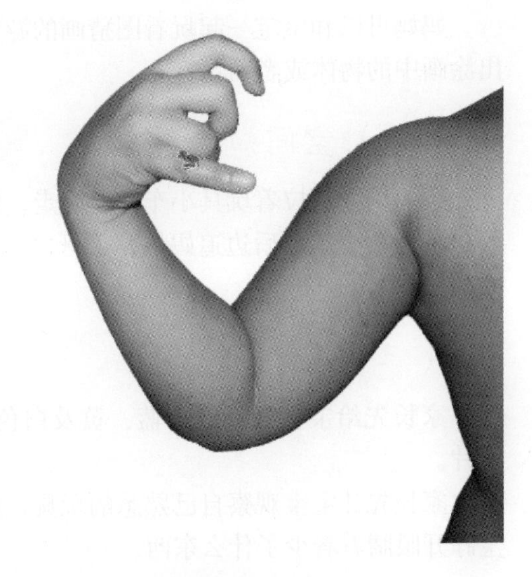

图 4-7-1　精细动作发育的异常表现

（四）精细动作发育的异常表现

1. 发育落后　这个阶段的宝宝如果还不能捏取，不能自己抓着食物吃，不能自如地拿放食品，不能完成插孔等动作，应注意精细动作发育落后。

2. 异常姿势　这个阶段神经发育异常的宝宝有可能保留有之前的异常姿势，如拇指内收；如果没有经过康复治疗，有些甚至出现肘、腕关节屈曲，被动活动都很困难（图 4-7-1）。

专家提示：这个时期，宝宝在步行中如果有两侧下肢走路姿势明显不对称，如一只脚经常拖着走；或者走的时候左右摇摆，像鸭子走路的样子。家长要高度重视，去儿童神经专科，必要时去骨科就诊，排除神经发育异常或髋关节发育异常。

七、肌张力与平衡立直发育的异常表现

（一）肌张力的异常表现

1. 增高　如果没有得到有效治疗，肌张力较高的宝宝在这个阶段可能表现得更明显，有些会出现肌腱的萎缩，关节活动明显受限。

2. 降低　如果没有得到有效治疗，肌张力低的宝宝在这个阶段可能仍很松软，多数难以获得扶站的能力，有些有扶站能力的宝宝也容易出现膝过伸，即膝关节向后弯曲。

（二）平衡及立直发育的训练

这个阶段的宝宝站位立直的发育已经很完善，逐渐获得站位的平衡能力，如在站立位下向各个方面推他，他可以立即迈步以保持站立的稳定，这也是获得步行能力的基础。

宝宝平衡能力的训练应循序渐进，刚开始应从宝宝会利用双手的抓握或支撑帮助保持站位的平衡，逐渐过渡到单手抓握，之后靠在墙上站立，最后再到放手站立。家长应遵循规律进行训练。

八、右脑开发

（一）形象思维

妈妈在给宝宝洗澡时，将小块海绵放入水中，让宝宝观察海绵吸满水后沉入水中的现象，并告诉宝宝这是什么形状，让宝宝尝试复述。

妈妈可以和宝宝一起玩看图猜画的游戏，先用一张白纸遮住图，然后逐渐下移白纸，让宝宝猜出涂画中的物体或者动物。

（二）空间知觉

妈妈用绳子拉着玩具小车在前面走，然后让宝宝跟在后面追，并配合语言引导，如“妈妈在前面拉小车，宝宝在后边追妈妈，追呀追……”；随着年龄的增长，妈妈可以逐渐给宝宝指认前后左右的方位。

（三）视觉记忆

家长先给宝宝指认红、蓝、黄及白色的卡片，然后让宝宝按指令在不同的颜色中挑出相应的卡片。

家长先让宝宝观察自己熟悉的玩具，然后让宝宝闭上眼睛，将其中的一种玩具拿走，然后让宝宝睁开眼睛看看少了什么东西。

九 、睡眠特点及注意事项

（一）睡眠特点

通常情况下，一岁到一岁半的宝宝每天晚上的睡眠时间为 10 ~ 12h，大多在晚上 9 点左右入睡，早晨 7 点至 9 点之间起床，而对与乡村宝宝来说，因无其他娱乐活动，可能晚上 8 点左右就上床睡觉，早晨 6 点至 7 点之间随父母一起起床。绝大多数宝宝白天还要睡 2 次，每次时间一般为 1 ~ 2h，有一部分宝宝可能没有白天睡觉的习惯。

（二）注意事项

宝宝由于对外界所有的事物感到新奇和有趣，因此，晚上入睡前可能还表现得非常活跃，这就需要妈妈想办法先让宝宝安静下来，如给宝宝讲小故事、聆听轻柔优美的音乐等，同时应该制订合理的作息时间表，让宝宝逐渐养成良好的起居习惯，有利于宝宝大脑的发育。

第八节 1岁半 ~ 2岁的幼儿

一 、感知觉的发育及干预

（一）视觉的发育及干预

发育：宝宝可以通过观察将物体配对，视觉精辨能力发展得更好；模仿能力增强，可以细致地模仿看到的行为；集中注意力观看动画片或书本上的图画。宝宝能注意到悬挂在 3 米远的小玩具，能正确辨别红、黄、蓝、绿 4 种颜色，能对准一个点进行抛球。

让宝宝多进行辨别颜色的训练，注意要选择颜色纯正、色彩鲜艳的玩具给宝宝指认。

（二）听觉的发育及干预

1. 发育　宝宝在听到熟悉物体的名字时可以在画片中找出相同的画片；能听懂生活中的简单问

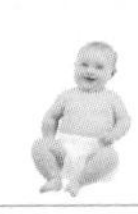

题；能对两个有联系的连贯性动作做出反应，如“摘下你的帽子，放到椅子上”；能够分辨他所熟悉的两三个人的对话声音，分辨男人和女人的声音。

2. 干预 这个阶段，家长可以开始利用广播或电视节目进行训练，但要选择适合孩子的节目，并控制时间。家长多陪宝宝到户外活动，听各种不同的声音；模仿他喜欢的声音以及成人的发育，多教宝宝一些复杂的词；经常利用图书给宝宝讲一些简单的故事，提高宝宝的语言理解能力。

二、认知的发育及干预

1. 发育 宝宝已能区别不同形状及不同大小的物体，能区别垂直与横线，能粗略分开多和少的差别，能分辨几种颜色；能够分析情况以解决问题，而不再是单纯尝试失败的方法；表现出回忆的能力和模仿的行为。

2. 干预 这时家长不要单纯向宝宝灌输知识，而是更多地给他提供引起他兴趣的环境，让他在自由玩耍的氛围中探索知识，积累经验；家长可引导宝宝进行归类的训练，如相同颜色、形状、大小的物品进行归类，训练宝宝的观察力，并深化对物体大小、远近、前后、上下等观察的理解。

三、语言的发育及干预

1. 发育 这阶段宝宝进入语言快速发育期，表达积极性逐渐提高，词汇量在一段时间内可迅速增加，即出现“语言爆发”。在理解语言的基础上，掌握的词类由过去的名词、动词扩展到形容词和副词等。宝宝开始会说词组，讲自己的名字和说一些简单短句。

2. 干预 这个阶段，家长除了继续通过图书或实物的名称认知提高宝宝的词汇量外，应着重加强代词，如“也、很、怎么、轻、重、漂亮”等，对这些词语的掌握可以极大丰富孩子的语言表达。

四、社交的发育及干预

1. 发育 这个阶段，宝宝能与家长配合完成角色游戏；能够分享乐趣或成功的喜悦；有些孩子会出现怕生的另一个高潮，有陌生人在时会格外安静；逐渐开始有违拗的表现，不能随心所欲时会发怒。

2. 干预 多让孩子与其他小朋友玩耍，以游戏的方式培养孩子之间的协作、分享意识，如进行“老鹰捉小鸡”“拔萝卜”等游戏。让宝宝将切好的水果等分享给家人及其他小朋友，尽量让宝宝以自己的方式与其他小朋友交流，但要让他掌握简单的是非观。

五、注意及记忆的发育及干预

1. 发育 此阶段宝宝能集中注意看图片、看电视、玩玩具、听故事等；但是集中时间较短，一般在15min左右，并且以无意注意为主。记忆的内容也比较简单，只能记些零散片段，面也较狭窄，一般是他们熟悉的生活内容，如做游戏、分吃东西、玩玩具、看动画片等。

2. 干预 在游戏、日常生活中，适当给宝宝布置一些他感兴趣的任务，培养他在完成任务的过程中精力集中在某一件事情上；在外出游玩时可适当有意识地记住某些事物或场景，回家后家长变换不同时间提问，对培养记忆力很有帮助（图 4-8-1）。

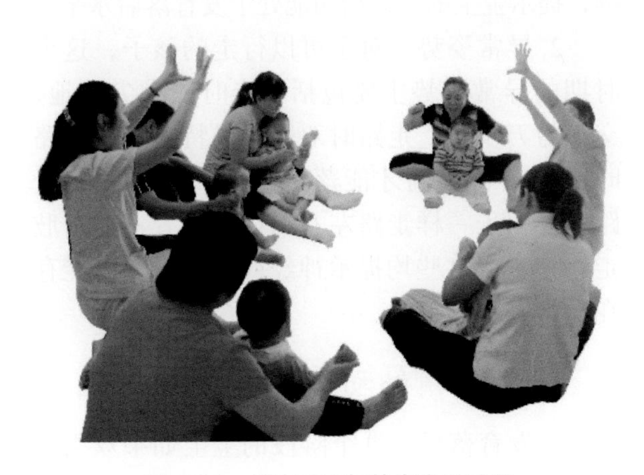

图 4-8-1 注意及记忆的发育及干预

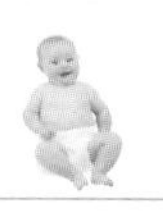

专家提示：这个时期有些孩子喜欢自言自语说一长串话，家长常听不明白，这是一种正常现象，随着表达能力的提高，这种现象会逐渐消失；这阶段，家长不要刻板去纠正孩子的发音或语法，让孩子尽情发挥自己的语言能力，增进其口语表达的兴趣。

六 、运动的发育及干预

（一）大动作的发育及干预

1. 发育　这时的宝宝，步态基本平稳，能很容易蹲下捡起地上的玩具；会用脚踢球；部分宝宝已经学会跑步，但跑起来步态欠稳定；可以跨过较低的障碍物，逐渐由扶栏杆交替上台阶的意识。

2. 干预　这个阶段，在平稳行走的基础上，可逗引宝宝跑步，跑步稳定后可做转弯跑训练；训练宝宝跨越及上斜坡能力；步行平稳后，可做退走训练，对运动协调性及稳定性有良好的促进作用；鼓励宝宝双脚跳跃。

（二）精细动作的发育及干预

1. 发育　此阶段宝宝能搭起 4～8 块积木，能握笔在纸上随意画，一部分宝宝已经能模仿画直线；会穿珠子，会自己用勺子吃饭，会用一只手拿杯子喝水；会转动门把手，打开盖子；会用剪刀剪纸。这时优势手逐渐出现。

2. 干预　家长和宝宝一起玩“堆积木”“穿珠子”的小游戏，可以给宝宝准备颜色鲜艳的蜡笔或水彩笔，和宝宝一起进行涂鸦；也可以和宝宝一起用小铲将沙子装进小桶中，提高宝宝双手的灵活性、协调性及皮肤的触觉辨别能力。

专家提示：这个时期有些孩子形成的优势手为左手，即常说的“左撇子”，很多家长觉得用左手吃饭不雅观或不方便，强制让宝宝使用右手。这其实没有必要，而且有些研究表明“左撇子”的孩子右脑相对发达，有利于宝宝形象思维的开发。

（三）大动作发育的异常表现

1. 运动落后　如果这时的宝宝仍不能自如地行走或者扶栏杆上下楼梯、跨越较低的障碍物，提示宝宝的大运动功能处于发育落后水平。

2. 异常姿势　对于可以行走的孩子，这个时期的异常姿势主要包括行走时以脚尖着地，交叉剪刀步态，走路时双脚分得特别宽，走路时脚要抬得很高才能落下、像喝醉酒一样走路，像鸭子一样走路左右摇摆，或者一侧下肢走路拖步。这些均提示神经或关节发育可能存在异常（图 4-8-2）。

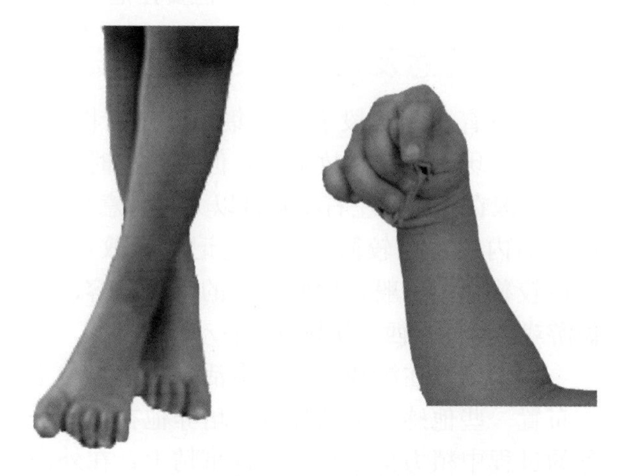

图 4-8-2　异常姿势

（四）精细动作发育的异常表现

1. 发育落后　这个阶段的宝宝如果双手不

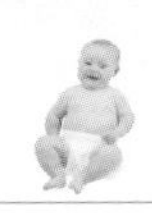

会握笔涂画、翻书，不会灵活地堆叠积木，不会用勺子进食，应注意精细动作发育落后。

2. 异常姿势　这个时期仍可能保留上个阶段的异常姿势，如果仅有一侧上肢异常，可能提示偏瘫，需及时就诊。

七 、肌张力与平衡协调

（一）肌张力发育的异常表现

1. 增高　如果没有得到有效治疗，肌张力较高的宝宝在这个阶段可能表现得更明显，有些会出现肌腱的萎缩，关节活动明显受限。

2. 降低　如果没有得到有效治疗，肌张力低的宝宝在这个阶段可能仍很松软，多数难以获得扶站的能力，有些有扶站能力的宝宝也容易出现膝过伸，即膝关节向后弯曲。

（二）平衡及协调的训练

这个阶段的宝宝平衡协调能力进一步提高，可以跨越障碍物，可以踢球，有些宝宝可以双脚跳跃，可以有目标地投掷。

这时可以训练宝宝跟随走直线，连续有规律地跨越障碍物；踢球，玩跳跳床；有目标地双手或单手投掷皮球；游泳也是很好的训练协调性的方法。

八 、右脑开发

（一）形象思维

家长和宝宝一起认识正方形、圆形等几何图形；家长也可以和宝宝一起进行画画，如画点、画线、画面、画圆等；家长准备一张硬卡纸、胶水、图钉、大头针和筷子，然后和宝宝一起完成风车的制作，让宝宝拿着风车到处走动，观察风车的转动。

（二）空间知觉

家长可以在进食过程中告诉宝宝这是左手、那是右手，等宝宝熟练后，问“宝宝是用哪只手吃饭的？”

妈妈通过日常生活，启发宝宝理解“里面”的含义，如妈妈带宝宝玩耍，回到家后对宝宝说，“家里面真暖和，把衣服脱了放到衣柜里面”。

（三）视觉记忆

在桌子上倒扣 2 只不透明杯子，在其中一个杯子中放入红色小球，然后变换杯子的位置，问宝宝球在哪个杯子里？

妈妈准备几组相同的卡片，然后让宝宝在打乱顺序的卡片中找出相同的两张。

九 、睡眠特点及注意事项

（一）睡眠特点

1 岁半到 2 岁的宝宝，每天大概需要 12 ~ 13h 睡眠时间。通常，他们会在晚上睡 11 ~ 12h，然后或许会在中午或者下午睡眠 1 ~ 2h。一般白天活动多的宝宝，晚上睡眠质量都良好，而白天不喜欢运动，或者体质较差的宝宝，晚上的睡眠质量也会受到影响（图 4-8-3）。

（二）注意事项

宝宝由于对外界所有的事物感到新奇和有趣，因此，晚上入睡前可能还表现得非常活跃，这就需要妈妈想办法先让宝宝安静下来，如给宝宝讲小故事、聆听轻柔优美的音乐等，同时应该制订合理的作息时间表，让宝宝逐渐养成良好的起居习惯，有利于宝宝大脑的发育。

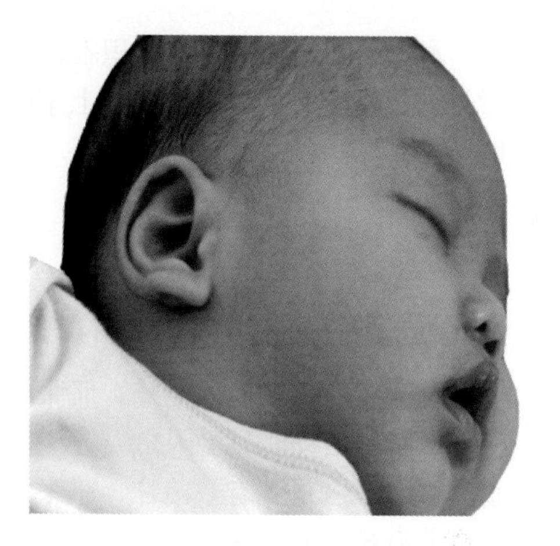

图 4-8-3　睡眠特点

第九节　2岁～2岁半的幼儿

一 、感知觉的发育及干预

（一）视觉的发育及干预

发育：2 岁时宝宝的视力可以达到 0.4，能看见细小的东西如爬行的小虫；远距离视觉发展，能注视 3 米远的小玩具，可以判断事物的远近，且视线能跟上快速移动的东西；可以指出喜爱的颜色，视觉记忆能力增强。

多给宝宝看细节复杂的图画，以免简单的图画使宝宝感到乏味，失去兴趣；用一些形象具体、鲜明、有特点的图画或物品，促进宝宝的形象记忆能力的发展。

（二）听觉的发育及干预

1. 发育　能听懂一般的指令，可理解 120～170 个字，可以理解更复杂的句子，如“我们一起坐公交车去商场”；听到 10～15dB 声音即可寻找声源。

2. 干预　这个阶段的听觉训练以听觉理解为主，应以故事的形式增强宝宝的理解能力，并同时提高其逻辑思维、想象、记忆及注意力。

二、认知的发育及干预

1. 发育　出现逻辑思维的开端，即他开始思考周围事物，但只能用自己的观点和规则看问题；时间知觉初步发展，比如天黑就知道要睡觉，能认出图片上的 5 种以上的物品。

2. 干预　这个阶段，继续深化宝宝对大小、多少、左右、深浅、远近、厚薄、软硬、冷热等相反概念的认识及理解，学习用比较的方式观察事物；训练宝宝独立思考并解决问题的能力；诱导宝宝学会利用工具，比如搬过板凳拿东西，用袋子装东西。

三、语言的发育及干预

1. 发育　进一步掌握代词，可以表达“我的、你的”，但“你、他”有时表示不准确，能用自己的名字指自己；能够连贯说出 3～5 个字的短语，有些可以说 8～9 个字的句子。

2. 干预　家长可以选择一些朗朗上口的儿歌、唐诗等教宝宝背诵，期间要反复强化。训练宝宝

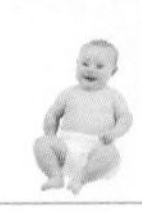

介绍自己，包括自己家人的情况，这样在训练口语表达的同时，还可以防止意外走失后寻找家人。另外家长自己要在宝宝面前表现出勇于表达的姿态，这会给他做出榜样，会潜移默化地影响宝宝主动表达的能力和态度。

专家提示：虽然孩子之间的口语表达能力发育存在个体化差异，但如果2岁后还没有出现较明确的口语表达能力，应考虑语言发育迟缓，建议到专科医院就诊，排除其他疾病后，可进行专业的语言训练或学习语言训练方法。

四、社交的发育及干预

1. 发育　2岁后的宝宝逐渐能忍受与母亲分离的焦虑，能与他人发展同伴关系，能站在他人的角度思考问题，例如会说“他哭了，他想要糖”；有时喜欢各自玩，但会相互模仿同样玩法的游戏。

2. 干预　让小朋友在一起协作完成任务，比如说收玩具，一起堆沙子，帮家长做家务等。这样在培养宝宝社交能力的同时，还可以培养他们帮助他人的意识。

五、注意及记忆的发育及干预

1. 发育　对感兴趣的事物，能比较容易地注意十几分钟，能更主动地、认真地聆听故事。能记住简单的儿歌、唐诗，出现再现的回忆。

2. 干预　在游戏、日常生活中，继续给宝宝布置一些他感兴趣的任务，培养他在完成任务的过程中精力集中在某一件事情上；通过丰富、生动的语言、表情、动作等吸引宝宝聆听故事，延长其注意时间。通过帮助宝宝叙述他听过的故事，或以时间顺序回忆他外出所见所闻，提高宝宝的记忆力。

六 、运动的发育及干预

（一）大动作的发育及干预

1. 发育　宝宝可以较稳定地跑步，能踢球，能双脚跃起，并可向前跳一步，能单脚站几秒，可用脚尖走。扶栏杆上台阶更自如，开始每次只能上一级台阶，逐渐过渡到双脚交替上台阶，并逐渐向不扶栏杆上台阶过渡。

2. 干预　可以继续在跳跳床上练习带宝宝到游乐场适应不同的游戏运动方式。鼓励宝宝练习双脚交替上低的台阶，教宝宝学骑三轮车，可训练宝宝下肢交互用力的协调性。

（二）精细动作的发育及干预

1. 发育　可以搭6～9级积木，可以将积木排成小火车；可以较快地将小丸子放入瓶中，可以模仿画直线。

2. 干预　继续通过搭积木、穿珠子、拣豆子等游戏促进手眼协调能力；教宝宝模仿画竖线、水平线、圆形，并试着将这些图形拼凑成有形象的简笔画，或在画出的图形中涂上颜色，以提高宝宝绘画的兴趣。

（三）大动作发育的异常表现

1. 运动落后　如果这时的宝宝仍不能扶栏杆上下楼梯、跨越较低的障碍物，不能跑及双脚跳，应考虑运动发育落后。

2. 异常姿势　有些神经发育异常的孩子，走路时姿势较稳定，但开始跑步后会表现出明显的不协调，胡乱挥摆，步幅、步距不等；或者出现明显的足尖或仅前脚掌着地跑，而且容易跌倒。这些也提示中枢神经发育异常的可能（图 4-9-1）。

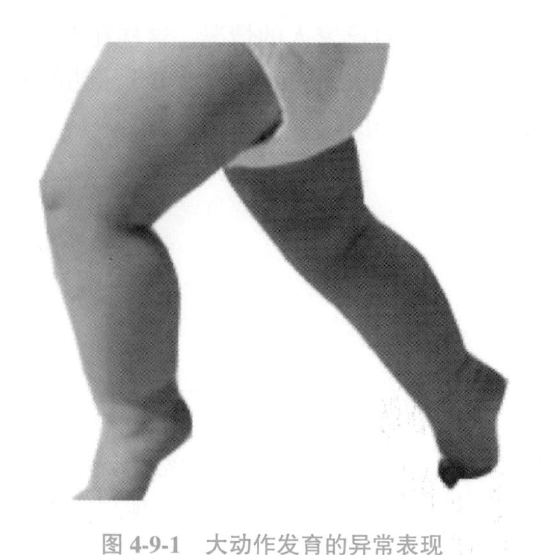

图 4-9-1　大动作发育的异常表现

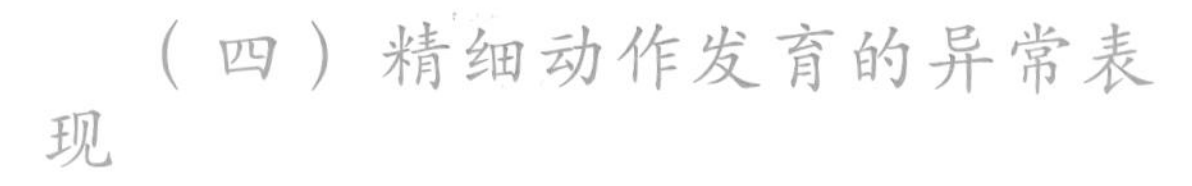

（四）精细动作发育的异常表现

1. 发育落后　这个阶段的宝宝如果双手不会握笔涂画、翻书，不能搭 4 块以上的积木，不会用勺子进食，不能捏小物品，应注意精细动作发育落后。

2. 异常姿势　这个时期仍可能保留上个阶段的异常姿势（图 4-9-2）。

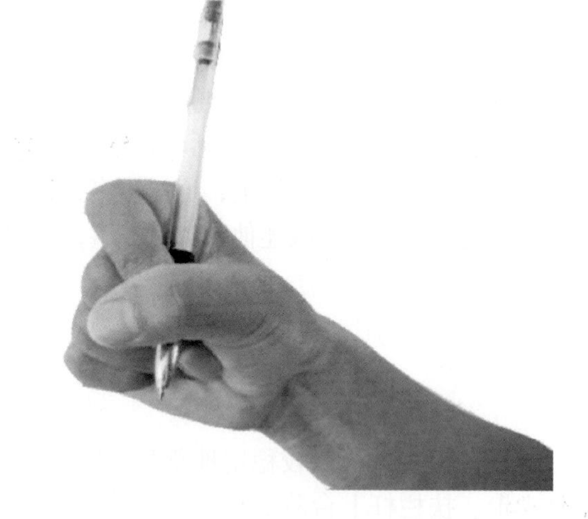

图 4-9-2　精细动作发育的异常表现

七 、肌张力与平衡协调

（一）肌张力发育的异常表现

1. 增高　如果没有得到有效治疗，肌张力较高的宝宝这个阶段可能表现得更明显，有些会出现肌腱的萎缩，关节活动明显受限，跑、跳很难完成（图 4-9-3）。

2. 降低　有步行能力的肌张力较低的宝宝，仍比较松软，走路时稳定性差，容易出现膝过伸和足外翻，有时可表现为双脚分得比较宽，比较难以完成跳跃动作。

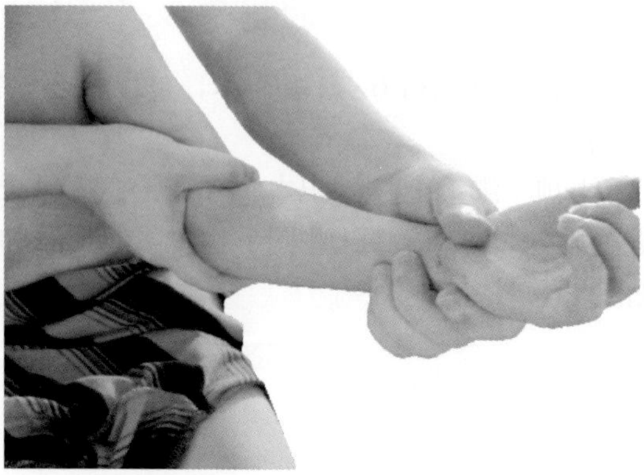

图 4-9-3　肌张力发育的异常表现

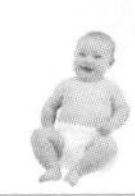

（二）平衡及协调的发育及干预

这个阶段的宝宝平衡协调能力进一步提高，可以跑步、踢球、跳跃，可以原地转圈，可以走直线甚至是平衡木，可以荡秋千，投掷更准确。

家长可以设定一些安全的障碍物，让宝宝跑步时连续跨越，并让小朋友之间比赛；多让小朋友踢球、抛球，带小朋友去儿童乐园体验各种游戏的运动过程。

八、右脑开发

（一）形象思维

父母要善于培养宝宝的形象思维能力，看到某些符号或图案，可以诱导宝宝说这个像什么；也可以采取游戏的方式，比如用积木摆成类似苹果的圆形，让宝宝说这个形状像什么，不要强求宝宝说是苹果，可以发挥他的想像力。

（二）空间知觉

利用桌椅等物品，在家里拉几条塑料绳，通过高低、左右等不同方位的架设，再挂上小衣架等物品，进行简单的缆车运货或运玩具小人游戏，让宝宝体验向各个方面的运送过程。

利用椅背当球门，训练宝宝踢球入门，通过变换球门的大小以及踢球距离的远近，训练宝宝踢球的方向感。

（三）视觉记忆

先给宝宝看彩色的画册，提示他记住图案及颜色；然后再给他相同图画的简笔画，让他通过自己的记忆涂上颜色，家长可予适当的提示和帮助。

给宝宝一张图片，上面有几样用品，让他看几秒钟，之后拿来另一张，让他说出与刚才的那张有什么不同，也许是数量不一样，也许是图案大小不一样。注意开始时不能太难，重点在于让孩子立刻判断。

九、睡眠特点及注意事项

（一）睡眠特点

每天睡12h左右，白天睡1～2次，每次1～2h。有些孩子白天不睡觉。

（二）注意事项

无论宝宝白天是否睡觉，晚上睡眠时间要相对固定，最晚控制在晚上10点前要入睡；因为睡眠后生长激素分泌较逐渐旺盛，且前半夜分泌相对较多，因此早些入睡对体格生长发育比较重要（图4-9-4）。

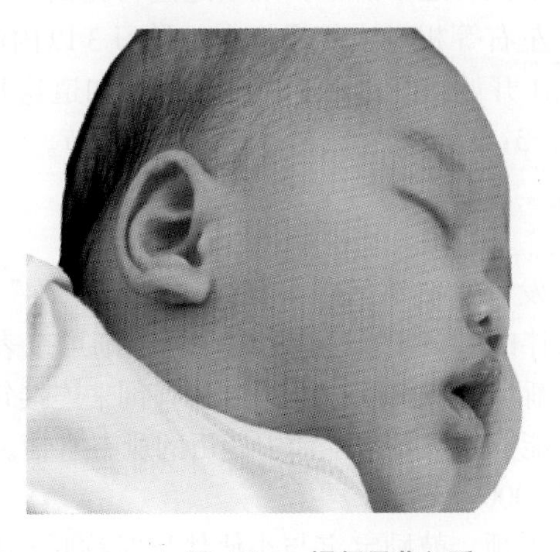

图 4-9-4　提倡早些入睡

第十节　2岁半～3岁的儿童

一、感知觉的发育及干预

（一）视觉的发育及干预

1. 发育　宝宝可以分辨几何图形，并自己画圆圈、椭圆、长方形、三角形、梯形、菱形等形状。接近 3 岁时，宝宝视力可到达 0.6，能够记住在眼前出现 0.5s 以上的物品。

2. 干预　这个时期的训练，仍以图画为主，家长可以训练宝宝模仿画十字、圆圈等；家长可以在图画中故意少画某个部位，如少画人的眼睛，让宝宝自己发现并补画。训练宝宝观察能力和绘画能力。训练宝宝观察动物或物品的特点和细节。

（二）听觉的发育及干预

1. 发育　能够理解情节相对复杂的句子，对故事情节的总体把握能力提高，能够听懂上、下、左、右、前、后等方位词。

2. 干预　这个阶段的听觉训练仍以听故事的形式增强宝宝的理解能力，并同时提高其逻辑思维、想象、记忆及注意力。训练宝宝聆听不同的乐器发出的声音，以加以辨别（图 4-10-1）。

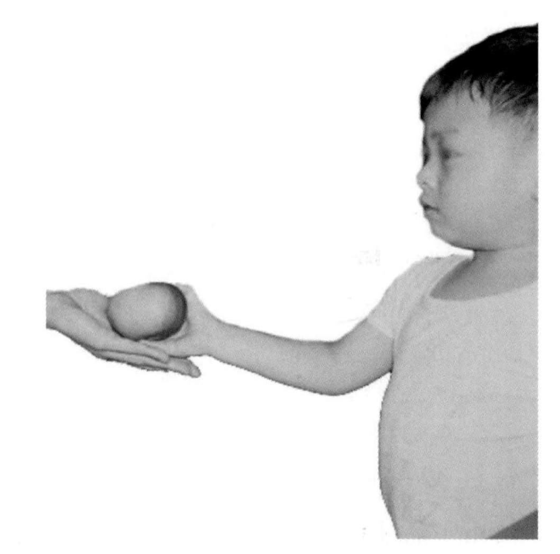

图 4-10-1　听觉的发育及干预

二、认知的发育及干预

1. 发育　能够说出许多物品的用途，能够区分轻重、软硬等，拿放易碎物品会小心；认为周围事物都是为他而发生的，并把大多数事物看成是生命体，如果有东西撞痛了他，他就会打回它。

2. 干预　这个阶段，继续通过对比的方式学习长短、深浅、左右等相对或相反概念；学习 3 以内的数字概念，首先从 1 开始，经常拿 1 样物品让他知道这是 1，逐渐过渡到 2、3；观察动物或物品的特点和细节。

三、语言的发育

1. 发育　熟练运用人称代词“我”“你”“他”，能说出小伙伴的名字；表达能力增强，逐渐可以表达更长的句子，逐渐学会用“和”“但是”等连词来连接句子。使用口语几乎能够表达日常生活中经历的所有事情。到 3 岁基本能掌握 1000 个词汇。

2. 干预　鼓励宝宝与小伙伴玩时称呼小伙伴的全名；鼓励宝宝自己叙述简单的故事，叙述当天所接触的人、发生的事，训练宝宝描述动物、物品或图画的特点及细节（图 4-10-2）。

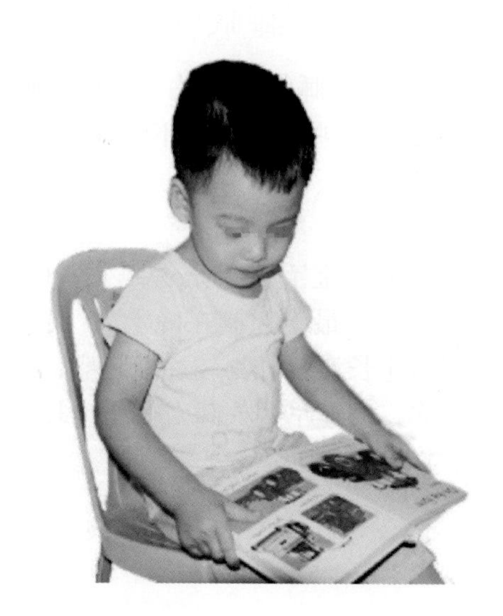

图 4-10-2　语言的发育

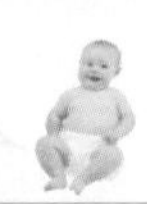

四、社交的发育及干预

1. 发育　通过与同伴交往，会发展自我意识，形成了羞愧、内疚、自豪等情绪，恐惧、焦虑、愤怒、愉快、爱等情感情绪也不断分化与发展。不再仅以自我为中心，懂得遵守游戏规则。

2. 干预　鼓励宝宝使用社交语言，如问好、再见等；教宝宝懂得顺序，如“先做什么、后做什么”“谁先玩、谁后玩”。

五、注意及记忆的发育及干预

1. 发育　对感兴趣的事物，能比较容易地注意 10 ~ 20min。再认时间延长，可再认几十天前甚至更长时间以前的事物。

2. 干预　在游戏、日常生活中，给宝宝布置一些他感兴趣的更复杂的任务，继续培养他在完成任务的过程中精力集中在某一件事情上，并训练克服困难的意识；晚上睡前可有意识地让宝宝回忆当天所做的事，让他脑海中浮现出当天经历的场景，以训练宝宝的形象记忆能力（图 4-10-3）。

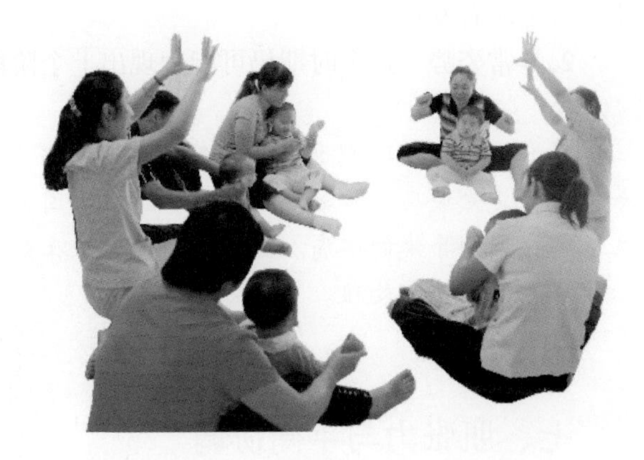

图 4-10-3　注意及记忆的发育及干预

专家提示：家长在这个阶段一定要做好榜样，无论家长平时是什么性格，在孩子面前一定要表现得积极、开朗、外向，比如主动与邻居打招呼，积极参与游戏等。孩子性格的形成与父母自身的表现密不可分，很难让孩子形成父母自己都没做到的性格、态度。

六、运动的发育及干预

（一）大动作的发育及干预

1. 发育　宝宝可以会独自双脚交替上楼梯，下楼梯时仍然两脚并齐于一个台阶之后再下另一台阶。可以蹬三轮车，可单足站立超过 3s，可从高处向下跳。基本形成成熟的步行模式。

2. 干预　设定游戏训练宝宝连续原地及向前跳跃，跳过障碍物，单脚站立；在坡度较小的台阶上训练宝宝交替下台阶。

（二）精细动作的发育及干预

1. 发育　可以搭 8 ~ 10 层积木，可以较快地将小丸子捏放于瓶中，穿珠较前灵活，学会用剪刀，可以画十字，可正确握笔。

2. 干预　继续通过搭积木、穿珠子、拣豆子等游戏促进手眼协调能力；教宝宝用画笔进行连线游戏；在确保安全的情况下，训练宝宝使用剪刀、玩具螺丝刀、玩具扳手等，训练宝宝折纸、粘贴（图 4-10-4）。

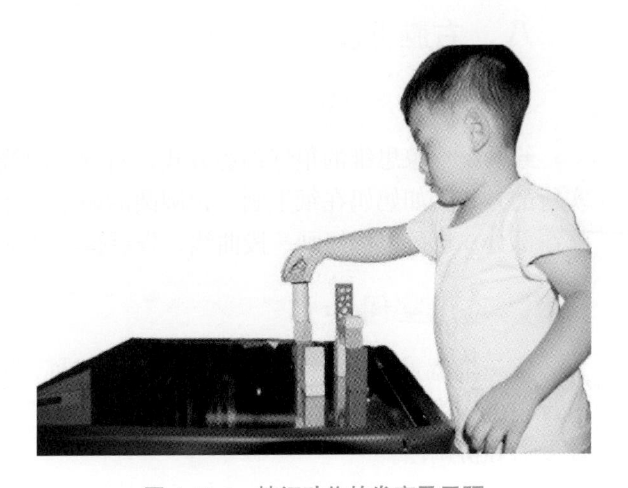

图 4-10-4　精细动作的发育及干预

（三）大动作发育的异常表现

1. 运动落后　如果这时的宝宝仍不能独自上台阶，不能双脚跳，应考虑运动发育落后。

2. 异常姿势　同2岁～2岁半幼儿情况。

（四）精细动作发育的异常表现

1. 发育落后　这个阶段的宝宝如果不能画直线、圆圈，不能用勺子进食，不能搭6块以上的积木，应考虑有发育落后。

2. 异常姿势　这个时期仍可能表现出上个阶段的异常姿势。

专家提示：这时期有些发育较快的孩子早晨起床时突然跛行或者脚不敢着地，并诉下肢疼痛。如果排除其他疾病，多数可能是生长痛。原因为孩子白天活动多，且长骨生长快，与肌肉、肌腱的生长不协调而导致的疼痛。这种疼痛多发生在夜间，有时可以在早晨出现，白天症状较轻，家长不必过于紧张，无需处理。

七、肌张力与平衡协调

（一）肌张力发育的异常表现

1. 增高　表现基本同上个阶段，但有些痉挛的肌肉如果没有得到及时有效的治疗，可导致肌腱的挛缩，被动活动更加困难，异常姿势更加严重。

2. 降低　表现基本同上个阶段，但有些已经获得坐位能力的孩子，如果没有及时矫治，可能会出现脊柱的后凸；获得站位能力的孩子，可能出现“八字脚”、膝过伸或足外翻。

（二）平衡及协调

这个阶段的宝宝平衡协调能力进一步提高，可以单脚站3s以上，可以走平衡木，踩三轮车，投掷更远、更准确。

设定游戏训练宝宝连续原地及向前跳跃，跳过障碍物，单脚站立；训练宝宝走平衡木；可以开始玩滑板车；带宝宝到游乐场体验不同的游戏运动方式。

八、右脑开发

（一）形象思维

绘画是形象思维的很好训练方式，右脑对曲线的感受更明显，曲线拓描和联想是比较有趣和易实行的方式。如妈妈在纸上画一顶圆圆的帽子，让孩子用笔描画部分曲线，看看这一条线是帽子的哪一部分。也可以妈妈画一段曲线，告诉孩子这是帽顶，让他继续画出帽沿。

（二）空间知觉

拿一个篮子或桶，用球或纸团向里面投掷，家长和宝宝每人扔10个，看谁扔进去最多。游戏过程中可变换篮子或桶的距离和方向，在训练了宝宝对空间距离做出判断的同时，也训练了上肢的爆发力和协调性。

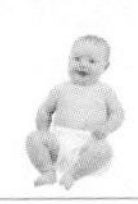

（三）视觉记忆

先在宝宝面前摆一些玩具、物品或水果等，让宝宝记住后，放入不透明容器中，让宝宝一边摸，一边说出里面的物品，并可以让宝宝将里面不同类别的物品摸到后拿出来，比如拿出可以吃的东西。这不但训练了宝宝的视觉记忆能力，同时还训练了手的触觉能力。

九、睡眠特点及注意事项

（一）睡眠特点

每天睡 9 ~ 12h，午饭后睡 1 ~ 2h，有些孩子白天不睡或只睡半小时，夜间可睡 10h 以上。

（二）注意事项

宝宝只要白天精神好，一天睡眠时间一般自己可以把握。如果非疾病状态，家长不用过于担心比别的孩子少睡多长时间。

这个阶段，家长要培养宝宝独自入睡的习惯，不要总是哄着入睡。给宝宝创造良好的睡眠环境，并提醒宝宝现在是睡觉时间，在宝宝睡意来临时，一般是很难抵抗着不睡的。

第五章　儿童脑发育的中医推拿方法

小儿推拿，又称小儿按摩，是建立在祖国医学整体观念的基础上，以阴阳五行、脏腑经络等学说为理论指导，根据小儿的病理生理学特点，运用各种推拿手法作用于小儿体表的特定部位（穴位），使经络通畅、气血流通，以调整脏腑功能，用来防病治病或助长益智的一种外部治疗法，是一种无痛苦、减少用药、缩短病程的绿色治疗和保健方法，在崇尚利用自然疗法和物理疗法预防保健的今天，越来越受到人们的重视和青睐。小儿推拿疗法不但可以治病，还可预防和保健。临床实践证明，小儿推拿可以预防疾病，还可以促进小儿生长发育、健脑益智。尤其是保健手法“摩腹”和“捏脊”在日常生活中应用广泛。《千金要方》中指出“小儿虽无病，早起常以膏摩自上及手足心，甚辟寒风”。因此，我们在运动医学及解剖学相关知识的指导下，结合传统小儿推拿方法，在多年临床实践基础上，总结形成了一套促进儿童脑发展的行之有效的推拿方法。通过各种手法，刺激小儿的经络、腧穴、肌肉、关节及神经感受器，达到疏通气血、调理脏腑、协调阴阳之目的，同时可促进儿童大运动、精细动作、认知、语言、视听觉及平衡的发育。本章主要介绍促进儿童脑发展的常用推拿穴位、手法、目的及注意事项（图 5-1）。

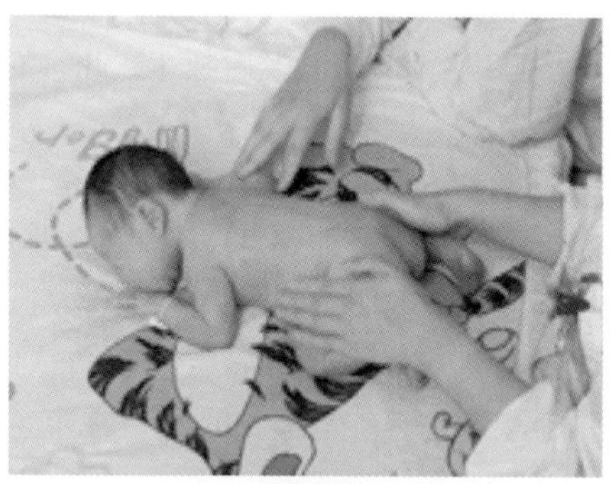

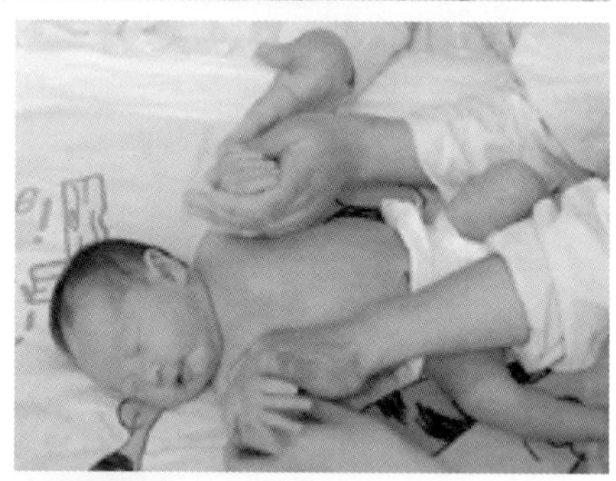

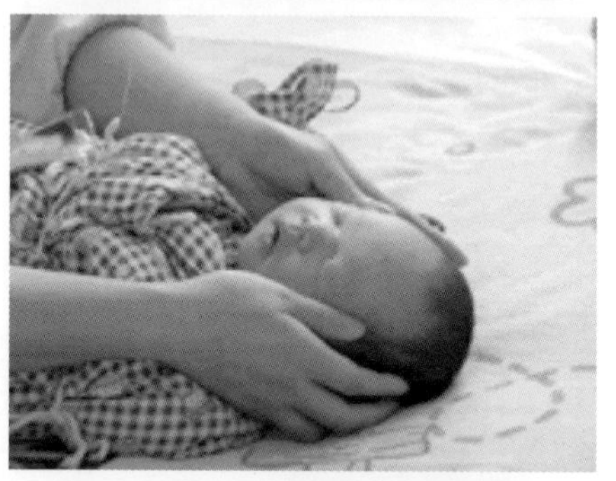

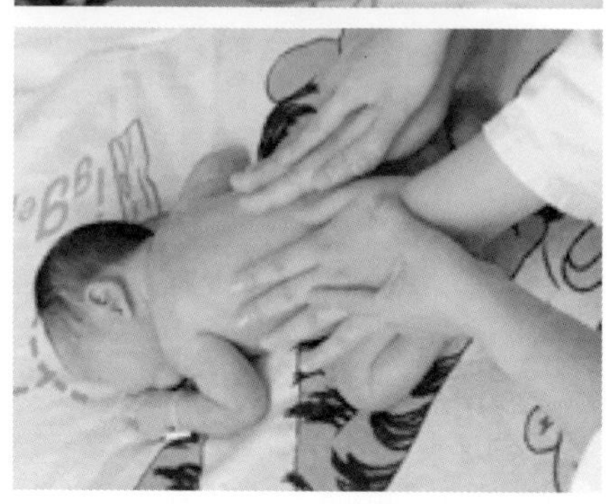

图 5-1　小儿推拿

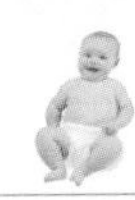

第一节　小儿推拿概述

一、小儿推拿的特点

（一）操作顺序：小儿推拿操作常按一定顺序进行，一般遵循的顺序是头面、上肢、胸腹、腰背、下肢。操作过程中，亦可根据小儿的精神状态、体位、病情等具体情况，灵活掌握。如小儿精神好或熟睡中可先行腹部操作，避免小儿哭闹时腹肌紧张，影响操作及疗效（图5-1-1，图5-1-2）。

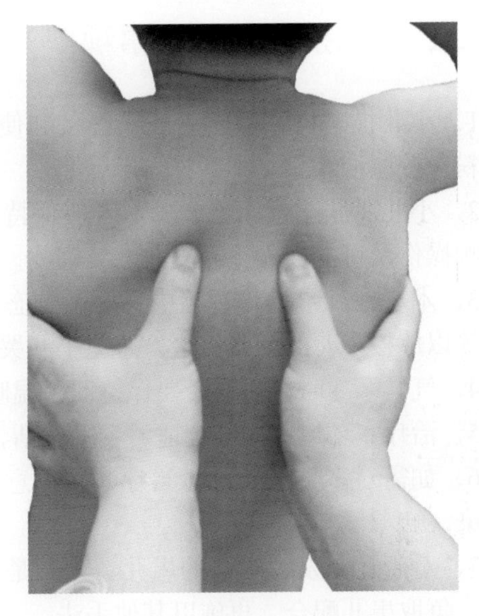

图 5-1-1　小儿推拿

（二）操作时间及次数：小儿推拿的操作时间，应根据小儿年龄的大小、体质强弱、病情轻重及所采用的手法特点等因素而定。推拿治疗数一般每日2～3次，在小儿配合的情况下，每次可施术20～30min，亦可根据小儿具体状况灵活掌握。一般刺激量较小的手法，如滚、推、揉等，操作次数多；刺激量重的手法，如掐、点、叩击等，操作时间短。

专家提示：推拿时最好选择患儿睡眠充足后，两餐之间，避免过饥过饱时操作。

二、小儿推拿的禁忌证

1．某些急性传染病不宜用于推拿疗法，如猩红热、水痘、肝炎、肺结核等。

2．各种恶性肿瘤的局部应避免推拿操作。

3．对有出血性疾病的患儿，如白血病、再生障碍性贫血，以及正在出血和内出血的部位应禁用推拿手法。

4．骨关节脱位、骨与关节结核和化脓性关节炎局部应避免推拿。

5．烧、烫伤或皮肤破损未修复的局部禁施推拿。

6．脊柱继发变形，各种皮肤病患儿不宜推拿施术。

7．骨折早期未愈合的局部和截瘫病人初期阶段不适用推拿疗法。

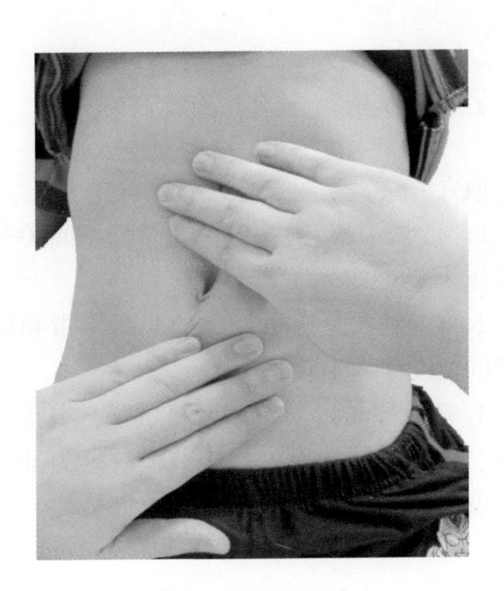

图 5-1-2　小儿推拿

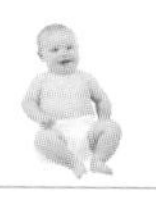

8．极度虚弱患儿及有严重心、肝、肾疾病的患儿不适用推拿疗法。

9．对诊断不明确的急性病症，一般应首先明确诊断，再确定是否采用推拿法治疗。

专家提示：小儿推拿一定要掌握好禁忌证，避免不必要的意外发生。

三、小儿推拿的注意事项

1．小儿推拿操作前，一般应准备和使用各种推拿介质及消毒清洁用品，常用介质有滑石粉、爽身粉、按摩油等。

2．小儿肌肤柔嫩，推拿操作者应保持双手清洁，指甲修剪圆滑，避免佩戴手表、戒指、手镯等影响操作及可能损伤患儿皮肤的装饰物。

3．术者在推拿操作过程中，要做到态度认真，表情和蔼、言语温柔，耐心细致，并可轻唱儿歌等等以放松小儿的紧张情绪，避免小儿哭闹，获取配合。

4．气候寒冷时，操作者要保持双手温暖，搓热双手后再施术，以免寒冷刺激引起患儿不适。

5．治疗室环境应安静合适，干净整洁，空气流通，光线柔和，温度适宜，尽量减少人员走动。

6．如需对多个患儿进行治疗，须注意对每位患儿操作结束后应认真洗手，保持清洁，避免交叉感染。

7．对于运动发育迟缓的患儿，尤其是伴有肌肉痉挛的患儿，应先采取轻柔放松的手法缓解肌紧张，争取患儿配合，再施以其他手法。

8．作用于关节活动的按摩手法，用力应均匀、适度、视患儿反应逐渐加力，严禁采用暴力，以避免出现肌肉拉伤或关节脱位。

9．对于存在严重骨质疏松的患儿，作用于骨和关节的手法应轻柔、适度，避免发生骨折。

专家提示：按摩时配合聆听背景音乐——中医五行音乐，在进行按摩和家庭训练时最好配有背景音乐，选中医五行音乐（心、肝、脾、肺、肾）、佛经音乐、莫扎特效应音乐等。聆听方式：25～35分钟/次，每日4～6次。音乐干预有促进大脑发育、益智开窍、安定情绪的作用。

四、小儿推拿的取穴方法

取穴方法：如图5-1-3所示。

1．1寸　是以被按摩的儿童拇指间关节的横度作为1寸。

2．1.5寸　是以被按摩的儿童示指和中指并指的横度作为1.5寸。

3．3寸　是令被按摩者将示指、中指、无名指、小指并拢，以中指中节横纹处为准，四指横度作为3寸。

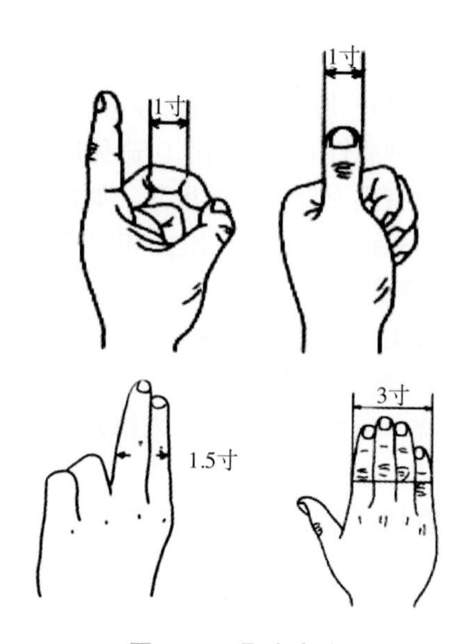

图5-1-3　取穴方法

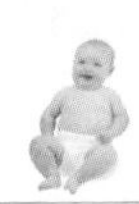

第二节　小儿推拿常用经络及穴位

一、头面部穴位

头面部穴位如图 5-2-1 所示。

印堂：在额部，在两眉头之中间。

神庭：在头部，在前发际正中直上 0.5 寸。

本神：在头部，在前发际上 0.5 寸，神庭旁开 3 寸，神庭与头维连线的内 2/3 与外 1/3 的交点处。

头维：在头侧部，在额角发际上 0.5 寸，头正中线旁开 4.5 寸。

专家提示：头部的穴位与中枢神经联系最为密切，是促进儿童脑发育最重要的穴位。

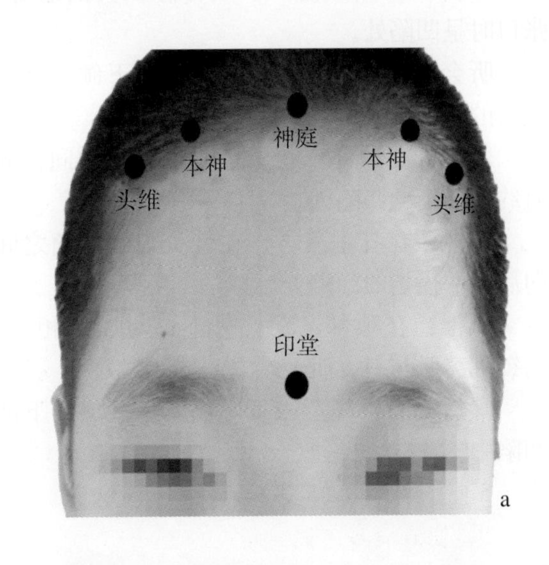

a

睛明：在面部，目内眦角稍上方凹陷处。

攒竹：在面部，在眉头凹陷中，眶上切迹处。

鱼腰：在额部，瞳孔直上，眉毛中。

球后：在眶下缘外 1/4 与内 3/4 交界处。

承泣：在面部，瞳孔直下，在眼球与眶下缘之间。

四白：在面部，瞳孔直下，在眶下孔凹陷处。

迎香：在鼻翼外缘中点旁，在鼻唇沟中。

水沟（人中）：在面部，在人中沟的上 1/3 与中 1/3 交点处。

地仓：在面部，口角外侧，向上直对瞳孔。

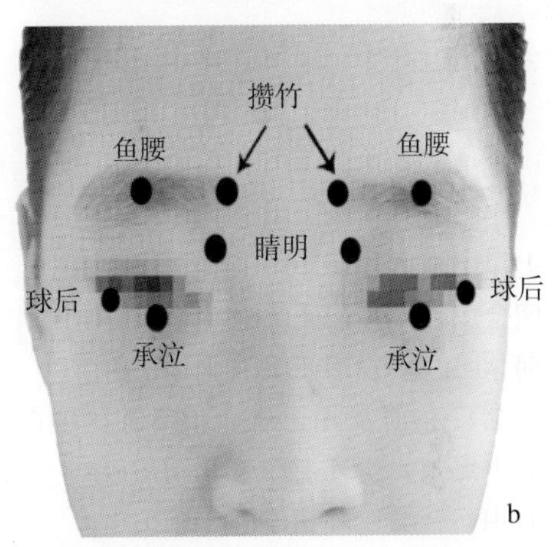

b

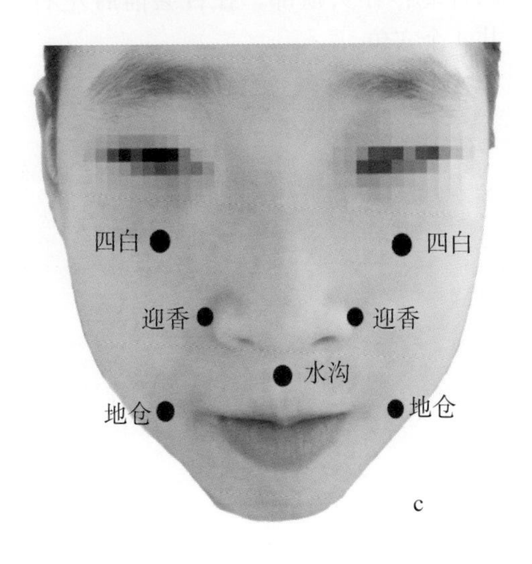

c

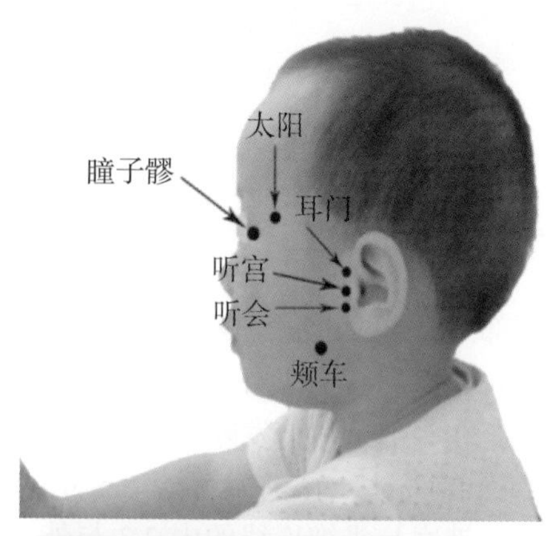

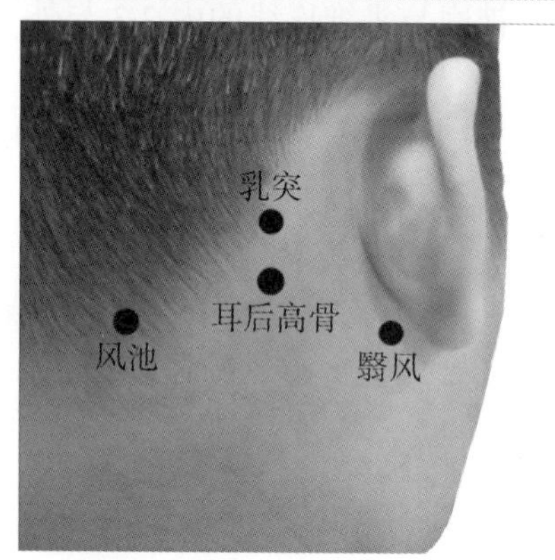

瞳子髎：目外眦旁，在眶外侧缘处。

耳门：在耳屏上切迹的前方，下颌骨髁状突的后缘凹陷处。

听宫：在耳屏前，下颌骨髁状突的后方，张口时呈凹陷处。

听会：在耳屏间切迹的前方，下颌骨髁状突出的后缘，张口有呈凹陷处。

太阳：在颞部，在眉梢与目外眦之间，向后约一横指的凹陷处。

翳风：在耳垂后方，在乳头与下颌角之间向后约一横指的凹陷处。

风池：在项部，在枕骨下，与风府相平，胸锁乳突肌与斜方肌上端之间的凹陷处。

耳后高骨：耳后入发际高骨（乳突）下的凹陷中。

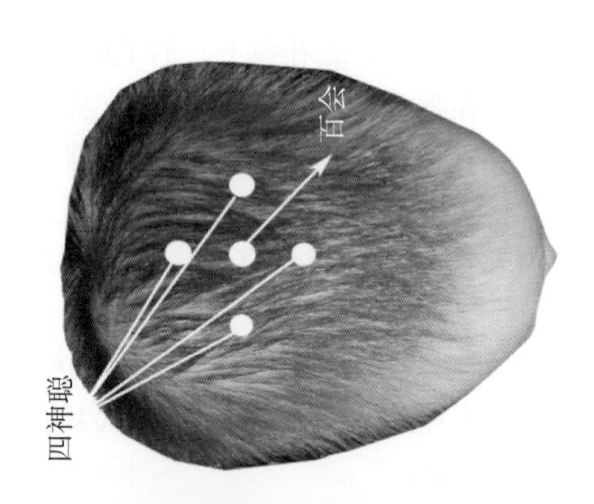

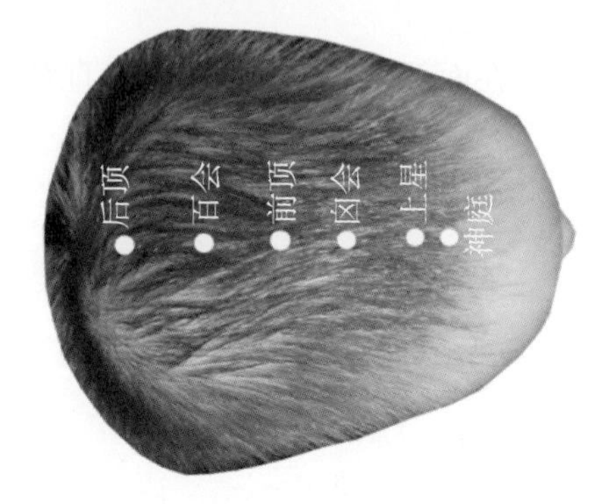

上星：在前发际正中直上 1 寸。

囟会：在前发际正中直上 2 寸。

前顶：在前发际正中直上 3.5 寸。

百会：在前发际正中直上 5 寸（或两耳尖连线的中点处）。

后顶：在后发际正中直上 5.5 寸。

四神聪：在头顶部，在百会前后左右各 1 寸，共 4 个穴位。

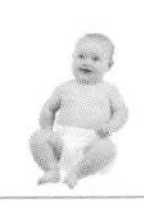

强间：在头部，在后发际正中直上 4 寸。

脑户：在头部，后发际正中直上 2.5 寸。风府穴上 1.5 寸，枕外隆凹陷中。

风府：在项部，在后发际正中直上 1 寸，枕外隆凸直下，两侧斜方肌之间凹陷中。

哑门：在项部，在后发际正中直上 0.5 寸，第 1 颈椎下。

玉枕：在后头部，在后发际正中直上 2.5 寸，旁开 1.3 寸，平枕外隆凸上缘的凹陷处。

天柱：在颈部，大筋（斜方肌）外缘之后发际凹陷中，约在后发际正中旁开 1.3 寸。

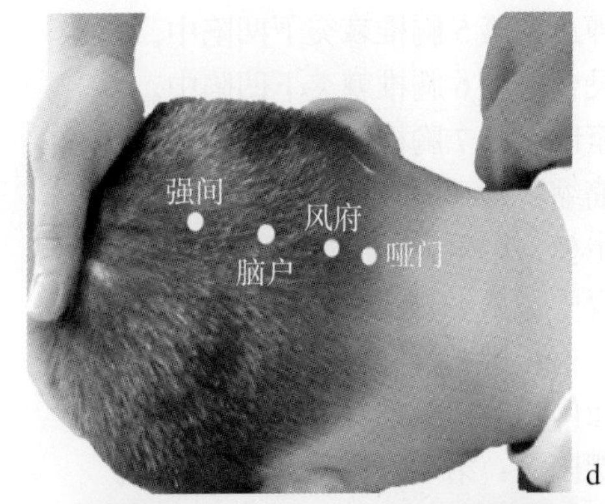

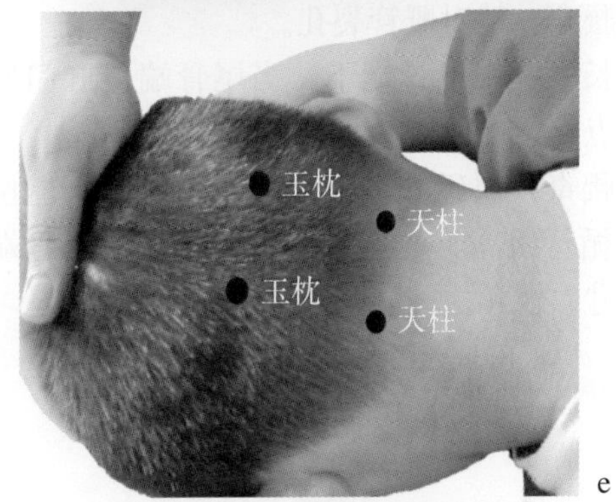

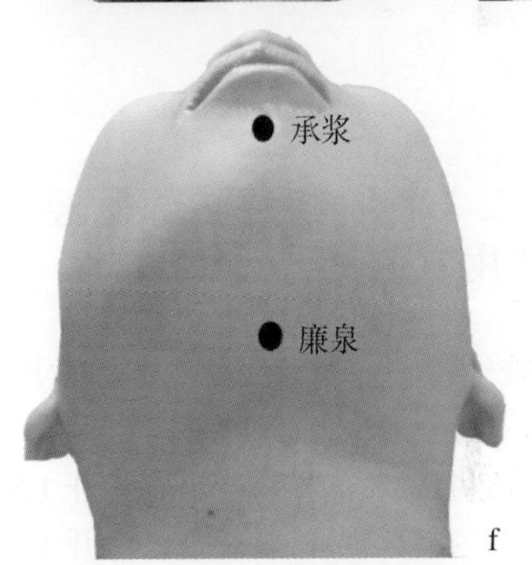

图 5-2-1　头面部和腹部穴位

承浆：在面部，在颏唇的正中凹陷处。

廉泉：在颈部，在前正中线上，喉结上方舌骨上缘凹陷处。

二、腹部穴位

中脘：在上腹部，前正中线上，在脐中上 4 寸（注：前正中线，胸剑联合与脐中连线中点取穴）（图 5-2-2）。

神阙：在腹中间，脐中央（图 5-2-2）。

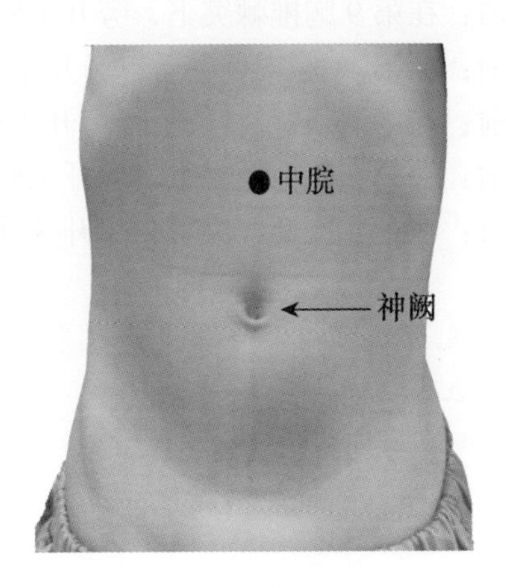

图 5-2-2　腹部穴位

三、腰背部穴位

（一）督脉背腰循行及穴位

督脉背腰循行及穴位如图 5-2-3 所示。

大椎：第 7 颈椎棘突下凹陷中。

陶道：第 1 胸椎棘突下凹陷中。

身柱：第 3 胸椎棘突下凹陷中。

神道：第 5 胸椎棘突下凹陷中。

灵台：第 6 胸椎棘突下凹陷中。

至阳：第 7 胸椎棘突下凹陷中。

筋缩：第 9 胸椎棘突下凹陷中。

中枢：第 10 胸椎棘突下凹陷中。

脊中：第 11 胸椎棘突下凹陷中。

悬枢：第 1 腰椎棘突下凹陷中。

命门：第 2 腰椎棘突下凹陷中。

腰阳关：第 4 腰椎棘突下凹陷中。

腰俞：适对骶管裂孔。

长强：在尾骨端下，当尾骨端与肛门连线的中点处。

腰奇：属经外奇穴，不属于督脉，但位于督脉循行线路上。该穴位于骶部，在尾骨端直上 2 寸，骶角之间凹陷中。

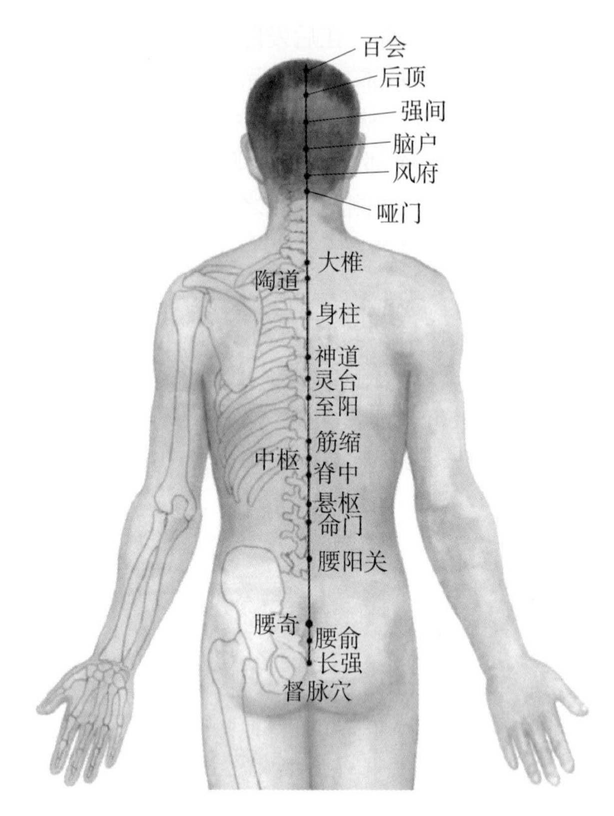

图 5-2-3　督脉背腰循行及穴位

（二）膀胱经背腰部循经线路及部门常用穴位

膀胱经背腰部循经线路及部门常用穴位如图 5-2-4 所示。

大杼：在第 1 胸椎棘突下，旁开 1.5 寸。

风门：在第 2 胸椎棘突下，旁开 1.5 寸。

肺俞：在第 3 胸椎棘突下，旁开 1.5 寸。

心俞：在第 5 胸椎棘突下，旁开 1.5 寸。

肝俞：在第 9 胸椎棘突下，旁开 1.5 寸。

脾俞：在第 11 胸椎棘突下，旁开 1.5 寸。

胃俞：在第 12 胸椎棘突下，旁开 1.5 寸。

肾俞：在第 2 腰椎棘突下，旁开 1.5 寸。

膏肓：在第 4 胸椎棘突下，旁开 3 寸。

专家提示：背俞穴与脏腑的联系紧密，是调节各个脏腑功能的主要穴位。

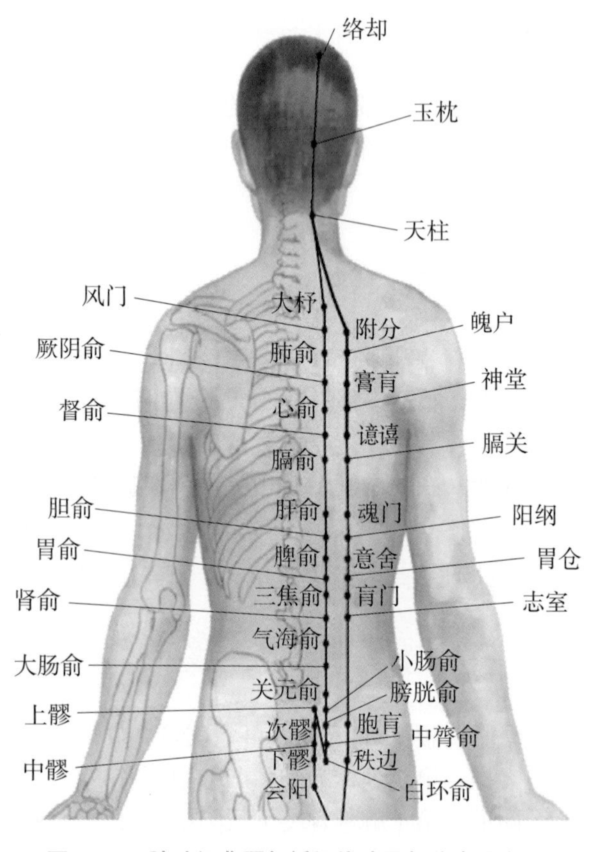

图 5-2-4　膀胱经背腰部循经线路及部分常用穴位

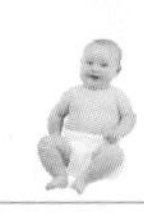

四、上肢部穴位

(一) 心经循经路线及穴位

心经循经路线及穴位如图 5-2-5 所示。

极泉：上臂外展，在腋窝顶点，腋动脉搏动处。

青灵：在臂内侧，在极泉与少海的连线上，肘横纹上 3 寸，肱二头肌的内侧沟中。

少海：屈肘 90°，在肘横纹内侧端与肱骨内上髁连线的中点处。

灵道：在前臂掌侧，在尺侧腕屈肌腱的桡侧缘，腕横纹上 1.5 寸。

通里：在前臂掌侧，在尺侧腕屈肌腱的桡侧缘，腕横纹上 1 寸。

阴郄：在前臂掌侧，在尺侧腕屈肌腱的桡侧缘，腕横纹上 0.5 寸。

神门：在腕部，腕掌侧横纹尺侧端，尺侧腕屈肌腱的桡侧凹陷处。

少府：第四、五掌骨间，握拳时，在小指尖处。

少冲：在手小指末节桡侧，距指甲角 0.1 寸。

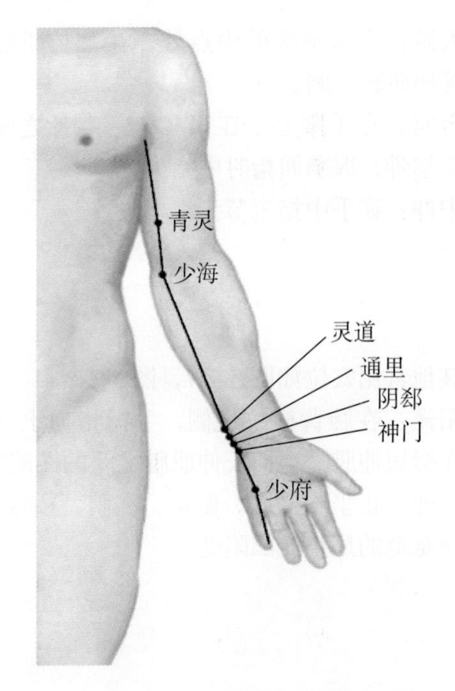

图 5-2-5　心经循经路线及穴位

(二) 心包经循经路线及穴位

心包经循经路线如图 5-2-6 所示。

天池：在胸部，在第四肋间隙，乳头外 1 寸，前正中线旁开 5 寸。

天泉：在臂内侧，在腋前纹头下 2 寸，肱二头肌的长、短头之间。

曲泽：在肘横纹中，在肱二头肌腱尺侧缘。

郄门：在前臂掌侧，在曲泽与大陵的连线上，腕横纹上 5 寸，掌长肌腱与桡侧腕屈肌腱之间。

间使：在前横掌侧，在曲泽与大陵的连线上，腕横纹上 3 寸，掌长肌腱与桡侧腕屈肌腱之间。

内关：在前臂掌侧，在曲泽与大陵的连线上，腕横纹上 2 寸，掌长肌腱与桡侧腕屈肌腱之间。

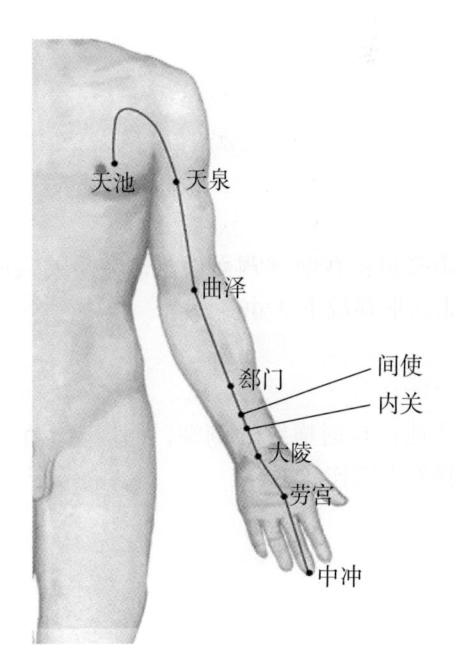

图 5-2-6　心包经循经路线及穴位

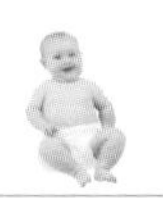

大陵：在腕横纹的中点处，在掌长肌腱与桡侧腕屈肌腱之间。

劳宫：在手掌心，在第二、三掌骨之间偏于第三掌骨，握拳屈指时中指尖处。

中冲：在手中指末节尖端中央。

（三）其他常用穴位

其他常用穴位如图 5-2-7，图 5-2-8。

阳溪：在腕背横纹桡侧，手拇指向上翘起时，在拇短伸肌腱与拇长伸肌腱之间的凹陷中。

阳池：正坐或仰卧，俯掌。在腕背横纹中，在指伸肌腱的尺侧缘凹陷处。

外关：在前臂背侧，在阳池与肘尖的连线上，腕背横纹上 2 寸，尺骨与桡骨之间。

外劳宫：手背中央，第 3、4 掌骨间。

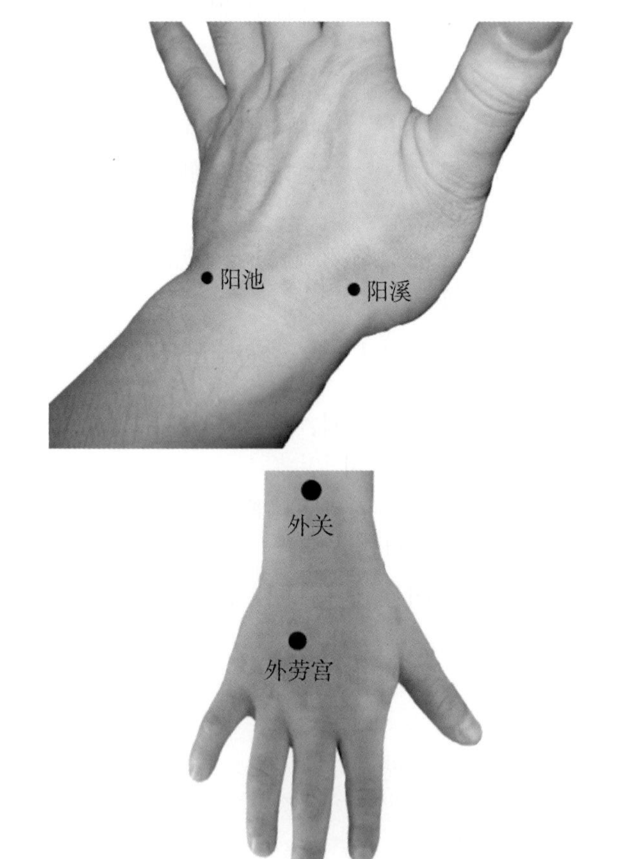

图 5-2-7　其他常用穴位

手三里：在前臂背面桡侧，在阳溪穴曲池连线上，肘横纹下 2 寸。

曲池：在肘横纹外侧端，屈肘 90° 在尺泽与肱骨外上髁连线中点。

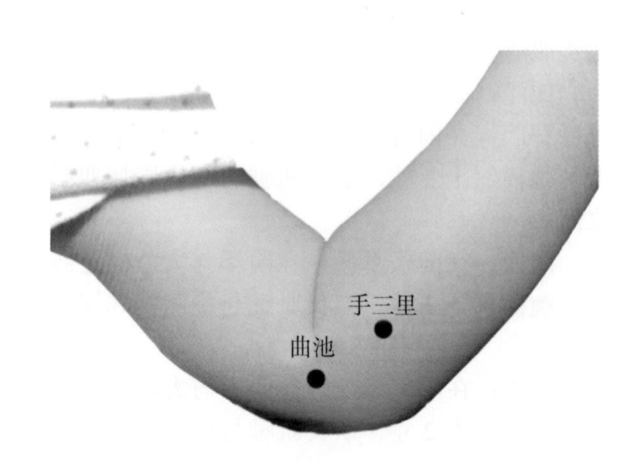

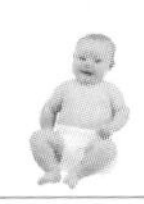

臂臑：在臂外侧，三角肌止点处，在曲池与肩髃连线上，曲池上7寸。

肩髎：在肩髃后方，当臂外展时，于肩峰后下方呈现凹陷处。

肩井：在肩上，前直乳中，在大椎与肩峰端连线的中点处。

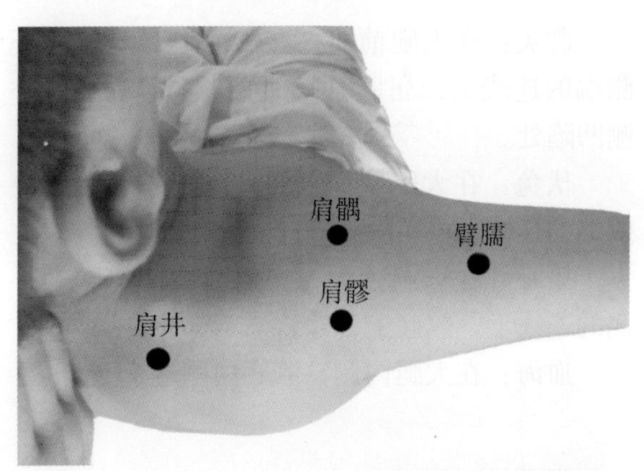

肩贞：有肩关节后下方，臂内收时、腋后纹头上1寸。

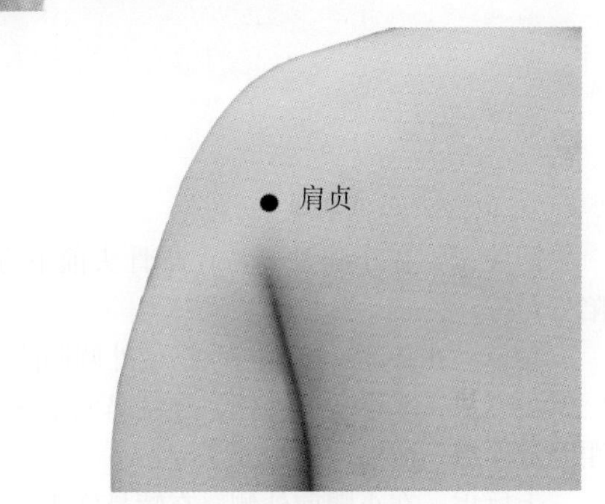

五经穴：为小儿推拿特有的穴位，自拇指至小指各指罗纹面分别为脾、肝、心、肺、肾经。

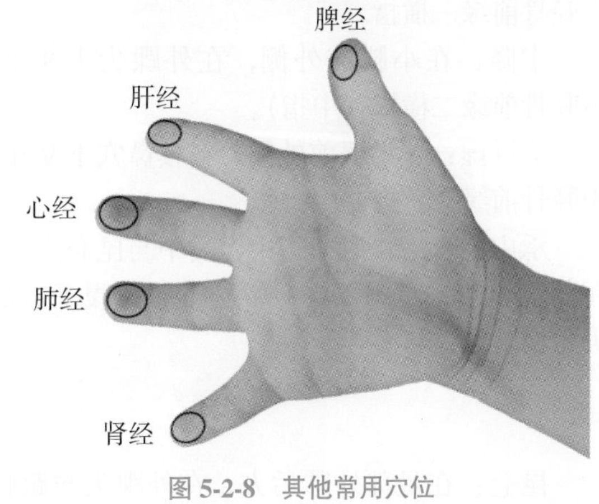

图5-2-8　其他常用穴位

五、下肢部穴位

下肢部穴位如图5-2-9所示。

环跳：在股外侧部，侧卧屈髋，在股骨大转子最凸点与骶管裂孔连线的外1/3与中1/3交点处。

承扶：在大腿后面，臀下横纹的中点。

委中：在腘窝横纹中点，在股二头肌腱与半腱肌肌腱的中间。

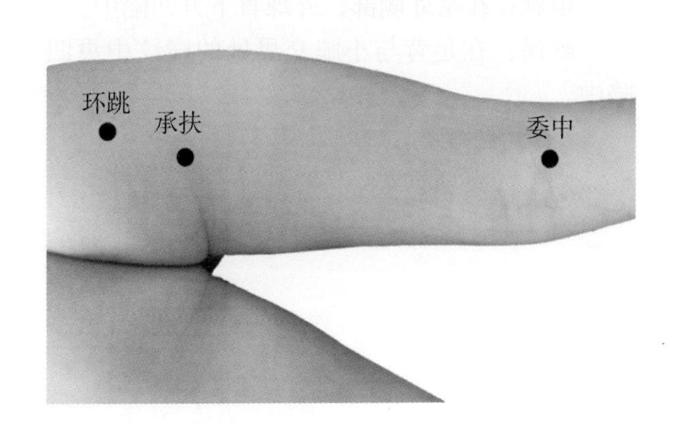

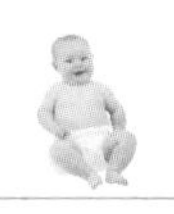

髀关：在大腿前面，在髂前上棘与髌底外侧端的连线上，屈股时，平会阴，居缝匠肌外侧凹陷处。

伏兔：在大腿前面，在髂前上棘与髌底外侧端的连线上，髌底上6寸。

梁丘：在大腿前面，在髂前上棘与髌底外侧的连线上，髌底上2寸。

血海：在大腿内侧，髌底内侧端上2寸。

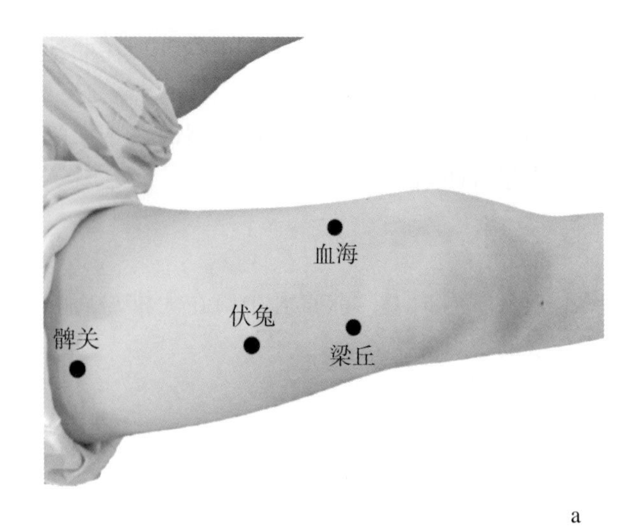

a

阳陵泉：在小腿外侧，在腓骨头前下方凹陷处。

犊鼻：在膝部，髌骨与髌韧带外侧凹陷中。

足三里：在小腿前外侧，在犊鼻穴下3寸，距胫骨前缘一横指。

上巨虚：在小腿前外侧，在犊鼻穴下6寸，距胫骨前缘一横指。

丰隆：在小腿前外侧，在外踝尖上8寸，距胫骨前缘二横指（中指）。

下巨虚：在小腿前外侧，在犊鼻穴下9寸，距胫骨前缘一横指（中指）。

承山：在小腿后面正中，委中与昆仑之间，在伸直小腿或足跟下提时，腓肠肌肌腹下出现尖角凹陷处。

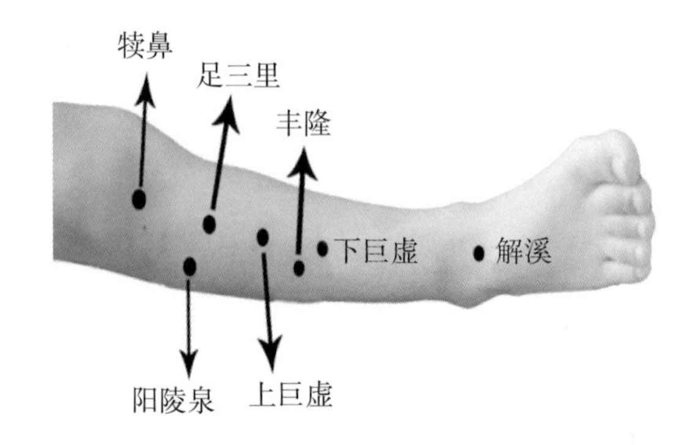

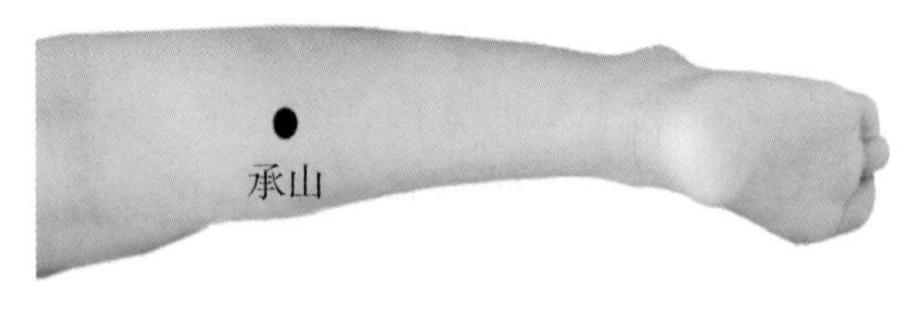

b

昆仑：在足部外踝后方，在外踝尖与跟腱之间的凹陷处。

申脉：在足外侧部，外踝直下方凹陷中。

解溪：在足背与小腿交界处的横纹中央凹陷中。

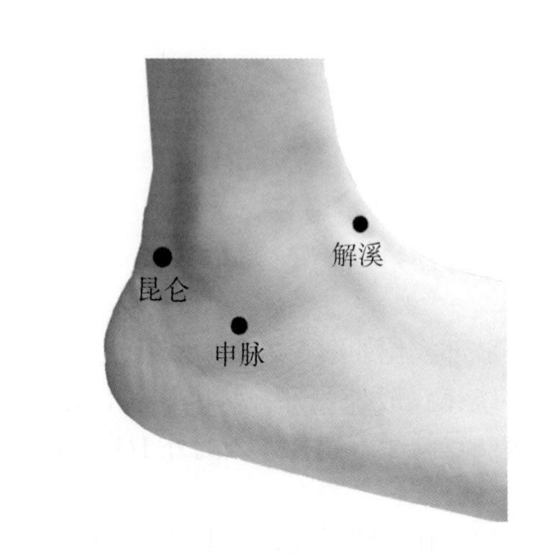

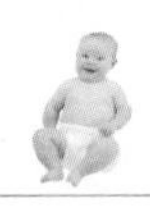

三阴交：在小腿内侧，在足内踝尖上 3 寸，胫骨内侧缘后方。

照海：在足内侧，内踝尖下方凹陷处。

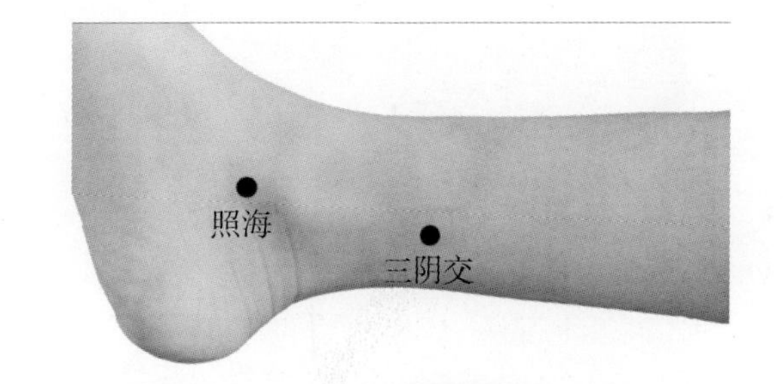

涌泉：在足底部，卷足时足前部凹陷处，约在足底二、三趾趾缝纹头端与足跟连线的前 1/3 与后 2/3 交点处。

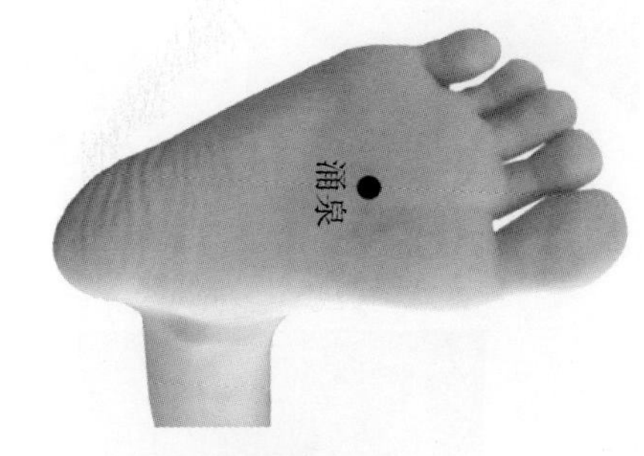

太冲：在足背侧，在第一跖骨间隙的后方凹陷处。

行间：在足背侧，在第一、二趾间，趾蹼缘后方赤白肉际处。

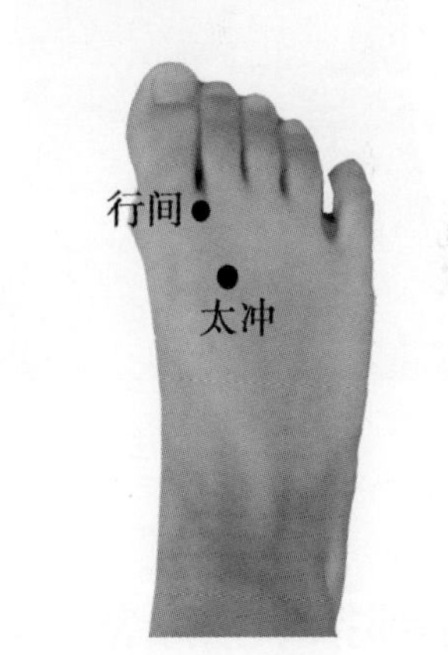

图 5-2-9 下肢部穴位

第三节 常用小儿推拿手法

小儿推拿手法与成人推拿手法有所不同，由于小儿脏腑娇嫩，形气未充，肌肤柔弱，其手法特别强调轻快柔和，平稳着实，适达病所而至，不可竭力攻伐。因此，要很好地进行手法的练习。有不少小儿推拿手法和成人推拿手法相似，但有的手法虽然在名称上和成人手法一样，在具体操作要求上却完全不同（如推法、捏法等）。有些手法只用于小儿，而不用于成人（如运法等）。小儿推拿手法操作的时间，一般来说以推法（图 5-3-1）、揉法（图 5-3-2）、运法（图 5-3-3）次数为多，而按法（图 5-3-4）、捣法次数宜少，摩法时间较长，掐法则重、快、少，在掐法后常继用揉法，按法和揉法也常配合应用。在临床应用上，小儿推拿手法经常与具体穴位结合在一起。掐、捏等刺激性较强的手法，一般应放在最后操作，以免刺激过强，使小儿哭闹，影响后来的操作治疗；同时在手法操作时，常用一些介质，如滑石粉等，用介质不仅有润滑作用，防止擦破皮肤，还有助于提高疗效。

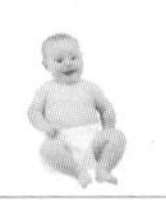

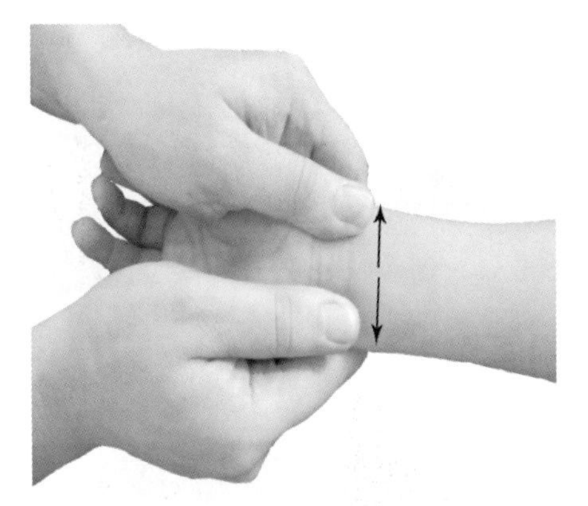
图 5-3-1　推法

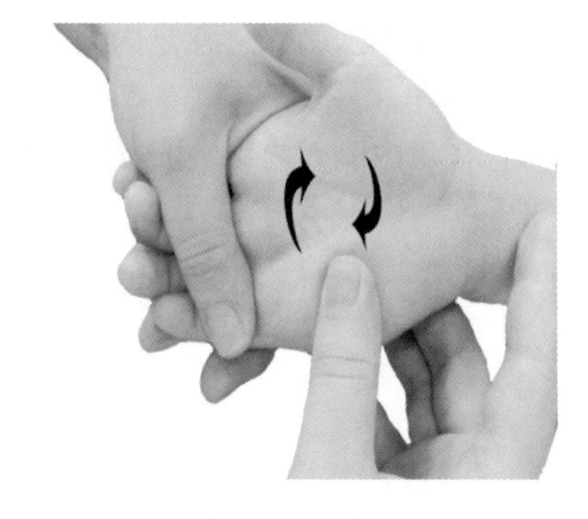
图 5-3-2　揉法

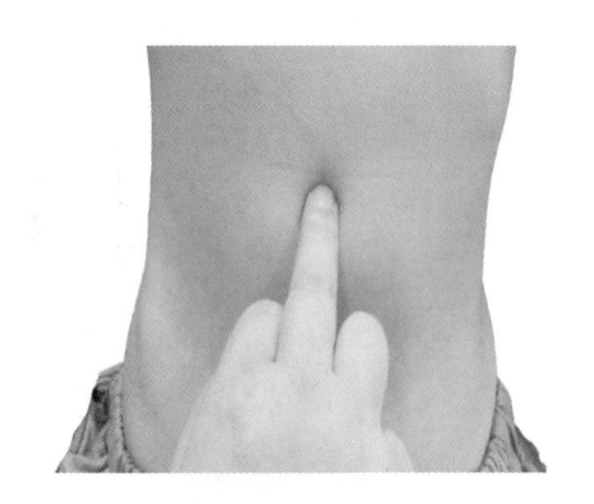
图 5-3-3　运法

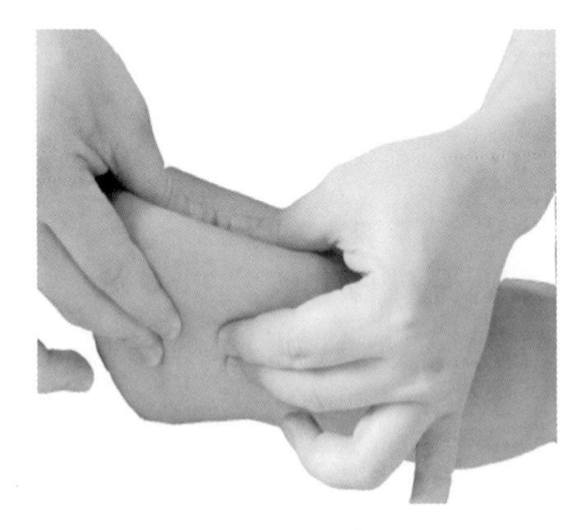
图 5-3-4　按法

一、手部推拿按摩常用体表部位及名称

大鱼际、小鱼际：手掌内、外侧缘由一组肌群构成稍隆起的部位，拇指一侧称“大鱼际”，小指一侧称：“小鱼际”（图 5-3-5）。

掌根：手掌近手臂端为掌根（图 5-3-5）。

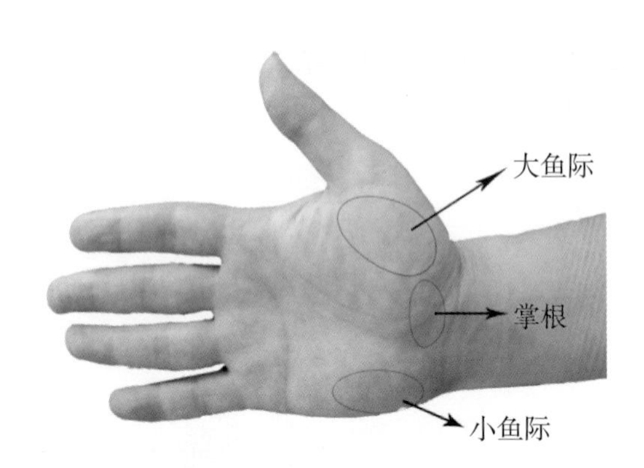

图 5-3-5　掌根、大小鱼际

指端、指腹：手指末节指甲部为指端，手指罗纹面为指腹（图 5-3-6）。

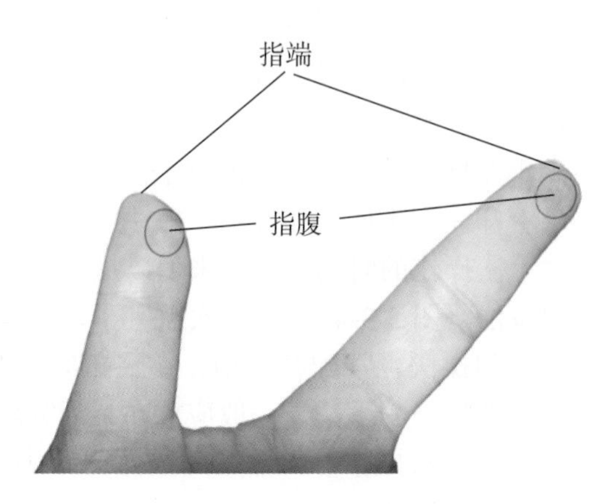

图 5-3-6　指端、指腹

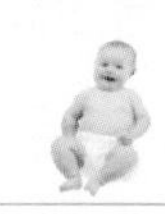

尺侧、桡侧：垂臂掌心向前，近身侧为手臂尺侧，远身侧为手臂桡侧；即小指一侧为尺侧，拇指一侧为桡侧（图 5-3-7）。

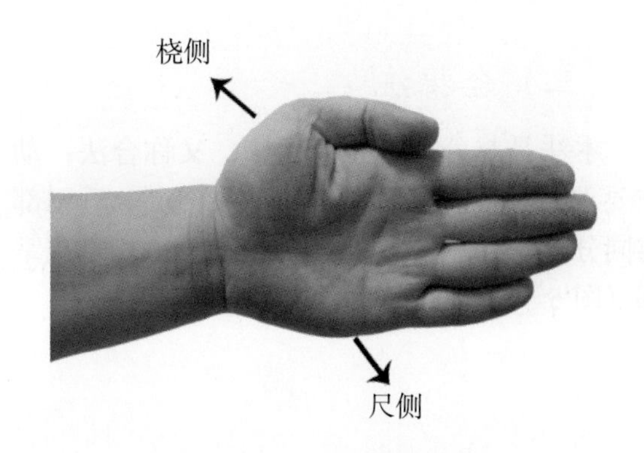

图 5-3-7　尺侧、桡侧

二、推法

有直推法、分推法、合推法和旋推法四种。

（一）直推法

术者用拇指桡侧缘，或用示、中两指指面附着于治疗部位，做单方向的直线推动，动作要轻快连续，必须沿直线推动。手法频率每分钟约 250 ~ 300 次。本法常用于推拿特定穴中的“线状穴位”和手部“五经”穴等（图 5-3-8）。

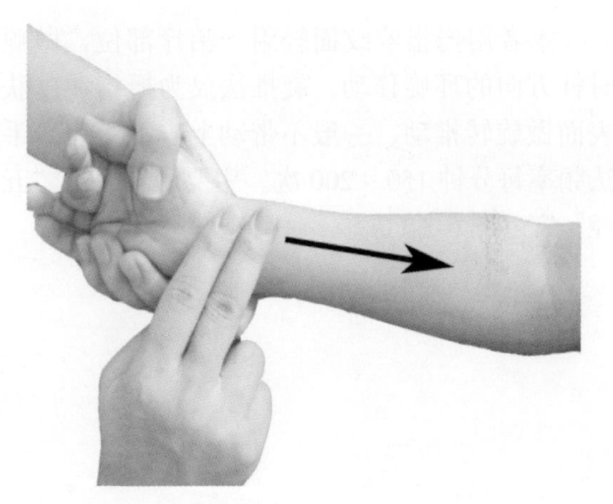

图 5-3-8　直推法

（二）分推法

术者用双手拇指罗纹面以穴位为中心向两侧做分向的推动，称为分推法，又称为“分法”本法运用时，两手用力要均匀、柔和协调。一般分推 20 ~ 30 次。常用于额前、胸部、腹部、背部、腕掌部（图 5-3-9）。

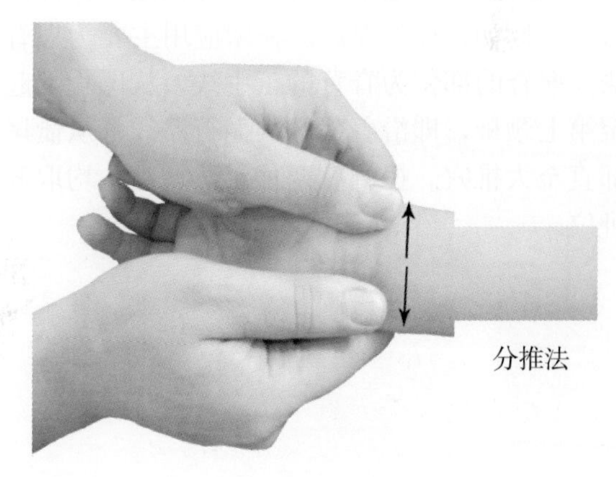

图 5-3-9　分推法

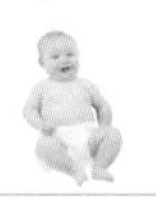

（三）合推法

本法是与分推法相对而言，又称合法；动作要求同分推法，只是推动方向相反。适用部位同分推法。一般合推 20 ~ 30 次。常用于腕掌部（图 5-3-10）。

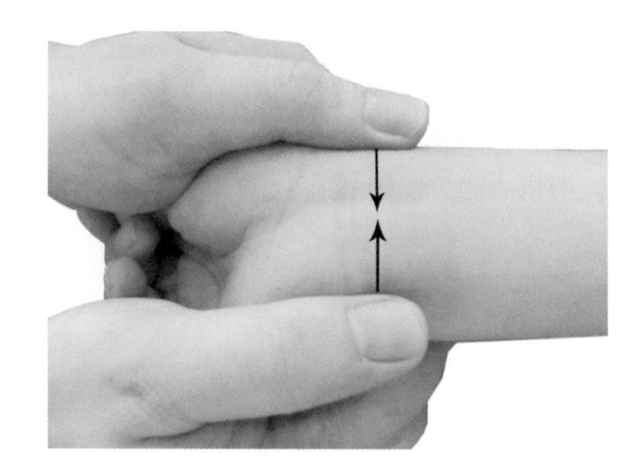

图 5-3-10　合推法

（四）旋推法

术者用拇指罗纹面轻附于治疗部位，做顺时针方向的环旋移动。旋推法仅为拇指在皮肤表面做旋转推动，一般不带动上皮下组织。手法频率每分钟 150 ~ 200 次。主要用于手部“五经”穴（图 5-3-11）。

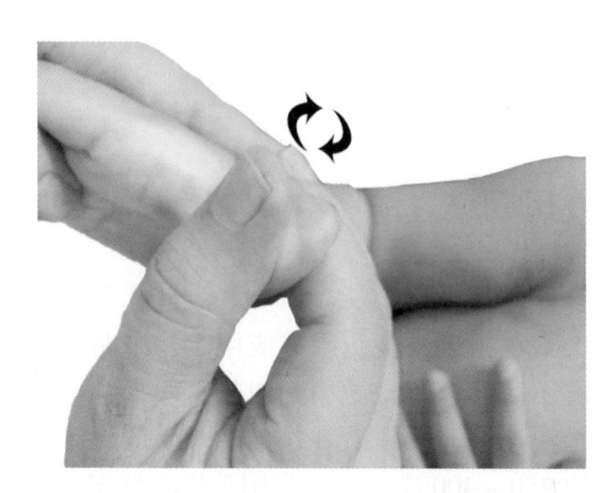

图 5-3-11　旋推法

三、捏法

以拇指和其他手指在治疗部位做对称性的挤压、捻动，称为捏法。临床应用主要为捏脊法。捏脊的部位为脊背的正中线，从尾骨部起至第七颈椎，即沿着督脉的循行路线，从骶尾部直至大椎穴。捏脊有两种手法，小儿均取俯卧位。

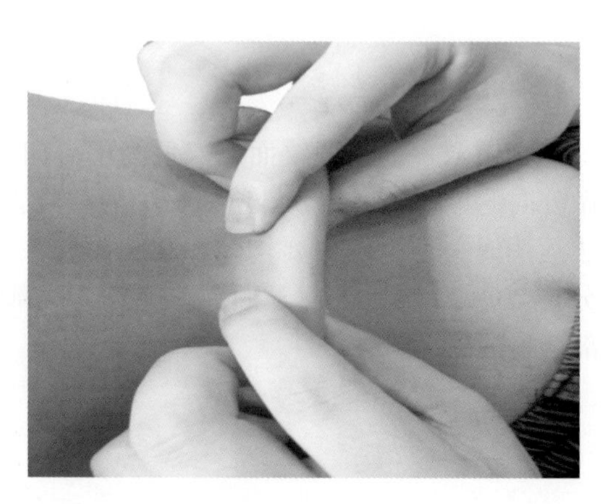

图 5-3-12　捏法一

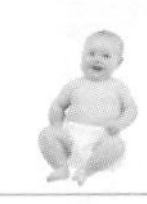

一种操作手法是用拇指指腹与示指、中指指腹相对，挟持肌肤，拇指在后，示指、中指在前，然后示指、中指向后捻动，拇指向前推动，边捏边向项枕部推移（图 5-3-12）。

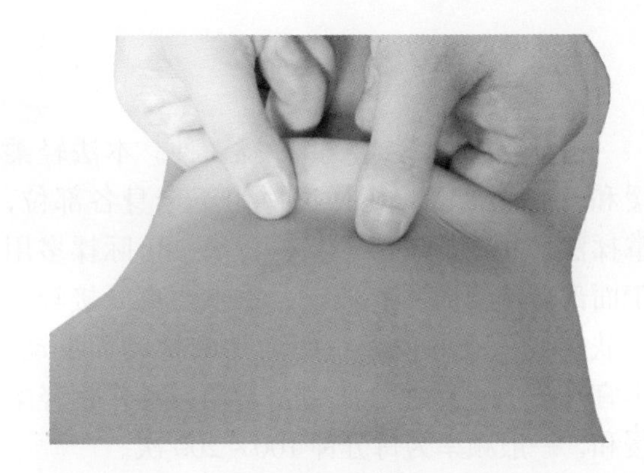

图 5-3-13 捏法二

另一种是手握空拳，拇指指腹与屈曲的示指桡侧部对合，挟持肌肤，拇指在前，示指在后，然后拇指向后捻动，示指向前推动，边捏边向项枕部推移（图 5-3-13）。

四、摩法

包括指摩法和掌摩法 2 种，多用于小儿胸腹胁肋部位。

（一）指摩法

用示、中指及无名指的指腹，附着在一定的部位或穴位上，随腕关节连同前臂顺时针或逆时针方向环形移动摩擦（图 5-3-14）。

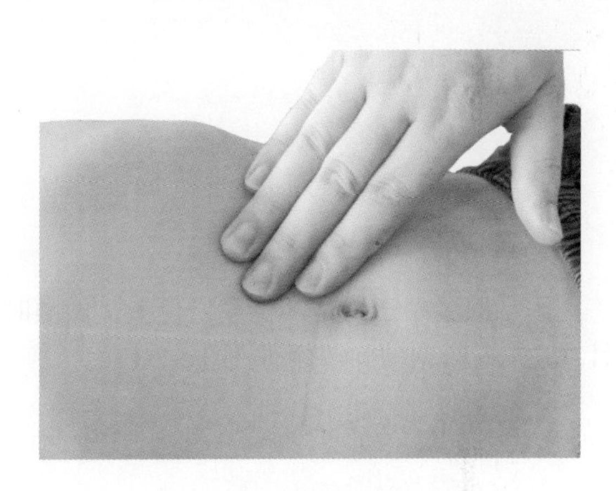

图 5-3-14 指摩法

（二）掌摩法

用手掌部附着于一定部位或穴位上，以腕关节连同前臂做顺时针或逆时针环形移动摩擦（图 5-3-15）。

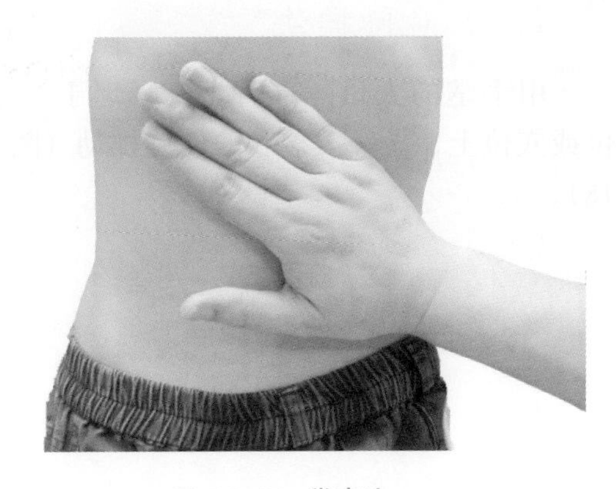

图 5-3-15 掌摩法

五、揉法

包括指揉、掌揉、鱼际揉3种。本法轻柔缓和，刺激量小。指揉法适用于全身各部位，掌揉法多用于胸、腹、腰、背部，鱼际揉多用于面部。施术时手腕放松，手不要离开接触的皮肤，使该处的皮下组织随手的揉动而滑动，不宜在皮肤上摩擦，压力要均匀，动作宜轻柔缓和，一般频率为每分钟100～200次。

（一）指揉法

用中指或拇指指端着力，吸定于固定的穴位上，做顺时针或逆时针方向的旋转揉动（图5-3-16）。

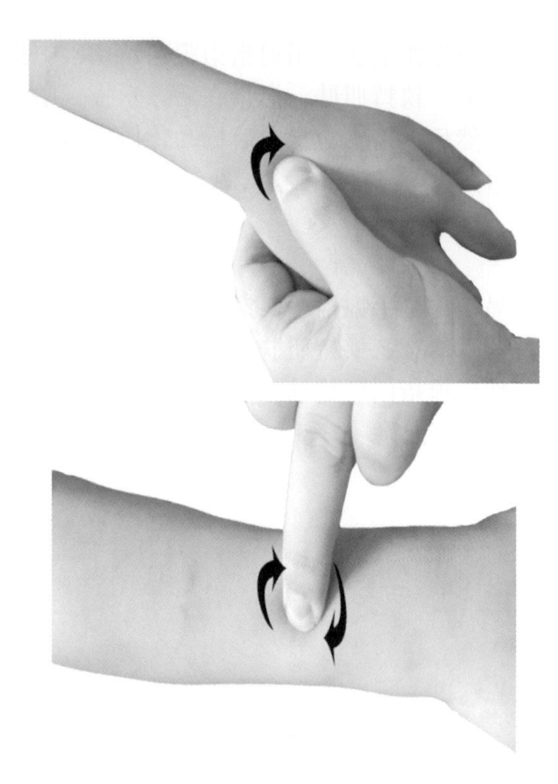

图5-3-16　指揉法

（二）掌揉法

用掌跟紧贴于一定部位或穴位上，做顺时针或逆时针方向的旋转揉动（图5-3-17）。

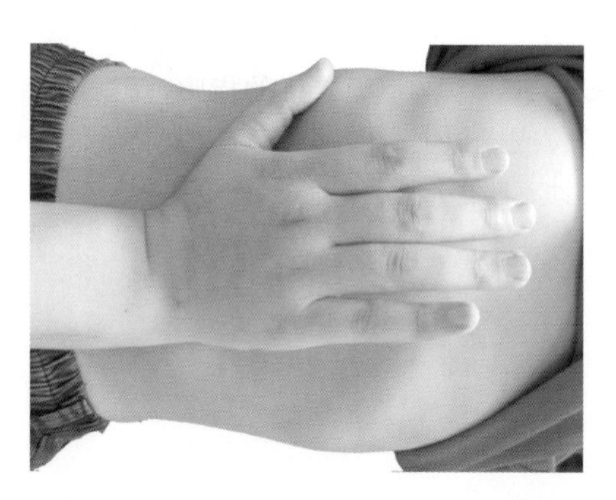

图5-3-17　掌揉法

（三）鱼际揉法

用手掌的大鱼际部着力，吸定于一定部位或穴位上，做轻柔缓和的回旋揉动（图5-3-18）。

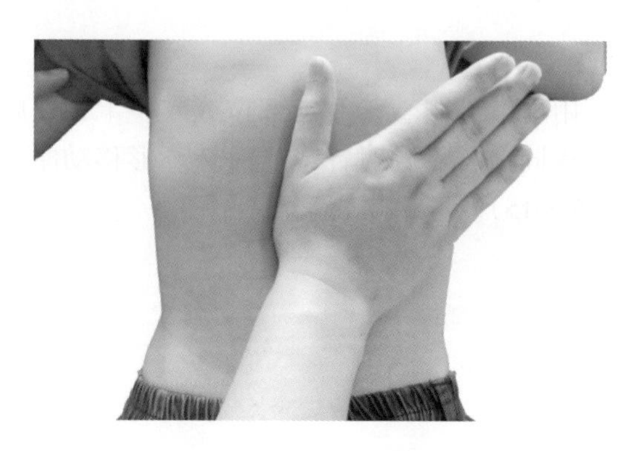

图5-3-18　鱼际揉法

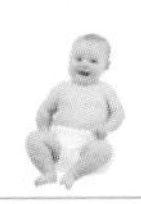

六、㨰法

术者以手掌背部近小指侧着于施术部位，掌指关节略屈曲，通过腕关节的主动屈伸，带动前臂外旋或内旋，使手背小指侧在施术部位连续不断地来回滚动，反复操作。操作时肩关节自然下垂，肩臂不能过分紧张、肘关节屈曲以 120°～140° 为宜；腕部要放松，关节屈伸幅度要大（图 5-3-19）。

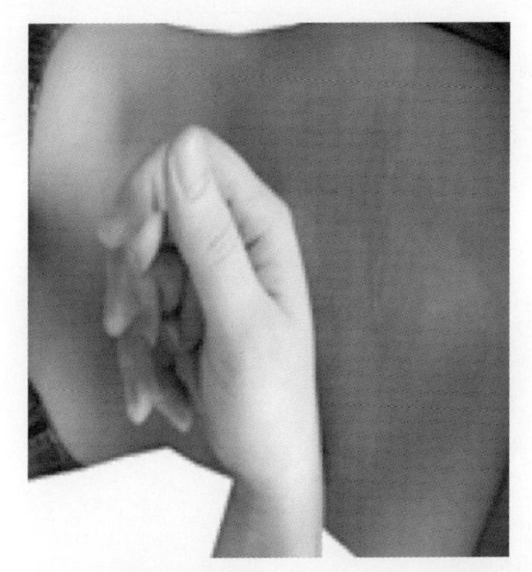

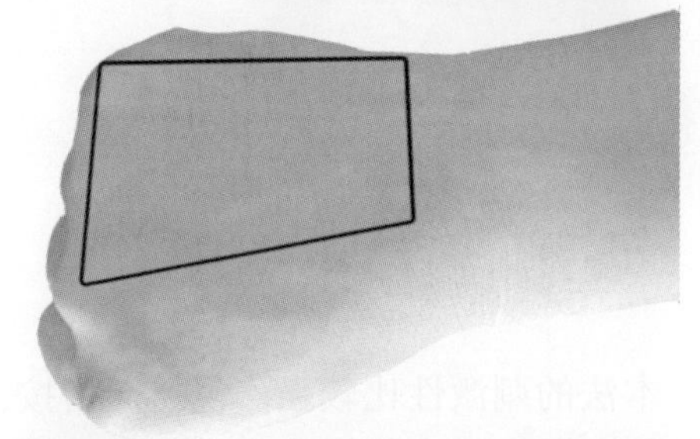

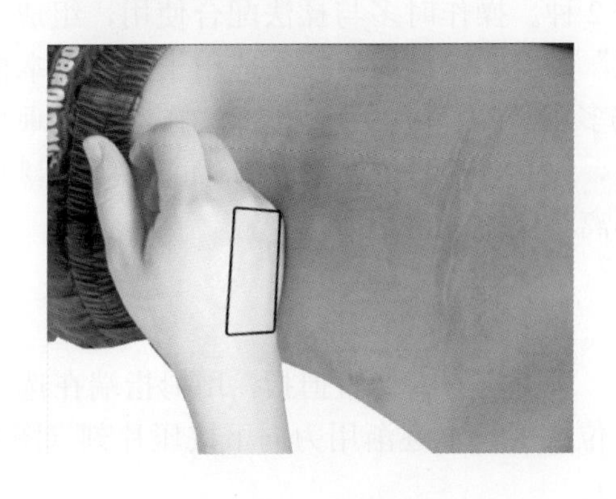

图 5-3-19　㨰法

操作时小鱼际及掌背小指侧要吸附于皮肤上着力，不可跳跃或摩擦，手的着力点在手背尺侧到中指线处；滚动时压力要均匀，动作要协调而有节律，不可忽快忽慢、时轻时重。频率为每分钟 120 次左右。该法具有疏通经络、活血化瘀，松解粘连、理顺筋脉等作用。适用于治疗颈、肩、腰、背、臀部及四肢关节等部位的筋脉拘挛、关节强直、肢体瘫痪等症。

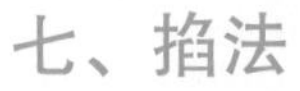

七、掐法

本法属于强刺激手法，多用于点状穴位。操作方法为拇指伸直或屈曲 90°，指腹紧贴示指中节桡侧缘，以拇指指甲着力吸定于患儿治疗的部位或穴位上，逐渐用力进行切掐。一般施术后常应轻轻揉局部（即与揉法合用），以缓解不适之感。注意操作时要逐渐垂直用力重刺，以达深透为度，注意不要掐破皮肤，本手法刺激强，每次操作 3～5 下，不宜反复长时间使用（图 5-3-20）。

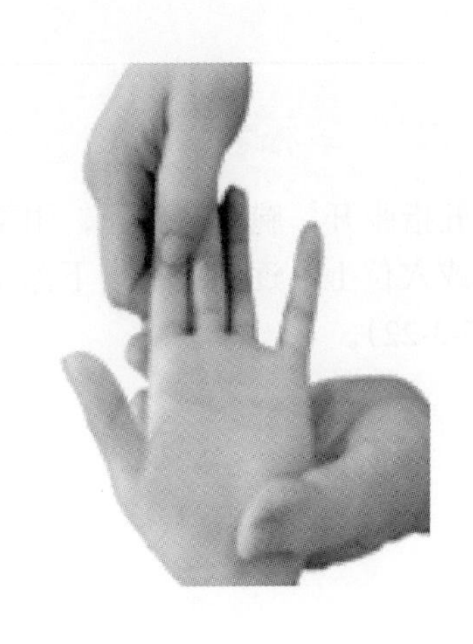

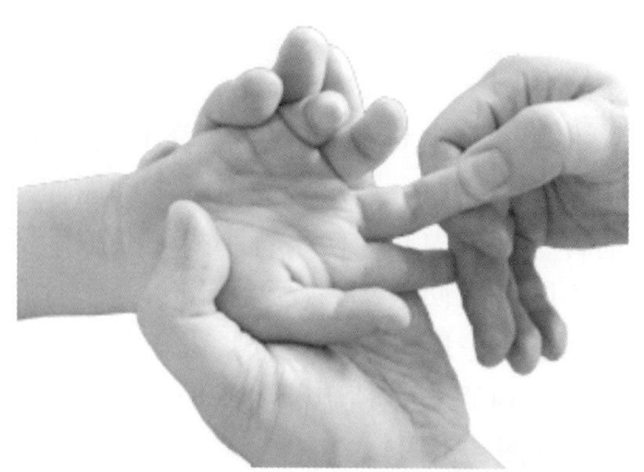

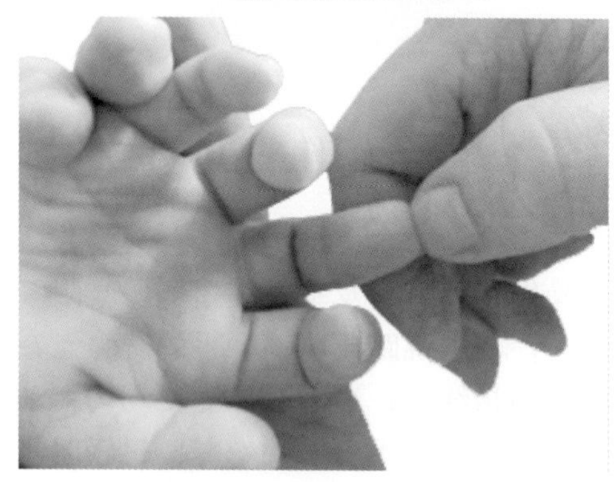

图 5-3-20　掐法

八、按法

本法的刺激性比较强，包括拇指按、掌根按 2 种。操作时多与揉法配合使用，组成“按揉”复合手法。拇指按法适用于全身，掌根按法多用于胸、腹、背、腰部。施术时要垂直用力，先用缓力按之，渐由轻而重，频起频按，不离其位。

（一）拇指按法

手握空拳，伸直拇指，用拇指端在选定的部位或穴位上逐渐用力向下按压片刻（图 5-3-21）。

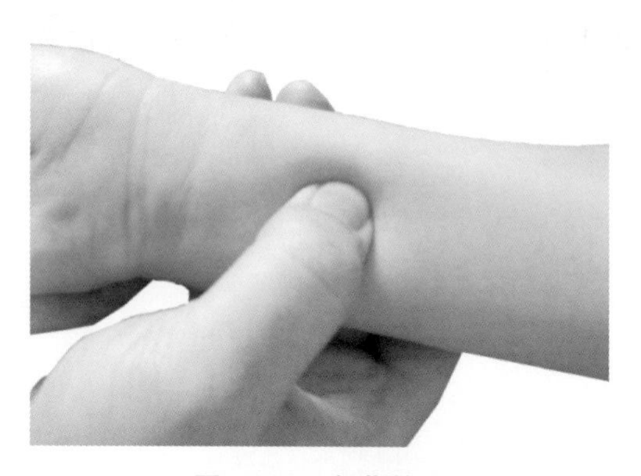

图 5-3-21　拇指按法

（二）掌根按法

五指张开，腕关节背屈，用掌根在一定的部位或穴位上，逐渐用力向下深压，按而留之（图 5-3-22）。

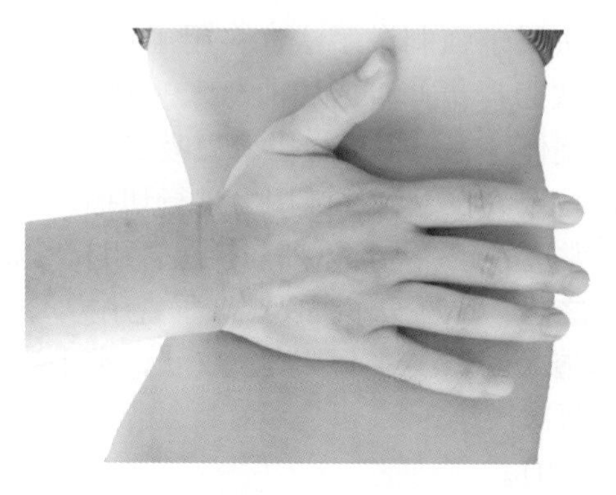

图 5-3-22　掌根按法

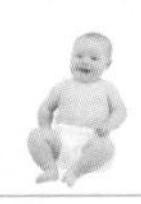

九、拿法

本法刺激量较强，使用时常配合其他手法，一般多用于颈项、背部、四肢等病变部位。操作时用大拇指和示、中两指，或用大拇指和其余四指，在一定部位和穴位上，同时相对用力，进行节律性（如一紧一松）提捏。施术时，用劲要由轻而重，不可突然用力，而且要同时相对用力；动作要灵活和调柔，而且要有连贯性，不宜断断续续（图 5-3-23）。

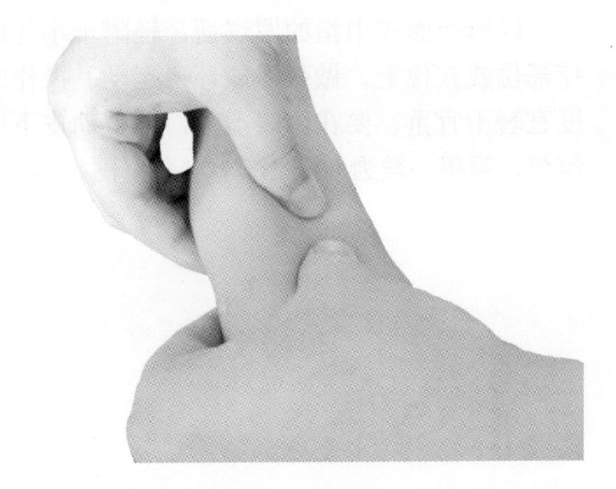

图 5-3-23　拿法

十、搓法

本法一般为结束手法，常用于腰背、胁肋及四肢部。操作时用双手的掌面挟住小儿的选定部位，相对用力做快速的旋转揉摩，且同时做上下往返移动。操作时双手用力要对称均匀，要求按照“搓动宜快，移动宜慢”的原则操作（图 5-3-24）。

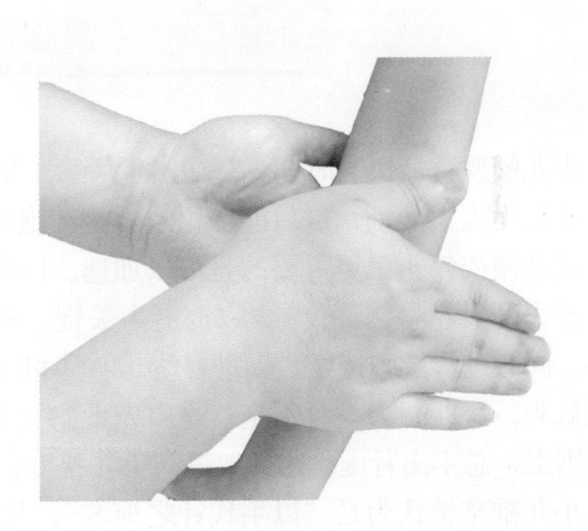

图 5-3-24　搓法

十一、点穴法

术者的中指端点在患儿的穴位上，并以拇指端抵中指掌侧第一指关节，以示指与环指（无名指）紧压中指第一指关节的背侧，再固定中指末节；然后用中指端在穴位上反复压放（图 5-3-25）。

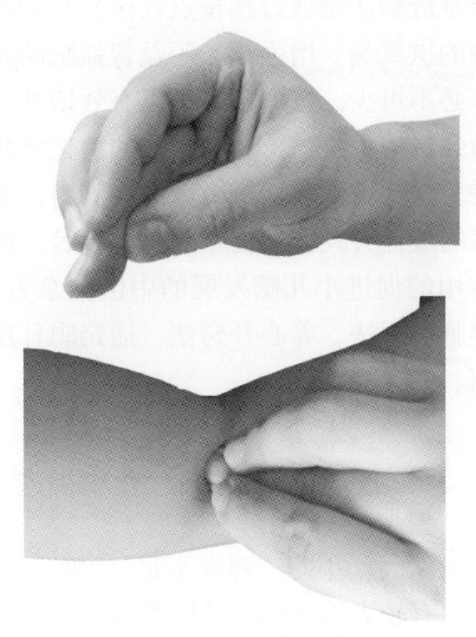

图 5-3-25　点穴法

十二、运法

以拇指面或中指的罗纹面，轻附于小儿的治疗部位或穴位上，做弧形或环形运动。操作时力度宜轻不宜重，要在体表滑动，不带动皮下肌肉组织，频率一般为 80 ~ 100 次 / 分（图 5-3-26）。

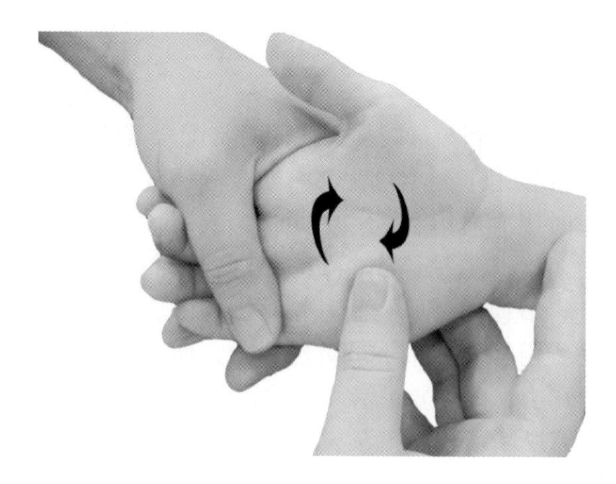

图 5-3-26　运法

第四节　小儿脑发育的中医推拿方法

小儿脑发育最快的时期，是在出生后第 1 年。3 岁时，皮质的大脑细胞已大致分化完成，8 岁时已与成人无太大分别，以后的变化主要是细胞功能的日渐成熟与复杂化。大脑生长发育的过程，不仅可以减慢或停止，更重要的是可以加速。因此，目前国内把加速脑的生长发育作为开发智力的重点。智力开发越早越好，3 岁以前更为关键。如果能在这段时间内，调整饮食结构、进行食疗保健之外，同时进行健脑按摩，促进婴幼儿触觉和运动神经发育，促进儿童智力发育，会让孩子更聪明。中医认为，小儿智力发育不全，是由先天胎气虚弱、肾气亏虚或病后肾虚所致。可见不论是先天或后天因素，总不离肾虚。因此要提高小儿智力，必须以补肾益精、健脑益智为宗旨。

小儿推拿被认为是“以手代针之神术”，其作用原理如同针灸，是通过穴位——经络——脏腑，运用“量——效”关系，产生调和营卫，疏通经络，行气活血，调节脏腑功能，使机体阴阳平衡，促进机体自然抗病能力，达到健脑益智的目的。

推拿健脑法是通过揉按点穴位、头颈面部以及躯体，能起到健脑安神、改善脑部血液循环、提高大脑的供氧量、增强记忆等益智强脑的独特效果。对于婴幼儿来说父母的爱抚式按摩，就像食物一样，必不可少。按摩不仅可以有效增加大脑的血液供应、调节大脑神经、健脑益智，还能缓和疲劳、增强机体免疫力、刺激食物的消化吸收，以及消除紧张情绪而减少婴儿的哭闹和焦虑，促进动作发展、增加睡眠和增进家庭的亲和力，有利于婴幼儿全面健康地成长。因此，按摩是父母和婴幼儿交流的最佳方式。在临睡前，晨起后，都可以给孩子做按摩。

常用的促进小儿脑发展的中医推拿方法有健脾益气法、通督补肾法、柔肝健脾法、柔筋壮骨法、健脑益智法、养心开窍法、通窍聪耳法、养肝明目法、足底按摩法、耳穴按摩法，以下进行逐项介绍。

一、健脾益气推拿促进小儿生长发育

中医认为，小儿“脾常不足”，脾主四肢肌肉，脾虚可导致小儿四肢乏力、肌肉不充，对儿童生长发育有较大的影响。健脾益气按摩手法可以消食和中、调节阴阳、理气血、和脏腑，促进脾胃运化、营养吸收，从而提高小儿体质。健脾益气按摩手法包括：摩腹，推揉中脘，分推腹阴阳。另

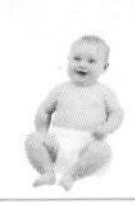

外还包括按摩足三里与捏脊疗法。有健脾益气、消食和胃的作用，可促进小儿消化及吸收功能，改善营养状况，促进生长和发育。

（一）推脾经

术者用拇指桡侧或示（食）、中二指指面沿指尖至指根方向直推小儿拇指桡侧，共300～500次，取左手或右手均可。此法能健脾和胃，补益气血，用于脾胃虚弱、气血不足所致的消化不良，食欲缺乏，肌肉消瘦等（图5-4-1）。

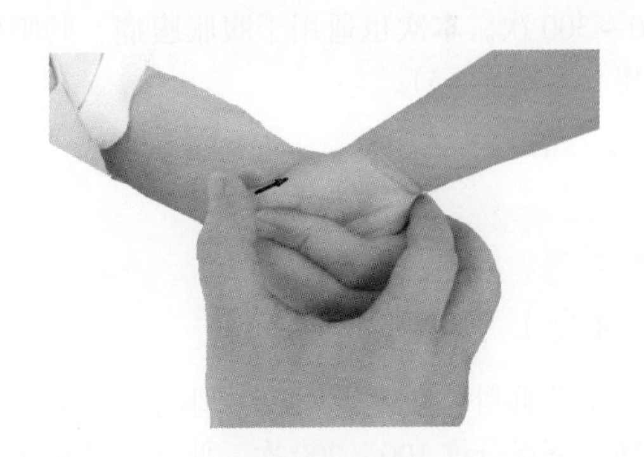

图5-4-1　推脾经

（二）清胃经

胃气以降为顺，故小儿胃经宜清不宜补。术者用拇指桡侧面或示、中二指指面着力，沿小儿手掌大鱼际外缘，自腕横纹推至拇指指根，300～500次。本法有和胃消食作用（图5-4-2）。

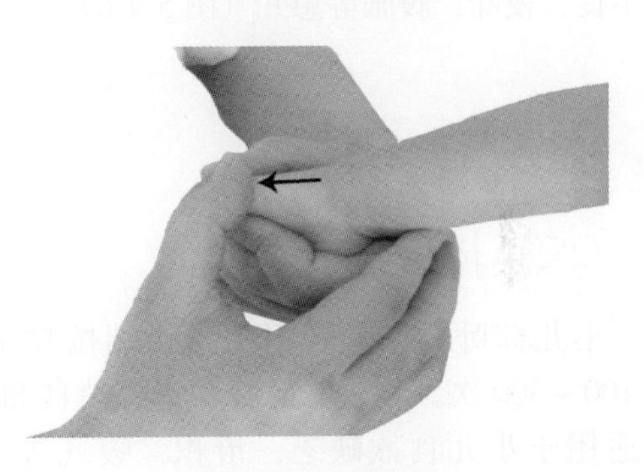

图5-4-2　清胃经

（三）清大肠

术者以拇指桡侧面着力，沿小儿示指桡侧缘，自指根直推至指尖300～500次。本法有消食导滞作用，也适用于便秘、疳积患儿（图5-4-3）。

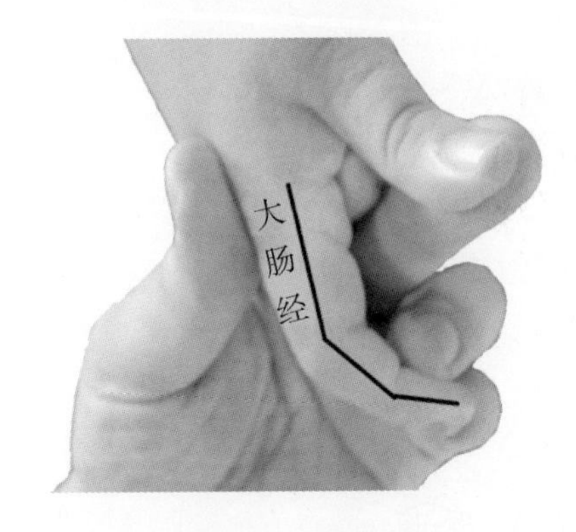

图5-4-3　清大肠

（四）分推大横纹

术者以两手拇指罗纹面或桡侧面着力，自小儿掌后横纹中间向两侧分推100～300次。

（五）掐推四横纹

以拇指指甲依次掐示、中、环、小指第一指间关节处3～5遍，然后再以拇掌横推300～500次。本法可消食开胃，调和气血。也适用于食欲缺乏、疳积患儿（图5-4-4）。

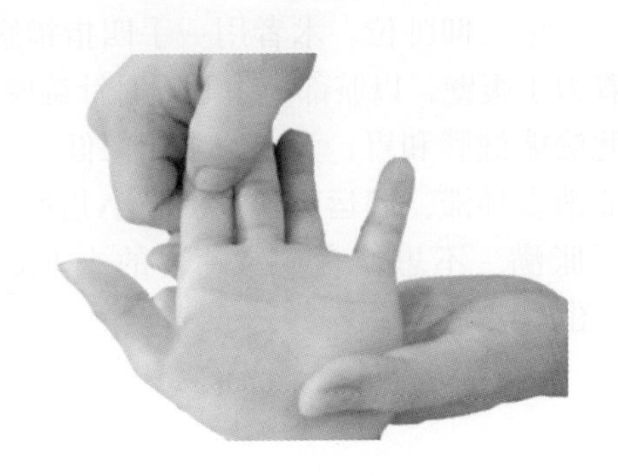

图5-4-4　掐推四横纹

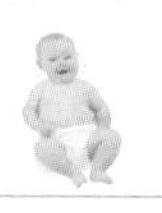

（六）揉外劳宫

外劳宫位于掌背中指、无名指掌骨中间凹陷处，操作时以拇指或中指端揉该穴，操作100～300次。本次也适用于腹胀腹痛、肠鸣腹泻患儿（图5-4-5）。

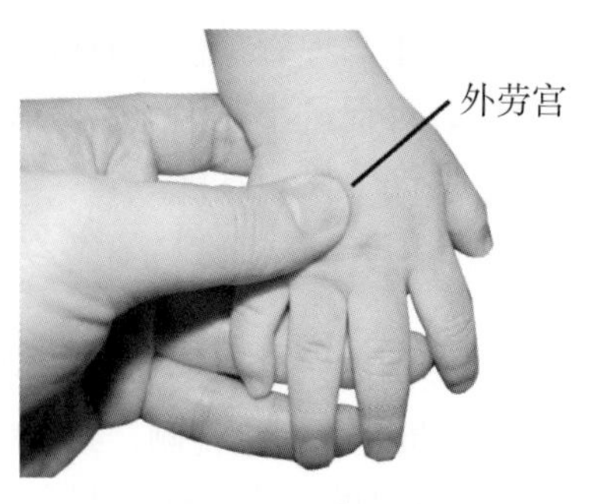

图5-4-5　揉外劳宫

（七）分推腹阴阳

小儿仰卧位，术者用双手拇指自剑突下分沿肋弓下缘分推100～200次。此法也适用于消化不良、夜啼、腹胀等患儿（图5-4-6）。

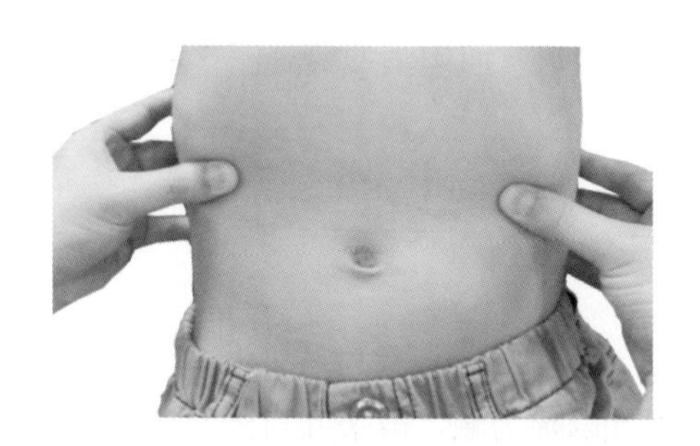

图5-4-6　分推腹阴阳

（八）揉中脘

小儿仰卧位，术者用中指指端按揉中脘穴100～300次。此法能健脾和胃、消食和中，也适用于小儿食欲缺乏、疳积、嗳气等（图5-4-7）。

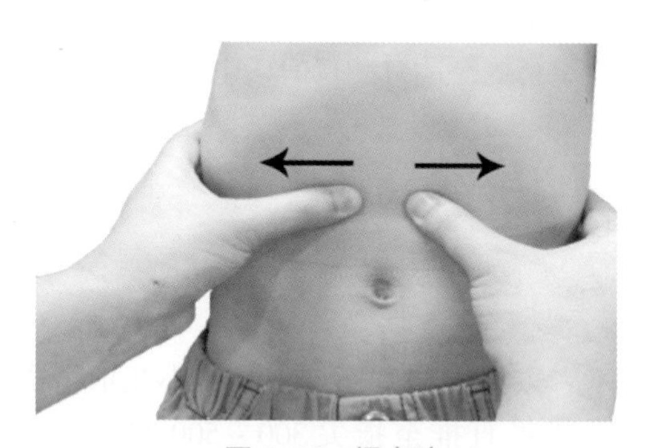

图5-4-7　揉中脘

（九）摩腹

患儿仰卧位，术者用一手四指指腹或全掌着力于腹壁，以脐部为中心顺时针旋摩5分钟。此法能健脾和胃，为小儿常用保健手法。此法能消食导滞、健运脾胃、提高小儿免疫力，腹部胀满、不思饮食、易感冒的小儿适于本法（图5-4-8）。

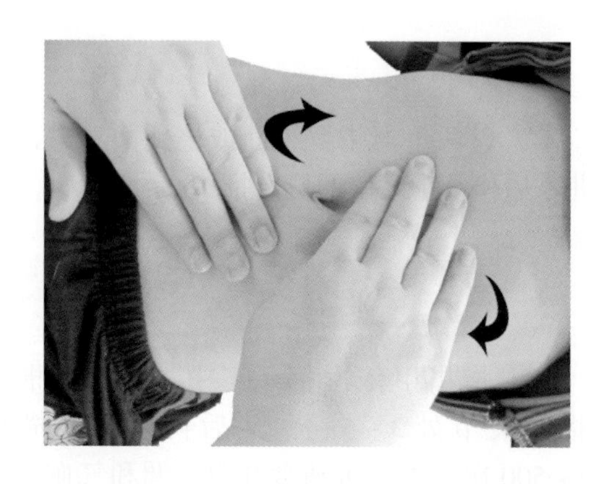

图5-4-8　摩腹

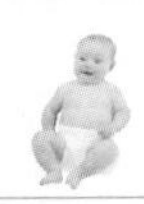

（十）穴位点按

点按双侧足三里、三阴交、脾俞、胃俞，每穴约1分钟。本法可健脾和胃（图5-4-9）。

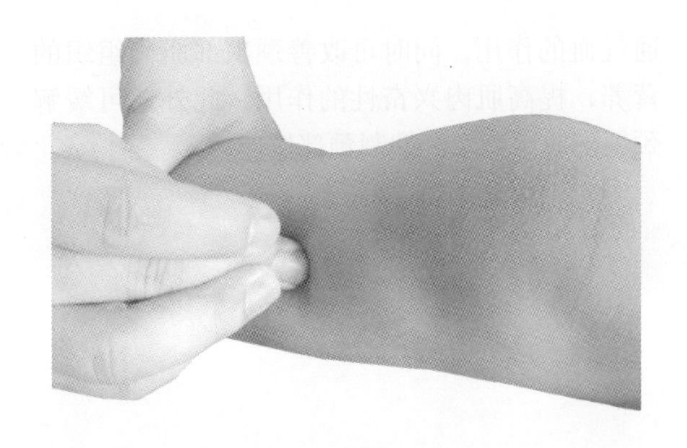

图5-4-9　穴位点按

二、通督补肾推拿促进大运动发育

粗大运动发育是指抬头、坐、翻身、爬、站、走、跳等运动发育，是人类最基本的姿势和移动能力的发育。中医认为，肾为先天之本，主骨生髓，且从经络循行来讲，肾通于督脉，因此，选择通督补肾循经按摩法，可达到促小儿大运动发育的目的。

（一）抬头发育的推拿方法

操作方法：术者从起始穴长强穴开始按揉督脉诸穴，重点按揉督脉十三穴（长强、腰阳关、命门、悬枢、脊中、筋缩、至阳、神道、身柱、陶道、大椎、风府、百会），至水沟穴止，每次5～7遍，以和阴阳，补气血，培元气。补法点按肾俞穴4～5次。补肾经，用拇指离心性直推小儿小指罗纹面，有补肾益脑、温养下元之功。每次5～10分钟，每日1次（图5-4-10）。

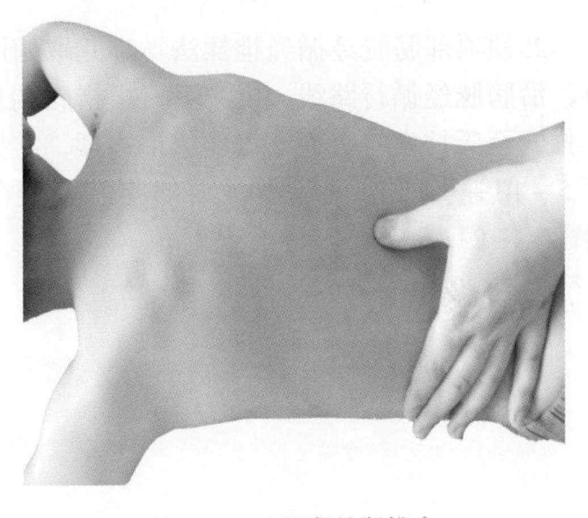

图5-4-10　通肾补肾推拿

俯卧位抬头是小儿发育过程中出现的第一个有里程碑意义的大动作，而且在儿童做各种姿势运动时，都是以头部直立为先行，不能控制头部的婴儿是难以完成其他动作的。因此，头部控制对于小儿的整体运动发育及日常生活动作等高级运动功能的发育有着相当重要的作用。抬头是宝宝出生后需要学习的第一个大动作。

通督补肾循经按摩可促进小儿大运动——抬头的发育，可起到益肾通督，强筋健骨，疏通气血的作用，同时可改善颈项部肌肉组织的营养，提高肌肉兴奋性的作用，此外还可缓解颈项部肌肉痉挛，抑制颈部过伸。

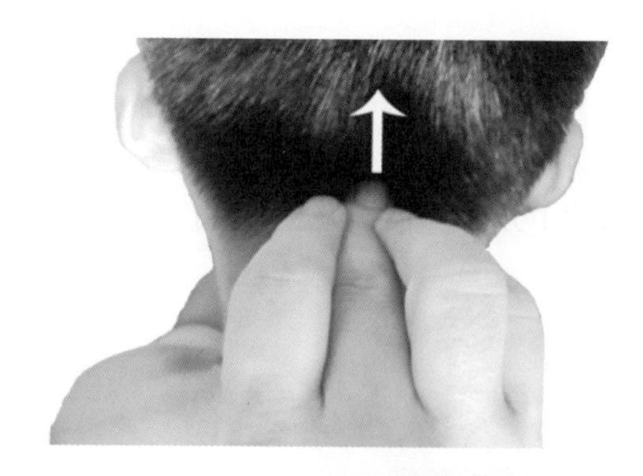

1. 通督点穴法　小儿取俯卧或坐位，沿督脉循行路线，自长强穴至神庭穴依次循经点按，每穴点按 5 ~ 10 下，连续点按 3 ~ 5 遍。对于小婴儿，亦可采取按揉的方法。本法可通督强脊，也适用于头项软弱无力的患儿（图 5-4-11）。

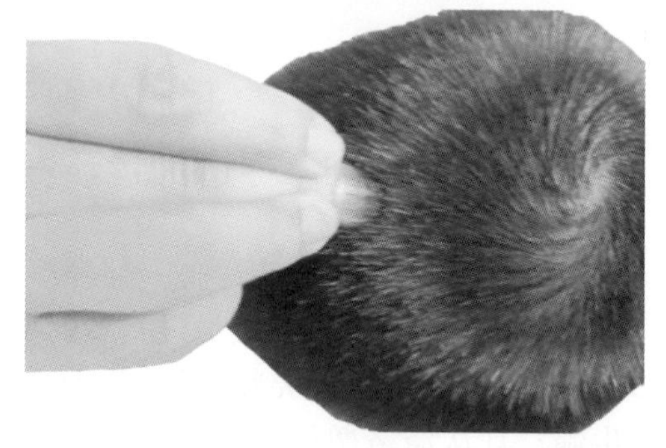

图 5-4-11　通督点穴法

2. 颈项部膀胱经循经推揉法　小儿取俯卧位，沿膀胱经循行路线，以两手拇指指腹端自大杼穴至天柱穴自下而上循经边推边揉，共推揉 5 ~ 10 遍。本法可疏通颈项部膀胱经经气（图 5-4-12）。

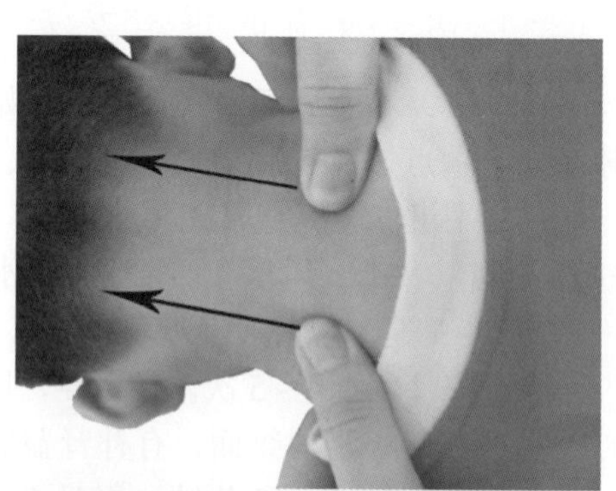

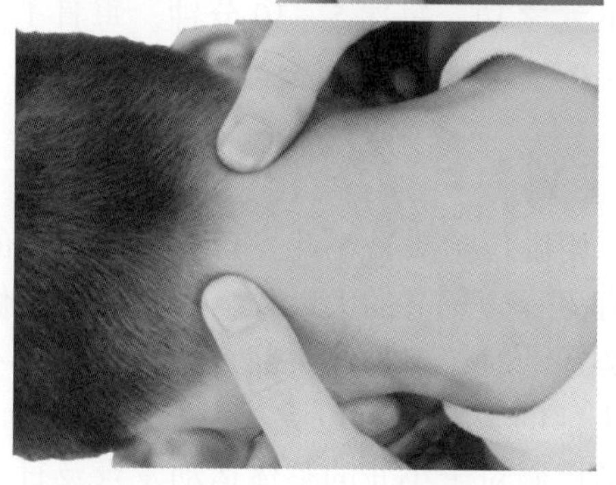

图 5-4-12　膀胱经循经推揉法

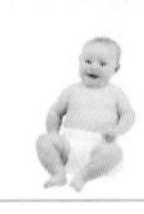

3. 推天柱骨　小儿坐位，术者以示指、中指指腹自枕骨下向下快速推至大椎穴，操作300～500次（图5-4-13）。

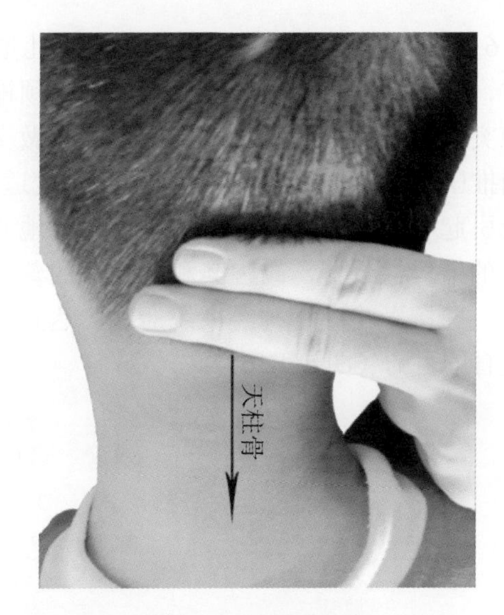

图5-4-13　推天柱骨

4. 拿按风池穴　小儿取坐位或俯卧位，术者一手固定患儿前额，另一手以拇指与示指、中指相对，拿双侧风池穴，拿3～5次后按1次，反复操作1～3min。本手法可疏通颈项部气血，兴奋肌肉，改善局部血液循环（图5-4-14）。

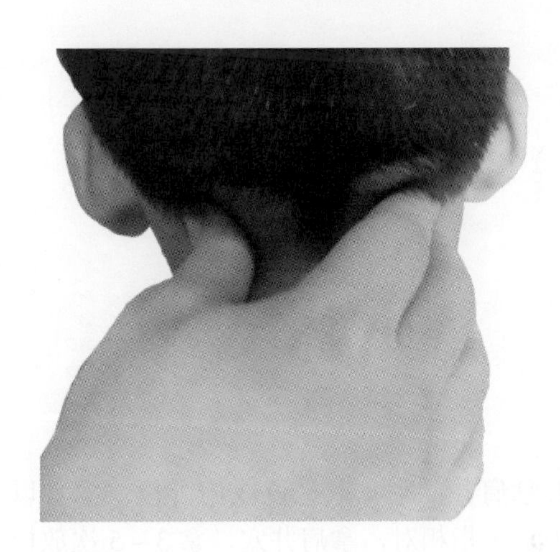

图5-4-14　拿按风池穴

5. 穴位点按　沿膀胱经循行路线点按双侧肾俞、大杼、百劳、天柱，以达补肾健骨、疏通经络的目的（图5-4-15）。

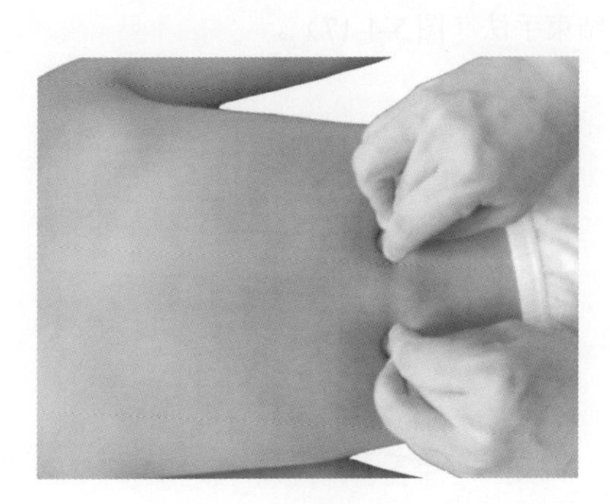

图5-4-15　穴位点按

6. 颈部节段性按摩法（锯法） 小儿取俯卧位，术者自上而下用双手拇指指端于颈椎每两棘突（每节脊椎背侧突起部位）之间做交替横向推压，要注意节奏及用力均匀，力度适中，以免引起小儿疼痛不适。本法可反射性地刺激脊髓的节段性装置，改善其和脊柱肌的营养和血供，间接影响中枢神经系统活动，达到促抬头发育的目的（图 5-4-16）。

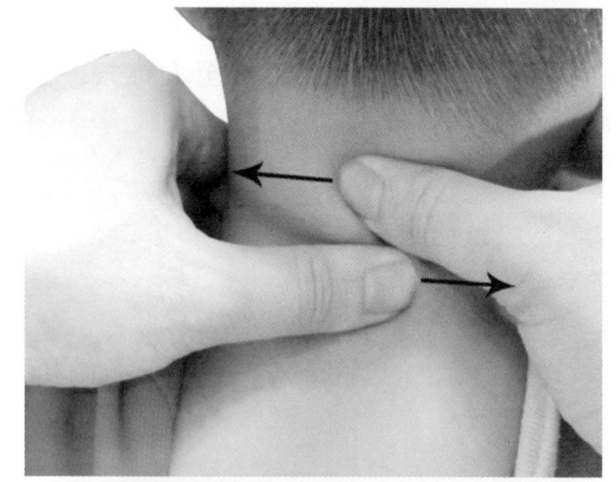

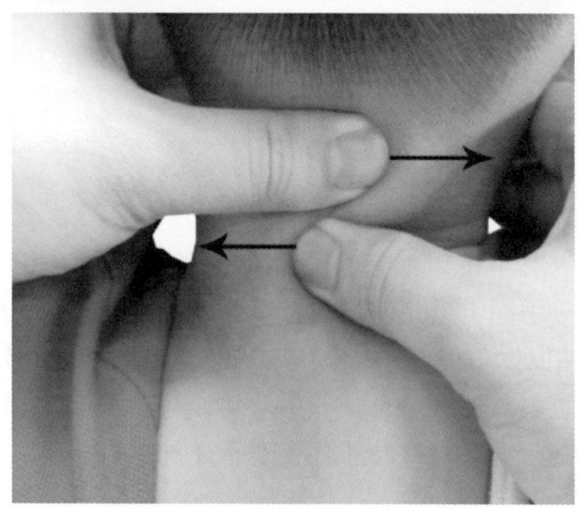

图 5-4-16 颈部节段性按摩法

7. 拿肩井 小儿取坐位或俯卧位，术者以双手拇、示指相对，拿肩井穴，拿 3～5 次放松 3～5s，反复操作 1min。施术时手法要均匀、柔和，施术后小儿肩部肌肉可呈放松状态，可作为结束手法（图 5-4-17）。

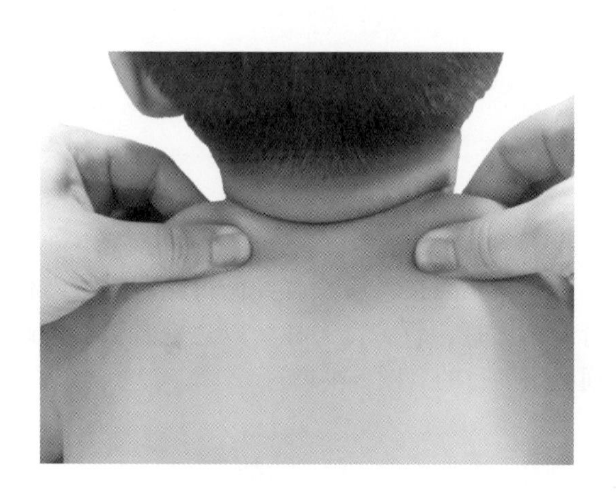

图 5-4-17 拿肩井

（二）促大运动——翻身发育的推拿方法

翻身是由卧位向直立位动作发育的中继，是更广泛接触外界空间的准备，打好这一阶段的基础，对今后的站、行有重要的作用。中医

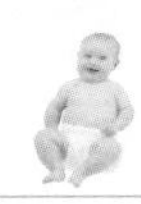

认为，“腰为肾之府”，膀胱经、督脉皆循经腰部，故从中医脏腑辨证及经络辨证来讲，小儿翻身运动的发育与肾、膀胱经及督脉密切相关。因此，为了促进大运动——翻身的完成，主要用通督补肾循经按摩法以补肾强腰，疏通督脉及膀胱经，同时配合捏脊疗法，在推至脾俞、肾俞穴时进行捏提数次，以健脾益肾。3 ～ 5分钟，每日 1 ～ 2 次。节段性按摩法刺激脊柱及周围肌肉、韧带等节段性装置，通过被动活动促进肩胛带、骨盆带的运动功能，从而促进小儿翻身运动的完善。

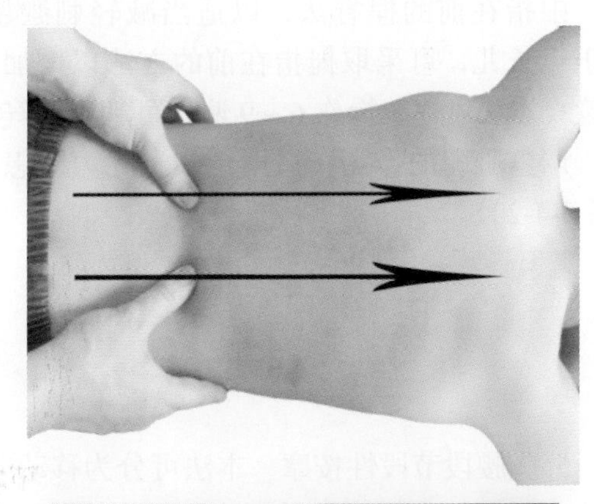

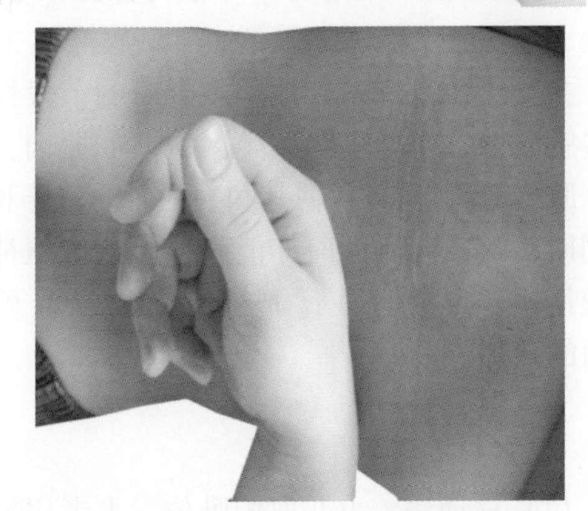

图 5-4-18　膀胱经循经推揉法

1. 擦法　先以擦法施术于整个腰背部，约3 ~ 5min。本法主要目的是疏通腰背部经络气血，放松肌肉，增强肌肉筋膜的活性，为其他手法的运用奠定基础。

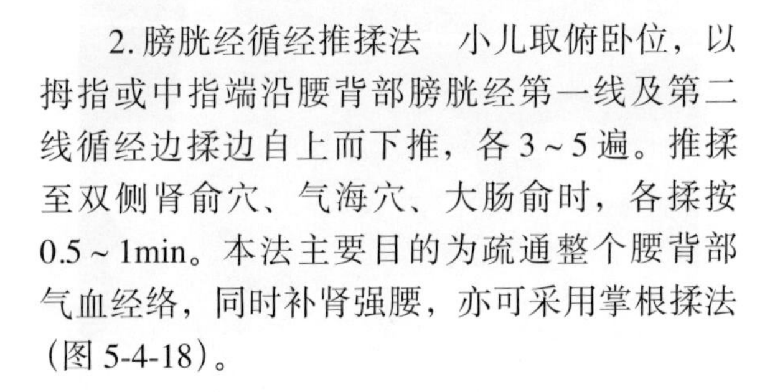

2. 膀胱经循经推揉法　小儿取俯卧位，以拇指或中指端沿腰背部膀胱经第一线及第二线循经边揉边自上而下推，各 3 ~ 5 遍。推揉至双侧肾俞穴、气海穴、大肠俞时，各揉按0.5 ~ 1min。本法主要目的为疏通整个腰背部气血经络，同时补肾强腰，亦可采用掌根揉法（图 5-4-18）。

3. 通督点穴按摩法　小儿取俯卧位或坐位，沿督脉循行路线，自长强穴至大椎穴依次循经点按，每穴点按 5 ~ 10 下，连续点按 3 ~ 5遍，点按至命门穴时，可适当延长点按时间以补肾强腰。对于小婴儿，亦可采取按揉的方法。本法可通督脉，强腰脊，适用于腰软无力患儿（图 5-4-19）。

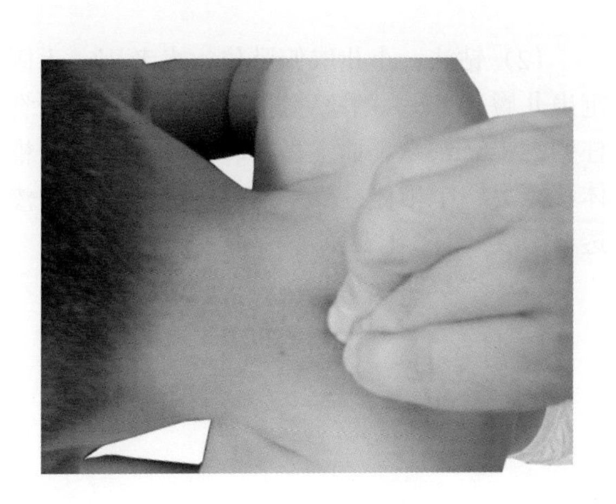

图 5-4-19　通督点穴按摩法

4. 捏脊法　对于婴幼儿，可采取拇指在后，示、中指在前的捏脊法，以适当减轻刺激量，对于年长儿，可采取拇指在前的方法以增加刺激量。本法可连续操作6～9遍。可起到益气通督，调整脏腑的作用，适用于腰脊无力的患儿（图5-4-20）。

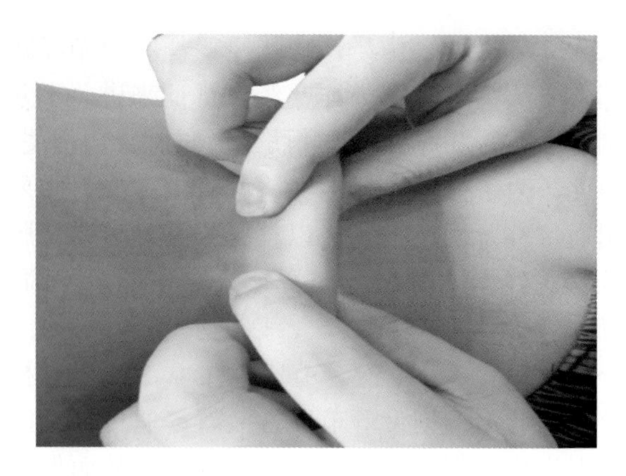
图 5-4-20　捏脊法

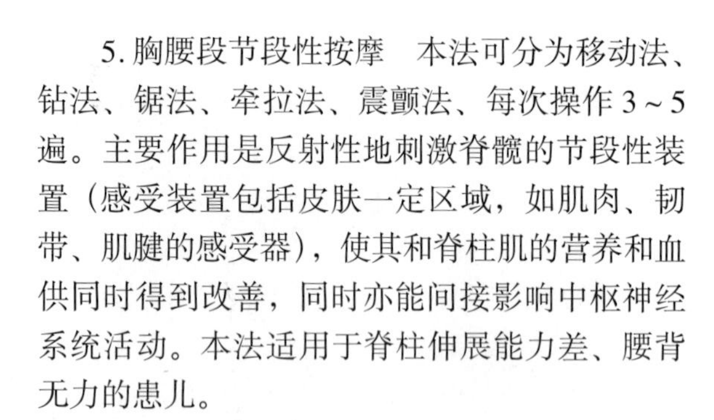
5. 胸腰段节段性按摩　本法可分为移动法、钻法、锯法、牵拉法、震颤法、每次操作3～5遍。主要作用是反射性地刺激脊髓的节段性装置（感受装置包括皮肤一定区域，如肌肉、韧带、肌腱的感受器），使其和脊柱肌的营养和血供同时得到改善，同时亦能间接影响中枢神经系统活动。本法适用于脊柱伸展能力差、腰背无力的患儿。

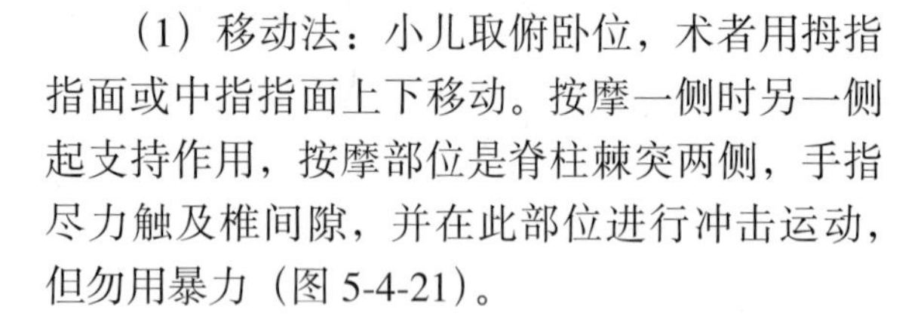
（1）移动法：小儿取俯卧位，术者用拇指指面或中指指面上下移动。按摩一侧时另一侧起支持作用，按摩部位是脊柱棘突两侧，手指尽力触及椎间隙，并在此部位进行冲击运动，但勿用暴力（图5-4-21）。

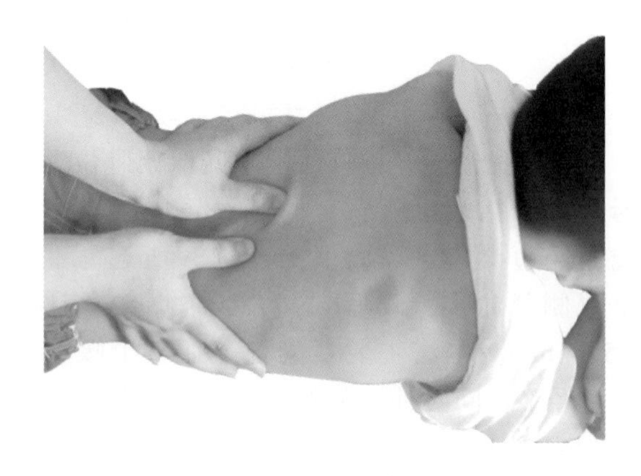
图 5-4-21　移动法

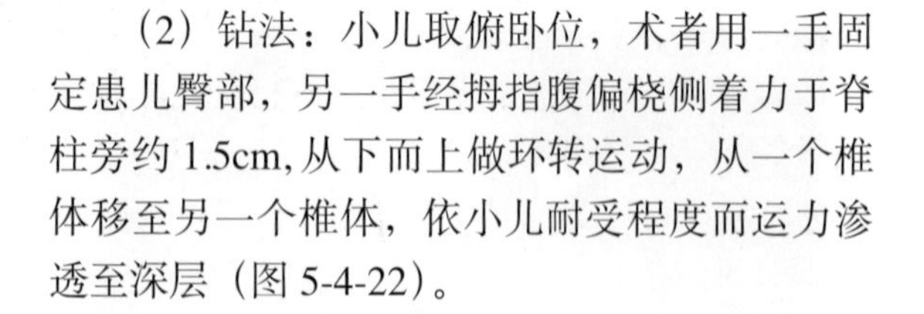
（2）钻法：小儿取俯卧位，术者用一手固定患儿臀部，另一手经拇指腹偏桡侧着力于脊柱旁约1.5cm，从下而上做环转运动，从一个椎体移至另一个椎体，依小儿耐受程度而运力渗透至深层（图5-4-22）。

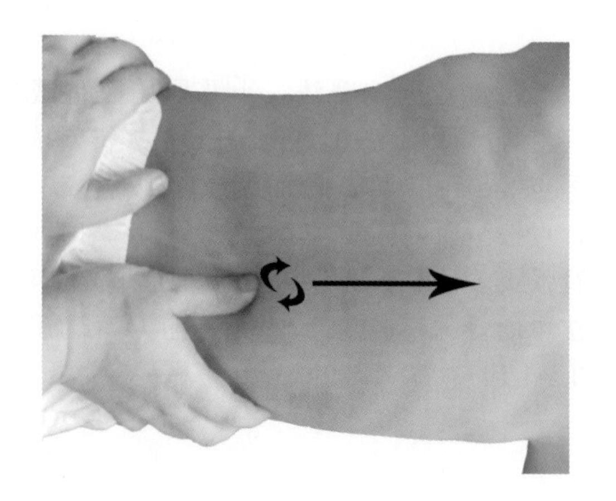
图 5-4-22　钻法

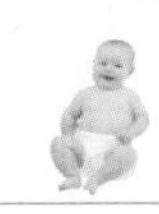

（3）锯法：小儿取俯卧位，术者自下而上用双手拇指指端于每两棘突之间做交替横向推压，要注意节奏均匀，力度适中，以免引起患儿疼痛不适（图 5-4-23）。

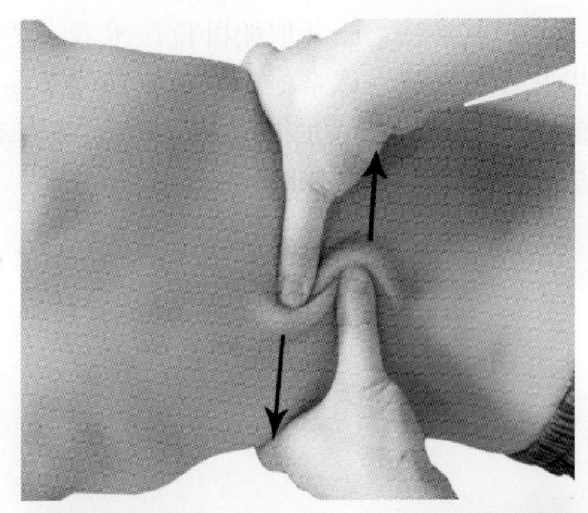

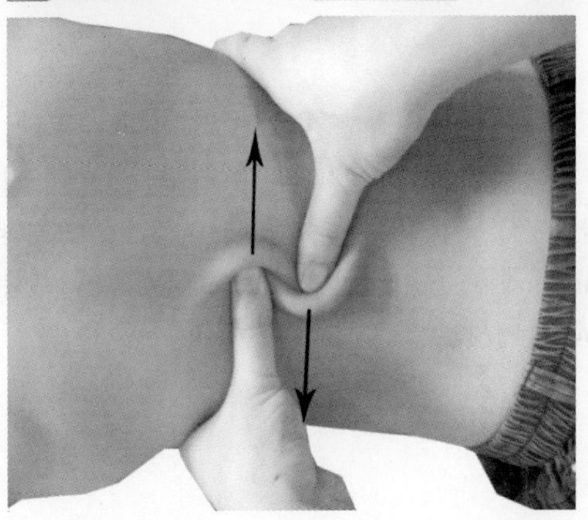

图 5-4-23　锯法

（4）牵拉法：小儿取俯卧位，术者一手固定患儿臀部，一手以中、示两指于脊柱两侧自臀部向颈部做均匀等速向上推按牵引（图 5-4-24）。

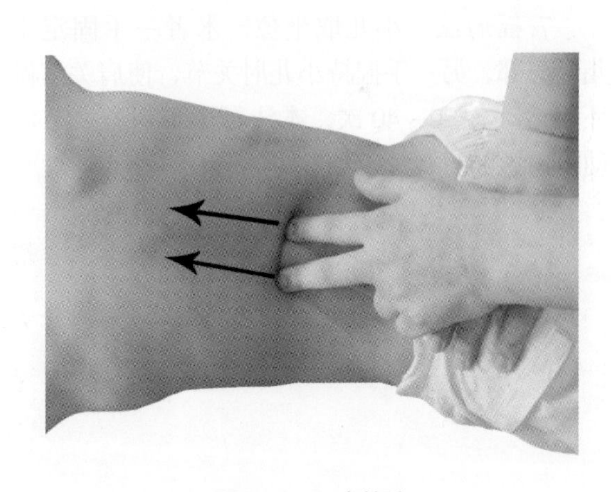

图 5-4-24　牵拉法

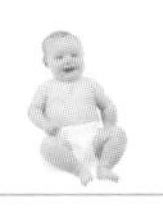

（5）震颤法：小儿取俯卧位，术者一手固定患儿臀部，一手以掌根于脊柱或肋间隙，通过前臂及腕关节的摆动，使局部产生高频震动。此法为节段性按摩的结束手法（图 5-4-25）。

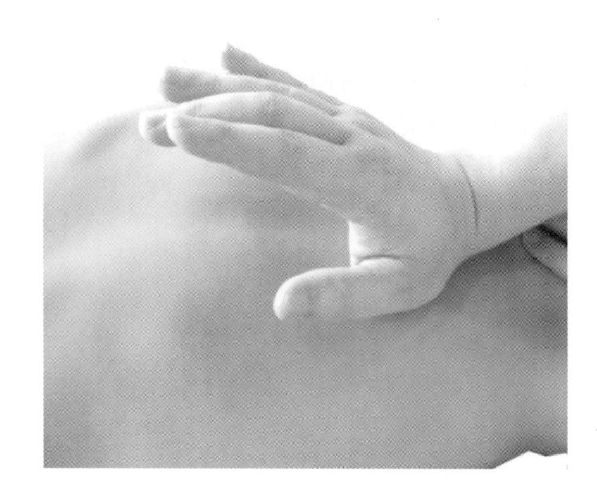

图 5-4-25　震颤法

6. 揉按肩三穴　小儿取坐位，以拇指末端依次按揉肩贞、肩髃穴、肩前穴，每穴 30s 至 1min。本法适用于肩关节活动障碍，影响上肢带动的翻身动作（图 5-4-26）。

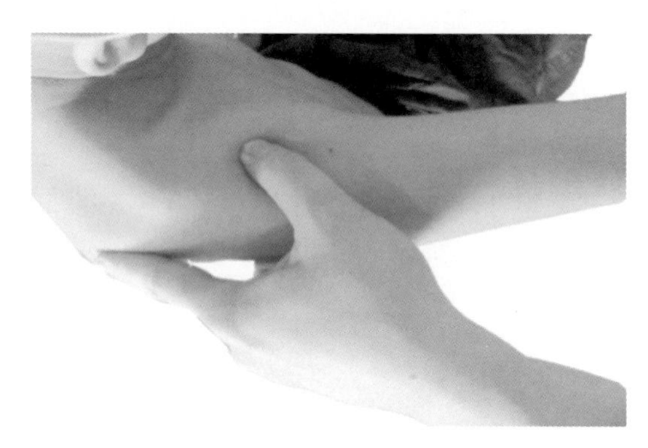

图 5-4-26　揉按肩三穴

7. 摇肩法　小儿取坐位，术者一手固定小儿颈肩部，另一手握持小儿肘关节，使肩关节做环转运动各 20 ~ 40 次。本法可用于因肩关节活动障碍影响肩胛带带动翻身的患儿（图 5-4-27）。

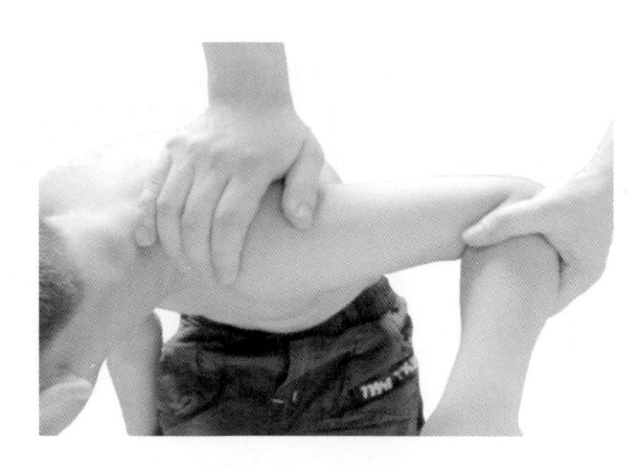

图 5-4-27　摇肩法

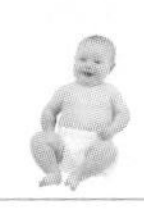

8. 拿肩井　小儿取俯卧位或坐位，术者以双手拇、示指相对，拿肩井穴，共 3 ~ 5 遍，施术时手法要均匀、柔和，施术后局部肌肉呈放松状态，可作为结束手法。本法主要适用于肩胛带肌群紧张的患儿（图 5-4-28）。

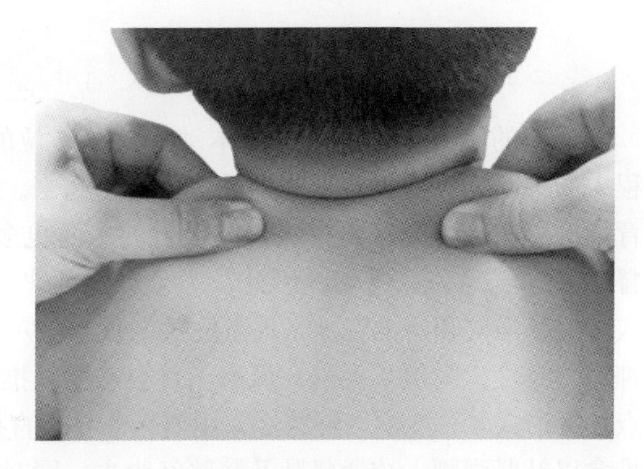

图 5-4-28　拿肩井

9. 摇髋法　小儿仰卧位，双下肢伸直，术者一手固定其一侧下肢，另一手握持小儿另一侧膝关节并使该侧髋关节做由外向内的环转运动，如此反复操作 40 次，本法可抑制髋关节内收内旋及屈曲挛缩，也适用于髋关节活动障碍，影响骨盆带带动翻身动作的患儿（图 5-4-29）。

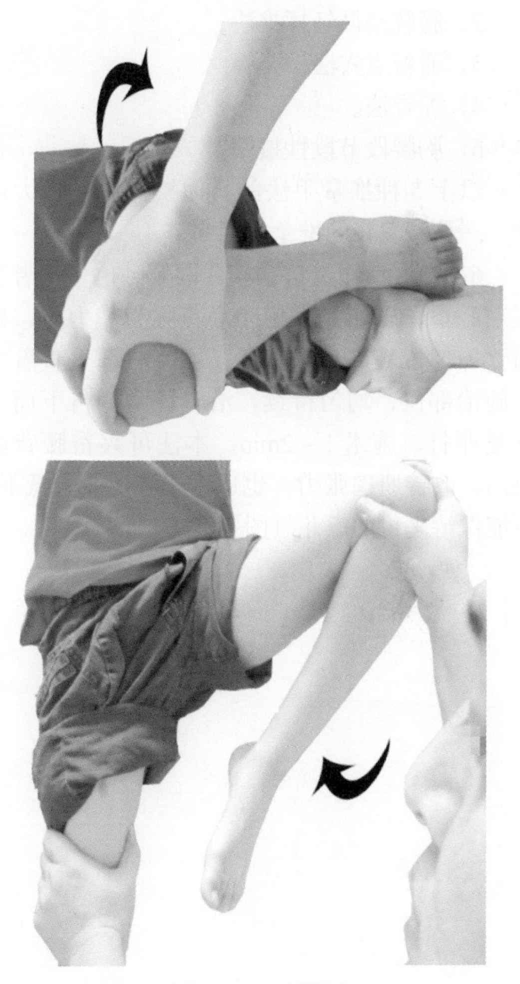

图 5-4-29　摇髋法

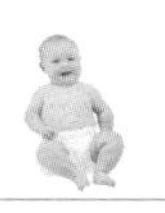

（三）促大运动——坐位发育的推拿方法

独坐的完成标志着人最基本动作——坐位的静态平衡、动态平衡完成。坐位为向立位发育过程中的中间姿势，小儿不能坐就不可能站起来。会坐意味着骨骼、神经系统、肌肉协调能力等的发育渐渐趋于成熟，视野扩大，能接触的东西也多了。中医认为，坐位的完成与翻身一样，亦与肾、督脉及膀胱经关系密切。因此，为了促小儿坐位的完成，选择通督补肾循经按摩法：术者从启始穴——长强穴开始推督脉，重点按揉督脉十三穴，长强、腰阳关、命门、悬枢、脊中、筋缩、至阳、神道、身柱、陶道、大椎、风府、百会；循经推拿 5 ～ 7 次以和阴阳、补气血、培元气。指推补法点按肾俞穴 4 ～ 5 次。补肾经，用拇指离心性直推小儿小指罗纹面，以达补肾益脑，温养下元之功。推拿以补肾强腰、疏通督脉及膀胱经为主，同时配合节段性按摩刺激脊柱周围肌肉、韧带等节段性装置，兴奋腰背部肌肉组织，改善肌肉营养及代谢，促进脊柱的伸展，从而促进小儿坐位完成。

1．擦法。

2．膀胱经循经揉推法。

3．通督点穴法。

4．捏脊法。

5．胸腰段节段性按摩。

以上 5 种推拿手法的具体操作详见促大运动——翻身发育的推拿方法一节。

6．空心拳叩击法　小儿取俯卧位，术者手握空心拳，以屈曲小指和小鱼际为着力点，以前臂屈伸带腕部自然摆动，以空心拳垂直着力于施治部位，均匀持续，沿脊柱两侧自下而上反复叩打，施术 1 ~ 2min。本法可兴奋腰背部肌肉，改善肌肉张力，也适用于腰部肌力低下、不能保持坐位的患儿（图 5-4-30）。

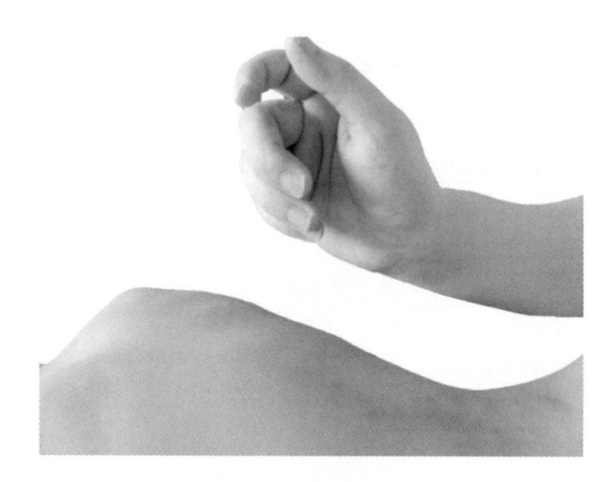

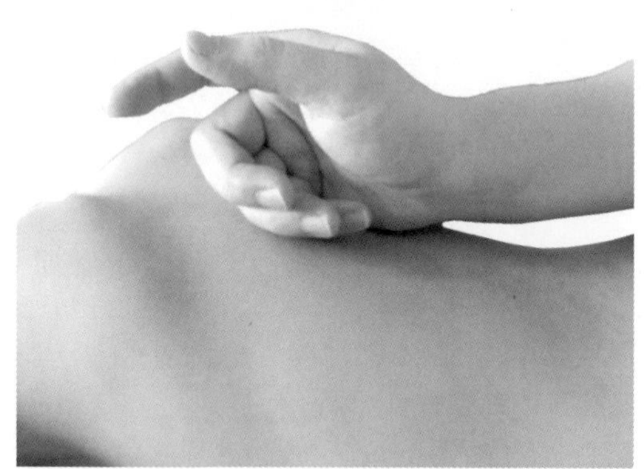

图 5-4-30　空心拳叩击法

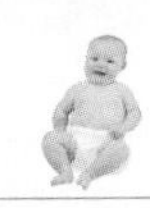

7．空心掌拍法　小儿取俯卧位，术者以空心掌有节奏拍击脊柱及脊柱两侧膀胱经，可单手或双手交替操作。本法可作为腰背部结束性手法，有疏通气血、通经活络的作用（图 5-4-31）。

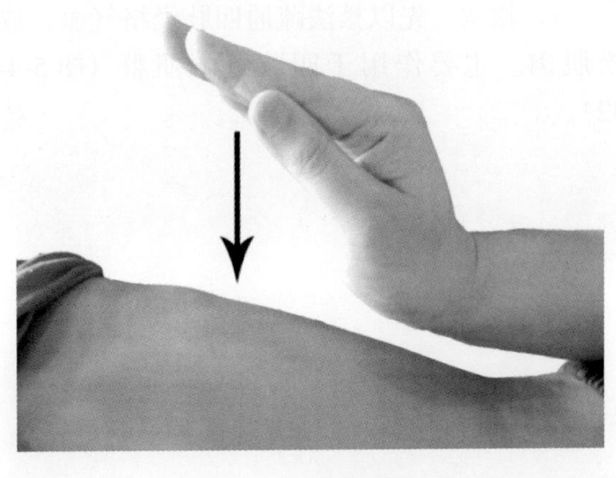

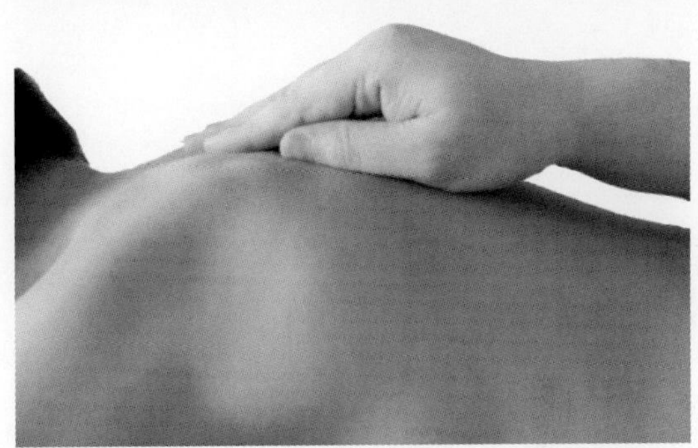

图 5-4-31　空心掌拍法

（四）促大运动——爬行发育的推拿方法

爬行运动是步行以外的代表性的移行运动，是在人类的进化过程中四足动物的代表性移行手段。爬行运动是直立运动的基础，爬行在婴幼儿动作发育中非常重要，不仅可促进全身动作的协调发展，为直立行走打下基础，而且可以较早地面对世界，增加空间的搜寻，主动接受和认识事物，促进婴幼儿认识能力的发育。爬行的完善与四肢肌肉、肌腱（筋）、骨有关，而脾主四肢肌肉、肝主筋、肾主骨，因此，从脏腑辨证来讲，与肝、脾、肾关系密切。从经络辨证来讲，中医认为“阳明虚，则宗筋纵”，阳明经为多气多血之经，对四肢肌肉的濡养起着至关重要的作用。因此，四肢阳明经气血旺盛与否，与肌肉充实程度及力量密切相关。

足阳明循经点穴按摩法：按摩师先以左手固定小儿一侧足部，右手以拇指或示指在小腿部分别沿足阳明胃经、肾经、脾经自上而下揉推，重点按揉足三里、三阴交、承筋、承山等穴，推揉三次；推胃经，用拇指旋揉小儿拇指近端指节 50 ~ 100 次。补脾经，用大拇指旋揉小儿拇指罗纹 50 ~ 100 次。此推拿法可起到补益脾胃肝肾，疏通四肢经络气血的作用，同时通过兴奋四肢肌肉以达到增强四肢肌力及关节控制能力的作用，从而促进小儿四点跪位的完成。

1．㨰法　先以㨰法疏通四肢经络气血，放松肌肉。主要作用于四肢近端肌群（图 5-4-32）。

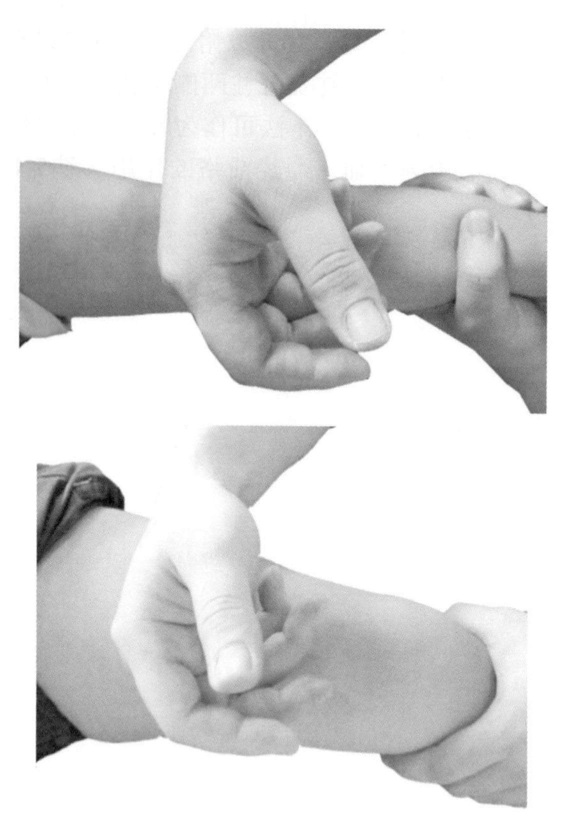

图 5-4-32　㨰法

2．拿法　本法可舒筋通络，兴奋肌肉。上肢以肱二头肌、肱三头肌为主。下肢以股四头肌、股二头肌、小腿三头肌为主。反复操作 10～20 次（图 5-4-33）。

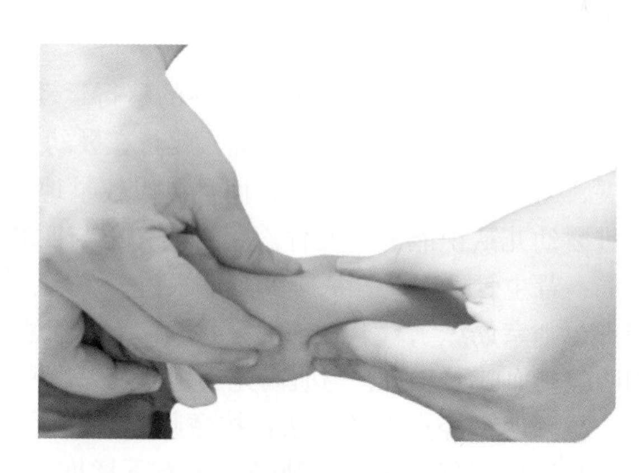

图 5-4-33　拿法

3．点穴法　小儿取仰卧位或俯卧位，术者以中立位沿手、足阳明经穴位循经点按，上肢自远端向近端重点点按合谷、阳溪、手三里、曲池、臂臑、肩髃，同时可配合点按阳池、外关、肩贞、肩髎等穴。下肢自近端向远端重点点按伏兔、梁丘、足三里、上巨虚、下巨虚、丰隆、解溪，同时可配合点按环跳、承扶、委中、承山、昆仑、血海、阳陵泉、三阴交等。本法可活血通络，补益肝肾，健脾和胃，也适用于各种类型运动发育迟缓的患儿（图 5-4-34）。

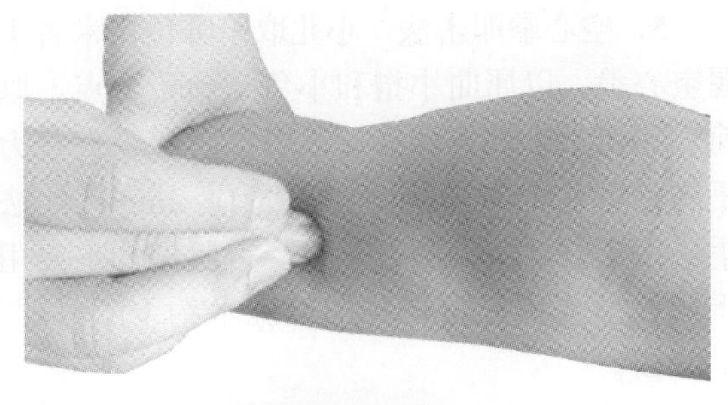

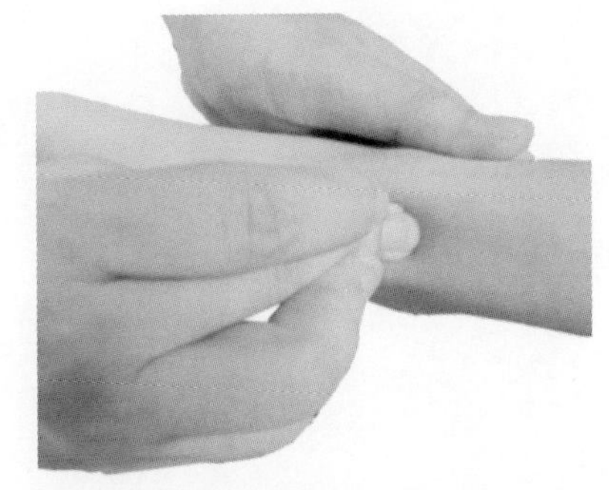

图 5-4-34　点穴法

4．三线刺激按摩法　小儿取仰卧位或俯卧位，将被按摩肌群分为内侧、中间、外侧三线，术者大拇指沿着三线运用揉、按、推复式手法、由下到上推拿，如此反复 30 次。此法主要用于四肢近端肌群，也适用于四肢远端无力的患儿（图 5-4-35）。

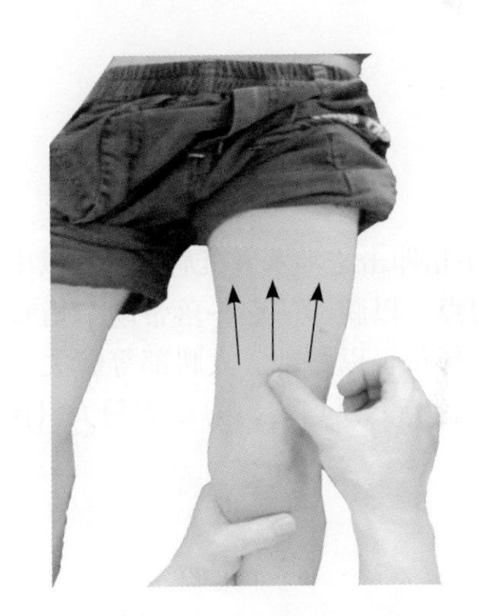

图 5-4-35　三线刺激按摩法

5．空心拳叩击法　小儿取俯卧位，术者手握空心拳，以屈曲小指和小鱼际为着力点，以前臂屈伸带腕部自然摆动，以空心拳垂直着力于施治部位，均匀持续，施术 1～2min。此法主要用于臀部及大腿部，可兴奋肌肉，主要用于髋关节周围肌群，每部位施术约 1 min（图 5-4-36）。

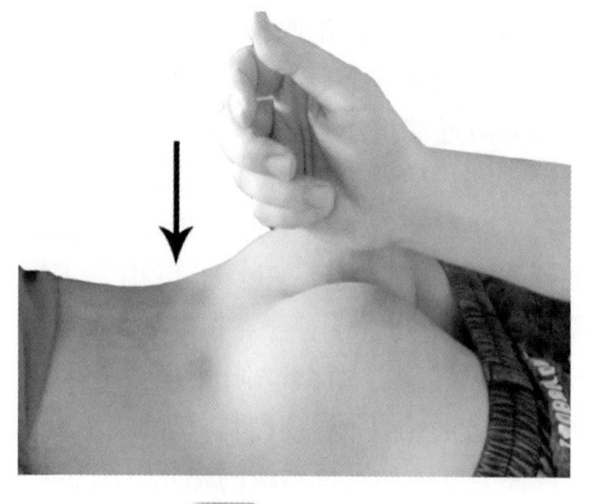

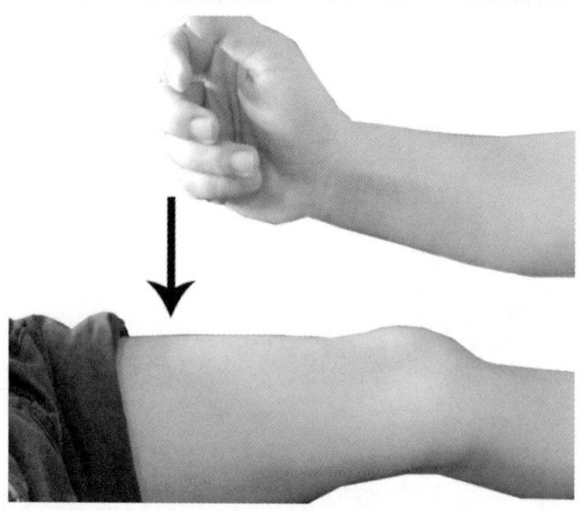

图 5-4-36　空心拳叩击法

6．中指叩击法　术者沉肩垂肘，以中指指端为着力点，以腕部一起一落带动中指垂直着力于治疗部位，以臀部、大腿部等髋关节周围肌肉为主，节奏要均匀，力度应稍大（图 5-4-37）。

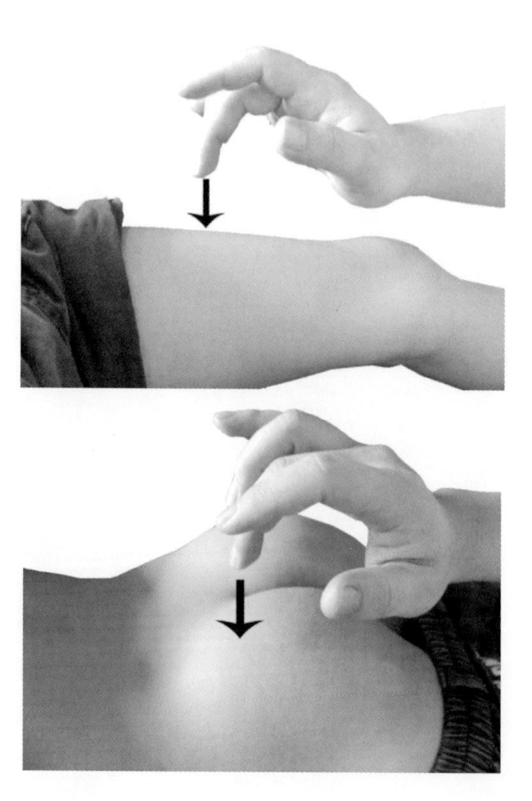

图 5-4-37　中指叩击法

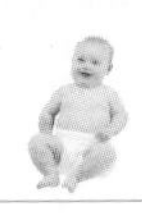

7．摇肩法 小儿取坐位，术者一手固定小儿颈肩部，另一手握持小儿肘关节，使肩关节做环转运动各 20 ~ 40 次。本方法用于因肩关节活动障碍，影响上肢支撑的患儿（图 5-4-38）。

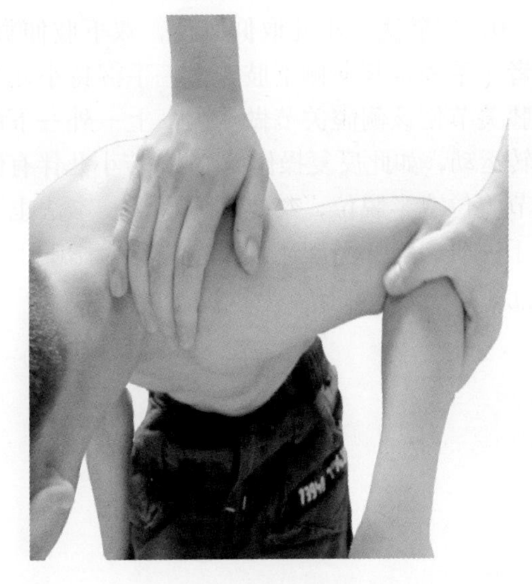

图 5-4-38 摇肩法

8．摇肘法 小儿取俯卧位，术者一手固定其上臂，另一手握持腕关节，先使其肘关节做屈伸运动 5 次，再按顺时针及逆时针方向做环转运动各 20 次，同时使其前臂做旋前旋后运动，在摇肘时要轻柔，以防止肘关节脱位。本方法适用于因肘关节屈曲痉挛，影响上肢支撑的患儿（图 5-4-39）。

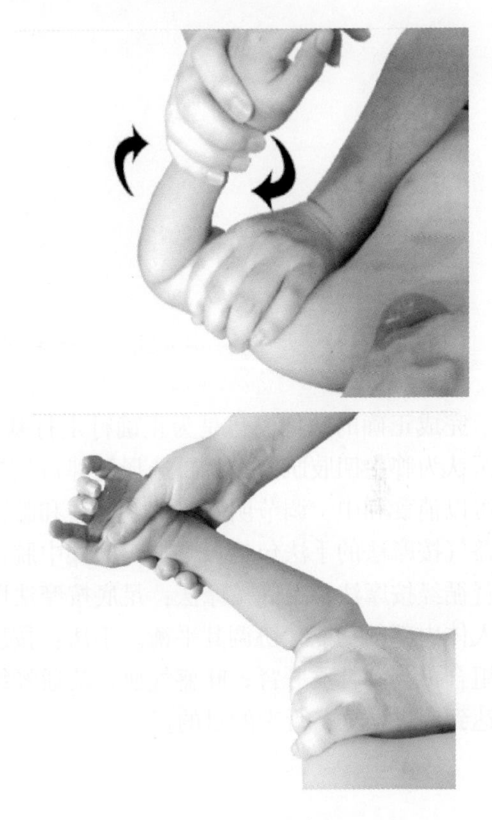

图 5-4-39 摇肘法

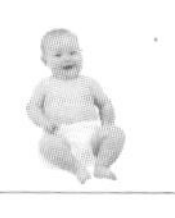

9．摇髋法　小儿取仰卧位，双下肢伸直，术者一手固定其一侧下肢，另一手握持小儿另侧膝关节使该侧髋关节做从内—上—外—下的环转运动，如此反复操作 40 次。若小儿伴有髋关节脱位或半脱位，禁止用此手法。本法也适用于因肌肉痉挛引起髋关节活障碍，影响下肢交互运动的患儿（图 5-4-40）。

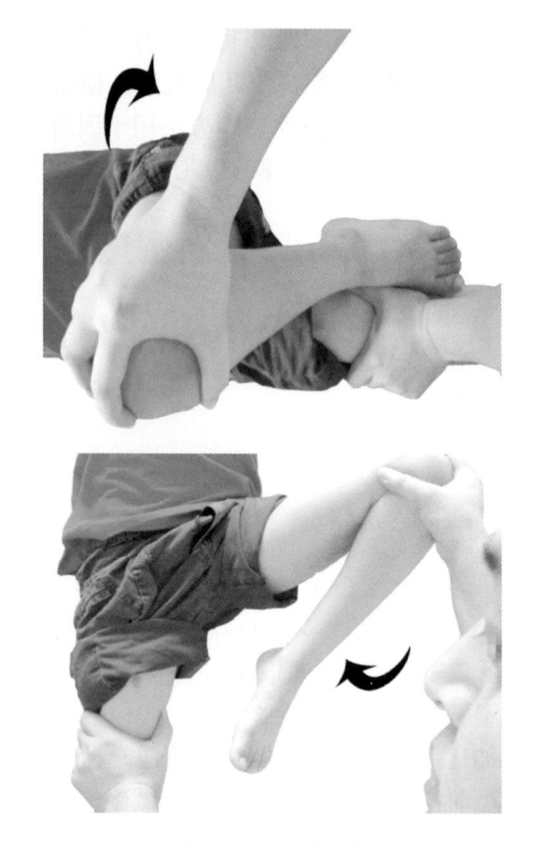

图 5-4-40　摇髋法

（五）促大运动——站、行发育的推拿方法

完成正确的站位姿势是为正确行走打基础，只有完成立位静态、动态平衡，才能正常地行走。中医认为脾主四肢肌肉，主要选择健脾益气按摩法和通督补肾循经按摩法及足底按摩法。健脾益气法可以消食和中、调节阴阳、理气血、和脏腑、促进脾胃运化、营养吸收，从而提高小儿体质。健脾益气按摩法的手法包括：摩腹，推揉中脘；分推腹阴阳；同时配合按摩足三里与捏脊疗法。通督补肾循经按摩法及足底按摩法：足底按摩法即通过刺激足底相应脑部、小脑、心、肾等反射区，调节人体内部的功能，协调其平衡。手法：按压法、推拿法。每日 1 ～ 2 次，每次 3 ～ 5 分钟。此推拿组合可起到补益肝肾，旺盛气血，疏通经络的作用，同时可改善下肢肌肉的营养及代谢状况，从而达到促进站立、行走的目的。

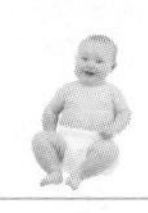

1．擦法　先以擦法疏通下肢气血，放松肌肉，主要作用于臀部、下肢后侧及大腿前部，操作约 3 ~ 5min（图 5-4-41）。

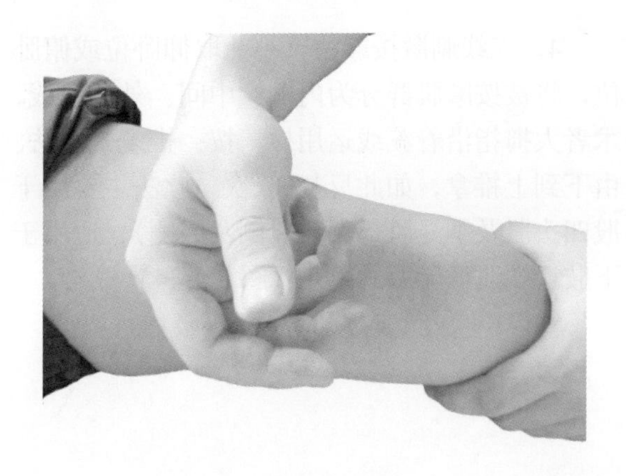

图 5-4-41　擦法

2．拿法　本法可舒筋通络，兴奋肌肉，也适用于下肢无力的患儿。操作部位以股四头肌、股二头肌、小腿三头肌为主，反复操作 10 ~ 20 次（图 5-4-42）。

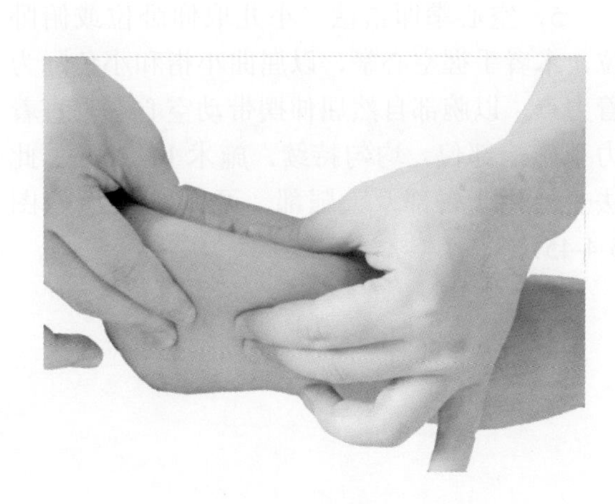

图 5-4-42　拿法

3．点穴　小儿取仰卧位或俯卧位，术者自上而下点按双下肢穴位，自近端向远端重点点按伏兔、梁丘、足三里、上巨虚、下巨虚、丰隆、解溪等足阳明经穴，同时可配合点按环跳、承扶、委中、承山、昆仑、血海、阳陵泉、三阴交、涌泉等。本法可补气活血通络，也适用于各种类型运动发育迟缓的患儿（图 5-4-43）。

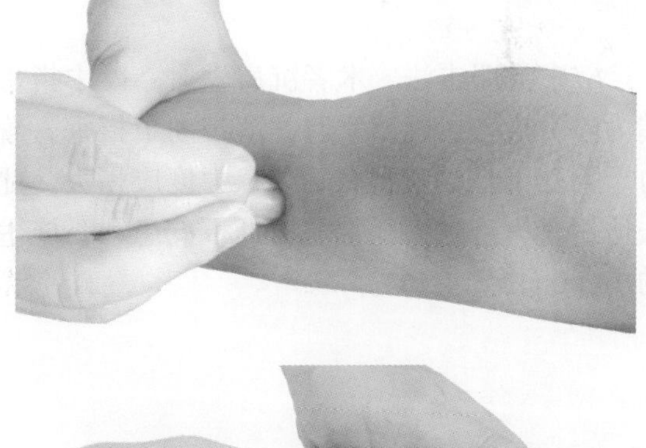

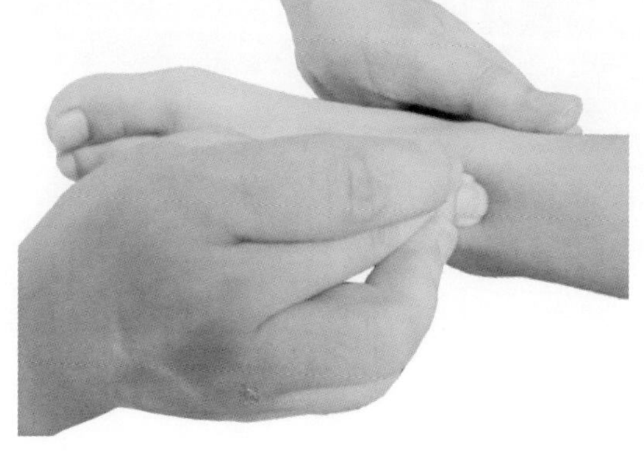

图 5-4-43　点穴

4．三线刺激按摩法　小儿取仰卧位或俯卧位，将被按摩肌群分为内侧、中间、外侧三线，术者大拇指沿着三线运用揉、按、推复式手法、由下到上推拿，如此反复30次。此法主要用于股四头肌及腘绳肌（大腿前侧及后侧），适用于下肢近端肌群无力的患儿（图5-4-44）。

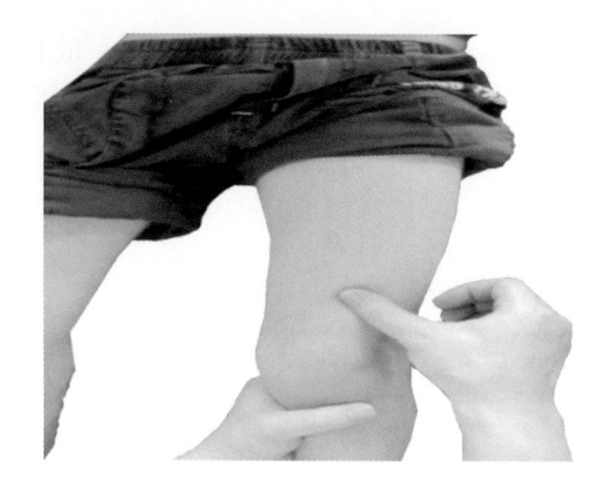

图5-4-44　三线刺激按摩法

5．空心拳叩击法　小儿取仰卧位或俯卧位，术者手握空心拳，以屈曲小指和小鱼际为着力点，以腕部自然屈伸摆带动空心拳垂直着力于施治部位，均匀持续，施术1～2min。此法主要用于臀部及大腿部，可提高肌力。（图5-4-45）。

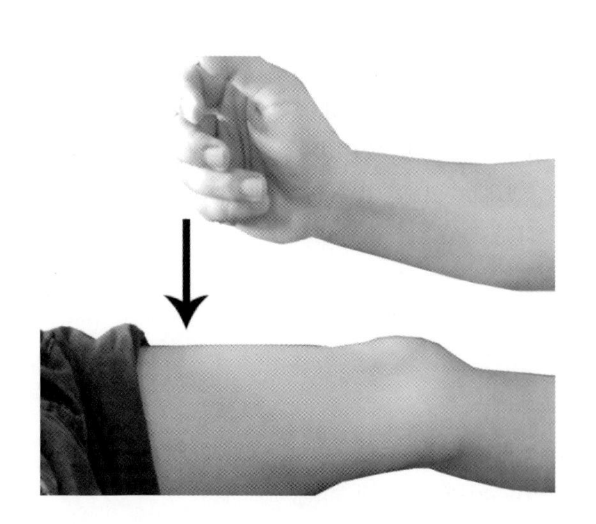

图5-4-45　空心拳叩击法

6. 中指叩击法　术者沉肩垂肘，以中指指端为着力点，以腕部一起一落带动中指垂直着力于治疗部位，节奏要均匀，力度应稍大。此法适用于臀部及大腿部肌力低下的患儿，施术约1min（图5-4-46）。

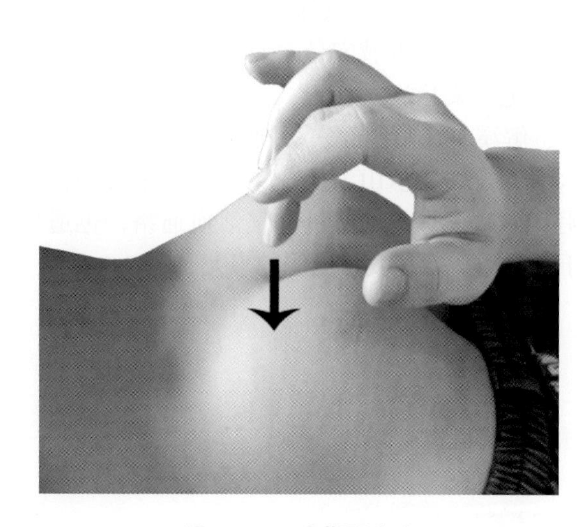

图5-4-46　中指叩击法

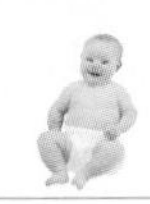

三、柔肝健脾推拿促进精细动作发育

婴幼儿动作的发育过程，是从整体的、粗大的动作到分化的、精细的动作，其中精细动作发育对孩子的智力与其他方面的发展来说是不可或缺的。在人类的长期进化过程中，功能越发达的脑神经，其在大脑皮层所占的区域也越大，单是支配手指的运动中枢所占面积就远大于支配整个下肢的运动中枢的面积。在手指运动中枢中，不同的手指所占的地盘也不一般大，基本上是从大拇指到小指依次递减，其中大拇指所占的地盘与其余四指所占地盘的合计差不多。我国俗语中即有“心灵手巧”一词，说明很早以前人们就认识到“心灵”与“手巧”是密不可分的，也就是说智力的发育与手的精细动作的发育有着密切的联系。人类经过进化，从四肢爬行到直立行走，上肢比下肢更加灵活。手指功能越来越多和越来越精细，极大地促进了大脑的发育，这便是经常活动手指可促进大脑功能的保持与强化，延缓或阻止大脑衰老的道理。精细动作的发育包括手和手指的动作以及手眼协调能力，如捏、握、屈、旋转、托、扭、拧、撕、推、抓、刮、拨、压、挖、弹、鼓掌、夹、穿、抹、拍、摇等动作。精细运动能力是日常活动的重要基础，是评价婴幼儿神经系统发育成熟度的重要指标之一；精细动作训练是婴幼儿进行早期教育的基本手段之一。中医认为，脾主四肢肌肉、肝主筋，上肢的力量与自由屈伸与脾、肝关系密切。因此，推拿方法上主要选择柔肝健脾推拿法和循经点穴按摩法，可起到柔肝健脾、舒经通络、行气活血的作用，从而改善上肢肌肉营养及代谢状况，舒展上肢经筋，促进精细动作的发育。（图 5-4-47，图 5-4-48，图 5-4-49）

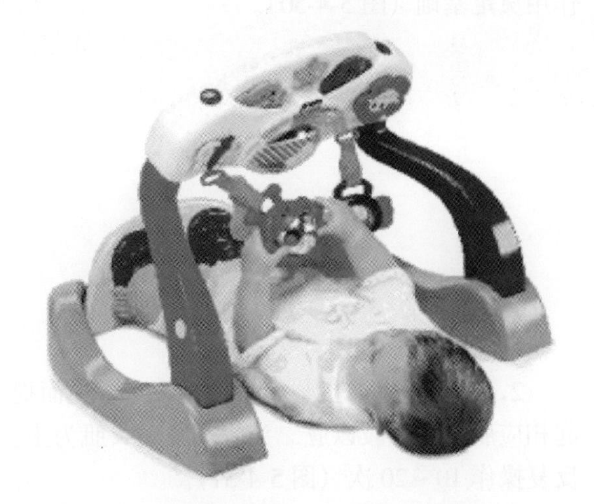

图 5-4-47 上肢活动一

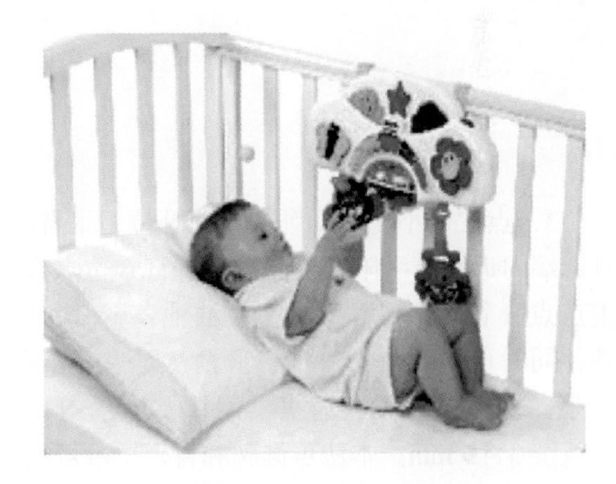

图 5-4-48 上肢活动二

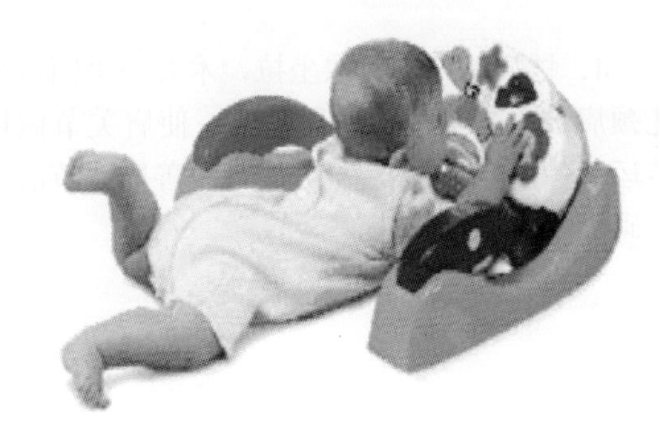

图 5-4-49 上肢活动三

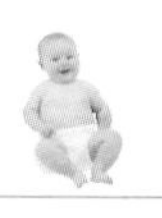

1．擦法　先以擦法作用于上肢肌群 3 min，以令局部通络活血，放松肌肉，为其他手法的作用奠定基础（图 5-4-50）。

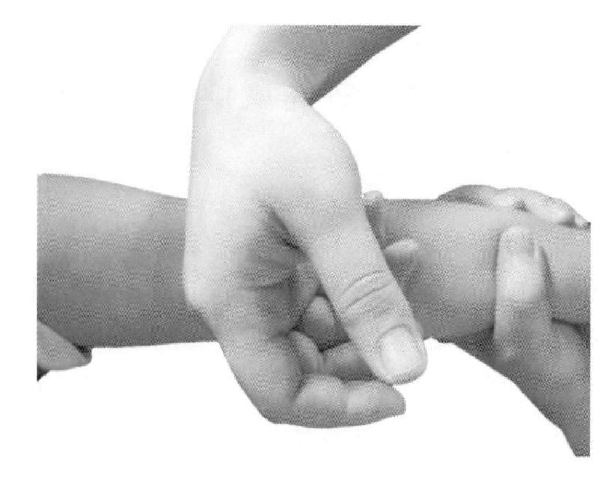

图 5-4-50　擦法

2．拿法　以拇指与其余四指相对，捏而提起相应肌群，上肢以肱二头肌、肱三头肌为主。反复操作 10 ~ 20 次（图 5-4-51）。

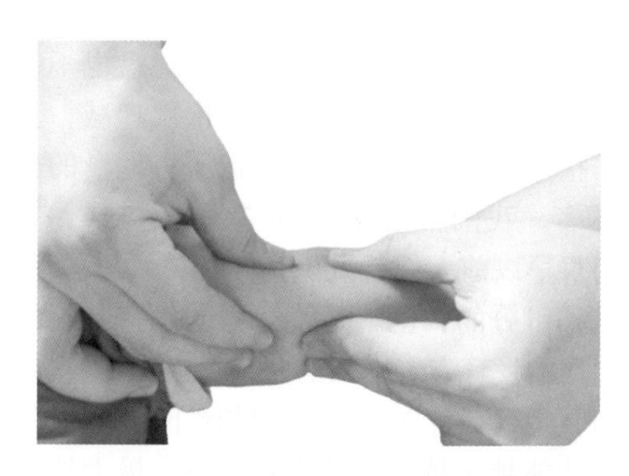

图 5-4-51　拿法

3．点穴　小儿取仰卧位或俯卧位，术者以自远端向近端沿手阳明大肠循经进行穴位点按，重点点合谷、阳溪、手三里、曲池、臂臑、肩髃，同时可配合点按脾俞、肝俞、足三里、阳陵泉、阳池、外关、肩贞、肩髃、肩前等穴。共点按 3 ~ 5 min。本法可健脾和胃，柔肝舒筋、活血通络、适用于上肢无力及关节屈伸不利的患儿（图 5-4-52）。

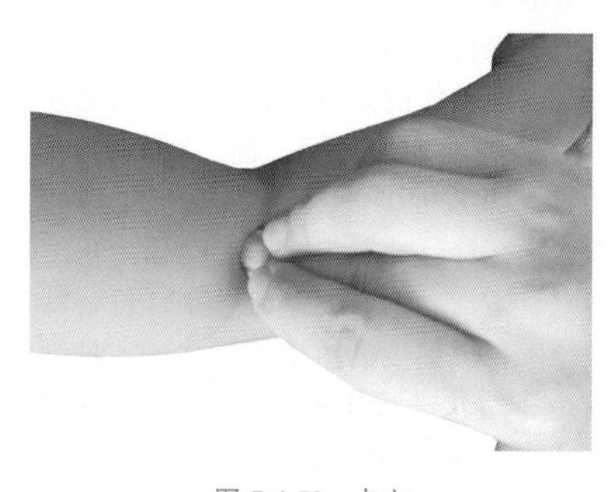

图 5-4-52　点穴

4．摇肩法　小儿取坐拉，术者一手固定小儿颈肩部，另一手握持肘关节，使肩关节做环转运动各 20 ~ 40 次。本方法可改善肩关节活动障碍（图 5-4-53）。

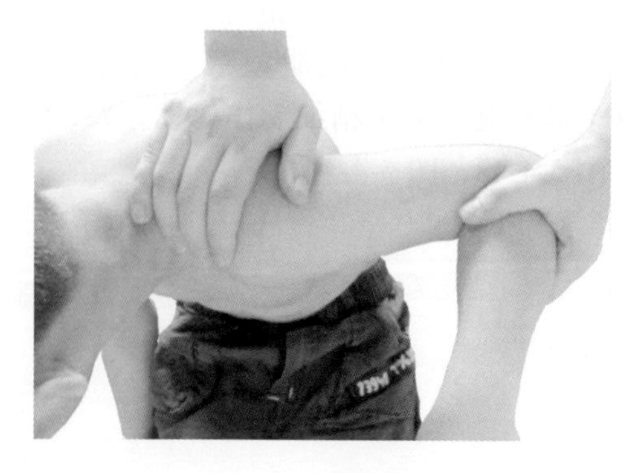

图 5-4-53　摇肩法

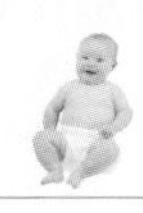

5．双臂相交法　小儿取仰卧位，术者两手握住小儿双手，大拇指轻压劳宫穴，示指压合谷穴，中指压大陵穴。使小儿双臂外展，手心向上，在胸前双臂缓慢交叉，使双肘关节相交后再缓慢恢复原状。如此反复 40 ~ 60 次。该法适用于上肢痉挛，肘关节屈曲，前臂旋前、双拳紧握的患儿（图 5-4-54），

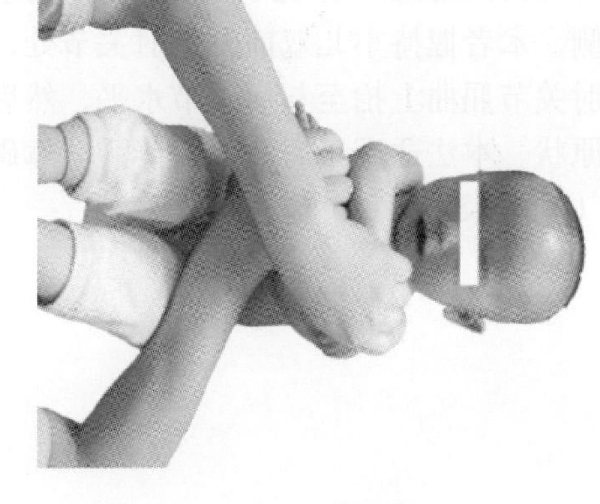

图 5-4-54　双臂相交法

6．双手叩肩法　术者使小儿臂平行于双肩，双手掌心向上，双手指压穴位（劳宫、合谷、大陵），使小儿双臂重叠，双手触及双肩，再缓慢恢复原位。如此反复 40 次。适用于肘关节活动障碍的患儿（图 5-4-55）。

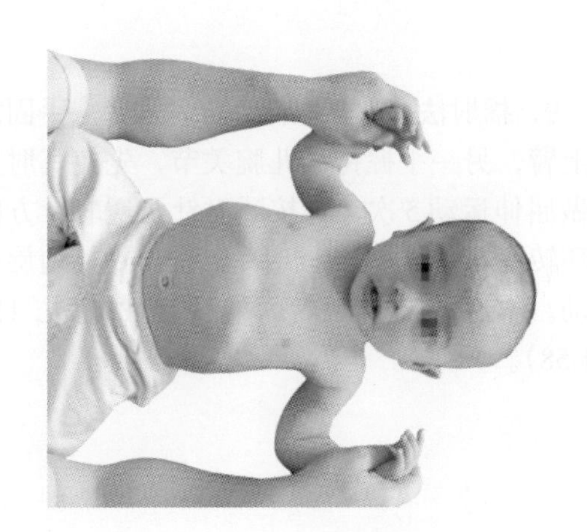

图 5-4-55　双手叩肩法

7．松肩法　术者使小儿双手置于身体两侧，术者大拇指压小儿劳宫穴，示指压合谷穴，固定术侧上肢，使对侧上肢尽量缓慢伸展，上举过头顶后，再缓慢恢复原位固定。对侧上肢也能同样缓慢伸展，上举过头顶后再恢复原状。如此反复 40 ~ 60 次。本法适用于肩关节障碍的患儿（图 5-4-56）。

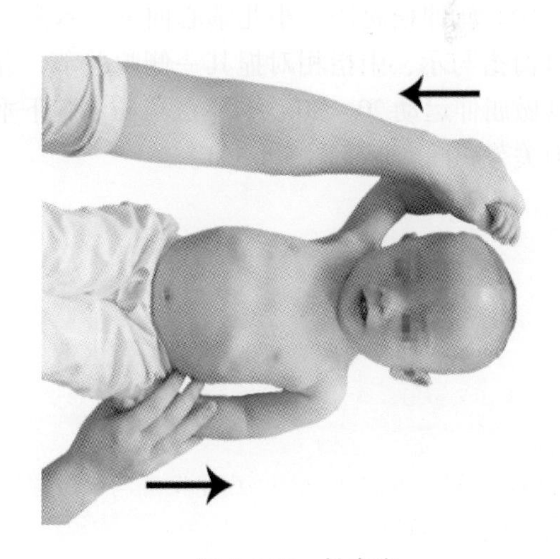

图 5-4-56　松肩法

8．抬肩屈肘法　小儿取仰卧位，双臂垂放于体侧，术者握持小儿双前臂近肘关节处，使小儿肘关节屈曲上抬至与肩关节水平，然后再恢复原状。本法适用于肩、肘关节活动障碍的患儿（图 5-4-57）。

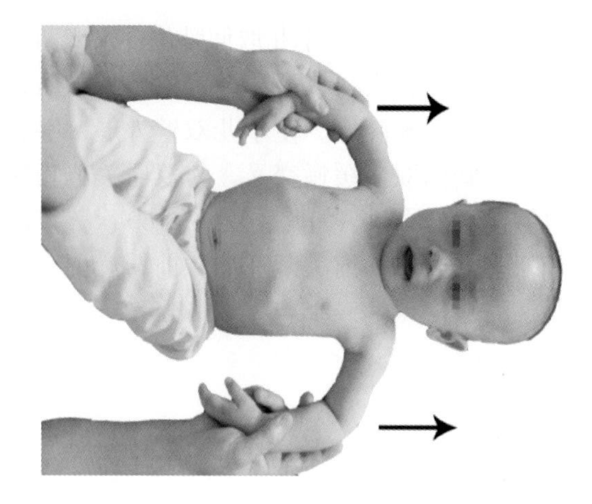

图 5-4-57　抬肩屈肘法

9．摇肘法　小儿取仰卧位，术者一手固定其上臂，另一手握持小儿腕关节，先使其肘关节做屈伸运动 5 次，再按顺时针及逆时针方向做环转运动各 20 次，同时令其前臂做旋前旋后运动。本法适用于肘关节活动障碍的患儿（图 5-4-58）。

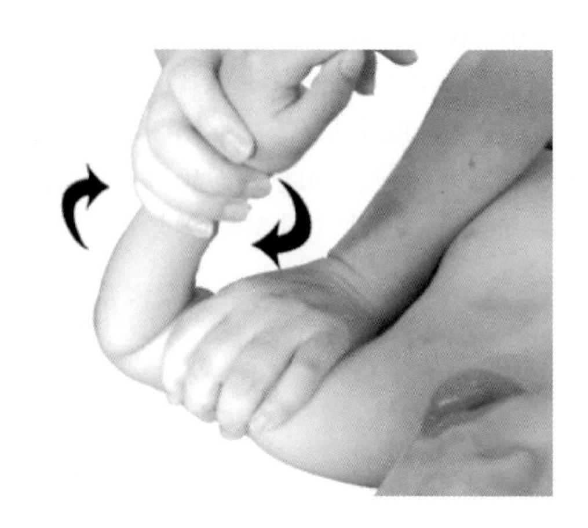

图 5-4-58　摇肘法

10．屈伸松腕法　小儿掌心向下，术者双手以拇指与示、中指相对捏其一侧腕关节，并使其做屈伸运动 20 ~ 30 次。本法可防治腕下垂及腕关节屈曲畸形（图 5-4-59）。

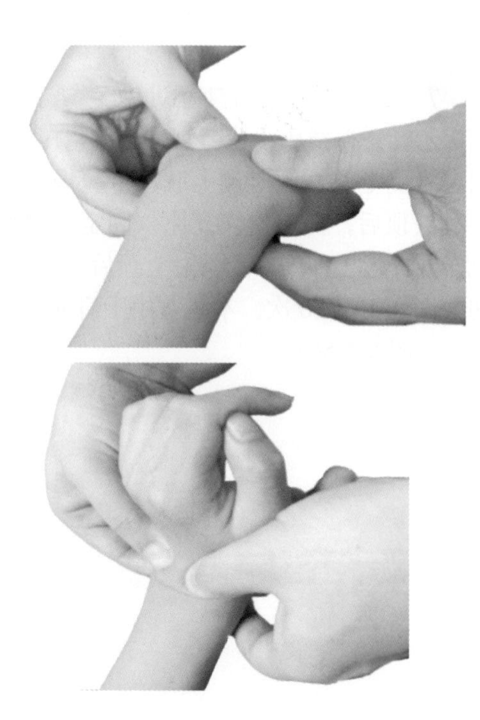

图 5-4-59　屈伸松腕法

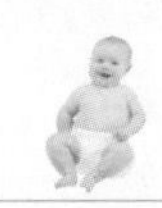

11．摇腕法　小儿取仰卧位，术者一手固定其前臂，另一手与小儿手指交叉握持其手掌，使其腕关节沿顺时针及逆时针方向做环转运动各 20 ~ 40 次。本方法适用于腕关节活动障碍的患儿（图 5-4-60）。

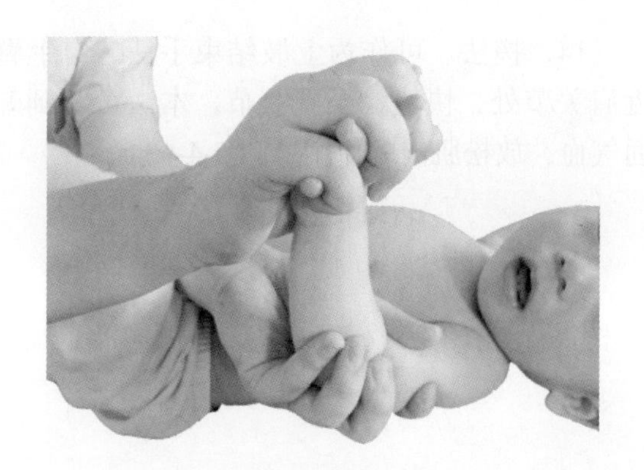

图 5-4-60　摇腕法

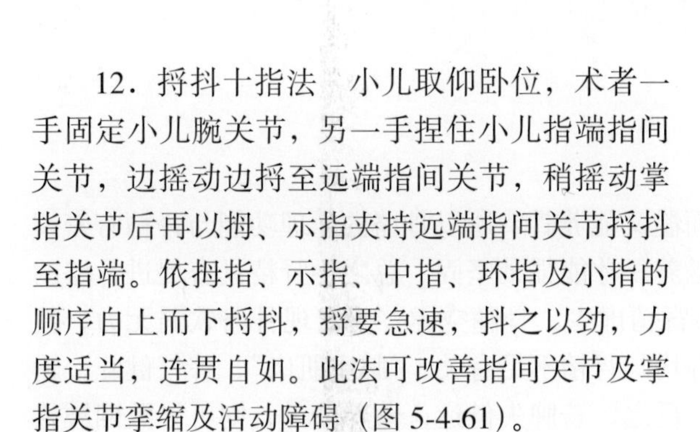

12．捋抖十指法　小儿取仰卧位，术者一手固定小儿腕关节，另一手捏住小儿指端指间关节，边摇动边捋至远端指间关节，稍摇动掌指关节后再以拇、示指夹持远端指间关节捋抖至指端。依拇指、示指、中指、环指及小指的顺序自上而下捋抖，捋要急速，抖之以劲，力度适当，连贯自如。此法可改善指间关节及掌指关节挛缩及活动障碍（图 5-4-61）。

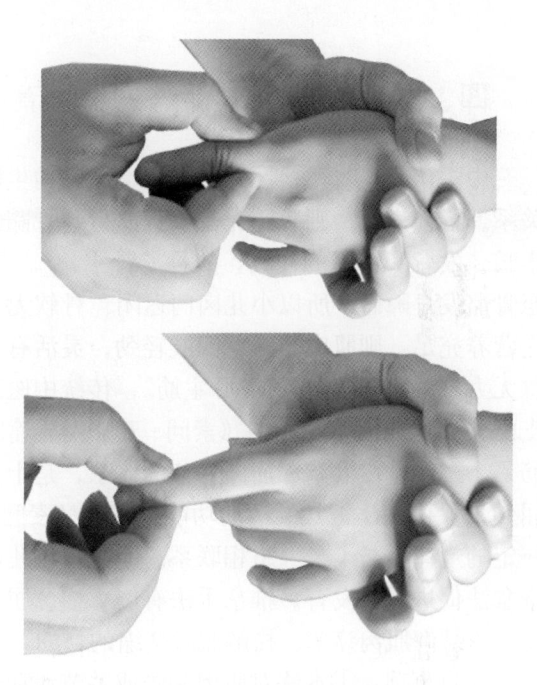

图 5-4-61　捋抖十指法

13．三线刺激推拿法　小儿取卧位，将被按摩肌群分为内侧、中间、外侧三线，术者大拇指沿着这三线运用揉、按、推复合手法，由下而上推拿，如此反复 30 次。此法主要作用于肱三头肌、肱二头肌等上肢近端肌群（图 5-4-62）。

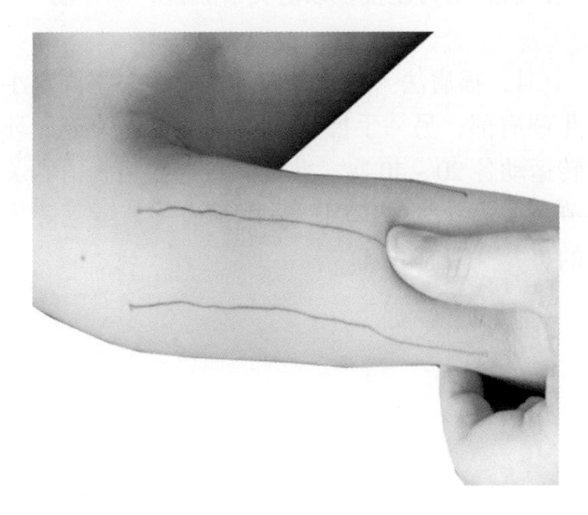

图 5-4-62　三线刺激推拿法

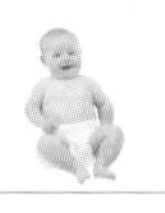

14．搓法　可作为上肢结束手法。自上臂近肩关节处，快速搓至腕关节，本法可起到疏通气血、放松肌肉的作用（图 5-4-63）。

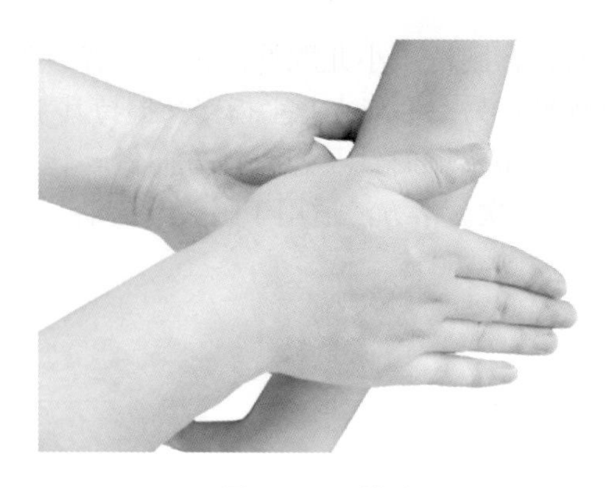

图 5-4-63　搓法

四、柔筋壮骨推拿促进关节发育

中医认为，“肾主骨”，因为肾藏精，精生髓而髓又能养骨，所以骨骼的生理功能与肾精有密切关系。肾精充足，则骨髓充盈，骨骼得到骨髓的滋养，才能强劲坚固。总之，肾精具有促进骨骼的生长、发育、修复的作用，故称“肾主骨”。如果肾精虚少、骨髓空虚，就出现骨骼软弱无力，甚至骨骼发育障碍，所以小儿囟门迟闭、骨软无力等均与肾精不足有关。“脾主肌肉”，脾气健旺，输送营养充足，则肌肉丰满，四肢轻劲，灵活有力；反之，若脾失健运，营养缺乏，则可导致四肢倦怠无力，甚至肌肉萎软。“肝主筋”，传统中医理论认为，“筋”的功能主要是连接关节、约束骨骼、支配关节功能活动。正如《素问·五脏生成篇》云：“诸筋者皆属于节”，从经络辨证来讲，十二经筋是十二经脉之气濡养筋肉骨节的体系，是十二经脉的外周连属部分，能约束骨骼，以利于关节的屈伸，保持人体正常的运动功能。正如《素问·痿论》所说：“宗筋主束骨而利机关也”，其分布有一定的规律，与十二经络相联系。因此，小儿关节的发育与肝、肾、脾关系密切，故选择柔筋壮骨推拿法促进关节发育。推拿手法有旋、摇、屈、牵等方法。这些手法也可达到扩大四肢六大关节活动度、缓解肌肉痉挛、松解肌腱挛缩的目的。

注意事项：①本法对肌肉紧张或关节活动受限者，先用滚法、拿法等手法放松肌肉；②活动幅度不宜过大，最大活动幅度不超过患儿主动运动关节活动度的 5° ~ 10°（关节有感染或脱位等病变者禁忌）；③引起刺激性紧张及哭闹时手法宜轻而缓，或停用；④在大关节做旋转活动时，用力要轻，切忌用力硬拉，以防关节脱位；⑤体弱、松软患儿慎用此类手法。

1．摇肩法　小儿取坐位，术者一手固定小儿颈肩部，另一手握持肘关节，使肩关节做环转运动各 20 ~ 40 次。此法有疏通经络、滑利关节、柔筋壮骨的作用，适用于肩关节活动障碍的患儿（图 5-4-64）。

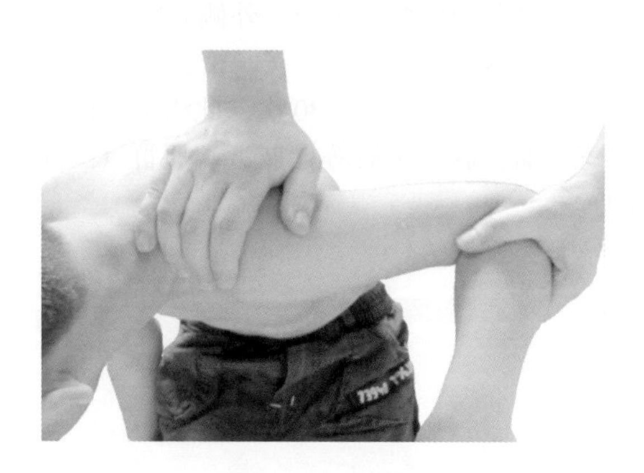

图 5-4-64　摇肩法

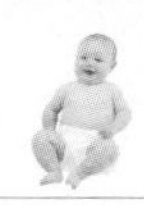

2．摇肘法　小儿取仰卧位，术者一手固定其上臂，另一手握持小儿腕关节，先使其肘关节做屈伸运动5次，再按顺时针及逆时针方向做环转运动各20次，同时令其前臂做旋前旋后运动。本法适用于肘关节活动障碍（图5-4-65）。

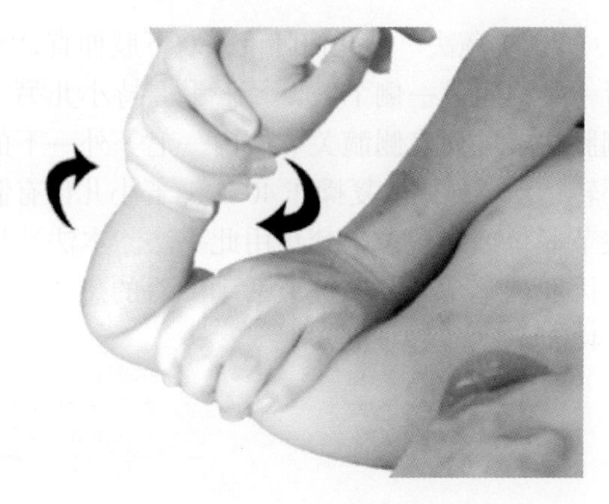

图 5-4-65　摇肘法

3．屈伸松腕法　术者双手并列按于一侧腕关节下端，拇指并列于腕背侧，指端朝向前臂，另四指托于手掌，然后将小儿腕屈伸抖牵20～30次。此法适用于腕关节屈伸障碍的患儿（图5-4-66）。

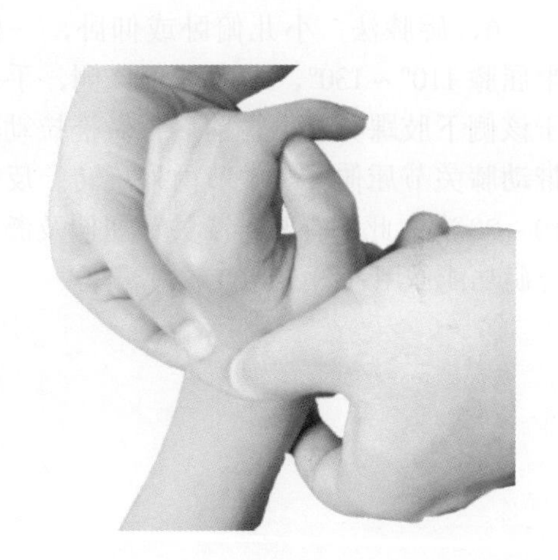

图 5-4-66　屈伸松腕法

4．捋抖十指法　小儿仰卧位，术者一手固定小儿腕关节，另一手捏住小儿指端指间关节，边摇动边捋至远端指间关节，稍摇动掌指关节后再以拇、示指夹持远端指间关节捋抖至指端。依拇指、示指、中指、环指（无名指）及小指的顺序自上而下捋抖，捋要急速、抖之以劲，力度适当，连贯自如。此法可改善指间关节及掌指关节挛缩及活动障碍（图5-4-67）。

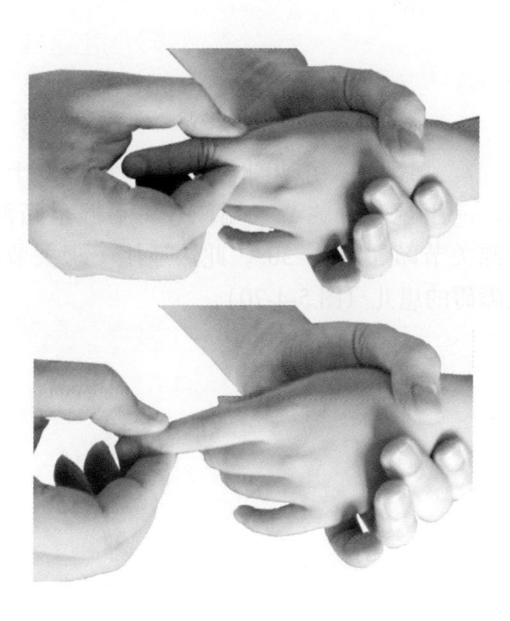

图 5-4-67　捋抖十指法

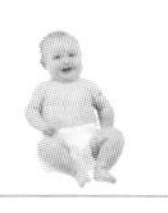

5．摇髋法　小儿仰卧位，双下肢伸直，术者一手固定其一侧下肢，另一手握持小儿另一侧膝关节并使该侧髋关节做内—上—外—下的环转运动，如此反复操作 40 次。若小儿伴有髋关节脱位或半脱位，禁止用此手法。本法适用于因肌肉痉挛引起髋关节活动障碍的患儿（图 5-4-68）。

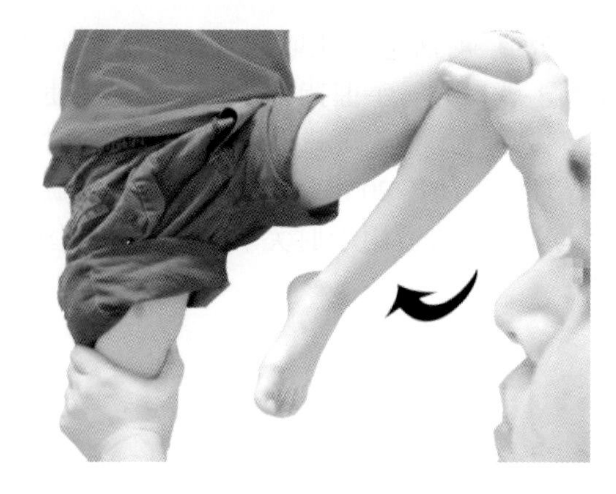

图 5-4-68　摇髋法

6．旋膝法　小儿俯卧或仰卧，一侧下肢半屈膝 110° ~ 130°，术者立于该侧，手分别按于该侧下肢踝关节上端前后，做推拉动作，以带动膝关节屈伸、髋关节内外旋转。反复操作 10 ~ 20 次。此法有改善膝关节屈伸及髋关节内外旋功能作用（图 5-4-69）。

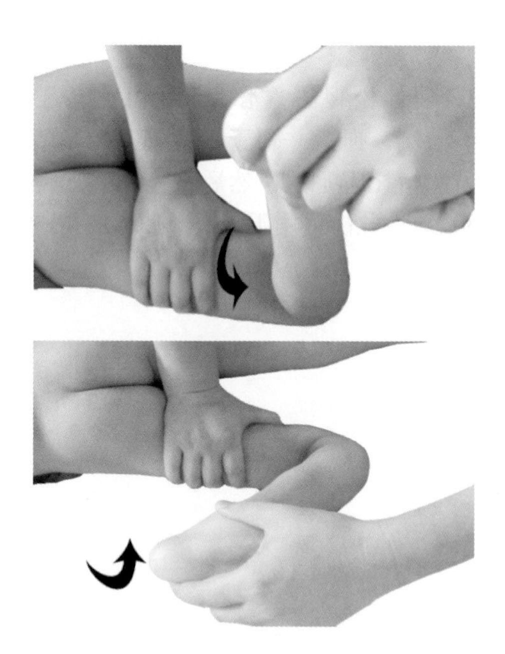

图 5-4-69　旋膝法

7．摇踝法　小儿坐或卧位，术者位于一侧，一手握其踝关节上端，另一手握足跖部，将踝关节跖屈 15° ~ 30°，此法适用于踝关节功能障碍的患儿（图 5-4-70）。

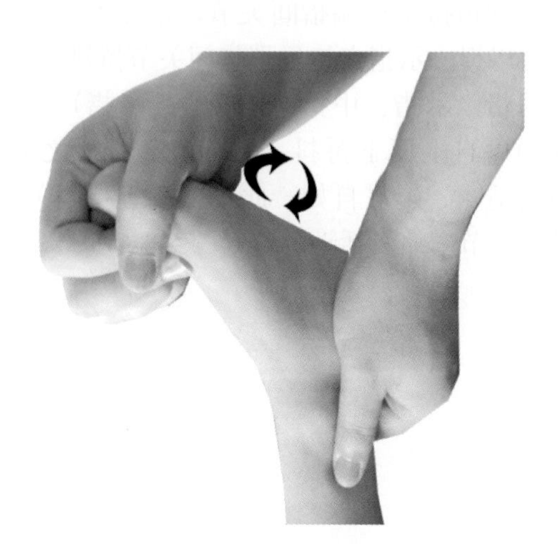

图 5-4-70　摇踝法

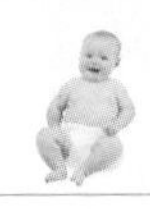

8．踝屈伸法 对踝关节做背屈 5 ~ 10 次，或一手按小儿小腿前下方，另一手握足向其足底方向推压，致使踝关节跖屈 5 ~ 10 次（图 5-4-71）。

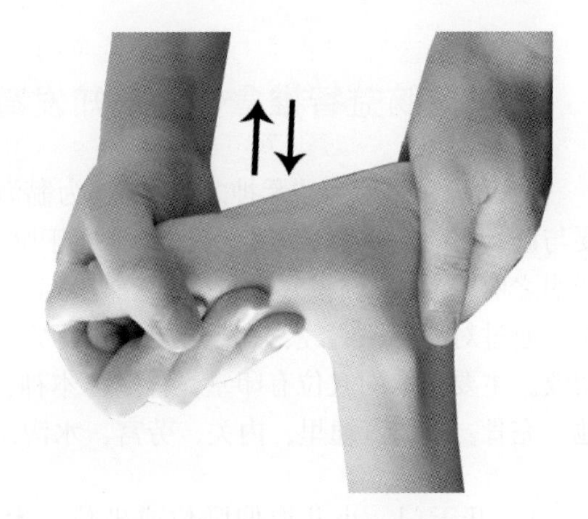

图 5-4-71 踝屈伸法

9．压膝整足法 小儿取仰卧位，术者使小儿一侧下肢屈曲，右手使踝关节呈 90° 固定，拇指紧压解溪穴，左手固定膝部并向前下方按压，再恢复原状，如此反复操作 40 次。此法适用于矫治髋关节屈曲挛缩及尖足（图 5-4-72）。

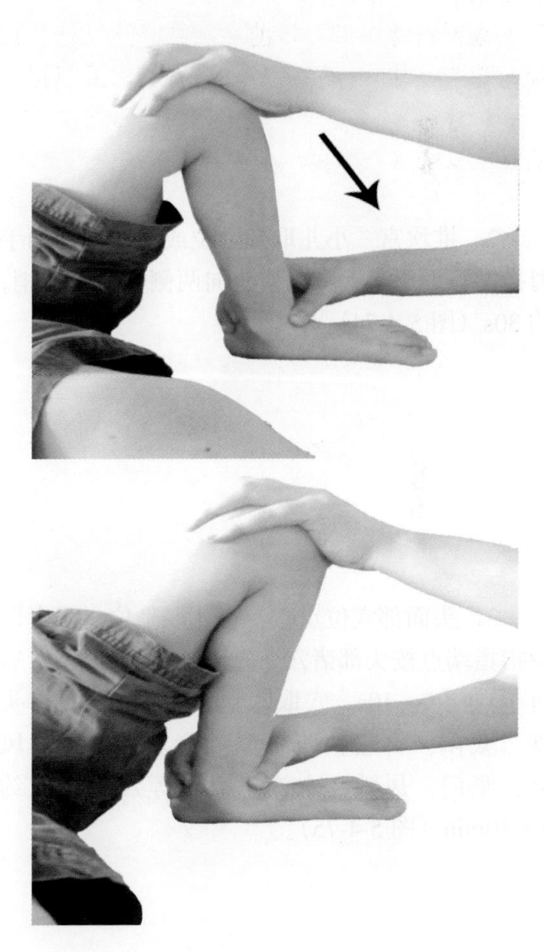

图 5-4-72 压膝整足法

五、健脑益智推拿促进认知发育

中医认为，脑为“元神之府”“脑为髓海”，肾主骨生髓，心藏神。因此，儿童的智力发育主要与脑、肾、心关系密切；另外督脉通于脑，督脉通畅，气血旺盛，是脑发育的重要基础；“头为精明之府”，头部许多穴位与脑有密切关系。因此，儿童智力发育的推拿，主要选择健脑益智推拿法，通过对头部、心经、心包经、督脉等穴（区）的刺激，达到开窍益智、补肾养脑、养心安神等功效。主要选取的穴位有印堂、神庭、本神、四神聪、头维、太阳、脑户、脑空、风府、哑门、风池、完骨、神门、通里、内关、劳宫、水沟、廉泉等。每次 3 ~ 5min，每日 1 ~ 2 次。

1．开天门　小儿取仰卧位或坐位，术者用两手大拇指指腹自眉心交互推至前发际，约 1min（图 5-4-73）。

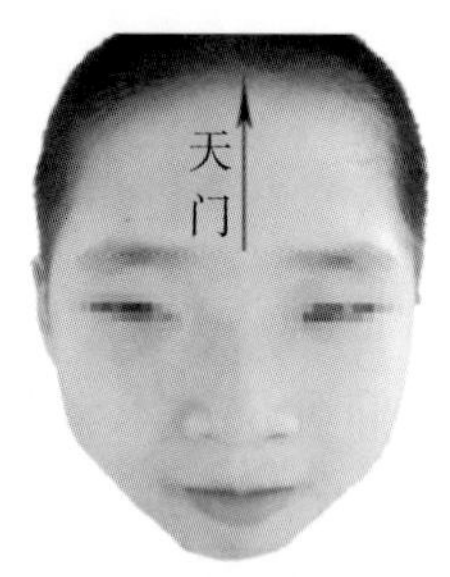

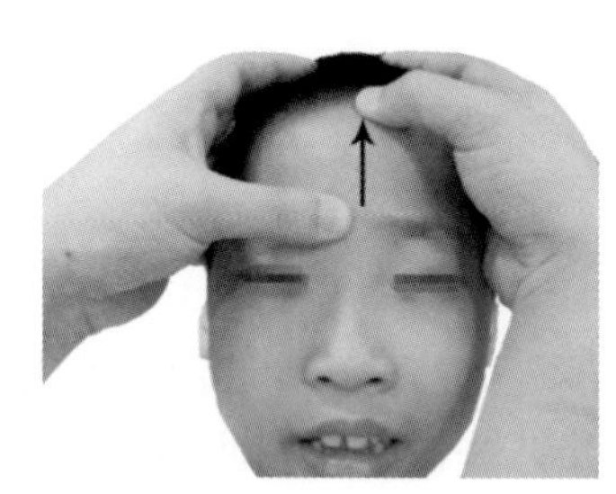

图 5-4-73　开天门

2．推坎宫　小儿取仰卧位或坐位，用两手拇指指腹沿眉毛上缘由眉头向两侧分推至眉梢，约 30s（图 5-4-74）。

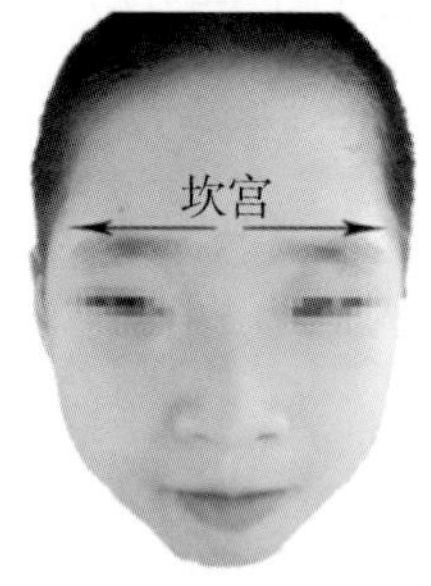

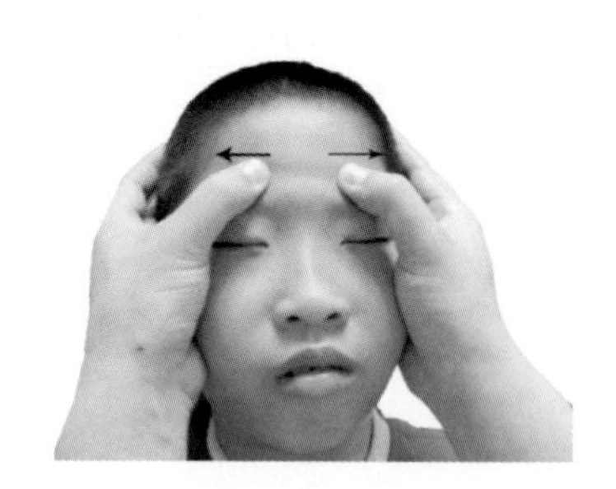

图 5-4-74　推坎宫

3．头面部穴位点按　小儿取坐位，术者以中指指端点按头部诸穴，先予揉按 3 ~ 5 下，后再予点压 5 ~ 10s。穴取印堂、神庭、本神、头维、太阳、百会、四神联、脑户、脑空、风府、哑门、风池、水沟、廉泉等穴。时间约 5 ~ 10min（图 5-4-75）。

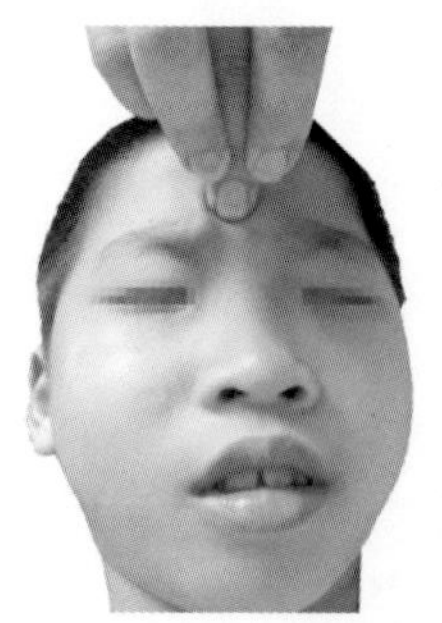
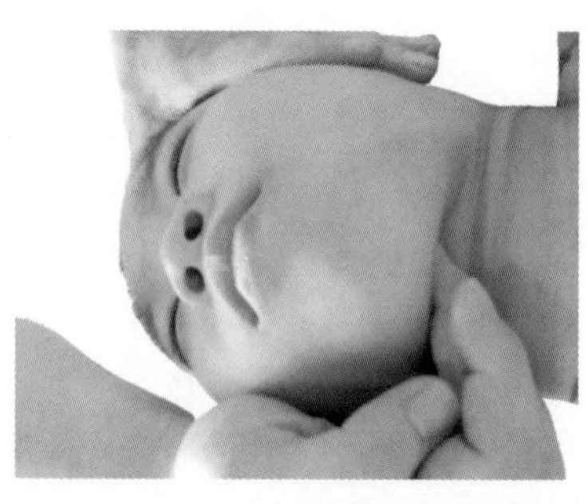

图 5-4-75　点按

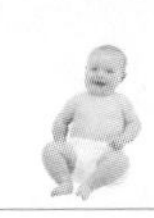

4．摩囟门 未闭合的囟门是大脑与外部刺激直接联系的区域，约于前发际上三横指处，呈菱形。轻柔地推拿刺激可作用于大脑，促进大脑发育，改善小儿智力。如囟门已闭合，可用百会穴位代替。取卧位，术者位于其右侧，以右手掌根轻按于额部，以示、中、环指并拢按于囟门处，行顺时针及逆时针环形摩法，频率为 80 ~ 100 次 / 分，操作 1 ~ 3 min 注意勿用力按压（图 5-4-76）。

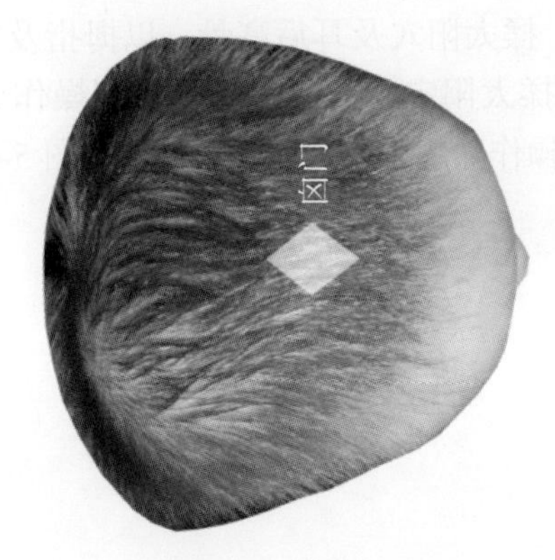

图 5-4-76 摩囟门

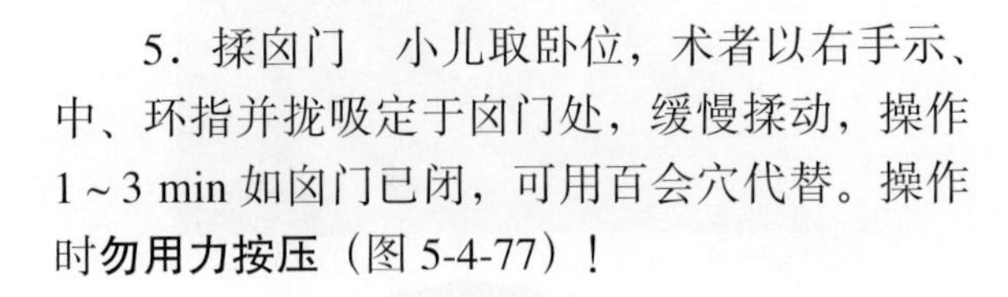

5．揉囟门 小儿取卧位，术者以右手示、中、环指并拢吸定于囟门处，缓慢揉动，操作 1 ~ 3 min 如囟门已闭，可用百会穴代替。操作时**勿用力按压**（图 5-4-77）！

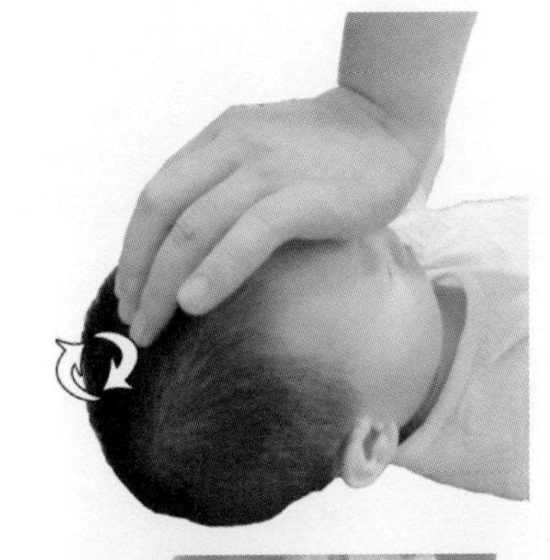

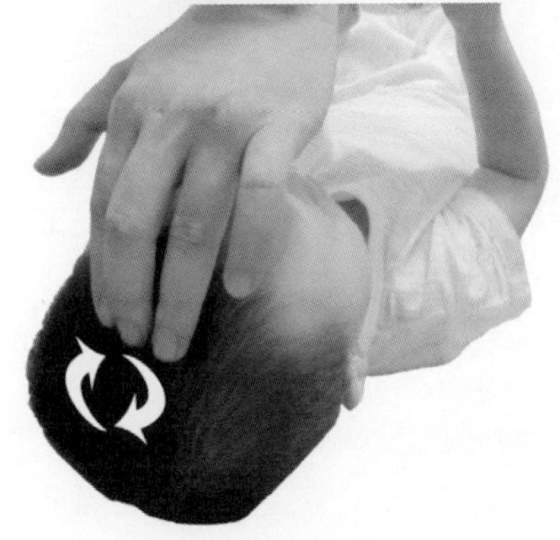

图 5-4-77 揉囟门

6．推囟门 小儿取卧位，术者右手掌置于左侧头部，拇指横向置于囟门前部，以拇指桡侧向后行推法，手法宜轻快，频率约 100 次 / 分，操作 1min。如囟门已闭，可用百会穴代替。操作时**勿用力按压**（图 5-4-78）！

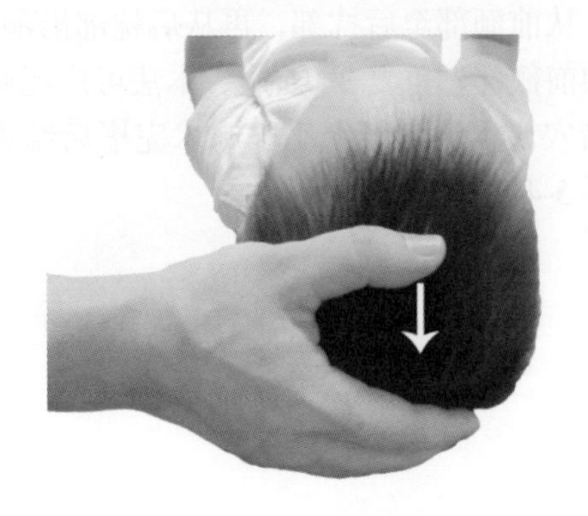

图 5-4-78 推囟门

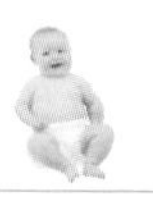

7．揉太阳穴及耳后高骨　以拇指及中指指腹分别揉太阳穴及耳后高骨，每穴操作 30～50 次。如操作熟练，两穴可同时进行（图 5-4-79）。

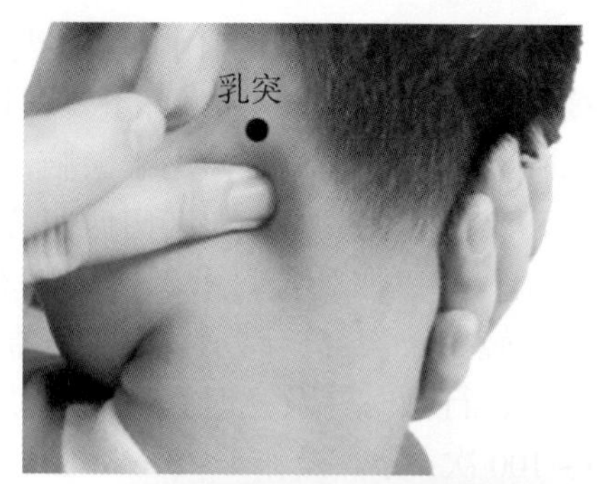

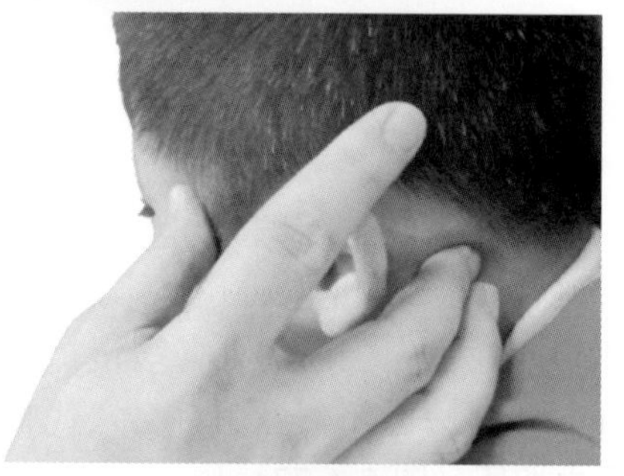

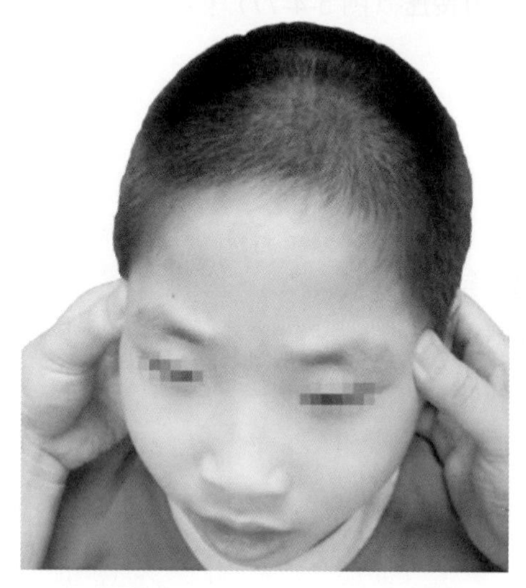

图 5-4-79　揉太阳穴及耳后高骨

8．指扣法　以双手十指指端以轻手法叩打头部，从前额部至后枕部，再从后枕部沿颞侧、耳上扣前额部，重复 3～5 遍。本法可广泛刺激头部诸穴。本法为以上手法施术完毕后结束手法（图 5-4-80）。

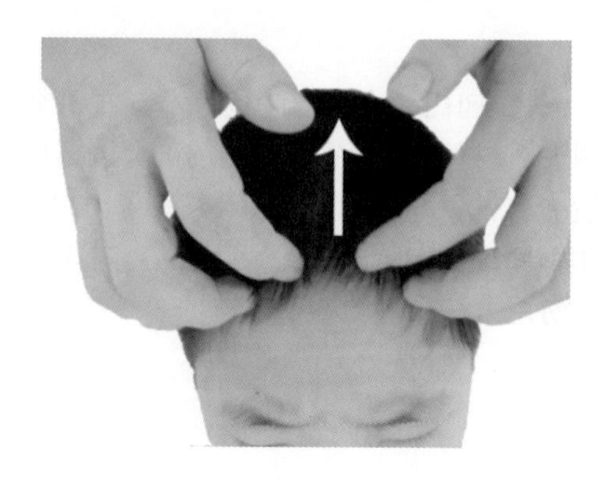

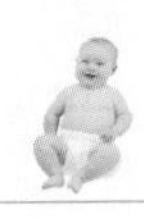

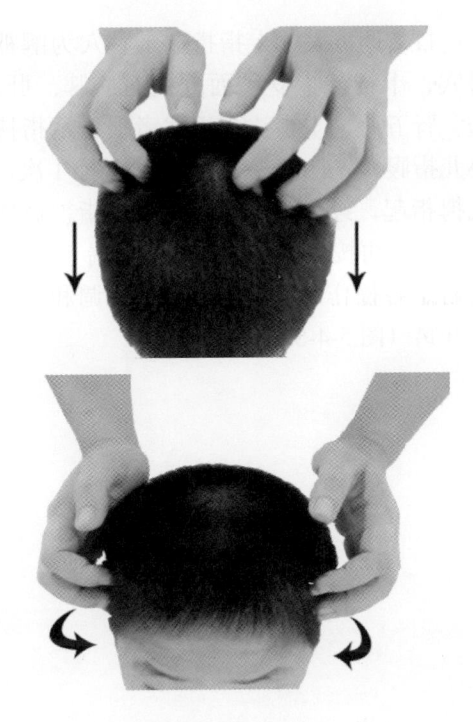

图 5-4-80　指扣法

9．拿肩井　小儿取俯卧或坐位，术者以双手拇、示指相对，拿肩井穴，共 3～5 遍。本法可改善头部血供（图 5-4-81）。

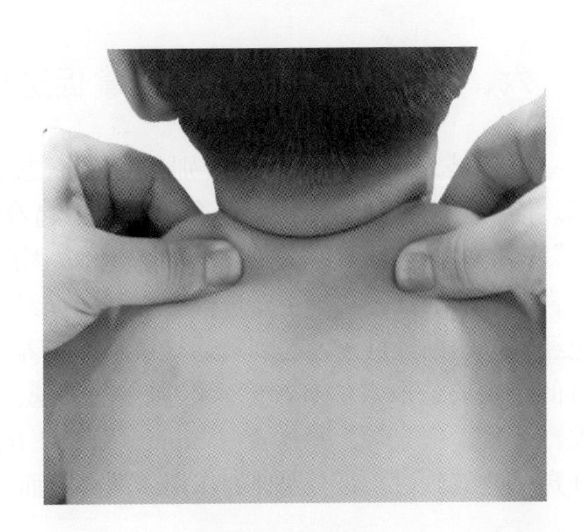

图 5-4-81　拿肩井

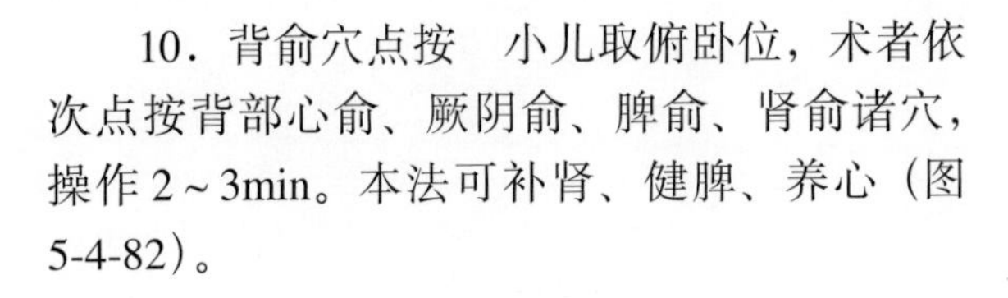

10．背俞穴点按　小儿取俯卧位，术者依次点按背部心俞、厥阴俞、脾俞、肾俞诸穴，操作 2～3min。本法可补肾、健脾、养心（图 5-4-82）。

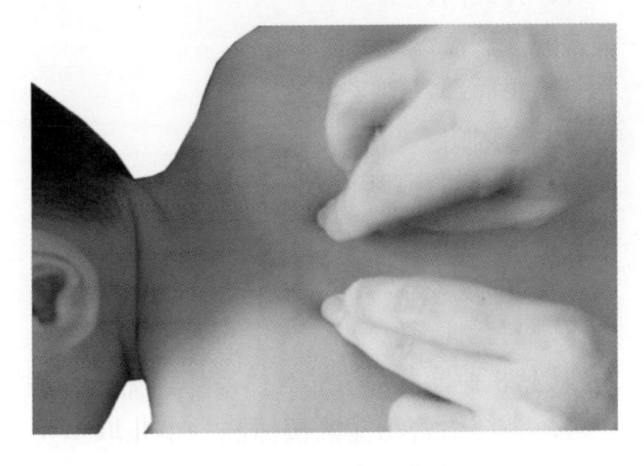

图 5-4-82　背俞穴点按

11．调五脏　十指指端十宣穴为醒神开窍要穴，十指各指罗纹面分别对应脾、肝、心、肺、肾五脏。本手法先以术者拇、示指挟持住小儿指腹，先捻揉3～5次，再牵扯1次，从小儿拇指起，经示、中、环指至小指，捻揉牵扯完毕后，再按上述顺序掐各指指端十宣穴1次，左右手各操作5～10遍。本法可调和五脏、醒神开窍（图5-4-83）。

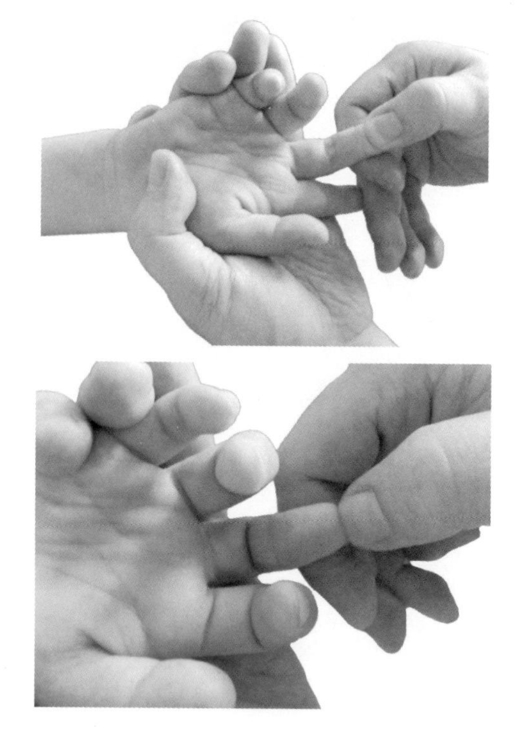

图5-4-83　调五脏

六、养心开窍循经点穴推拿促进语言发育

语言是人和其他动物相区别的主要标志之一，是人类交往的工具，也是表达个体思想的工具。语言发育在婴幼儿认知社会的过程中起着重要的作用。中医认为，脑为“元神之府”“脑为髓海”“肾主骨生髓”“心藏神”，开窍于舌，因此，语言发育主要与心、脑、肾关系密切。促进儿童语言发育的推拿方法，主要选择养心开窍循经点穴推拿法，配合健脑益智按摩法，通过对心经、心包经穴位的循经点按，起到疏通气血经络、养心开窍、健脑益智的作用，从而达到促进语言发育的目的。主要选取穴位有神庭、本神、四神聪、头维、上星、脑户、哑门、风池、神门、通里、内关、劳宫、廉泉等。每次3～5min，每日1次。通过推拿头部、心经、心包经、背俞穴以达醒神开窍，健脑益智、养心安神的作用。配合口面部按摩以促进语言。

1．开天门。
2．推坎宫。
3．头面部穴位点按。
4．摩囟门。
5．揉太阳及耳后高骨。
6．指扣法。
7．背俞穴点按。
8．调五脏。
以上8种推拿手法的具体操作详见健脑益智推拿促进认知发育一节。
9．头部语言功能区按擦法　小儿取坐位，术者以手掌大鱼际附着于头部言语1区、言语2区

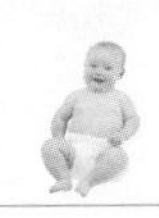

及言语 3 区，沿功能区方向反复摩擦，每个区域操作 1 ~ 2min（图 5-4-84）。本法可刺激皮质相应语言区域，促进小儿语言理解及表达能力的发育。言语 1 区位于颞侧，向前下方近鬓发前缘处的区域；言语 2 区位于头部顶骨结节后下，斜向后下方的区域；言语 3 区位于耳尖直上 1.5cm，水平向后约 4cm 的区域（图 5-4-85）。

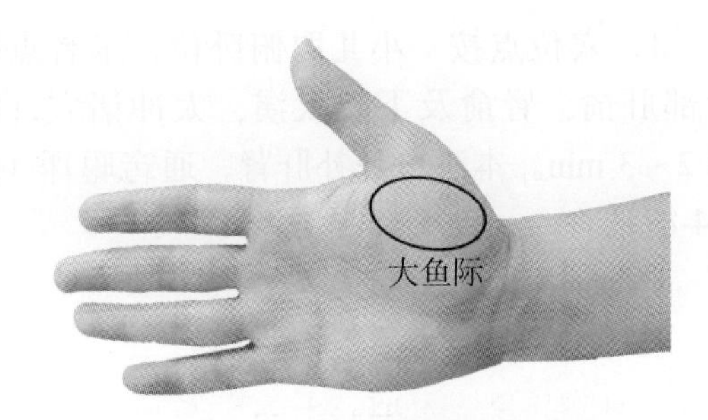

图 5-4-84 大鱼际

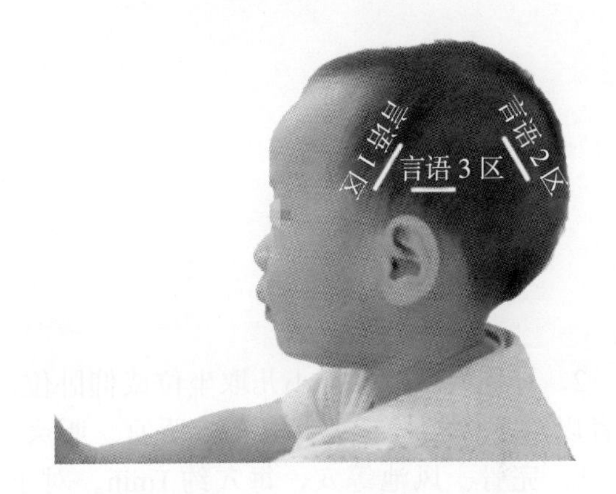

图 5-4-85 头部语言功能区按擦法

10．心经、心包经穴位循经点按 小儿取仰卧位，术者先从心包经中冲穴起，逆经点按，中冲—劳宫—大陵—内关—郄门—曲泽—天泉—天池；再以补心经，循经而下，极泉—青灵—少海—灵道—通里—神门—少府—少冲。依次循回 2 ~ 3 次（图 5-4-86）。

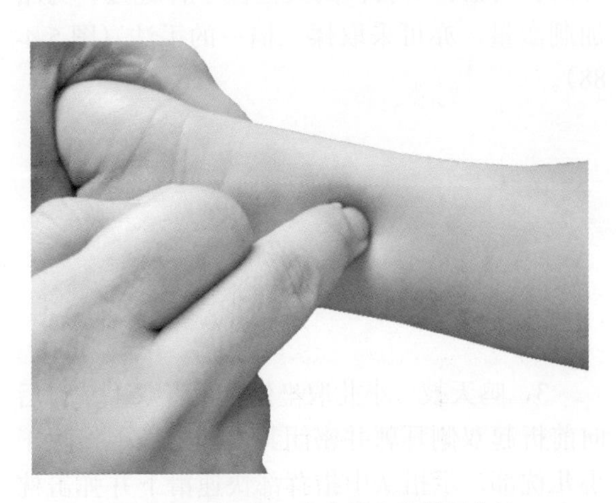

图 5-4-86 心经、心包经穴位循经点按

七、通窍聪耳循经点穴推拿促进听觉发育

良好的听觉功能是智力开发的重要条件，听力对语言的发育起着决定性的作用。儿童学习语言的黄金时期是 1 ~ 3 岁。婴幼儿时期，主要是以听言语为主，若此时听力出现问题，势必会造成语言发育障碍而导致学习和人际交往的困难，从而影响智力的发育。当然，良好的听觉发育离不开声响环境，孩子听觉要好，不仅要做好保护，还要设法促进其发育。中医认为，肾开窍于耳，听觉发育与肝、肾有密切关系，且耳周诸穴之经气皆深入耳中。因此，选择通窍聪耳循经点穴按摩法，通过刺激耳周穴位以达到促进听觉发育之目的；同时，晕听区为大脑皮层听觉中枢在头部的体表投影区，推拿刺激该区域有促进听觉中枢发育的作用。

1．穴位点按　小儿取俯卧位，术者点按背部肝俞、肾俞及下肢太溪、太冲诸穴，时间2～3 min。本法可滋补肝肾，通窍聪耳（图5-4-87）。

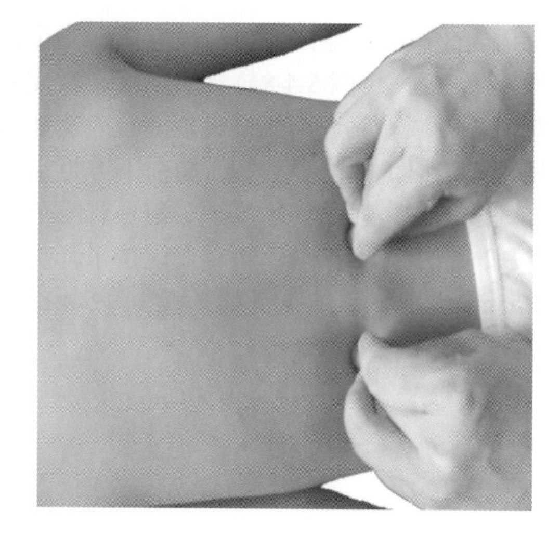

图 5-4-87　穴位点按

2．耳周穴位按揉　小儿取坐位或仰卧位，术者以双手中指按揉患儿耳门、听宫、听会、翳 风、完骨、风池等穴，每穴约1min。对于耳门、听宫、听会、因穴位位于骨缝处，为增加刺激量，亦可采取揉三掐一的手法（图5-4-88）。

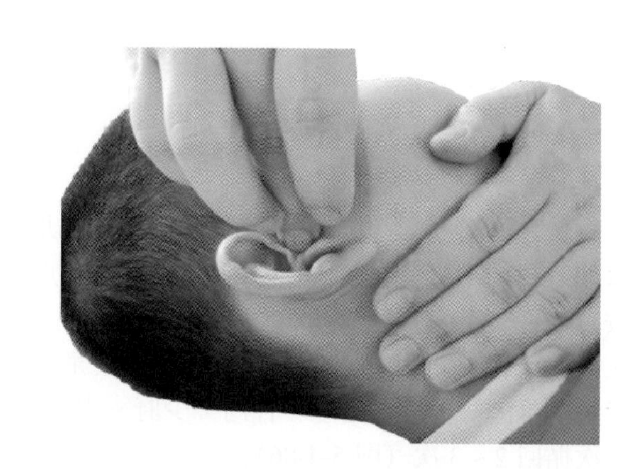

图 5-4-88　耳周穴位按揉

3．鸣天鼓　小儿取坐位，术者双手掌自后向前折起双侧耳郭并密闭其外耳道，中指附于小儿枕部，示指从中指背部快速滑下并弹击枕骨，产生鸣响。或取仰卧位，术者一手自后向前折起小儿单侧耳郭并密闭外耳道，一手以中指叩击手背，产生鸣响。本法可补肾益聪，也可用于先天不足引起的听力障碍（图5-4-89）。

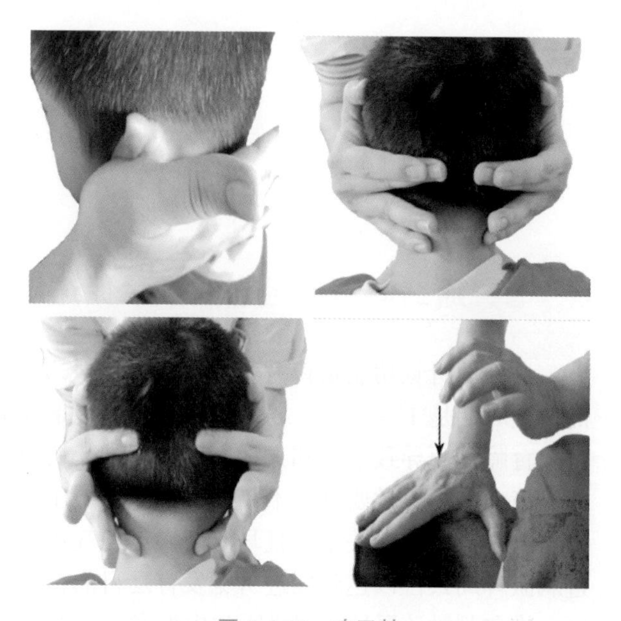

图 5-4-89　鸣天鼓

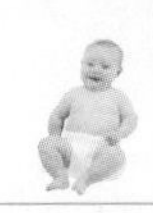

4．擦晕听区　晕听区位于耳尖直上 1.5cm 处向前后各引 2cm 的水平线，共长 4cm。小儿取坐位，术者位于小儿身后，以小鱼际快速反复擦该区，本法可用于刺激大脑皮质，促进听觉发育（图 5-4-90）。

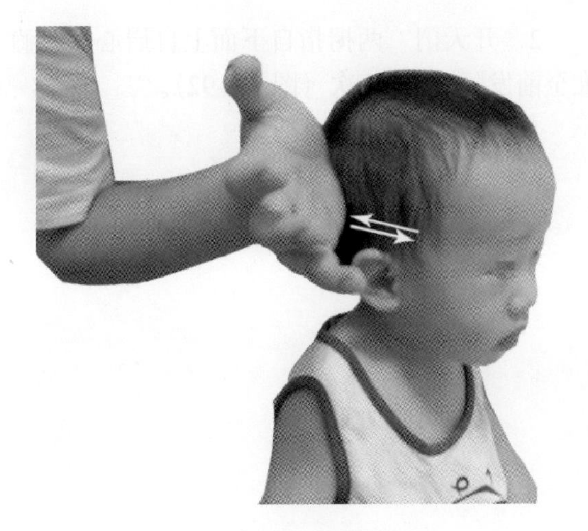

图 5-4-90　擦晕听区

八、养肝明目循经点穴推拿促进视觉发育

人认识周围环境开始于各种感觉，而视觉是其中最重要的一种，它对小儿智力发育起着重要的作用。小儿出生后已经具备了看的能力，只是这种能力很差，促进视觉的发育是父母早期应该做的事情，也是小儿早期的一项主要的“学习”任务。研究表明，很小的婴儿就可以对简单的图案做出反应，尤其是黑白对比明显的图案。给小儿进行早期的视觉刺激可以通过周围环境及专门的视觉训练来进行，也可以通过中医养肝明目循经点穴按摩法来刺激小儿的视觉发育。中医认为，肝开窍于目，视觉发育与肝有密切关系，且眼周诸穴之经气皆深入目系。因此选择养肝明目循经点穴按摩法，通过养肝明目，刺激眼周穴位以达到促进视觉发育之目的；同时，视觉为大脑皮质视觉中枢在头部的体表投影区，推拿刺激该区域有促进视觉中枢发育的作用。

1．推坎宫　两拇指自眉头向眉梢分推，推 30 次（图 5-4-91）。

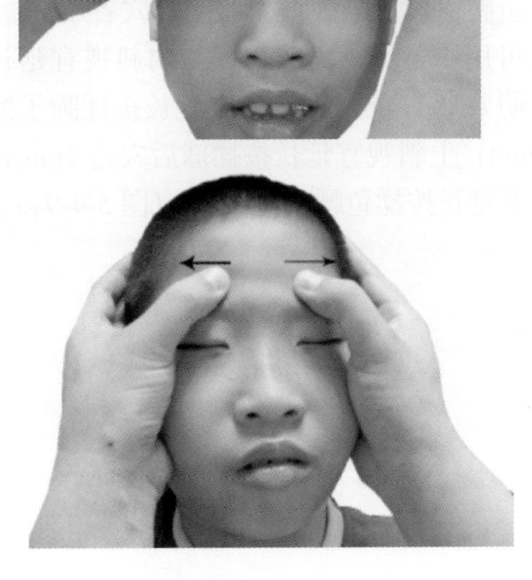

图 5-4-91　推坎宫

2．开天门　两拇指自下而上自眉心交替直推至前发际，推 50 次（图 5-4-92）。

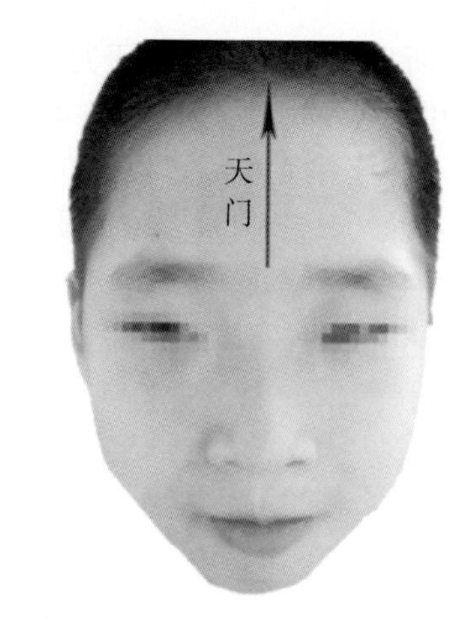

图 5-4-92　开天门

3．穴位点按　小儿取俯卧位，术者点按背部肝俞、肾俞及下肢太溪、太冲诸穴，时间 2 ~ 3min。本法可养肝明目、补肾益聪（图 5-4-93）。

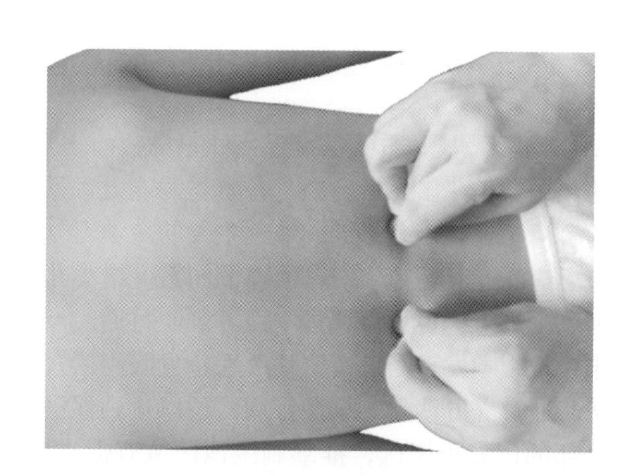

图 5-4-93　穴位点按

4．眼周穴位按摩　小儿取坐位或仰卧位，术者用拇指指端按揉攒竹、睛明、承泣、瞳子髎、鱼腰、球后、四白、太阳等穴各 1min，本法也可用于各类视力障碍。如内斜视宜延长按揉睛明穴达 2min；外斜视宜延长按揉瞳子髎穴达 2min；上斜视宜延长按揉球后穴达 2min；下斜视宜延长按揉鱼腰穴达 2min（图 5-4-94）。

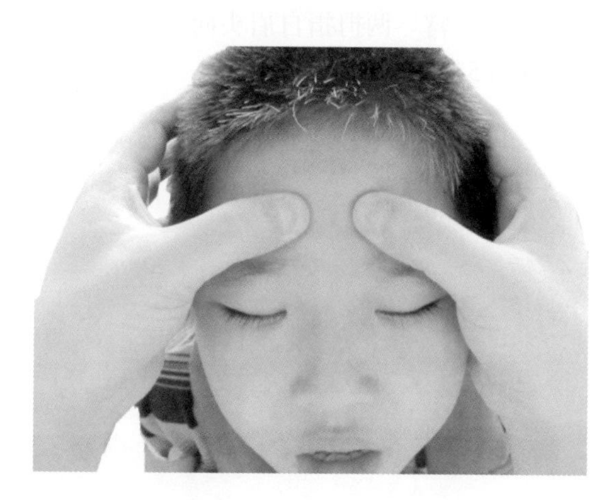

图 5-4-94　眼周穴位按摩

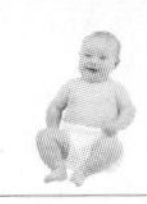

5．抹眼眶　小儿取坐位或仰卧位，术者用拇指指腹交替抹上、下眼眶 5 min。本法也可用于各类视力障碍（图 5-4-95）。

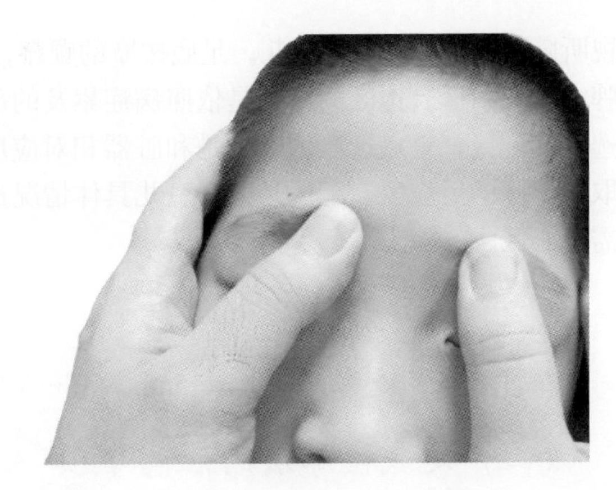

图 5-4-95　抹眼眶

6．拿风池　小儿取坐位或仰卧位，术者一手扶前额，另一手以拇指与示、中指相对，拿双侧风池穴，拿 3 ~ 5 次后按 1 次，操作 1 ~ 3 min，本法可清利头目，也用于各类视力障碍（图 5-4-96）。

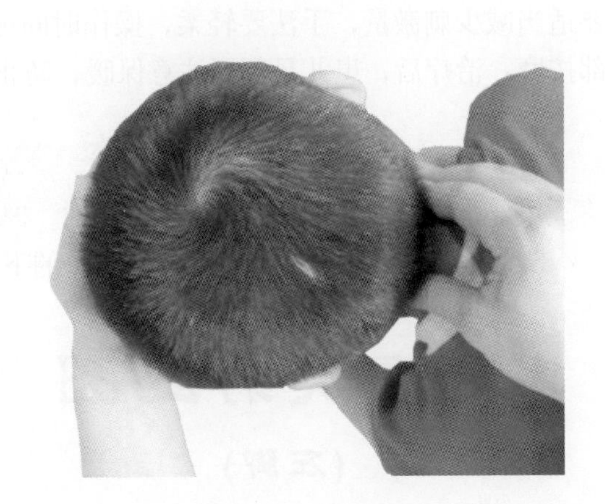

图 5-4-96　拿风池

7．擦视区　小儿取坐位或仰卧位，术者以右手小鱼际快速来回擦枕骨上部约 1min，本法主要刺激小儿大脑皮质视区，也可用于皮质发育异常引起的视觉障碍（图 5-4-97）。

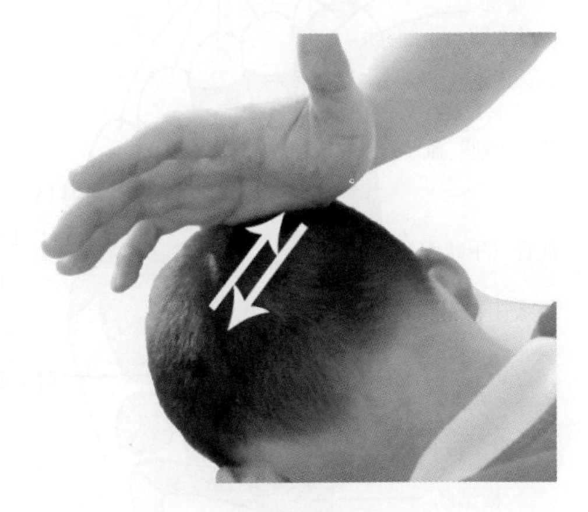

图 5-4-97　擦视区

九、足底反射区按摩促进肢体平衡发育

（一）足底反射区按摩法的目的

足底按摩方法，能通过刺激足部相应脑部、脊柱、四肢反射区，调节人体内部的功能，协调其平衡。缓解足底屈肌痉挛，促使足底小肌群肌张力协调。为促通站位立直及平衡而创造条件。

（二）足底按摩法适应范围

可适用于上、下肢功能障碍，颈、胸、腰骶无力等患儿，也可用于伴有智力低下、语言障碍、视听障碍、行为障碍等患儿。足底按摩的顺序，一般从左脚起，先按摩脑部、小脑、肾、肝、平衡、脾六个反射区。选区的原则是依照病症累及的部位和脏器，并结合整体观点和辨证施治来确定重点选区和配区，重点选区的部位是和脏器相对应反射区，如患儿髋关节内收、内旋、膝关节屈曲，可取髋、膝的反应区，配区是根据患儿具体情况选出辅助作用的对应区，如心开窍于口，即语言障碍需配心区。

（三）足底按摩法的疗程

每日 1 ～ 2 次，每次 10 ～ 15min，1 ～ 3 个月为一个疗程。

（四）足底按摩法的注意事项

做足底按摩的室温要在 24 ～ 26°C；按摩结束后，患儿要饮用 250ml 温开水。体弱多病的患儿，要适当减少刺激量，手法要轻柔，操作时间可适当缩短；饭前半小时及饭后 1 小时内，尽量不做足部按摩；治疗后，患儿足部要注意保暖，防止足部着凉。

（五）主要足底按摩区部位

主要足底按摩区部位见图 5-4-98。

头（大脑）：位于两足足底跗趾趾腹的下部，左、右侧大脑的反射区在足部呈交叉反射。

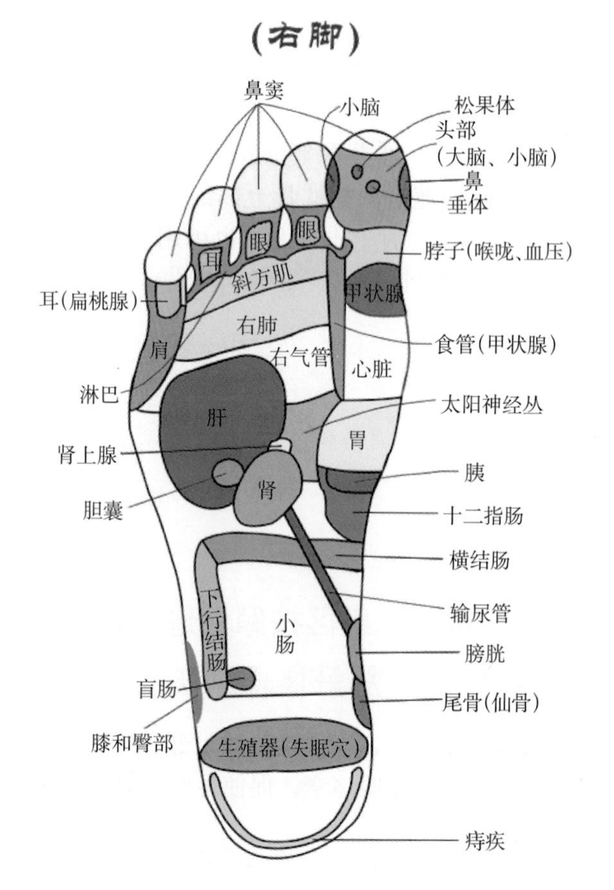

图 5-4-98 足底反射图

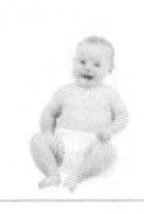

小脑（脑干）：位于大脑反射区的后外侧。左、右侧小脑在足底部呈交叉反射。

颈：位于两足踇趾根部，即小脑反射区下方。

斜方肌（颈、肩部）：位于两足底眼、耳反射区下方。

肾：位于足底中央的深部。

1．按压法　用大拇指指端、指腹或指关节按压反射区，按压的力度可大可小（图 5-4-99）。

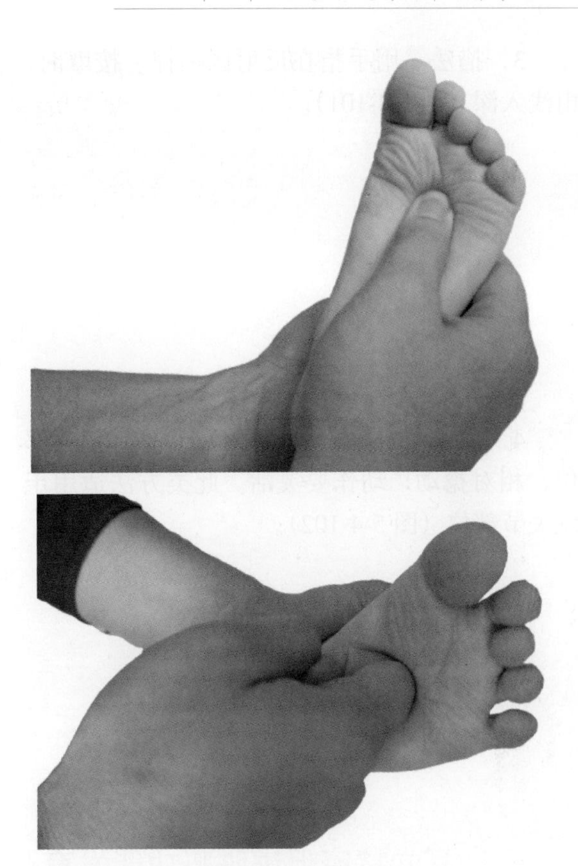

图 5-4-99　按压法

2．推法　示指、中指弯曲，用指腹用力于足反射区的受力部位后，可做单方向直线或弧型推进，不宜做往返推动（图 5-4-100）。

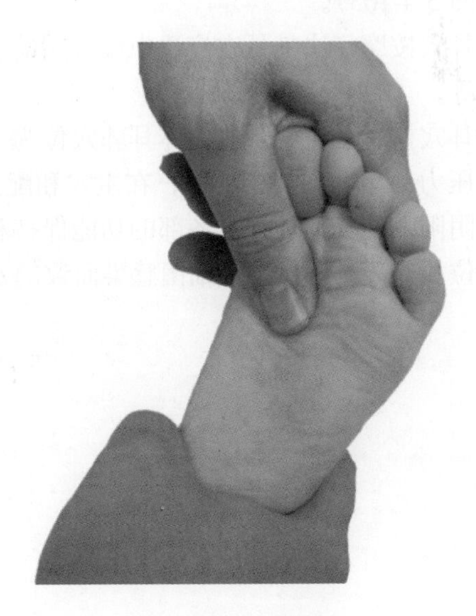

图 5-4-100　推法

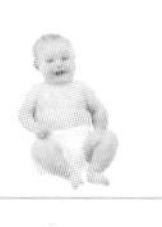

3．掐法　用手指在反射区掐捏。按摩时，由浅入深（图 5-4-101）。

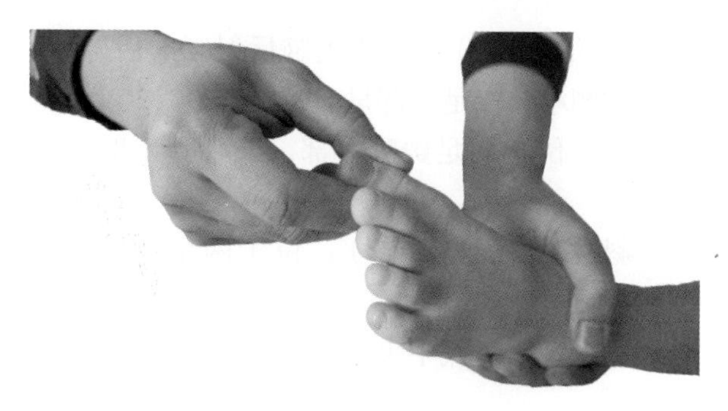

图 5-4-101　掐法

4．捻法　用拇指和示指指腹掐住一定的部位，相对捻动，动作要灵活。此类方法适用于趾关节部位（图 5-4-102）。

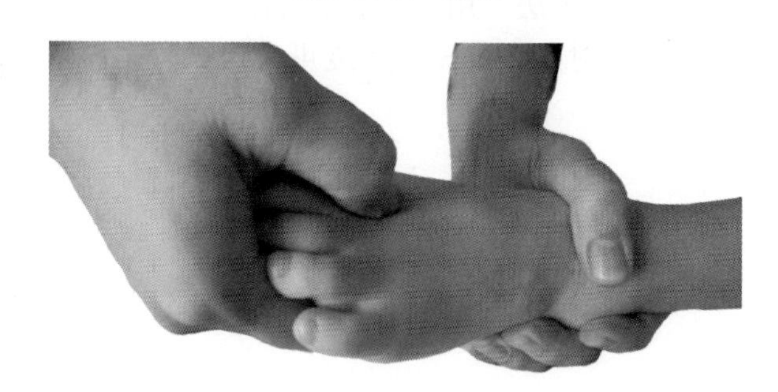

图 5-4-102　捻法

十、耳穴按摩促进脏腑功能发育

耳穴是耳郭皮肤与人体经络、脏腑、组织器官、四肢百骸相互沟通的部位，是脉气所发和转输之处。人体各部分，包括内脏都与耳部有密切的关系。通过这种内在联系，耳穴既能在耳郭上反映机体的生理功能和病理变化，借以诊断疾病，又能通过对它的良性刺激达到人体相应患病部位的治疗（图 5-4-103）。

耳穴按摩疗法是耳穴疗法中最常用的方法，其他的方法还有耳穴压豆法、耳穴贴磁法、耳穴埋针法等。

耳穴按摩法主要是取人体耳郭穴位为主穴，取人体其他部位穴位为配穴，用手或棒针按各种特定的压力、频率和技巧动作，在主穴和配穴进行手法操作。通过耳穴经络的感传联系，疏通气血，平衡阴阳，使脏腑及人体各部的功能保持相对的协调，提高人体功能。本法没有绝对的禁忌证，施术部位如有溃疡、化脓或细菌感染而致的发炎，不宜进行。

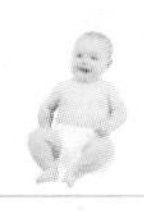

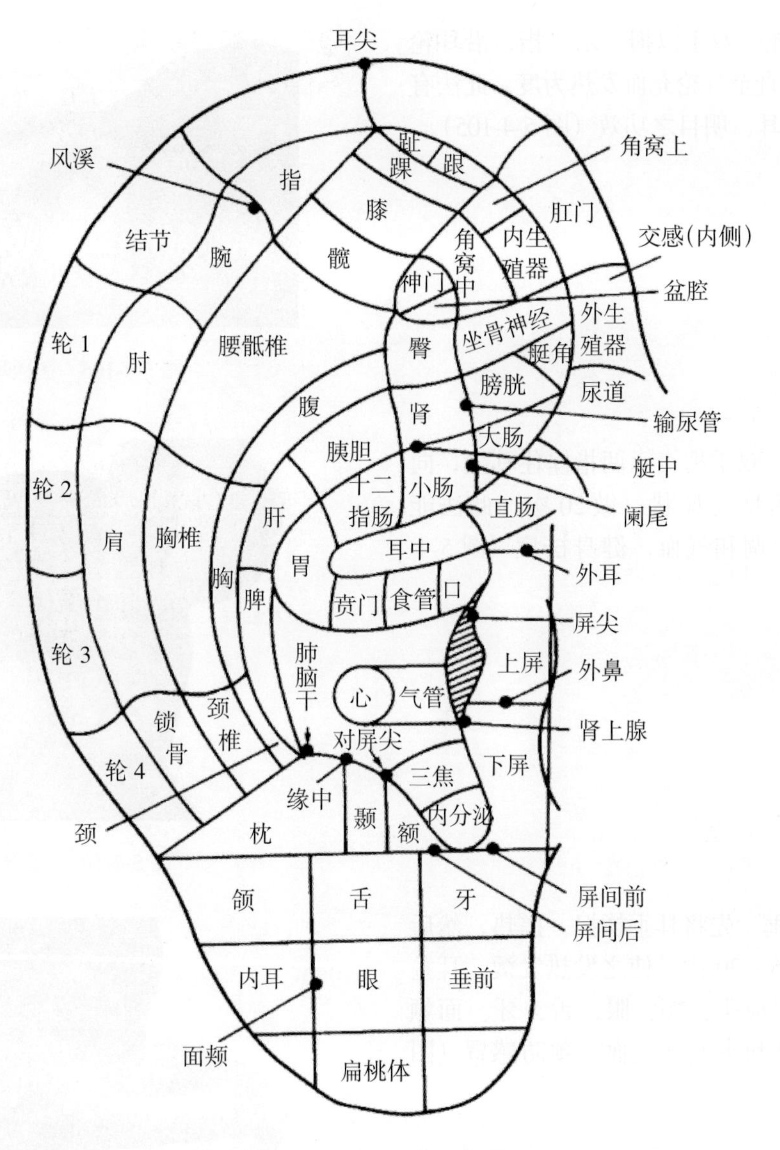

图 5-4-103　耳穴示意图

1．全耳按摩　双手掌心互搓产热后，然后以掌心分按摩耳郭前后两面，先向后按摩耳郭正面，再向后按摩耳郭背面，反复按摩 20 次。此法对全耳穴位有刺激作用，可调节脏腑功能，激发全身功能（图 5-4-104）。

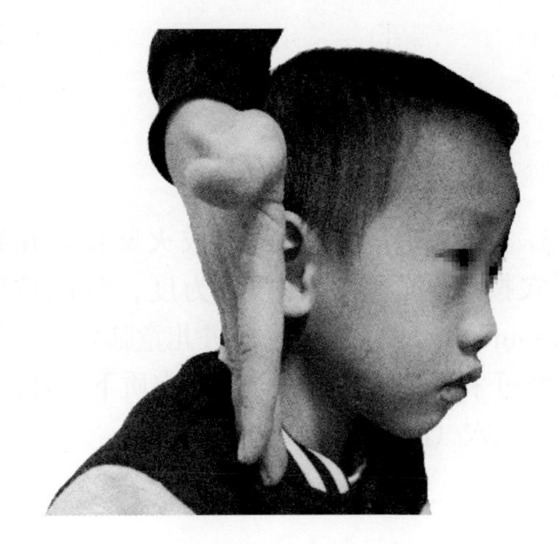

图 5-4-104　全耳按摩

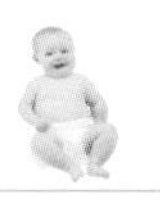

2．搓揉耳轮　双手以拇、示二指，沿耳轮上下来回搓揉，直至耳轮充血发热为度。此法有健脑、强肾、聪耳、明目之功效（图 5-4-105）。

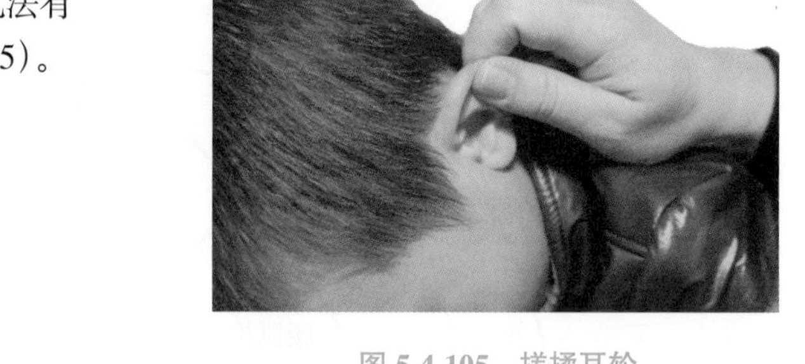

图 5-4-105　搓揉耳轮

3．提双耳　双手拇、示两指捏住耳尖，向上提拉，稍停后恢复原状，做 20 次。此法能梳理十二经络，调和气血，健身祛痘（图 5-4-106）。

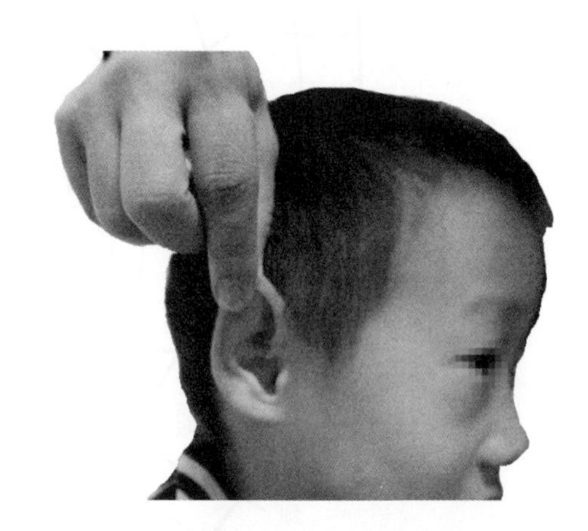

图 5-4-106　提双耳

4．下拉耳垂　先将耳垂揉捏、搓热，然后再向下拉耳垂 15 ~ 20 次，使之发热发烫。耳垂处的穴位主要对应头、额、眼、舌、牙、面颊等处，此法可梳利头面部气血，预防感冒（图 5-4-107）。

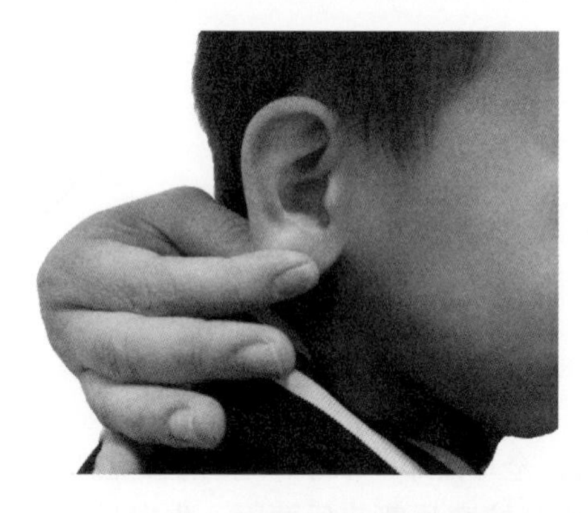

图 5-4-107　下拉耳垂

5．探棒按摩　用探棒（或火柴棒）在特定耳穴按摩，轻重以能忍受为度。每次按摩 1 ~ 3 min，每天 2 ~ 3 次。促进儿童脑发展的耳穴按摩可采用肾、肝、心、脾、皮质下、神门、脑等为主穴（图 5-4-108）。

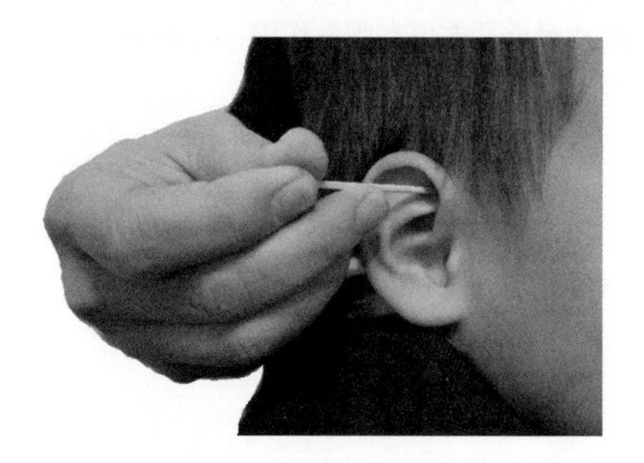

图 5-4-108　探棒按摩

第六章　促进儿童脑发育的水疗

大脑是整个神经系统的最高统帅，也是人类赖于优胜于其他动物的主要器官。一个人的大脑平均重量约1500g，细胞的数目达1000亿之多。黑猩猩尽管身躯庞大，可大脑的重量却只有500g左右，人类的大脑不仅在重量上占显著优势，大脑的表面积也为所有动物之冠，每侧大脑皮质的表面积可达1200cm²。

一、水疗的定义与历史

（一）定义

广义的水疗包括体内水疗和体外水疗。体内水疗指饮水疗法和洗肠疗法。狭义的水疗专指体外水疗，即利用水以及存在或附加在水中的物理化学因素，从体外作用于人体，从而达到防治疾病和促进机体康复的目的。

水疗是利用各种不同成分、温度、压力的水，以不同的形式作用于人体以达到机械及化学刺激作用来防治疾病的方法。

（二）历史沿革

在我国用水治病有悠久的历史，《素问•阴阳应象大论》说："其有邪者，渍形以为汗"。这里的"渍形"即是指用热汤洗浴治病的方法。《伤寒论》中有"冷水浴法"。《本草纲目》中对水疗的运用及各种不同成分的水均有较为详尽的阐述。1983年在上海开办了我国第一个婴儿游泳训练班。

公元1世纪，古罗马人采用温泉为军人治病疗伤。古希腊时代，西医之父希波克拉底就使用温泉做治疗。18世纪—19世纪，德国水疗之父Sebastian Kneipp将水疗作为正式医疗用途。婴儿水疗始于20世纪60年代，80年代美国罗伯特夫妇创办了婴儿游泳基地。

（三）现代应用

现今水疗被广泛应用于医学康复领域与养生领域。如采用淋浴式水疗进行健身与预防疾病，采用盆式水疗松弛肌肉、缓解疼痛，深水池水疗能强壮心肺功能，采用冷水池水疗能起到止血、缓解水肿、局部麻醉止痛作用。

在医学康复领域，水疗发展的新特点是其与运动疗法的紧密结合。加拿大温哥华的康复治疗师经过长期的观察和研究，创造了水疗和功能锻炼相结合的新理念，经实践证明水疗对神经肌肉损伤后运动功能的康复效果非常显著。

（四）分类

1. 按水的温度分类　冰冷水疗法、冷水疗法、温冷水疗法、温水疗法、热水疗法、高温水疗法、变温水疗法。

2. 按水中化学物质分类　淡水疗法、盐碱水疗法、矿物质水疗法、芳香型水疗法、中草药水疗法。

3. 按水的物理形态分类　液体水疗法、雾气水疗法、冰水疗法。

4. 按水与人体接触的方式分类　浸泡水疗法、冲淋水疗法。

5. 按水或附加在水中的物理因素分类　涡流式水疗法、电振水疗法、超声水疗法。

二、水疗的作用机理

（一）作用机理

1. 温度刺激　温度的数量变化，引起人体不同质的反应。如温水浴、热水浴可使血管扩张、充血，促进血液循环和新陈代谢；冷水浴、凉水浴可使血管收缩，神经兴奋性提高。

2. 机械刺激　①静水压力刺激：普通的静水浴，静水压力为 $40 \sim 60g/cm^2$，这种压力可压迫胸廓、腹部，使呼吸有一定程度阻力，使人不得不用力呼吸代偿，从而加强了呼吸运动和气体的代谢。②水流的冲击刺激：通过水的喷雾、冲洗、摩擦、涡流等碰撞身体表现产生冲击刺激。③浮力作用：水的浮力可减轻躯干、肢体和关节的负荷，便于关节活动和进行运动功能训练，提高人的关节活动范围和运动能力。

3. 化学刺激　水可溶解多种化学物质，通过水中溶解的化学药物进行治疗，既可使药物直接作用于局部，又避免了药物对胃肠道的刺激。如往水中加入少量矿物盐类、中草药精油药物和气体，这些化学性物质的刺激可加强水疗的作用并使得机体获得特殊的治疗作用。

三、水疗的治疗作用

1. 对皮肤的影响　皮肤有丰富的血管和神经末梢。因而皮肤血管的扩张或收缩对体内血液的分布状况能产生很大的影响，如皮肤毛细血管扩张时可以容纳全身血液的 1/3。皮肤上具有大量的脊神经和植物性神经的神经末梢，对末梢神经的刺激，可影响中枢神经和内脏器官的功能，达到消炎、退热、镇痛、镇静、催眠、兴奋、发汗、利尿和降低肌肉韧带紧张度、缓解痉挛、促进新陈代谢、改善神经系统调节功能等目的。

2. 对肌肉的影响　一般认为短时间的冷刺激可提高肌肉的应激能力，增加肌力，减少疲劳；长时间的冷刺激可引起组织内温度降低，肌肉发生僵直，造成活动困难；温热作用可以解除肌肉痉挛，提高肌肉工作能力，减轻疲劳，同时在热作用下，血管扩张，血氧增加和代谢加速，有利于肌肉疲劳的消除。

3. 对泌尿系统的影响　寒冷的刺激使尿量减少，冷水浴时出汗少，这使排尿量相对增多。温热刺激能引起肾血管扩张而增强利尿，但在热水浴时，由于大量出汗，排尿量反而减少。在长时间温水浴后血液循环改善，一昼夜内钠盐和尿素的排出量增加。

4. 对汗腺分泌的影响　热水浴后汗腺分泌增强，排出大量汗液，损失大量氯化钠，出现身体虚弱，个别患者出汗过多，应补充盐水。随着出汗，有害代谢产物和毒素排出增多。这样液体丢失、血液浓缩、组织内的水分进入血管，促进渗出液的吸收。

专家提示：婴幼儿水疗时间虽然不长，但绝对是一种大运动量的全身运动。

5. 对呼吸的影响　瞬间的冷刺激使吸气加深，有时也出现呼吸停止和深呼气，呼吸节律加快加深。热刺激可引起呼吸节律快和表浅，长时间温水浴后呼吸减慢。

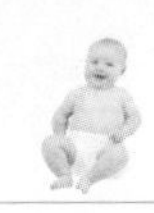

6. 对神经系统的影响　冷水浴增加脂肪代谢、气体代谢及血液循环、促进营养物质的吸收，可兴奋神经。热水浴（40°C 以上）后先有神经兴奋，继而出现全身疲劳、欲睡。多次进行不感温水沐浴，能使从外周传入大脑皮质的冲动减少，神经兴奋性降低，加强大脑皮质抑制功能，起镇静催眠作用。

专家提示：水疗的理化因素很广，涉及力、热、电、声和磁，以及附加在水中的各种物质的化学效应。

四、婴幼儿水疗的目的

1. 提高智力　游泳锻炼可以提高大脑的功能，促进大脑对外界环境的反应能力和智力发育。

2. 稳定情绪　游泳能模拟羊水环境，可以使婴儿身心得到抚慰，调整睡眠；还能有效消除孩子的孤独、恐惧和焦虑，促进孩子更自信地发育。

3. 强壮心脏　水的浮力作用及水波、水压力、水对皮肤的拍击，能对外周血管起到按摩作用，使婴儿的心脏得到更好的锻炼。

4. 提升肺活量　游泳时，水对胸廓的压力使得肺活量增加。研究表明，游泳锻炼后幼儿的肺活量可提升 74%。

5. 增强免疫　游泳使孩子对于外界温度变化的调节适应能力相应提高，血液中免疫球蛋白的水平较高，不易生病。

6. 促进体格发育　室外游泳时，宝宝能充分地接触阳光与空气，促进维生素 D 的吸收，游泳还能促进体内生长激素水平的升高，从而促进体格发育。

7. 体形匀称　游泳时，身体呈水平状态，有利于骨骼的灵活性和柔韧性，更好地促进骨骼的生长发育，可使形体发育更匀称。

8. 促进消化　游泳后为补偿人在水中消耗的能量，消化系统会主动加强消化、吸收功能，来摄取大量的养分。

专家提示："水疗"能促进婴幼儿身体五大系统发育，即运动、呼吸、消化、心血管及神经系统。

五、婴幼儿水疗的适应证和禁忌证

（一）适应证

1. 一般足月正常分娩和剖宫产的婴儿均适合水疗。

2. 早产儿如在 32 ~ 36 周分娩，体重在 2000 ~ 2500g，无其他合并症须特殊处置的新生儿也适合水疗。

3. 其他无明确禁忌证的婴幼儿。

（二）禁忌证

1. Apgar ＜ 8 分的新生儿。

2. 与水接触的部位有感染或破损的婴幼儿。

3. 伴有难以控制的癫痫发作的婴幼儿。

4. 心肺肾等脏器功能低下或身体极度衰弱的婴幼儿。
5. 血压过高或过低的婴幼儿；有出血倾向的婴幼儿。
6. 伴有排便失禁的婴幼儿。
7. 伴有皮肤疾病或其他传染性疾病的婴幼儿。

专家提示：刚出生的婴儿在水中玩耍，会把这种嬉戏当成是在母亲子宫羊水中生活的继续。

六、婴幼儿水疗的准备工作

（一）环境及用具

1. 尽可能选择固定的时间，宝宝精神状态较好的时段，不要选择在刚吃饱或饥饿状态下。
2. 保持水疗区域内光线充足、通风良好、地面防滑。
3. 可播放轻柔的音乐，让宝宝有一个放松的环境。
4. 婴幼儿游泳池、游泳圈、浴巾、毛毯、毛巾被、温度计、婴儿抚触油、婴儿爽身粉、将要更换的衣服、纸尿裤等日用品；水中漂浮的玩具。
5. 脐带没有脱落的宝宝，准备用于清理肚脐的消毒酒精、棉签。

（二）操作者

1. 操作者最好是两个。
2. 在操作之前，先洗手，修好指甲缘，摘掉手上的饰物，以免刮伤宝宝。
3. 操作者忌有传染性皮肤疾病或严重传染性呼吸道疾病。
4. 如操作者仅有普通感冒，可佩戴口罩后进行操作。

七、婴幼儿水疗的操作过程

操作过程

1. 如没有温控条件，可先加冷水再加热水，搅拌后再测量水温，水温控制在36°C ~ 38°C。小婴儿的水温可偏高一点，大婴儿及幼儿可偏低。

2. 水深控制在宝宝足底刚离开池底即可。

3. 宝宝先适当饮水，脱好衣物，先用浴巾包裹住宝宝；对于小婴儿，套游泳圈时最好两人配合，圈的大小以成人的示指可伸在圈与宝宝颈部之间为合适。套好游泳圈后检查下颌部是否垫托在预设的位置。

4. 撤掉宝宝身上的浴巾，即可入水，入水时用水轻撩宝宝，让宝宝对水温有一适应的过程，避免宝宝受到惊吓。

5. 水疗过程中操作者可用手搅动水面形成涡流，有水疗机可开启涡流或气泡模式；水疗中可让宝宝玩漂浮的玩具训练其水中的移动及抓握能力。

6. 每次水疗时间为 10 ~ 30min，小婴儿时间宜短。

7. 新生儿一般 1 天水疗 1 次即可，满月后可视情况 1 天水疗 1 ~ 2 次。

8. 结束出水时，注意保温，立即用干浴巾包裹全身，不要把宝宝从水中抱出到床边再包裹，应迅速擦干水迹，取下婴儿泳圈。

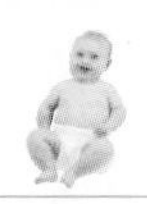

9. 水疗结束后可进行抚触，3 个月以内或体重稍轻的婴儿，因游泳的消耗易致疲劳，可适当休息后再行抚触。

专家提示：仿羊水溶质，使婴幼儿游泳环境宛如在母亲子宫内般舒服、安全，对皮肤有滋润、清洁、保护作用。

八、婴幼儿水疗的配合方法

（一）背景音乐

在做水疗之前要选择好合适的背景音乐，在水中听音乐，如果听得适当，做水疗会有事半功倍的效果。人类在胚胎时就生活在羊水之中，而且在羊水之中倾听母亲的心跳、呼吸、胃肠蠕动等有节奏和没有节奏的声音，这时候的音乐应该是最简单、最原始又是自然合成的音乐。在宁静环境中的背景音乐能够驱除疲劳、恢复精神，使患儿在治疗的过程中享受着那柔扬悦耳的音符，使精神更易于松弛下来。

（二）色调环境

环境是重要的教育资源，应通过对环境的创设和利用，有效地促进幼儿的发展，让环境与幼儿真正“对话”，促进幼儿健康快乐成长。水疗室环境，首先在色彩上，应该给幼儿以美的视觉享受。图画色泽宜单纯，接近自然，这样的色彩令纯洁的孩子们产生丰富的想象：广袤无边的绿色草原、密密的森林、辽阔的蓝天、飘浮的白云、蔚蓝的海洋和可爱的小动物们。这些单纯、源于自然的色彩，易使阅历浅短的幼儿产生共鸣、易于被理解。便于他们欣赏、借鉴、表现。幼儿们喜爱明快的色彩对比，活泼好动的幼儿从中可以感受到色彩变化的节奏并产生共鸣。

专家提示：在游泳全过程中，在温馨、阳光的环境中播放轻柔、惬意的音乐非常重要。

（三）抚触的方法

1. 头面部　取适量婴儿油或者婴儿润肤乳液，从前额中心处用双手拇指向上和往外推压，并在下颌部同样用双手拇指推压向前划出一个微笑状、有利于舒缓绷紧的面部肌肉。

2. 胸部　术者双手放在婴儿两侧肋缘，右手向右斜上方滑向宝宝右肩，复原，左手以同样方法进行。这种方法有利于顺畅呼吸、循环。

3. 腹部　按顺时针方向按摩腹部，注意在脐痂未脱落前不要按摩该区域。这种方法有利于促进肠胃蠕动。

4. 上肢　将婴儿双手下垂，用一只手捏住其胳膊，从上臂到手腕部轻轻挤捏。在确保手不受伤伤害的前提下，用四指按摩手背，并用拇指从手掌心按摩至手指。这种方法有利于提高上肢的灵活性。

5. 下肢　按摩婴儿的大腿、膝部、小腿，从大腿至踝部轻轻挤捏。在确保脚踝不受伤害的前提下，用拇指从脚后跟按摩足心至脚趾。这种方法可增强宝宝运动协调能力。

6. 背部　双手平放背部脊柱两侧，从颈部向下按摩至骶尾部。这种方法有利于舒缓背部肌肉。

专家提示：抚触的顺序从前额开始，依次是下巴、头、胸、腹、手、脚、背、臀。施术者也要保持自身的情绪愉快，并用轻柔的语言或歌唱与宝宝进行情感交流。婴儿水疗及抚触被动操是诸多儿童保健项目中的一项比较新颖、科学的保健措施。早期抚触就是在婴儿脑发育的关键期给神经系统以适宜的刺激，促进婴儿神经系统的发育，促进母婴情感交流，促进婴儿充分睡眠，减少婴儿哭闹，有利婴儿健康生长发育。

九、婴幼儿水疗的注意事项

1. 室温控制在 26 ~ 28°C，室内要注意通风、换气良好。

2. 水温在 36 ~ 38°C，小婴儿宜低，36 ~ 37°C。

3. 哺乳后 30 ~ 40min 后，新生儿 1 次 / 天，满月后 1~2 次 / 天。每次 10 ~ 30min，小婴儿及体质差的宝宝一般在 10 ~ 15min，大些的宝宝可适当延长。

4. 感冒、发热或其他呼吸道、消化道感染时应暂停水疗。

5. 选择正规和合适的水疗设备或泳池及泳圈，泳圈使用前必须进行是否漏气等安全检测，泳圈充气量为 85% ~ 90%；根据婴幼儿的颈围选择合适的泳圈型号。

6. 套好泳圈后，认真检查颈部，确保不会太松或太紧。

7. 水疗过程中避免强行旋转或拖动宝宝，以免宝宝因位置的突然变化引起不安，造成对水疗的恐惧。

8. 水疗过程中观察宝宝，如出现脸色苍白、表情恐惧、肢体寒战等异常表现应立即终止水疗，将患儿抱出水面，保暖并擦干身体，再做进一步观察处理。

9. 操作人员须始终保持在与宝宝半臂之内的距离，以方便对异常情况做出及时处理。

10. 对出生 10 天内的新生儿脐部贴防水护脐贴进行保护。

专家提示：特别强调成人不能离开婴儿半臂之内，不能存在侥幸心理，暂时丢下宝宝去接电话、开门等，许多意外造成的悲剧就是因此发生的！

十、脑瘫儿童常用水疗方法

（一）中药浴式水疗

中药浴式水疗是综合康复中的一种手段。它既是运动疗法，也是物理疗法。利用水温、静水压及中草药等，以不同的方式作用于患儿体表。通过温度、机械和化学刺激来缓解肌痉挛，改善循环，调节呼吸频率，增加关节活动度，增强肌力，以提高患儿的平衡能力，促进大运动的恢复。中药浴液能刺激皮肤，改善循环，增强患儿的抵抗力；不仅可以改善肢体运动障碍，也有助于智力、语言能力的开发；此外还有活血化瘀、舒筋活络等功效，对于缓解肌肉痉挛，改善肌肉血液循环，改善肌肉营养代谢，提高肌力有着重要的作用；同时也可以改善关节的活动度，对运动障碍患儿肌肉萎缩及营养不良有着较好的康复作用，是其他治疗难以代替的。

（二）水疗机

儿童专用水疗机有的采用可见光疗法。可见光中，红光用于促使中枢神经兴奋；蓝光、绿光、蓝绿光用于镇静；黄光可引起呼吸加快、改善患者肺功能；红绿蓝光可一定程度地引起中枢神经兴奋与镇静的交替刺激；蓝紫光对新生儿胆红素性脑病有疗效。七种颜色的光不断变化，交替刺激，

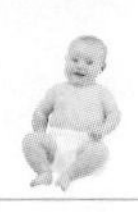

可有效地提高康复治疗效果。另外部分水疗机可形成气泡及涡流，有助于加强水疗的机械刺激作用。

儿童专用水疗机底部宽大的空间有利于对患儿进行步态训练，双侧大的观察窗方便治疗师观察患儿在水下的步态训练情况及进展，为患儿康复方案的制订及调整提供了帮助。

专家提示：中药浴式水疗是内病外治，由表透里，通经活络的纯绿色疗法。

十一、特殊操作方法

1. 脑瘫儿童水疗过程中的浮力及温度刺激，患儿的肌肉痉挛会得到一定程度的缓解，在患儿配合的情况下，可在水疗过程中对其肢体进行适当的被动活动及按摩，以增强水疗缓解痉挛及改善关节活动度的作用。

2. 中药浴时，熬制药液后的中药，可用厚纱布包包裹，蘸泡中药水后可在患儿痉挛的肢体上进行适度的擦拭，以加强中药对痉挛肌肉的作用。

3. 中药熏蒸：可利用中药熏蒸机对患儿进行全身的中药熏蒸，研究表明，中药熏蒸配合中药浴，有显著的降低脑瘫儿童肌张力、缓解肌肉痉挛的作用。

4. 局部药浴：如果是双下肢或双上肢瘫可选局部药浴，局部药浴可较全身浴水温高些，一般可超过 40°C，视患儿年龄、病情、体质及耐受能力可稍高，但必须低于 45°C，超过 40°C 的水温更有利于肌肉痉挛的缓解。

5. 中药浴后做适当休息，患儿肌肉痉挛得到缓解，情绪得到放松，再开展按摩及运动训练，有利于提高治疗效果及患儿的配合程度。

6. 患儿结束一天的康复治疗后，再进行中药浴，有利于促进肌肉产生的代谢产物的排泄，从而可缓解疲劳；同时水疗可以调节放松患儿的紧张情绪，有利于提高患儿夜间的睡眠质量。

专家提示：脑瘫儿童水疗时段的选择非常重要，选择得好，对康复训练能起到事半功倍的效果。

十二、水疗对儿童脑发展的作用的文献报道

近年来许多研究表明，大脑的结构功能都不是自然成熟，而是在环境的影响下发育完善的。0~3 岁是小儿脑发育最迅速、可塑性最强的时期，用适当的方法对大脑刺激，可以促进大脑的发育。从婴儿出生 3 天 ~2 个月开始游泳训练，同步感觉刺激，能够充分开发婴儿的潜能。在婴儿出生时，大约只有 50 万亿个突触连接，仅相当于成人的 1/10，出生后婴儿接受的新体验会导致大脑内突触连接的增加以及突触密度的显著增大，婴儿 3 岁时突触连接的数目可以达到大约 1000 万亿个，是成人的 2 倍。特别是在婴儿最初的 33 个月，婴儿大脑所接受的来自于周围环境的良性刺激尤为重要，它意味着优质的突触连接方式和回路的形成，而这正是婴儿智力和心理发育的基础和关键。智力和情商的高低主要在于优质的突触连接的数量，因此强调早期水疗、关键期的智力开发，其目的就是要使大脑形成优质突触连接网络。

2006 年有研究者专门从婴儿出生即开始跟踪监测，发现水疗对婴儿神经心理的发育有着积极的影响[1]。水疗的理论基础就是婴幼儿的神经心理的发育水平受环境教育的影响，这种影响在婴幼儿时期更为明显[2]。因而在婴幼儿早期，用研究者设计的训练方案，包括婴儿水疗和抚触、看图片

和听古典音乐，给婴幼儿的大脑以各种丰富的刺激，这就是同步感觉组合刺激（CCSOS）。主管视觉、听觉、嗅觉、触觉的脑细胞处在大脑的不同位置，同步婴幼儿的大脑潜能能得到充分开发，从而促进婴幼儿神经心理的发展。

日本著名的婴幼儿早期教育家七田真博士认为：把感觉组合起来刺激，不仅使刺激的效果成倍增长，还使得大脑回路更复杂，产生 1+1 ＞ 2 的效果[3]。水疗不同于单纯的体育锻炼，对于婴幼儿来说触觉是认识世界的主要手段，在认识活动和依恋关系形成的过程中占有非常重要的地位。从生理学上讲，抚触能增强脑垂体分泌的生长激素，刺激迷走神经，促进胰岛素的分泌，减少肌肉紧张，促进末梢循环，增进淋巴液流动，增强抵抗力。婴儿游泳时，水的水压、浮力、水流冲击和水温不仅刺激触觉，更重要的是促进主要肌肉的运动，有助于形成条件反射和促进语言的发展，并能使婴儿产生愉悦的情绪，减轻或消除其悲伤和厌恶情绪[3]。同时，在 CCSOS 游泳时，母亲对婴儿亲密地对话、唱儿歌、欣赏及调整宝宝在水中的游泳姿势等是一种极好的婴儿与父母亲子互动的过程。通过家长经常训练孩子，增加了与孩子交往的机会和时间，也增进了母子亲情，促进了亲子依恋的发展，促进孩子感知觉、语言的发育，也可以促进孩子的自信心及与人交往的能力，从而促进其神经心理的全面发展[4、5]。

研究还表明，在大脑的发育过程中，存在许多发育关键期，从出生到 3 岁是感知觉、运动、语言发育的关键期，在这一段时期内进行早期教育训练，可以收到事半功倍的效果[6,7]。研究结果显示水疗后小儿各个能区的发育商均高于水疗前（$P < 0.05$），12 个月时水疗组小儿各个能区的发育商也都高于对照组，其中大运动、适应性、语言、精细动作 4 个能区差异具有显著性（$P < 0.05$），说明通过对婴幼儿进行水疗训练这种早期教育方法确实是有效的，而且训练越早，时间越长，效果越明显。水疗相对于到正规机构进行早期教育的费用要低一半以上，而且费时较少，操作简单，家长完全可以在家中进行。因此水疗这种训练方法值得大力推广。

随着我国婴幼儿水疗的兴起与发展，全国各地妇幼保健院的医护人员都开始了水疗对婴幼儿脑发育的研究。有研究者专门观察新生儿游泳对新生儿哭闹及睡眠质量的影响，发现实验组的新生儿游泳中哭闹情况明显低于对照组，睡眠质量明显高于对照组。因此认为新生儿游泳有利于新生儿睡眠质量的提高，有利于良好情绪的发展，有利于健康心理的形成[8,9]。皮肤是最大的感觉器官，是神经系统的外在感受器，这种触觉感受器可以将所有感受器的刺激，通过传入神经进入中枢神经系统，使大脑皮质对这种冲动进行分析、判断而做出相应的反应，从而可以刺激神经及其他系统的发育[10]。在其游泳过程中，通过被动操和主动游泳使其肢体运动，皮肤感受器受到刺激、从而促进婴幼儿运动的发育，也促进了大脑对外界环境的反应能力[9]。

另外几组研究者观察到游泳对新生儿体重、身长、胸郭的发育有着积极的影响[11]。尤其是游泳时通过对其轻声说话，轻轻抚触，可使婴幼儿保持愉快的精神状态，有助于下丘脑分泌生长激素释放因子增加，促进体重、身高的增长。在游泳过程中温度、水波的感觉、手对关节活动的位置觉、工作人员说话的听觉，人脸的视觉等促进患儿脑细胞的发育，促进神经细胞的轴突和树突的形成，从而促进头围的增长[12]。

姜丽芳专门研究水疗对正常婴儿智能发育，发现水疗后婴儿在智能五大能区——大运动、精细动作、适应能力、语言、情绪和社会行为方面得分均有提高，智商也有提高，与对照组相比，差异均有显著性（$P < 0.01$）另外水疗组婴儿体重高于对组，差异有显著性（$P < 0.05$）。因此得出结论：水疗可提高正常婴儿的智商及婴儿各方面的发育，对婴儿体格发育亦有良性的促进作用[13]。朱建幸的研究发现水疗组婴儿较未进行水疗的婴儿神经行为发育评分（SNBNA）高，提示水疗可促进婴儿早期神经行为发育。

新生儿缺氧缺血性脑病 (HIE) 是脑瘫发生的重要危险因素之一，随着技术的不断完善，其病死率已呈下降趋势，但中重度 HIE 幸存者仍可留有不同程度的神经系统后遗症。新生儿游泳作为 HIE

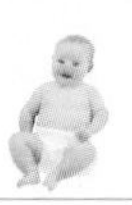

的辅助治疗，是开启智商、情商的有效措施之一。伍柳丝等对观察水疗对 HIE 患儿的疗效，发现 HIE 患儿配合水疗可以促进大脑发育，提高大脑对外界环境的反应能力、应激能力和智力发育。在特定的水质、水温下，温和的水刺激（水对皮肤、外周血管的拍击，安抚作用），通过感觉器官传到中枢神经系统生产良好的生物效应，促进其生长发育。水疗不仅是皮肤与水的接触，而且还是视觉、听觉、触觉、平衡觉的综合信息的传递 [14]。临床还有运用超声波水疗治疗不同类型脑瘫的患儿，通过刺激中枢神经，改善神经系统的调节能力，使瘫痪患儿建立新的神经通路，帮助患儿形成一种新的运动模式，从而达到治疗脑瘫的目的。每个研究者都认可水疗的积极作用：

（1）水疗配合我国传统穴位按摩和抚触对脑发育不全的低龄儿童的治疗疗效显著。

（2）我国脑发育不全的低龄儿童越早接受康复治疗，效果越好。

（3）水疗综合疗法（水疗加抚触）对缓解肌张力的效果优于纠正姿势异常的疗效。

（4）水疗综合疗法不仅可以促进亲子交流还可以开发婴儿的智力。

（5）水疗是成本最低、最易被接受、无任何毒副作用的一种物理治疗方法。

因此，对脑发育不全的低龄儿童尤其是脑瘫患儿做到早发现、早诊断、早治疗非常重要，直接影响到患者的预后。

袁焕侠观察水疗对早期脑瘫高危儿的干预效果，对 120 名伴随早期症状和高危因素的脑瘫患儿进行分组治疗。治疗组，除常规给予药物、高压氧、功能训练等治疗外，每日一次水疗 15～30min，喂奶后 1h 后进行，专职护士一对一看护，水疗后给予抚触和按摩。对照组不给予水疗，研究发现治疗组患儿的睡眠质量、粗大运动功能改善及痉挛缓解均优于对照组 [15]。人体有些部位的脑组织具有多种功能特性和神经环路，它们和中枢神经各部同时参与活动，一旦承担某种活动的主要脑区受损，其功能可由未受损的其他区域替代或代偿 [16]。水疗中，环境和水的刺激，不仅能促进正常的中枢神经系统的发育，而且还能激活受损区域周围的未受损区域。使其发挥代偿作用。水疗时水的机械刺激有利于患儿的全身痉挛的缓解，使肌张力异常得到改善，从而便于患儿在水中完成正确的姿势和动作。

孟晓慧把水疗运用于 146 例脑瘫患儿的治疗，发现患儿在水中会产生更多的自主运动，治疗后患儿肌张力有不同程度下降，痉挛部分缓减，肌力提高，自主控制能力提高，双下肢分离动作好，有利于控制手足徐动型的不自主动作，建立正常的运动模式。哭闹患儿水疗 3～5 天后哭闹症状明显减少或消失，情绪安定。水疗后做功能训练、按摩效果明显，水中训练配合功能训练、按摩、针灸、药物治疗，要比单纯功能训练、按摩、针灸、药物治疗显效快，全面提高了康复效果，有利于病人缩短住院时间，减少总的花费，降低残疾率，有良好的社会效益 [17]。

左小军在对 60 例中枢协调障碍患儿的水疗干预中发现，水疗早期干预可促进血液循环，使神经兴奋性降低，肌张力下降。浸入水中的肢体受到向上的力支托而漂浮，可减轻关节负荷。水疗池产生的气泡和漩涡能够锻炼患儿转换体位和维持平衡的能力，改善患儿的协调性 [18]。反复多次的水疗可产生一种多次叠加的累积作用，几次治疗加起来比一次治疗效果好，而且还有一定的后作用。

张玲观察水疗干预痉挛型脑瘫患儿的临床效果，60 例患儿随机被分为观察组与对照组各 30 例，研究发现应用水疗组运动发育水平和痉挛缓解情况均优于对照组，佐证了水疗干预可以提高婴儿的发育商 [19]。利用水的温度、静压及水的浮力改善患儿异常姿势，抑制异常反射，促进中枢神经系统的正常发育，诱导大脑结构功能的改变 [20]。认为水疗早期干预可以有效改善痉挛型中枢性协调障碍患儿的预后。

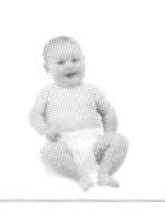

饶玉琳等观察水疗及抚触干预对中枢性协调障碍患儿的疗效，160例中枢性协调障碍患儿被分为观察组与对照组，观察组在药物及高压氧治疗的基础上增加了水疗及抚触，3个月后及1岁来院随诊时给予Gesell评定，发现观察组在大运动、精细运动、语言、社交、适应性五部分评分均高于对照组，因此得出结论：对中枢性协调障碍患儿进行水疗及抚触能有效改善智力和运动发育，显著降低脑瘫发病率，提高治愈率，促进正常发育[22]。

参考文献

1. 李薇. 婴儿水疗对婴幼儿发育商影响的调查分析. 中国妇幼保健, 2006, 2: 275-276.
2. 楼必生. 科学教育, 学前期儿童潜能开发. 西安: 陕西师范大学出版社, 2000: 1-15.
3. 詹莉. CCSOS同步感觉组合刺激新生儿、婴儿智能开发游泳水疗法. 长沙: 湖南科学技术出版社, 2004:1-47.
4. 胡幼芳, 邓静云, 徐柏荣等. 早期教育对小儿生长发育影响的研究.中国儿童保健杂志, 2001，9(5):306-308.
5. 刘湘云, 林传家, 薛沁冰等. 儿童保健学. 2版. 南京: 江苏科技出版社, 1999: 211-212.
6. 鲍秀兰. 新生儿行为和0～3岁教育. 北京: 中国少年儿童出版社, 1995: 320-327.
7. 程淮. 籍孝诚. 要重视中国0～3岁儿童发展与早期教育. 中国儿童保健杂志, 2001, 9(1): 1-2.
8. 蔡国华. 孙丽洲. 赵青茹等. 新生儿游泳对其情绪的影响. 中华护理杂志, 2005, 7:509-510.
9. 刘彩霞. 沈平. 周月娥等. 新生儿游泳对情绪及行为神经的影响. 当代护士杂志, 2006, 6: 34-35.
10. 秦振庭. 围产新生儿医学. 北京: 能源出版社, 1989.
11. 赵其景、梁金英等. 游泳水疗对新生儿发育的影响. 河北医药, 2007, 7: 672-673.
12. 张琴、刘菊莲. 新生儿游泳对其体格发育的影响. 广东医学, 2006, 7: 1113.
13. 姜丽芳. 水疗对正常婴儿智能发育影响的研究. 实用医技杂志, 2008, 10:1242-1244.
14. 伍柳丝、邵美仙. 莫水娣等. 游泳在新生儿缺氧缺血性脑病综合治疗中的应用. 护理研究(中旬版), 2006. 5:426-427.
15. 袁焕侠. 早期水疗干预脑瘫高危儿的临床效果观察. 现代医药卫生, 2008: 1789-1790.
16. 韩群英. 脑瘫高危儿的防治与康复. 北京: 人民卫生出版社, 2001: 36.
17. 孟晓慧. 宋美菊. 刘静. 水疗对痉挛型脑瘫患儿的疗效观察. 中国实用神经疾病杂志, 2006, 5: 145-146.
18. 左小军. 早期水疗对中枢性协调障碍的疗效观察. 医学信息, 2011, 3: 1228-1229.
19. 林庆. 李松. 小儿脑性瘫痪. 北京: 北京大学医学出版社, 2000.
20. Brown J, Cooper-Kuhn CM, Kemperman G, et al.Enriched environment and physical activity stimulate hippocampal but not olfactory bulb neurogenesis.Eur J Neurosci,2003,17(10):2042.
21. 张玲. 水疗干预痉挛型中枢性协调障碍疗效观察. 中国误诊学杂志, 2009, 10:2313-2314.
22. 饶玉琳, 张红运. 水疗及抚触干预对中枢性协调障碍患儿的疗效观察. 护理实践与研究, 2011, 14:45-46.

第七章　饮食营养与儿童脑发育

第一节　膳食平衡与脑发育

一、膳食平衡概念在现代家长中的误解

儿童时期是整个人生塑造的黄金时段，人体的各个系统都在飞速地发育及完善，儿童就像朝阳一样充满活力。随着我国生活质量的提高，现在我国儿童饮食结构已较20世纪90年代时期发生了很大的改变，儿童生长中的各种要素（蛋白质、脂肪、糖、各种维生素等）已并不缺，但2002年中国居民与健康状态的调查表明，我国5岁以下儿童生发育迟缓率、低体重及消瘦率分别是14.3%、7.8%和2.5%，以6个月以内的婴儿最低，1岁到3岁组最高，0岁到6岁的超重和肥胖率分别是3.4%和2.0%。这些都是在正常的儿童中进行统计后得出的结论，而有脑损伤的儿童中，其营养不良及营养过剩等指标是正常儿童的2～3倍左右。

人们不禁会这样问："现在物质条件及医疗水平较以前明显好转，且人们对儿童的营养问题的关注也更加密切的时候，为什么还会出现这么多的营养问题呢？"我们认为其中一个重要的原因就是家长对膳食平衡概念的误解所致（图7-1-1）。现在多数的家庭只有一个孩子，孩子自然就成了家中的运转中心，家长就自然地认为对孩子好就是给他们一切最好的。但所谓最好的，在很多人的概

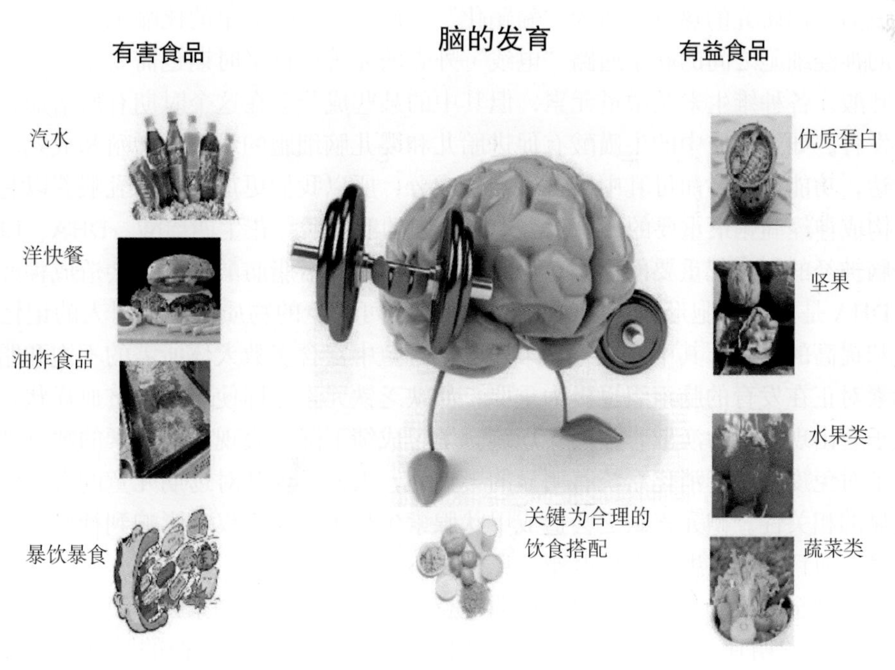

图7-1-1　脑发育与食物的关系

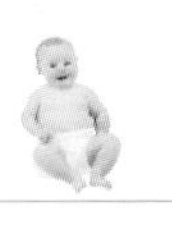

念中就是最贵、罕见的，例如我们曾见过一个家长认为鹿茸是名贵的药物并长期给孩子服用，结果是孩子因为不能耐受鹿茸的大补而表现为性早熟等，在这里不是说儿童不能服用补药，只是说应服用孩子所需要的而不是所谓最好的，所以在这里最重要的是纠正家长们的饮食衡量的概念：食物没有贵贱，只有所需要的和不需要的，只要选择孩子所需要的就是最好的、合理的。

二、合理饮食促进大脑的发育

儿童时期是大脑和智力发育的关键阶段，俗话说“三岁定终生”就是这个道理，其中这阶段的合理的饮食营养供给是基础（图 7-1-2）。现代大量的研究已表明：人的大脑发育会经历两个高速发育的阶段，而在这两个阶段中膳食为其保证了各种要素的补给，在临床中因为某些要素的不足或过盛所导致的神经受损的案例也不少见。这两个阶段包括：妊娠前 26 周和出生后一个比较短的时期。

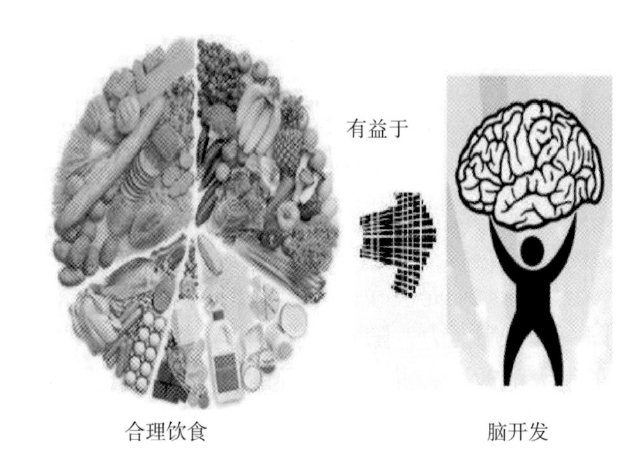

图 7-1-2　合理饮食对大脑的作用

在妊娠的前 26 周是神经胚胎细胞经历分化、增殖、移行的关键时候，所以在这个时期神经系统对能量及各种营养素的需求都较平时增加，尤其是优质的蛋白质、必需脂肪酸以及钙、铁、叶酸、各种维生素及微量元素等。这个时期若缺乏各种营养要素，可造成各种神经发育畸形及智力问题。最为常见的就是孕期缺少叶酸造成神经管的畸形及缺乏铁元素造成新生儿贫血及后期的精神发育迟缓，所以我国 2011 年的中国居民膳食指南中指出孕妇应从妊娠计划的开始就尽可能多地摄入富含叶酸的动物肝、深绿色的蔬菜及豆类。

出生后的一个短暂的时期，就像我国的神经生理学家张香桐教授所说：“人脑的神经细胞数目在出生后 6 个月还在继续增长”，虽然神经数目这一个理念还未完全被人们所证实，但出生后神经的髓鞘化却成为人们研究的热点。何为“髓鞘化”？用一个比较简单的比喻来说就是一个新生儿出生后头颅中的神经细胞之间的联系通路“电线”外壳的完善。这个时期也需要蛋白质、必需脂肪酸及钙、铁、叶酸、各种维生素及微量元素，但其中的某些成分会在这个时期有所增加，并影响着神经及智力的发育。如蛋白质中的牛磺酸有促进胎儿和婴儿脑细胞的发育、增殖和成熟，并能使神经网络更加发达，功能健全，而母乳中富含牛磺酸成分，所以我们更加提倡母乳喂养以起到健脑的作用。脂肪是构成神经髓鞘最重要的成分，其中脂肪中的亚麻酸、花生四烯酸、DHA、EPA 等不饱和脂肪酸，对脑神经的发育起重要的作用。研究表明这一类必需脂肪酸的缺乏会造成神经的缺陷及智力的低下，DHA 是大脑细胞形成、机体发育及运动不可缺少的物质基础，对人的记忆力、思维功能都有维持和提高的作用。其中蔬菜、水果和各种海鱼中富含多数人体所需的不饱和脂肪酸。矿物质、微量元素对正在发育的脑组织也极为重要，如缺乏铁元素，即使未出现贫血症状，也会影响到脑功能，孩子会出现注意力涣散，多动、烦躁、学习成绩下降等表现。锌元素的缺乏现在研究得比较多，其除了对免疫系统、消化系统有明显的影响外，人们发现其对远期儿童的人格的塑造、多动症等都有明显的相关性。碘元素缺乏会造成甲状腺素生长不足，不仅会影响到神经发育，表现为智力低下、痴呆，而且会导致患儿生长迟滞、身材矮小。

要拥有一个健全的大脑，要想让孩子聪明一点，除了要有良好的家庭环境、教育等因素外，我们还必须把握住从孕期到孩子 3 岁这一段黄金时期，提供合理的、平衡的膳食，使孩子健康正常

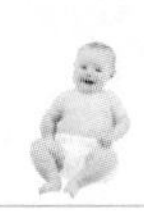

地发展（图 7-1-3）。据日本营养学专家坂田野节夫研究结果表明，儿童脑发育的基础是食物，这就是“自然疗法”的核心内容，这与我国《黄帝内经·素问》中说：“毒药攻邪，五谷为养，五果为助，五畜为益，五菜为充，气味合而服之，以补精益气”所倡导的一样，突出食物在人体生长发育的作用。这位营养学家认为决定脑功能优劣的因素，虽然与遗传、环境、教育等条件有关，但 80% 以上还是取决于营养。因为脑是人得以生存和从事各种活动的中枢，所以它对营养的富与贫，各种物质的偏与衰更为敏感。也就是说，营养的质量的高低与智力成正比。坂田野节夫还发现，有 8 种营养物质，对脑的健全发育起到重要的作用。充足的脂肪可使脑功能健全；充足的维生素 C 可使脑功能敏锐；充足的钙能使大脑持续工作用力；糖是脑活动的能源，但过量则会损害其正常功能；蛋白质是脑从事复杂智力活动的基本物质；维生素 A 是大脑的重要辅酶；维生素 E 能保持脑的活力；维生素 B 族可预防精神障碍。上述的物质不可能全部靠吃化学合成的药物来获得，只有从合理的膳食中摄取才是最健康的和人体最需要的。

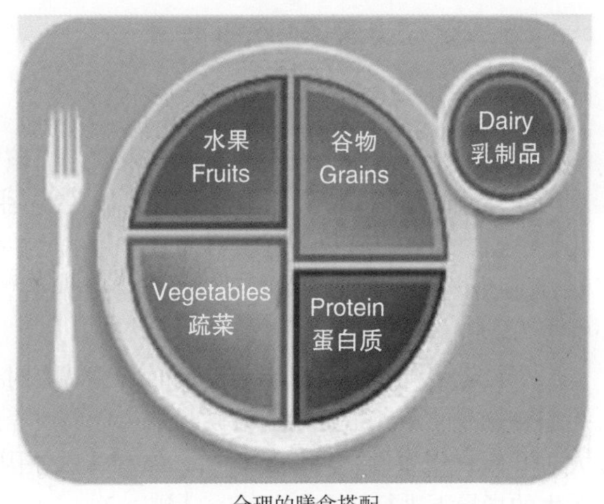

图 7-1-3　合理膳食的重要性

三、不合理的饮食对大脑的影响

合理的饮食是指无论是量还是质都是人体刚好需要的，这是最为理想的状态。所以不合理的饮食所致的两种后果：营养素的缺乏和营养素的过盛。许多的家长认为营养的缺乏是一种要纠正的病理过程，而过盛只能证明自己的育儿的正确性。其实不然，有时营养素的过盛带来的危害更严重，尤其是人体的大脑中枢。“物极必反”是一个比较容易理解的道理，大脑是人体的中枢，但其自我的保护能力是整个人体的各个器官中最薄弱的，各种营养素如果在大脑堆积，那么其不但不能起到营养中枢神经的作用，还会直接对中枢神经起到毒害的作用，使大脑神经坏死，或直接作用于此功能区域，使大脑长期处于兴奋或抑制的状态，这会直接导致智力、人格、运动等功能的改变（图 7-1-4）。

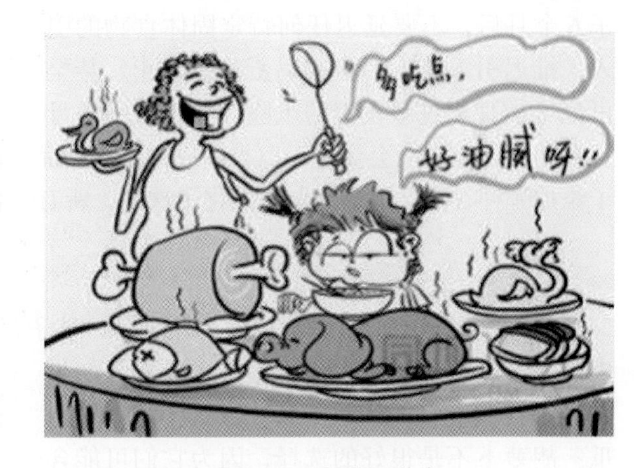

图 7-1-4　不合理饮食

所以关注食品的质量也是非常重要的，美国医学家经过多年的研究表明：两种氨基酸（色氨酸、谷氨酸）、一种微量元素（铁元素）和一种维生素（维生素 C）对大脑的智力发育有极为重要的作用。如果食物中缺乏这四种物质，将影响大脑的发育，引起记忆力下降、脑功能减退，甚至大脑发育不全。反之，食物中这几种物质充足，就会明显促进幼儿的大脑发育，提高儿童的智力和记忆力。

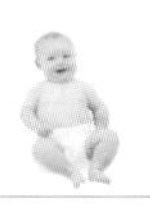

四、婴幼儿辅食添加指南

（一）什么时候开始添加辅食

每个孩子的发育情况不同，一般来说，当孩子的体重长到出生时的两倍（通常约在4个月时），重约5.9kg或更多时，他们可能已经准备好接受固体食物了，已经可以尝试逐渐添加辅食了。美国儿科学会（AAP）建议把母乳作为6个月内的单一营养来源，添加固体食物后，仍应至少继续母乳喂养到孩子12个月大，如果希望继续喂养母乳，并且孩子仍渴望进食母乳的话，可以在12个月后继续母乳喂养。

当母乳喂养不再足以满足婴儿的营养需要时，就应当在幼儿的饮食中添加补充食品。世界卫生组织建议婴儿从6个月大的时候开始在母乳喂养的基础上摄入补充食品，所有的婴儿都应从6个月大时开始食用除母乳之外的食品。如有特殊原因需要在4～6个月添加辅食的，建议在专业的儿科医生的指导下进行。

（二）应该先添加什么辅食

对大多数婴儿来说，添加哪一种食物作为第一种固体食物都无所谓。没有医学证据表明，按特定顺序引入固体食物对孩子更有益处（图7-1-5）。有些儿科医生建议1岁后再给孩子吃鸡蛋和鱼类，但没有证据表明，在4～6个月后引入这些食物会决定孩子是否会对它们过敏。2013年12月2日，加拿大儿科学会和加拿大过敏症及临床免疫学会也发表了联合声明：孩子6个月后，不要延迟任何特定固体食物的引入，推迟引入花生、鱼或鸡蛋不能防止，甚至可能增加食物过敏发生的风险。如果孩子是母乳喂养的，他可能会受益于肉类制成的婴儿食品，因为里面包含有更容易吸收的铁和锌。无论给孩子添加哪种谷物，都要确保是强化了铁的，所有食物都应该是没添加盐或调料的。

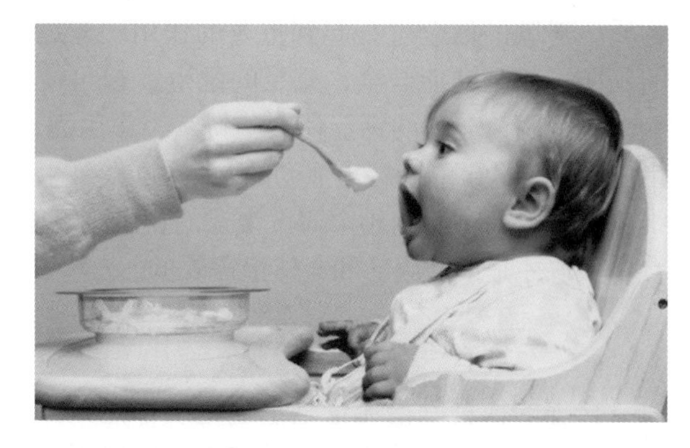
图 7-1-5　婴儿添加辅食

（三）应该添加什么辅食

通常，在开始吃固体食物的前几个月，孩子每天应该吃下面这些食物：母乳和（或）配方奶、肉类、谷物、蔬菜、水果、鸡蛋、鱼等。如果是家庭自制辅食的话，菠菜、甜菜、绿豆、南瓜、胡萝卜不是很好的选择，因为它们可能含有大量的硝酸盐。硝酸盐会导致小婴儿发生不寻常类型的贫血（低血红蛋白）。但超市里卖的预制蔬果泥是安全的，因为厂家会检测硝酸盐含量。豌豆、玉米和红薯是家庭自制婴儿食品的更好选择（图7-1-6）。

鱼是蛋白质和健康的ω-3脂肪酸的良好来源。但是，几乎所有的鱼都可能有汞残留或者有其他的重金属污染，汞有天然存在于环境中的汞和来自工业污染的汞。对于大多数健康人

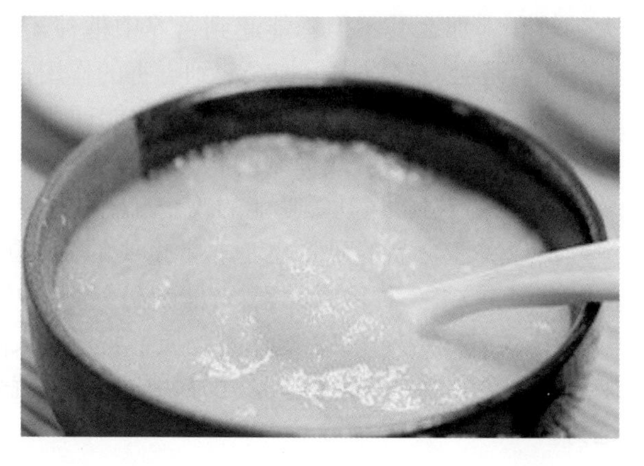
图 7-1-6　辅食

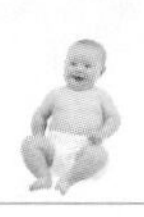

来说，不会受到这些微量汞的影响。但是对于婴幼儿来说，汞会对神经系统造成不可逆损害，长期低剂量汞暴露可以引起儿童的神经行为发育障碍，包括注意力、记忆力、语言、精细运动、听力和视空间觉等方面的异常。对于从本地水域捕获的鱼，要留意本地相关部门关于鱼类安全的信息。如果无法获得信息，那每周最多吃 170g 鱼肉，这些建议同样适用于贝壳类食物。

（四）怎样添加辅食

6 个月的婴儿应该吃泥状的食物，7 ~ 9 个月可以过渡到末状食物，10 ~ 12 个月可以吃碎状和丁块状食物。6 ~ 8 个月大时，从每天 2 ~ 3 次开始；在 9 ~ 11 个月期间逐渐增至每天 3 ~ 4 次。每次只给孩子添加一样新的食物，注意观察孩子有没有过敏反应（如腹泻、皮疹、呕吐），吃 2 ~ 3 天没问题后，再添加另一样。

开始喂辅食时，可以先给他吃一点母乳和（或）配方奶，然后给他小半勺辅食，然后再喂母乳和（或）配方奶。这可以避免孩子在非常饿的时候得不到食物而产生挫折感。如果孩子不愿吃辅食，就不要强迫他吃，因为添加辅食是一个循序渐进的过程，开始时孩子的大部分营养仍然来自母乳和（或）配方奶。如果孩子不愿吃辅食，就继续给他吃母乳或配方奶，然后另选一个时间再尝试给他吃辅食。

专家建议：不要把辅食放到奶瓶里让孩子吃，因为可能会被呛到，也可能让孩子吃得太多，从而使孩子增加太多的重量，变成小胖子。最好使用小勺子来喂，我们平常使用的小咖啡勺大小正好，商场中售卖的硅胶婴儿勺是一个很好的选择，可以避免对婴儿的伤害。但是，如果孩子有胃食管反流征，医生可能会建议用奶瓶来喂米粉。

（五）什么时候开始吃手指食物

一旦孩子能坐起来，并把他的手或其他物体放到嘴里，就可以给他吃手指食物，以帮助他学习自己吃东西（图 7-1-7）。大多数孩子在约 8 个月时可以学着自己吃东西。但是，为了避免窒息，作为父母要确保给孩子吃的食物是软的、易吞咽的、切成小块的。例如：小块的香蕉、炒鸡蛋、切碎的鸡肉、切碎的南瓜、豌豆和土豆。香蕉可以直接生吃，但其他大多数水果和蔬菜都要煮熟，直到它们变软。

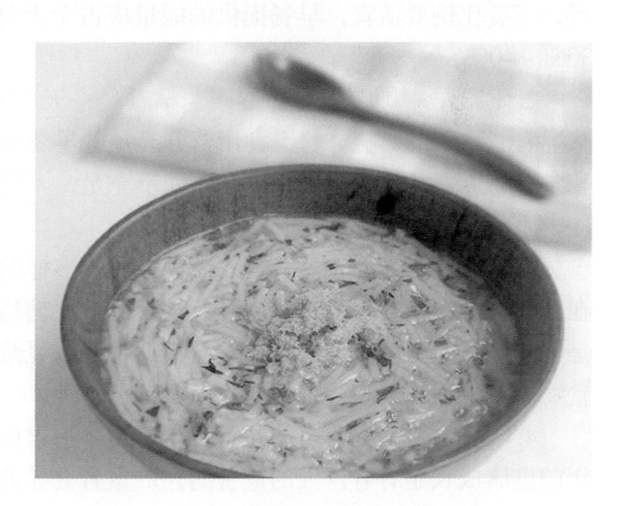

图 7-1-7 辅食

注意：手指食物（finger food）指可以直接用手指抓着吃的食物，是相对于用刀叉、筷子等工具来吃的食物而言的。而不是指形状像手指的食物。不能给这个年龄的孩子吃需要咀嚼的任何食物！不要给孩子吃任何可能导致窒息的食物！例如：热狗、香肠、坚果和种子（如瓜子、松仁）、大块肉类或奶酪、整个葡萄、爆米花、花生酱块、生的蔬菜、大块的水果、硬糖、牛皮糖。

（六）添加辅食后，宝宝会有什么变化

开始吃固体食物后，宝宝的粪便会变得更结实，并且呈现不同的颜色，也会有更强烈的气味。豌豆等绿色蔬菜可能会使粪便变成深绿色，甜菜可能会使粪便变红色（有时也会使尿液变红色）。粪便里可能含有未消化的食物，特别是豌豆或玉米的外壳，西红柿或其他蔬菜的皮。所有的这些都

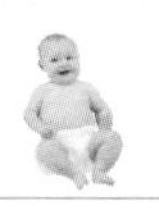

是正常的。如果孩子的粪便非常稀，含有黏液，可能是因为他的消化系统出现不适，应该咨询医生，看孩子是否有消化方面的问题。

（七）8～12个月婴儿建议每日食谱

为统一度量标准，以下的食谱中 1 杯均等于 240ml。

1. 早餐　1/4～1/2 杯麦片或鸡蛋羹；1/4～1/2 杯水果（切成丁）；120～180ml 母乳或配方奶。

2. 点心　120～180ml 母乳或配方奶或水；1/4 杯切成丁的奶酪或熟的蔬菜（建议选择纯奶酪或干酪，而不是再制奶酪或再制干酪）。

3. 午餐　1/4～1/2 杯酸奶或松软的白干酪或肉；1/4～1/2 杯黄色或橙色蔬菜（如胡萝卜、甘薯、西红柿）；120～180ml 母乳或配方奶。

4. 点心　1 块磨牙饼干或薄脆饼干；1/4 杯酸奶或水果（切成丁），水适量。

5. 晚餐　1/4 杯切成丁的肉或豆腐；1/4～1/2 杯绿色蔬菜；1/4 杯面条、米饭或马铃薯；1/4 杯水果；120～180ml 母乳或配方奶。

6. 睡前　180～240ml 母乳或配方奶或水（如果睡前给孩子喝配方奶或母乳，喝完后要给他漱口或刷牙）。

五、中国儿童青少年膳食指南

儿童青少年时期是一个人体格和智力发育的关键时期，也是一个人行为和生活方式形成的重要时期。儿童青少年在青春期生长速度加快，充足的营养摄入可以保证其体格和智力的正常发育，为成人时期乃至一生的健康奠定良好基础。儿童青少年的膳食指南应强调以下四条内容：

（一）三餐定时定量，保证吃好早餐，避免盲目节食

1. 养成健康的饮食行为　儿童青少年应该建立适应其生理需要的饮食行为，一般为每日三餐，三餐比例要适宜，早餐提供的能量应占全天总能量的 25%～30%，午餐占 30%～40%，晚餐占 30%～40%。

2. 不吃早餐影响学习和健康　早餐是一天中能量和营养素的重要来源，对人体的营养和健康状况有着重要的影响。每天食用营养充足的早餐可以为儿童青少年提供体格和智力发育所需的能量和各种营养素。不吃早餐或早餐营养不充足，不仅会影响学习成绩和体能，还会影响消化系统的功能，不利于健康。

3. 早餐的营养要充足　早餐应食用种类多样的食物，通过早餐摄取的能量应该充足。谷类食物在人体内能很快转化为葡萄糖，有利于维持血糖稳定，保证大脑活动所需的能量。所以，谷类食物是早餐不可缺少的。合理的早餐应包括牛奶或豆浆，还可加上鸡蛋或豆制品或瘦肉等富含蛋白质的食物。另外，水果和蔬菜的摄入也很有必要。

4. 不要盲目节食　有些儿童青少年为了追求体形完美，有意进行节食。这种做法对于儿童青少年的健康成长是有着巨大的危害的。严重者会导致神经性厌食症，发生营养不良，引起身体内分泌的改变，还会出现精神症状。因此，儿童青少年不应盲目进行节食减重。必要时可向营养专家或医生咨询。

（二）吃富含铁和维生素C的食物

1. 儿童青少年中缺铁性贫血发生率较高　贫血是世界上最常见的一种营养缺乏病，儿童青少年由于生长迅速，铁需要量增加，女孩加之月经来潮后的生理性铁丢失，更易发生贫血。由于我国膳食中含较多植酸和膳食纤维，影响铁的吸收，且铁的实际利用率也较低，因而引起铁的摄入相对不

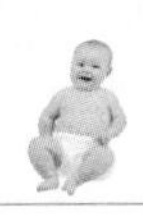

足。

2. 贫血影响儿童青少年的发育和健康　贫血的症状包括皮肤黏膜苍白、头晕、眼花、耳鸣、心慌、气急等。儿童青少年贫血可影响生长发育，导致活动和劳动耐力降低、机体免疫功能和抗感染能力下降，常出现食欲缺乏、厌食、畏寒等症状，容易诱发各种疾病，尤其是感冒、气管炎等呼吸道感染疾病。即使是轻度的贫血，也会对儿童青少年的生长发育和健康造成不良影响。

3. 积极预防贫血　为了预防贫血，儿童青少年应经常吃含铁丰富的食物，如动物血、肝、瘦肉、蛋黄、黑木耳等。维生素 C 可以显著增加膳食中铁的消化吸收率，单独补充维生素 C 就可以在一定程度上改善人体的铁营养状况。

（三）每天进行充足的户外活动

经常参加体育锻炼、减少静态活动时间，可以改善健康状况，促进心理健康并保持健康的体重。为了达到这个目标，最好每天进行至少 60min 的运动，也可以通过每天 3 ~ 6 次，每次 10min 的中等强度的短时间锻炼积累，因此应鼓励儿童青少年参与家务劳动。儿童青少年每天进行充足的户外活动，还能够增强体质和耐力，提高机体各部位的柔韧性和协调性，对某些慢性病也有一定的预防作用。此外，户外活动还能接受一定量的紫外线照射，有利于体内维生素 D 的合成，保证骨骼的健康发育 。

（四）不抽烟、不饮酒

儿童青少年正处在迅速生长发育阶段，身体各系统、器官还未成熟，神经系统、内分泌功能、免疫功能等尚不十分稳定，对外界不利因素和刺激的抵抗能力都比较差，因而，抽烟和饮酒对儿童青少年的不利影响远远超过成年人。另外，儿童青少年的吸烟和饮酒行为还直接关系到其成人后的行为。因此，儿童青少年应养成不吸烟、不饮酒的好习惯。

第二节　对儿童脑发育有害的食品

随着人们生活质量的提高，人们对食品的安全问题也越来越重视，但食品的安全问题却屡见不鲜，其中有非常多的食品对大脑的发育是有危害的，下面将介绍一些日常生活中对儿童神经生长影响较大的并与人们的日常生活关系密切的食品，以此提高人们对这些食品的危害性认识。

一、高铅的危害

研究表明，人体每公斤体重每天允许摄入的铅不能超过 1mg。铅盐一旦进入人体，首先沉积在大脑内，可能导致脑损伤，造成严重的记忆力丧失。1989 年，世界卫生组织和联合国粮农组织正式将铅确定为食品污染物，并建议加以控制。

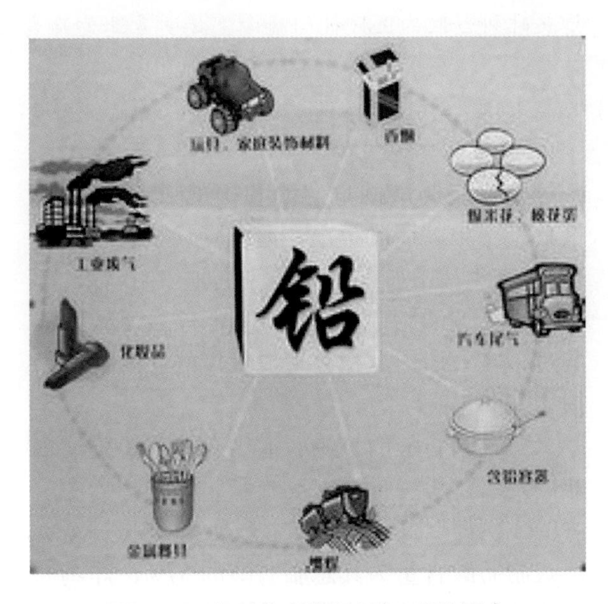

图 7-2-1　铅对儿童健康危害 - 无处不在

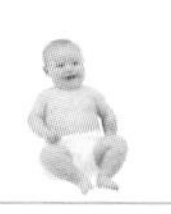

含铅食品是人体细胞的一大“杀手”，当血液中铅的浓度达到15μg/100ml时，就会引起儿童发育迟缓和智力减退。年龄越小，神经受损越重。含铅食品主要有爆米花、皮蛋、动物的脑（猪脑、鱼脑、鸡脑等）、饮料等。美国匹兹堡大学的科研人员进行11年的观察后发现，人体内铅浓度增加会造成智力受损。科研人员从1979年开始观察到儿童因铅中毒后，出现语言障碍、智商低下以及考试成绩差。10年后，这些儿童体内铅的浓度继续增加，他们耽误上课情况比正常儿童多2倍，智育开发比正常儿童晚2年。

1. 铅的来源　一方面来源于日常的饮食，如皮蛋、爆米花、铅质焊锡罐头食品、水果皮等。

专家提示：儿童血铅<99μg/L，相对安全。

另一重要方面来源于环境：①大气中：排放铅毒来自于不可避免的工业废气、含铅汽油、汽车尾气、燃煤、钢铁冶金、化学工厂排放废气。②土壤和尘埃中：在城市地区，土壤中的铅含量可能高出数百倍甚至数千倍。室内铅尘也是儿童铅暴露的重要来源之一。③水中：废水污染饮用水体可造成水中铅含量升高。自来水中铅含量虽然不高，但是，其生物利用率往往较食物中的铅为高。研究认为，儿童对铅的吸收率可高达50%以上。 平时可以加装带有除铅功能的婴幼儿专用滤水器或滤水壶，来预防儿童摄入水中的铅。④装饰材料：家庭装饰材料（油漆、涂料）、香烟烟雾、化妆品（口红、爽身粉）、含铅容器、金属餐具。⑤日用品：日常生活中，一些漂亮和华丽的餐饮用具背后，便隐藏着“铅中毒”这一杀手。彩釉陶瓷制作的餐饮用具及仿水晶器皿是形成铅污染的源头之一。除了彩釉陶瓷制品之外，仿水晶制品是一种更具威胁的铅污染源。另外，在为婴儿购置奶瓶、水杯时，也不宜用印有各式鲜艳图案的制品。

2. 铅危害的预防　人们要调整膳食结构，少食含铅高的食物（腌制品、松花蛋、爆米花、油条、易拉罐装的饮料等），如果身边有铅食物中毒的高发人群，那么就要排查自己的食物中是否有高铅的可能性。膳食中适当的钙、铁、铬、硒可降低胃肠对铅的吸收和骨铅的蓄积，减缓铅的毒性作用，故多吃含钙食品（如牛奶、乳制品、豆制品）、含铁食品（如肉、血、肝）和含锌食品（如肉、海产品）；多食蛋类、大蒜、新鲜水果、蔬菜等。

专家提示：如家长发现身边有高铅的因素，儿童发育偏离正常的规律，或身边有高铅的人群，请及时到当地的医疗机构就诊，接受专业的筛查及诊断才是关键。

二、反式脂肪酸

反式脂肪酸的危害　我国的2011年居民膳食指南中就明确提出“远离反式脂肪酸的食品”。在生活中如人造黄油、豆油、色拉油、起酥油等烹调油脂中富含反式脂肪酸。反式脂肪酸过多在人体内沉积会造成人体的心脑血管的损害（图7-2-2）。

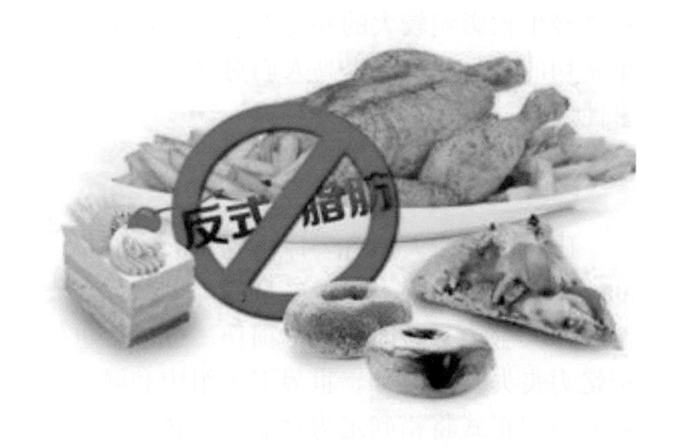

图7-2-2　反式脂肪酸-危害儿童心脑血管

反式脂肪酸的来源　近年来随着快餐饮食业的发展，快餐食品中反式脂肪酸在膳食中所占的比例应引起足够的重视，如面包和丹麦糕反式脂肪酸含量为其总脂肪酸的37%，炸鸡和法式油炸土豆的反式脂肪酸含量为总脂肪酸的

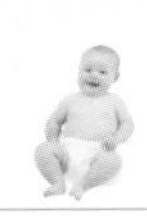

36%，炸薯条的反式脂肪酸含量为总脂肪酸的35%。

这些食品中多是高反式脂肪酸及富含激素的食物，同时反复高温加热，油脂会产生有毒有害物质，其中的不饱和脂肪酸经高温加热后所产生的聚合物——二聚体、三聚体，毒性较强，对人大脑有明显的毒害作用。据我国的相关研究表明，长期服用这些有害物质可使儿童长期处于兴奋及多动的状态，同时记忆力及智力也明显下降。例如加拿大研究人员用高脂肪和普通饲料来喂养两组一月龄的小鼠。当小鼠长到4个月时，再训练老鼠完成一项简单的记忆任务后发现，胖老鼠的表现远不如吃普通饲料的瘦老鼠，后者学习能力更强。研究人员由此得出结论，高脂肪的洋快餐会损害儿童正在发育的神经系统，并对其大脑和思维素质造成永久性的伤害。

专家提示：洋快餐及各种油炸的食品虽然好味，但儿童应少食，慎食，只有这样才能拥有一个健康的身体、聪明的大脑。

三、过氧脂质的食品危害

过氧脂质的食品在肠胃中破坏食物中的维生素，阻碍和干扰人体吸收蛋白质，还可以使人体中的某些代谢酶受到系统性破坏，导致大脑早衰和痴呆。含有过氧脂质较多的食品主要包括油温达200℃以上煎炸的食品，炸过的食品的油很快氧化并产生过氧脂质，长期曝晒的食物里的脂肪酸也会产生过氧脂质（图7-2-3）。

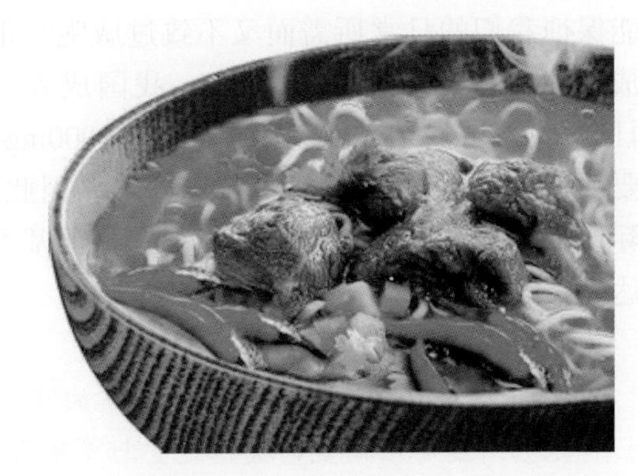

图7-2-3　过氧脂质食品

四、烧烤食品的危害

烧烤食品是生活中随处可见的东西，已经成为一部分人生活中不可缺少的部分，在大街小巷中到处可见的烧烤摆摊点为大大小小的孩子提供了大量经过熏烤过的食品。偶尔一两次的品尝并非不可以，但长期接触这些食品对儿童的健康有非常大的影响，除了对消化道有刺激作用外，这类食品在烧烤过程中产生了大量有害的物质，而这些物质大多是可以致癌的，部分对大脑极为不利。在烧烤过程中多用木炭、煤火等燃料，燃烧时产生过多的多环芳烃，同时各种肉类在高温的直接烧烤过程中可以产生有害物质苯芘，加上各种各样的辅料中有大量的有害化学成分，这些不仅直接有致癌的作用，对儿童正在高速发育的大脑也有直接的毒害作用。同时，烧烤食物外焦里嫩，有的肉里面还没有熟透，甚至还是生肉，若尚未烤熟的生肉是不合格的肉，食者可能会感染上寄生虫，埋下了罹患脑囊虫病的隐患（图7-2-4）。

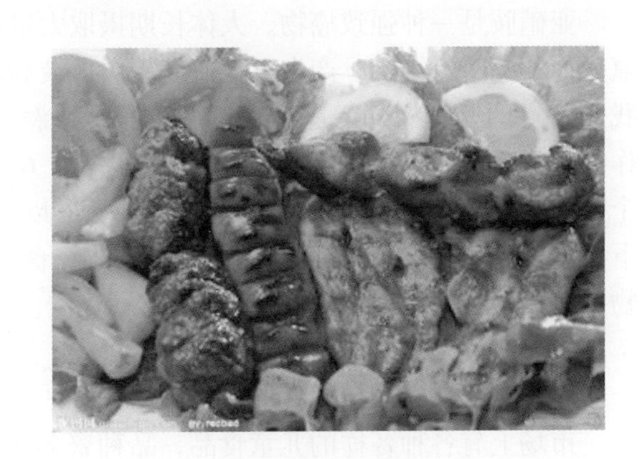

图7-2-4　烧烤

专家提示：保持食物的新鲜，少食油炸、烧烤、隔夜食品，以减少过氧脂质对大脑的毒害。

五、过咸食品的危害

盐是日常生活中必不可少的调味品，缺了它饮食无味，人会觉得软弱无力，然而若长期摄入过多，则很容易影响健康。据相关的报道，成年人心脑血管疾病、糖尿病等高发系统病的发病率与饮食过咸有明显的正相关性。儿童形成饮食过咸的习惯，对大脑近远期的影响是非常深远的。首先，过咸的食物会使人体中的血液浓度增加，血液的流通速度减慢，同时加上过咸会使脑血管收缩及变窄，这样大脑的血液及物质就会明显减少，通过血液运出来的废物就会在大脑中沉积；从中医的理论来看，咸入肾，过咸会伤害人体的肾气，而肾生髓，肾伤则不能化生脑髓，脑自然就得不到濡养。那我们一天到底要吃多少的盐才能保证我们的日常所需而又不致过咸呢？正常成人每天钠需要量为2200mg，我国成人一般日常所摄入的食物本身大约含有钠1000mg，需要从食盐中摄入的钠为1200mg左右，因此，实际在每天食物的基础上，摄入3g食盐就基本上达到人体钠的需要（图7-2-5）。

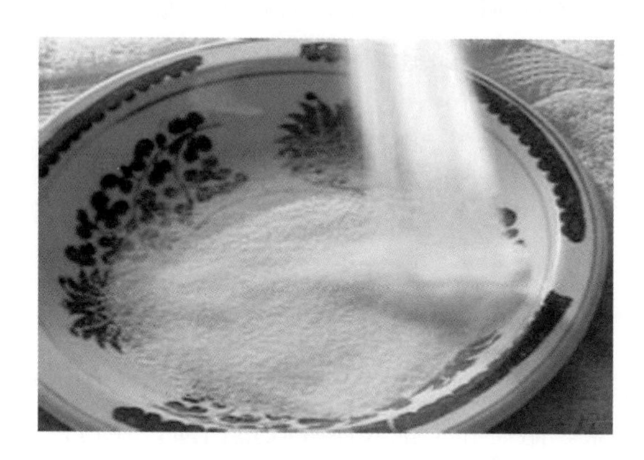

图7-2-5　过碱食品的危害

专家提示：合适的盐的摄入对人体的健康是非常关键的，但过多地摄入就会造成一系列的损害，研究表明婴幼儿期盐的摄入过量与成年后高血压发生率有明显的正相关。年龄越小，身体所需要的盐也越少，1岁以内的小婴儿以少盐或无盐饮食为主，因为正常的食物中包含的盐分已经足够其身体的需要，多盐饮食反而会增加肾的负担。

六、腌制食品的危害

腌制食品是具有悠久历史的食品保藏方法之一。在腌制过程中，亚硝酸盐能抑制肉毒梭状芽胞杆菌及其他类似腐败菌生长，具有良好的抗氧化作用，并且能改善腌制食品的风味。但是，亚硝酸盐能与腌制品中蛋白质分解产物结合形成亚硝胺。

亚硝胺是一种强致癌物。人体长期摄取大量亚硝酸盐，可使血管扩张，血液中血红蛋白的铁被氧化而不能与氧结合，产生氧化血红蛋白血液病，减少大脑的供血。亚硝酸盐是强致癌物质，除了我们常见的食管癌外，还对中枢系统产生致癌作用。亚硝酸盐能够透过胎盘进入胎儿体内，6个月以内的婴儿对亚硝酸盐特别敏感，5岁以下儿童发生脑癌的相对危险度增高与母体经食物摄入亚硝酸盐最有关。

七、色彩过度鲜艳的食品的危害

市场上有各种各样的儿童食品，品种繁多，大多数都是颜色鲜艳、惹人喜爱的，但是从配料表中，我们可以看到日落红、柠檬黄、日落黄等人工合成色素。据调查，市场上几乎每一种儿童食品，都不同程度地含有人工着色剂。

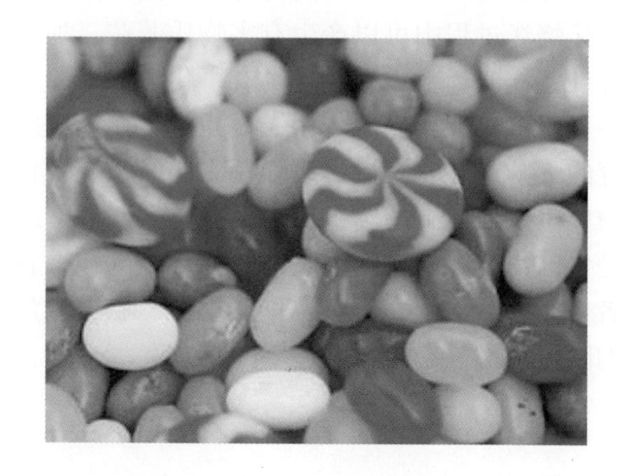

图7-2-6　色彩过度鲜艳的食品危害

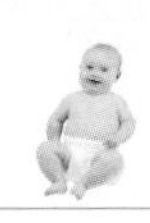

部分果冻、软糖和膨化食品中，配料表里的色素达到了四五种，这些颜色比较鲜艳的食品往往更受小朋友喜爱。食品着色剂分为人工合成和天然色素两种。天然色素相对较安全，但易受氧化、光照、温度的影响，颜色不稳定。而人工色素价格低廉，染色效果好，更受生产商的青睐。但人工色素进入人体后，由于代谢周期长，会加重肝、肾、脾的负担，尤其对儿童而言，潜在的危害很大。儿童正处于生长发育期，体内器官功能比较脆弱，神经系统发育尚不健全，若长期过多进食含合成色素的食品，会影响神经系统发育，极易出现躁动、情绪不稳、注意力不集中、自制力差、思想叛逆、行为过激等。

专家提示：超市中常见的五颜六色的果冻是儿童的最爱，这些东西除了色素等对身体的毒害外，并且非常容易造成呼吸道的窒息，年龄越小发生率越高。曾有人打了一个有趣的比喻，五颜六色的果冻就是伪装后的“鱼刺”，可见危险性之大。

第三节　对儿童脑发育有益的食物

俗话说：“一百种米养一百种人”，也即是说人的生长发育过程与饮食有密切的关系，选择合理的饮食是让孩子走向成功的第一步。在生活中，家长除了在孩子的不同时期要懂得按照科学的方法添加不同的饮食以满足其生长发育外，在儿童期，即大脑发育最快也是塑造性最强的时期，还要了解一些对发育和大脑生长有益的食品，只有这样才能起到事半功倍的效果。

一、水果类

（一）龙眼肉

也叫桂圆，为岭南佳果，被人们推崇为“果中圣品”，味甘性温归脾而能益智，据现代分析发现，龙眼的营养成分确实非一般果品可比，含有较丰富的维生素C和B族等，故有人说它是“果中圣品”（图7-3-1）。

中医治疗思虑过度，劳伤心脾，健忘怔忡，虚烦不眠，自汗惊悸的“归脾汤”就是以桂圆肉、炒酸枣仁、黄芪、白术以及茯神组成。

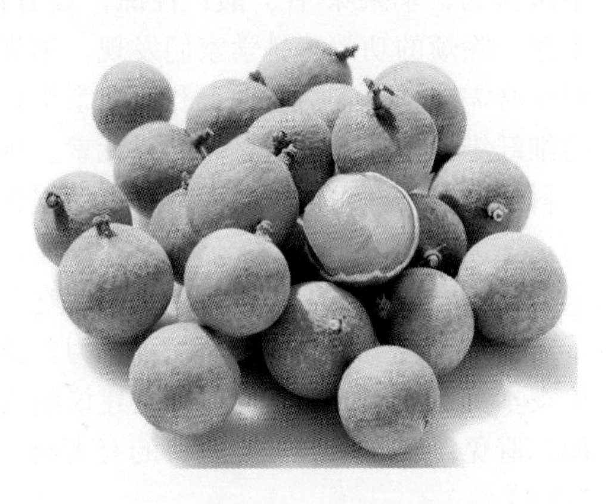

图 7-3-1　龙眼肉

（二）香蕉

香蕉味甘甜芳香，性寒无毒，熟时生食，可止渴、润肺。欧洲人因为它能解除忧愁而称它为“快乐水果”，因为香蕉所含的泛酸等成分是人体的“开心激素”，能够减轻压力，解除忧愁。同时，香蕉还被称为“智慧之果”，传说是因为佛祖释迦牟尼吃了香蕉而获得智慧，此外还因为香蕉含有丰富的、被称为“智慧之盐”的磷（图7-3-2）。

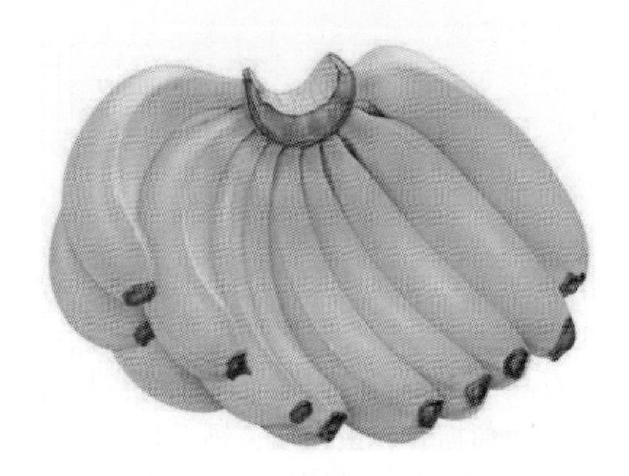

图 7-3-2　香蕉

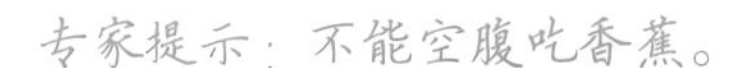

专家提示：不能空腹吃香蕉。

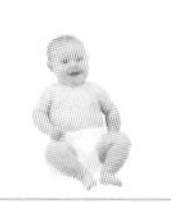

（三）草莓

中医认为其有很大的药用价值，其味甘、性凉，具有止咳清热、利咽生津、健脾和胃、滋养补血等功效。土耳其的医学专家认为，草莓有医治失眠的神奇功效，这种功效主要得益于其所含丰富的钾、镁两种元素。5-羟色胺合成过程中羟化酶的作用需要维生素C。草莓中含有丰富的维生素C，能够促进神经递质合成，对脑和智力发育有重要影响。维生素C还能够促进有机药物或毒物的羟化解毒，故有解酒和解毒的功效。草莓中含有丰富的天冬氨酸，可以清除体内的重金属离子（图7-3-3）。

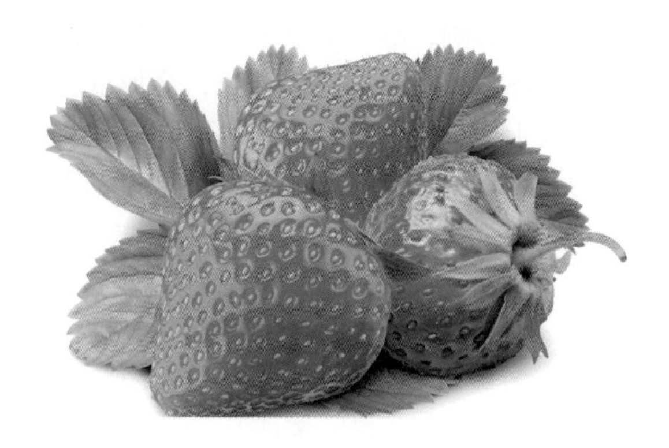
图7-3-3　草莓

专家提示：痰湿内盛、肠滑便泻的儿童不宜多食用草莓。

（四）苹果

世界四大水果（苹果、葡萄、柑橘和香蕉）之冠，俗话说："每天一个苹果，医生远离我"，中医认为，苹果味 甘、酸；性凉，具有益胃、生津、除烦的功效。科学家们发现，苹果有人们所必需的营养素，还含有利于儿童生长发育的细纤维和增强儿童记忆力的锌元素。现大量的科学研究已证明，锌元素的减少会损伤儿童的记忆力和学习能力，并且持续到成年。所以苹果又有"记忆之果"之称。儿童常吃苹果除了能提高免疫力外，还能增强记忆力，虽然苹果皮本身有一定的益处，但还是建议削皮后食用，避免误食苹果表皮上残留的有害物质（图7-3-4）。

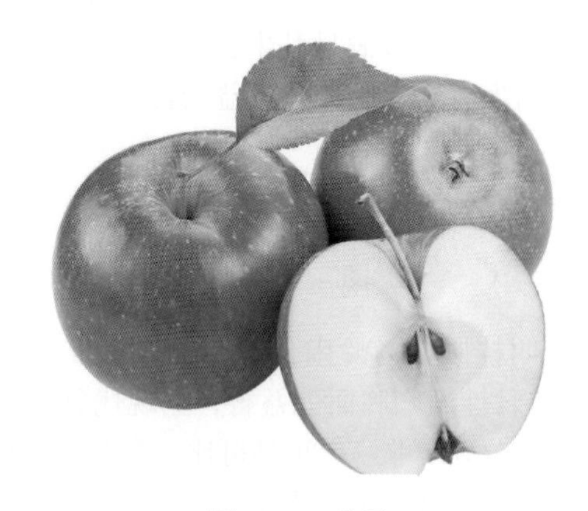
图7-3-4　苹果

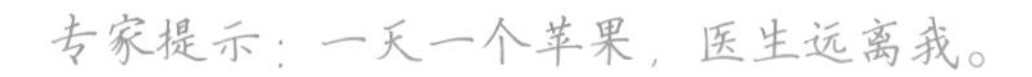
专家提示：一天一个苹果，医生远离我。

（五）葡萄

中医认为其性平，味甘、微酸，具有补肝、肾，益气血，生津液，利小便的功效。葡萄主要含葡萄糖、果糖、少量蔗糖、木糖、酒石酸、草酸、柠檬酸、苹果酸、某些花色素的葡萄糖苷、蛋白质、钙、磷、钾、胡萝卜素、维生素C、尼克酸等。因其含有大量的

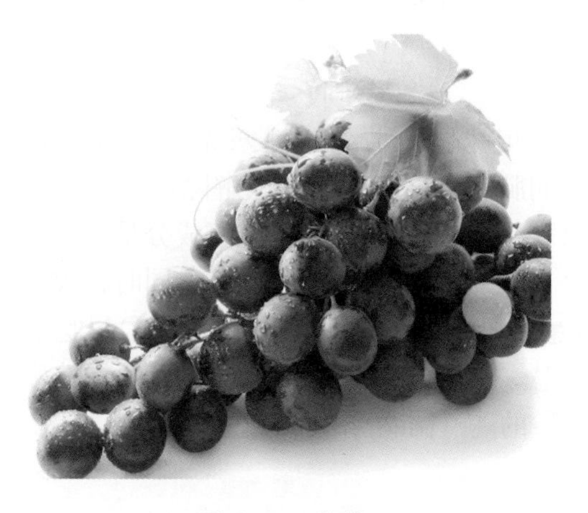
图7-3-5　葡萄

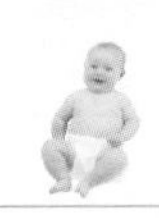

营养成分和活性成分，故最好鲜食。其中所含的维生素 B_1、B_6、B_{12}、C、P 等和大脑的多种必需氨基酸对缓解神经衰弱和过度疲劳有明显的益处。《中国秘方全书》记载："葡萄富有铁质，能补血，亦能补脑"（图 7-3-5）。

专家提示：葡萄富含糖分，肥胖的儿童不宜多食。

（六）柑橘

中医认为其性凉，味甘酸；入脾、胃、膀胱经。柑橘在我国有悠久的食用历史。据学者研究发现，柑橘的营养成分十分丰富，每 100g 柑橘可食用部分约含糖 10g、热量 150kJ、维生素 C50mg，维生素 C 含量高，是人体最好的维生素 C 供给源。橘皮所含营养丰富，尤其富含维生素 B_1、维生素 C、维生素 P 和挥发油，挥发油中主要含柠檬烯等物质。柑橘中的维生素 C 能起到抗血管硬化的作用，并且是神经系统重要的辅酶成分。同时柑橘是一种碱性食物，可以消除食用过多酸性食物的危害（图 7-3-6）。

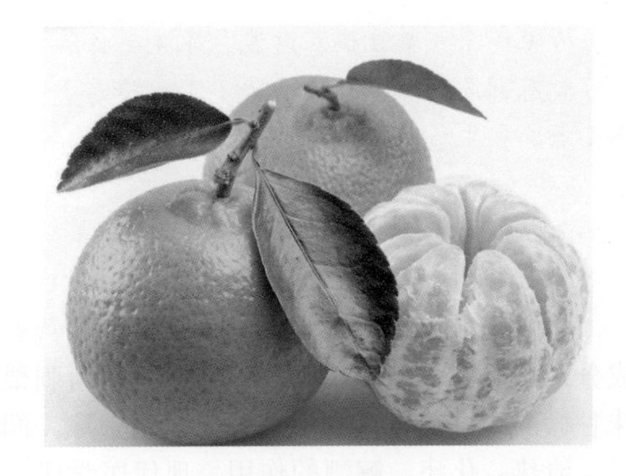

图 7-3-6　柑橘

专家提示：有胃病的儿童少吃柑橘，以免增加胃酸分泌。

（七）柠檬

又名柠果，洋柠檬，益母果。中医认为柠檬味酸甘、性平，入肝、胃经，有化痰止咳，生津，健脾的功效。柠檬全身是宝，而且具有多种保健功能。柠檬中富含维生素 C、维生素 E、黄酮类等，具有明显抗氧化作用的成分，是天然的抗氧化剂，能起到保护大脑的作用（图 7-3-7）。

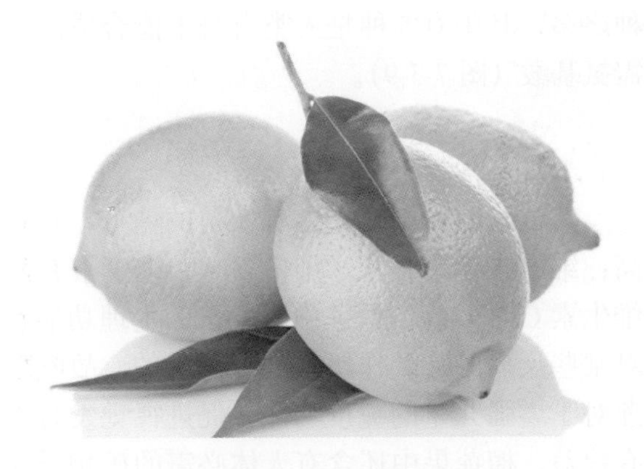

图 7-3-7　柠檬

专家提示：柠檬可引起胃酸的大量分泌，有胃病的儿童宜少食。

（八）梨

中医认为味甘微酸、性凉，入肺、胃经。《本草纲目》记载，"梨者，利也，其性下行流利"。梨具有生津，润燥，清热，化痰，解酒的作用；用于热病伤阴或阴虚所致的干咳、口

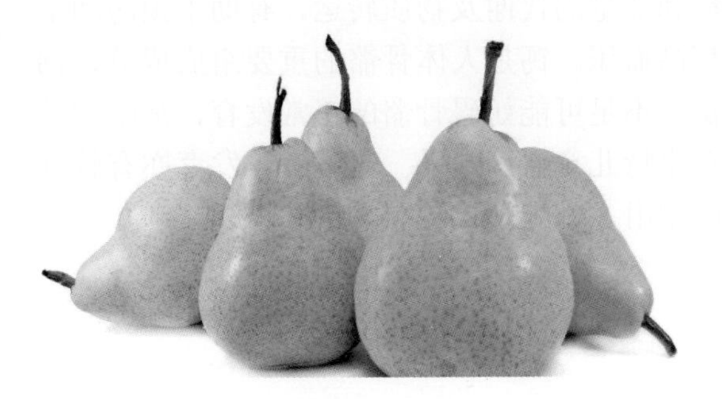

图 7-3-8　梨

渴、便秘等症，也可用于内热所致的烦渴、咳喘、痰黄等症。梨具有清肺养肺的作用，多吃梨的人远比不吃或少吃梨的人感冒概率要低，所以有科学家和医师把梨称为“全方位的健康水果”或“全科医生”。由于现在空气污染比较严重，梨可改善呼吸系统和肺功能，有润肺的功效，可以降低肺部受空气中的灰尘和烟尘的影响。由于梨香甜可口多汁，深受儿童喜爱，日常生活中，对于咳嗽痰稠或无痰、咽喉发痒干疼的患儿，可予冰糖、梨、川贝等同炖喂服，起到祛除痰热、滋阴润肺的作用（图 7-3-8）。

专家提示：梨性偏寒助湿，多吃会伤脾胃，故脾胃虚寒、畏冷食者应少吃。

梨有利尿作用，夜尿频的小儿，睡前少吃梨。梨含糖量高，糖尿病者当慎食。慢性肠炎、胃寒病患者忌食生梨。

（九）刺梨

是风靡世界的保健水果，含有丰富的营养成分，是最好的健脑果品之一。中医认为刺梨味甘微酸、性凉，入肺、胃经，具有生津，润燥，清热，化痰，解酒的作用。现代医学研究发现，刺梨中所含的益智健脑成分主要是维生素、氨基酸和微量元素。其中维生素 C 高达 2.44%，被誉为“维生素 C 之王”；维生素 P 的含量也很高，达 5.98%，是柑橘类水果的 120 倍，蔬菜的 150 倍；刺梨中所含的氨基酸达 14 种之多，其中有 5 种是人类自身不能合成的必需氨基酸（图 7-3-9）。

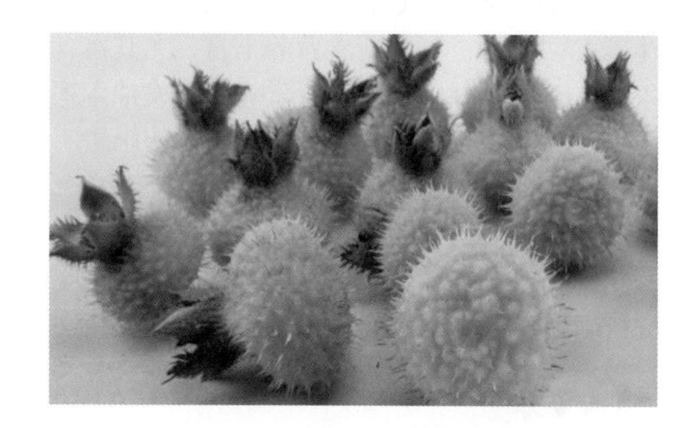

图 7-3-9　刺梨

（十）榴莲

其中营养极丰富，含有大量的糖分，热量高；维生素含量丰富，维生素 A、维生素 B 和维生素 C 都较高。榴莲中维生素的生理功能及对某些疾病的疗效作用是不可忽视的，故吃榴莲对于增强儿童的免疫功能、促进视觉发育大有裨益。榴莲果中还含有人体必需的矿物质元素。其中钾和钙的含量特别高。钾参与蛋白质、糖和能量的代谢及物质转运，有助于预防和治疗高血压。钙是人体骨骼的重要组成成分，钙摄入不足可能妨碍骨骼的正常发育，常吃榴莲对维持儿童血钙水平、促进生长发育亦有较好的作用（图 7-3-10）。

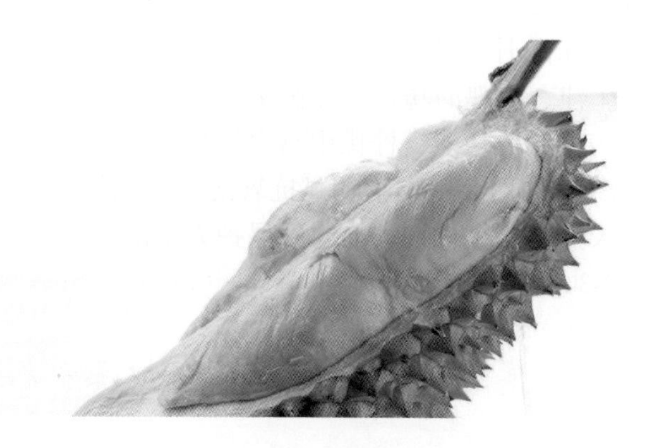

图 7-3-10　榴莲

专家提示：儿童感冒时不宜多吃，肥胖的儿童，湿热质的儿童不宜食用，更不能与酒同时食用。

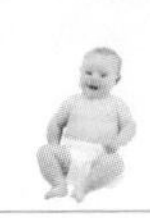

（十一）桑椹

自古以来其就作为水果和中药材应用，现已被国家卫生部列为“既是食品又是药品”的农产品之一。中医认为，桑葚味甘，酸，性寒，归肝、肾经，具有滋阴补血、生津润燥、润肠排毒的作用。桑椹不但滋味鲜美，而且具有许多保健功能。每100克桑葚（紫、红）的营养成分：能量48kcal、蛋白质1.6g、脂肪0.4g、糖12.9g、膳食纤维3.3g、维生素A 3μg、胡萝卜素20μg、核黄素0.05mg、维生素E12.78mg、钙30mg、磷33mg、钾32mg、钠1.9mg、铁0.3mg、锌0.25mg、硒6.5μg、铜0.06mg、锰0.29mg。其中铁的含量是苹果汁的10多倍，钾的含量是苹果汁的1.4倍。现已公认，不少儿童由于锰和锌的缺乏，造成智力发育迟缓，从而伴随学习能力降低、迟钝和嗜睡。而天然果实桑椹中含有丰富的锰，对纠正智力降低有重大意义。在《本草纲目》中提到桑椹子“令人聪明”，这与现代人认识桑椹具有开发智力的功效不谋而合。现代儿童表现有缺锌的状况众所周知。缺锌不仅影响正常的食欲，也影响智力。中药白术含有丰富的锌，用桑椹配合白术食用，确有功效（图7-3-11）。

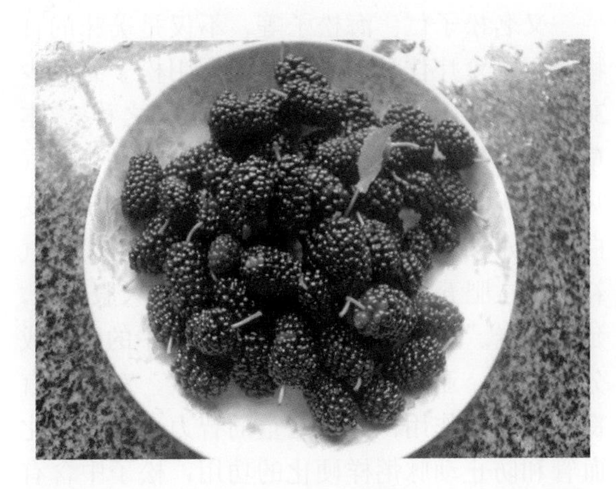

图7-3-11　桑椹

专家提示：因桑椹性寒，故体虚便溏者不宜食用，儿童也不宜大量食用。

二、坚果类

（一）花生

其营养价值很高，我国古代就有传说，花生具有滋补益寿、长生不老之功，而被人们誉为“长生果”。《本草纲目拾遗》记载，“花生悦脾和胃，润肺化痰、滋养补气、清咽止痒”，经常食用有养血补血、补脾润肺、增强记忆、延缓衰老、滋润肌肤的效果。同时，花生蛋白中含十多种人体所需的氨基酸可促使细胞发育和增强大脑的记忆能力，其中的赖氨酸也是防止过早衰老的重要成分。花生最好连皮（即红衣）一起食用，可增强养血止血的效果，每次食用20～30g为宜，有贫血、血小板减少的患儿常吃花生对病情有一定的好处（图7-3-12）。

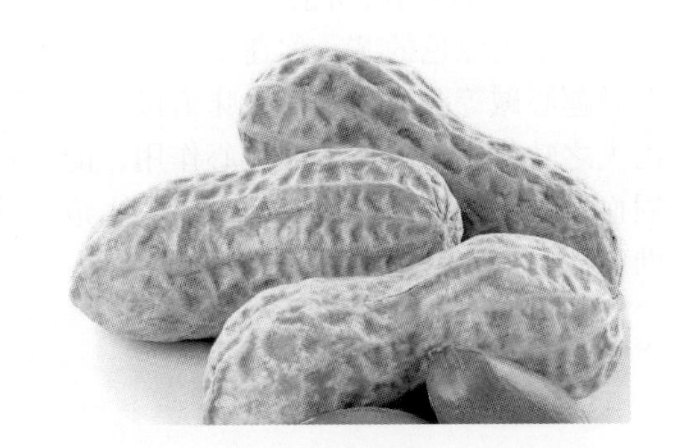

图7-3-12　花生

（二）松子

又名松子仁、海松子等，不仅是美味的食物，更是食疗佳品。我国民间食用松子有至少3000多年的历史，其有“长寿果”之称。《本草纲目》中写道：“海松子，释名新罗松子，气味甘小无毒；主治骨节风、头眩，去死肌、变白，散水气、润五脏，逐风痹寒气，虚羸少气补不足，肥五脏，散诸风、湿肠胃，久服身轻，延年不老。”据现代科学分析，松子中的脂肪成分是油酸、亚油酸等不饱和脂肪酸，对大脑有良好的营养作用，提高儿童的智力，还有软化血管和防止动脉粥样硬化的功用；松子中含有较多的磷，对人的大脑也有益处（图7-3-13）。

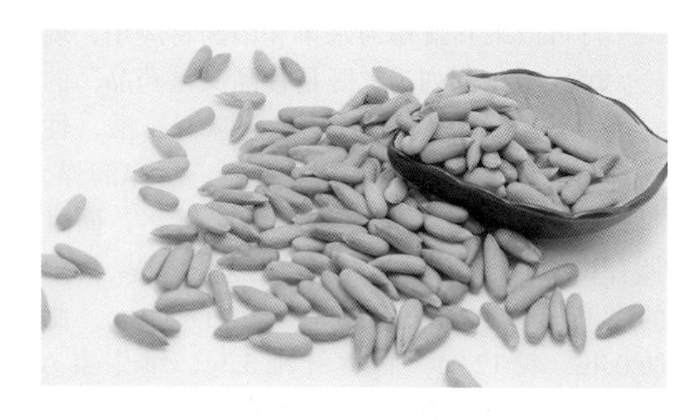

图 7-3-13　松子

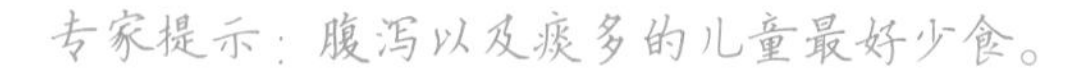

专家提示：腹泻以及痰多的儿童最好少食。

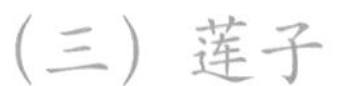

（三）莲子

是重要的中药。中医认为莲子性平味甘、涩，入心、肺、肾经，具有清心醒脾、补脾止泻、养心安神明目、补中养神，健脾补胃、止泻固精、益肾涩精止带、滋补元气的作用，为补脾清心的要药。心主神，心安则神定。莲子通过补脾以濡养心气，其苦入心则清心火，一养一清，使神得以为心所主。

莲子中央绿色的芯，称莲子芯，含有莲心碱、异莲心碱等多种生物碱，味道极苦，有清热泻火之功能，还有显著的强心作用，能扩张外周血管，降低血压。可以治疗口舌生疮，并有助于睡眠（图7-3-14）。

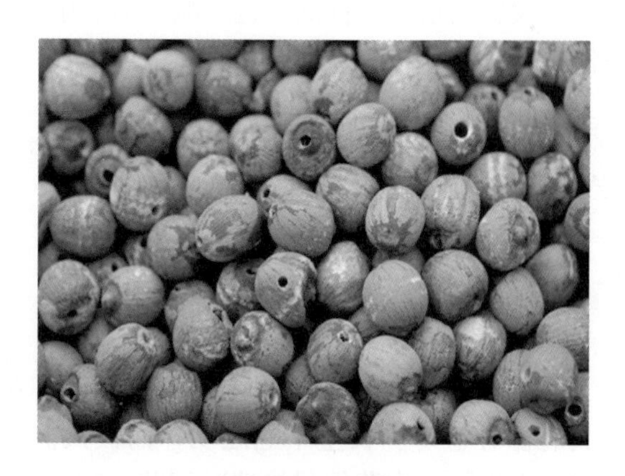

图 7-3-14　莲子

专家提示：中满痞胀及粪便燥结者，忌服。

（四）杏仁

中医认为有“润肺脾、消食积、散滞气”三大好处。其实杏仁不仅是治肺的良药，还是健脑的佳品。据报道，空腹吃几粒可以帮助入眠和提高用脑学习的效率。杏仁分为甜杏仁、苦杏仁两种。甜杏仁是一种健康食品，适量食用不仅可以有效控制人体内胆固醇的含量，还

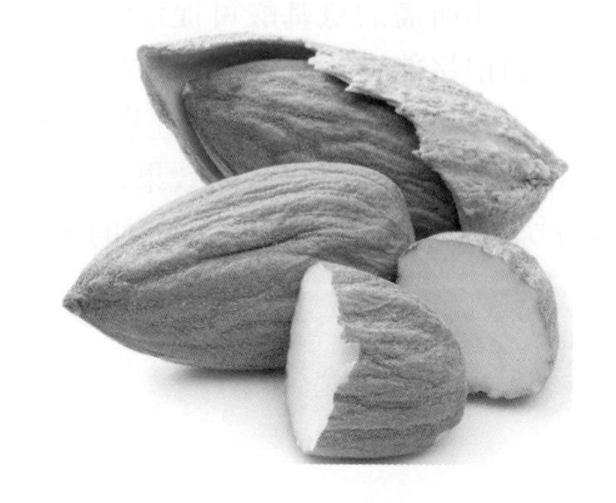

图 7-3-15　杏仁

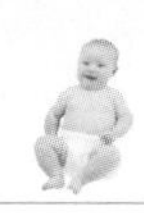

能显著降低心脏病和多种慢性病的发病危险。素食者食用甜杏仁可以及时补充蛋白质、微量元素和维生素，例如铁、锌及维生素 E（图 7-3-15）。

专家提示：杏仁有许多的药用、食用价值，但不可以大量食用。杏仁含有毒物质氢氰酸，过量服用可致中毒。

（五）开心果

开心果是高营养食品。中医认为开心果是滋补食药，它味甘无毒，温肾暖脾，补益虚损，调中顺气，含有神经生长的营养素（也是市场上健脑食品的主要的合成成分），后者作为天然的健脑成分不断地受到我们的推崇（图 7-3-16）。

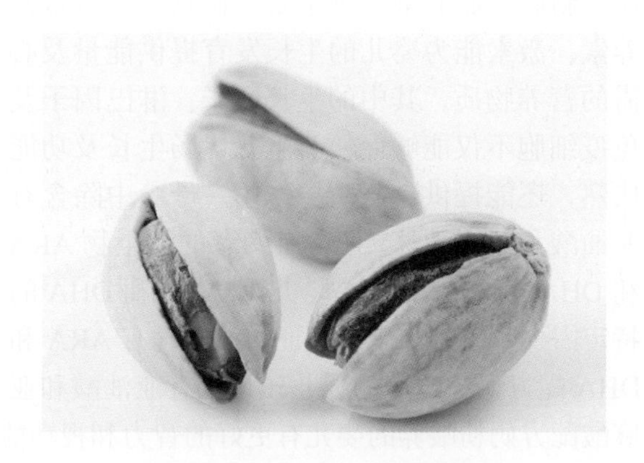

图 7-3-16　开心果

（六）腰果

腰果与核桃、扁桃、榛子并称为世界四大干果。中医认为腰果性味甘平，归脾、胃、肾经，能补脑养血，补肾，健脾，下逆气，止久渴。腰果和其他的坚果一样都含有丰富的卵磷脂，还有丰富的维生素 A，是优良的抗氧化剂，可以起到保护脑细胞、增加视力的作用（图 7-3-17）。

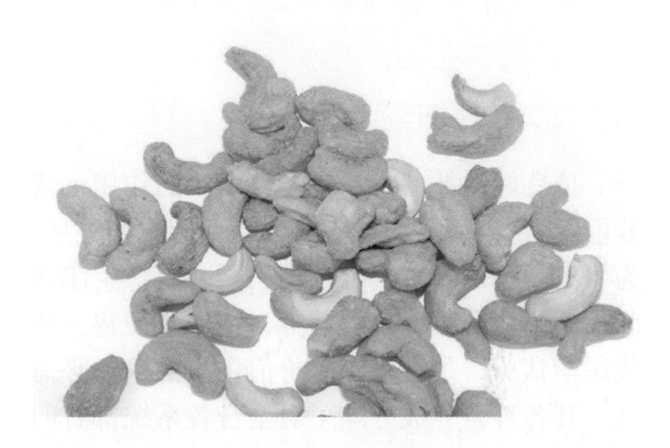

图 7-3-17　腰果

（七）核桃

性平味甘，《神农本草经》记载，核桃“滋养肝肾，补脑益聪，填精益髓”，具有健脑益智功效。核桃脂肪中含有不饱和脂肪酸和微量元素，是大脑组织细胞的主要结构的来源。可治儿童肝肾不足的脑发育迟缓，促进智力的正常发展（图 7-3-18）。

专家提示：痰火喘咳、阴虚火旺、便溏腹泻的人不宜食。

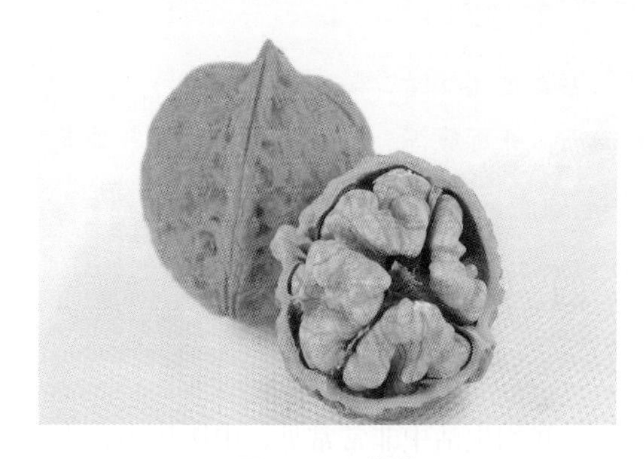

图 7-3-18　核桃

三、乳类

（一）人乳

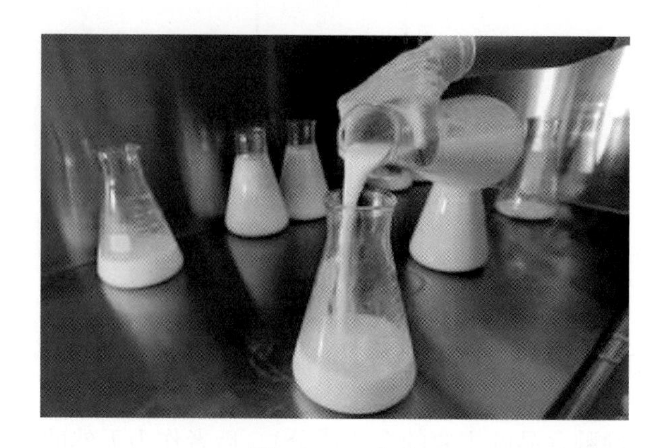

图 7-3-19 人乳

为世界卫生组织推荐的婴儿首选食品。人乳是婴儿最佳的天然食物，其所含的糖、蛋白质、脂肪与脂肪酸、维生素、矿物质、微量营养素、激素能为婴儿的生长发育提供能量及必需的营养物质，其中的生长因子、淋巴因子及免疫细胞不仅能够促使新生儿胃肠生长及功能成熟，还能提供免疫防护作用。母乳中除含有亚油酸和亚麻酸外，还含有两者的衍生物 ARA 和 DHA，这充分显示婴儿对 ARA 和 DHA 的特定需要。也有临床研究证实，用含有 ARA 和 DHA 配方奶粉喂养的婴儿较只含有亚油酸和亚麻酸配方奶粉喂养的婴儿有更好的智力和视功能发育（图 7-3-19）。

专家提示：人乳营养丰富，为小婴儿的首选食物，但要注意补充维生素 K，以预防脑出血的发生。

（二）牛乳

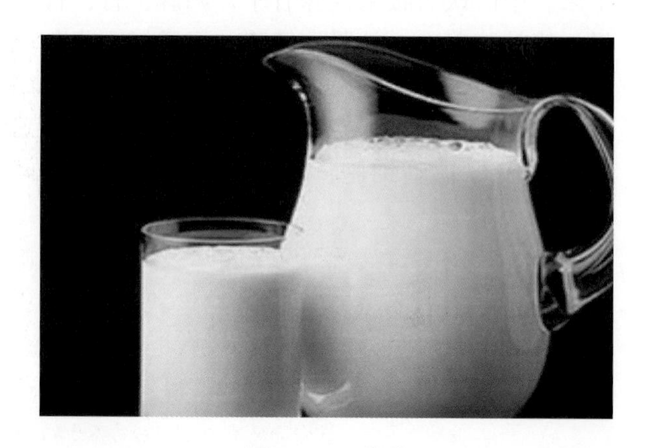

图 7-3-20 牛乳

是良好的补品，具有益胃生津的作用，营养价值高。中医学认为，牛乳为血肉有情之品，为牛的精华所在，具补虚损，益肺胃，生津润肠，治虚弱劳损、反胃噎嗝，消渴、便秘。现代医学认为，牛乳是营养价值极高的生活必需品，其各种营养成分除了对全身各系统都有明显的益处外，对大脑的作用也是非常明显的，就像日本人在他们最为贫穷时也要提出的一个口号：“一天一杯牛奶，强壮一个民族”（图 7-3-20）。

专家提示：有一些小孩喝牛乳后脸上容易长湿疹，并有腹泻、腹痛等症状，这可能是出现了牛奶过敏。

四、豆类

大豆

在我们生活中非常常见，中医认为，大豆性味甘、平，入脾、胃经，清热利尿，解毒。大豆蛋

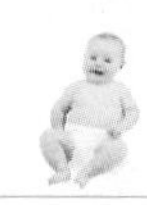

白质含量高，氨基酸齐全且比例得当，含有人体必需氨基酸、品质优良，富含健脑、益脑的增智成分，钙、磷、铁含量丰富。豆类食品所含的氨基酸与谷物类食品所含的氨基酸互有不同，如谷类中较缺的赖氨酸，在大豆中的含量却很高。因此，米豆或面豆混合食用，可起相互补充作用（图 7-3-21）。

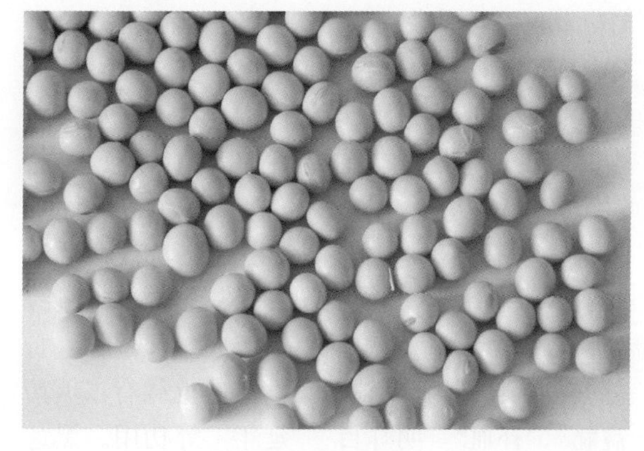

图 7-3-21 大豆

专家提示：消化功能差、有慢性消化道疾病、肾病、痛风的人应尽量少食。

五、谷类

（一）小米

又称粟米，古称粟，又叫粱，是中国古代的“五谷”之一。小米味甘、咸，性凉，味甘色黄入脾胃经，味咸入肾经。《本草纲目》所说，“治反胃热痢，补虚损，开肠胃”“粟（小米）之味咸淡，气寒下渗，肾之谷也”。小米营养丰富，含有较多的蛋白质、脂肪、钙、铁、维生素 B_1 等营养成分，被人称为健脑主食。从医疗角度看，小米还有防治神经衰弱的作用。所以，平时常吃小米饭、小米粥，有益于脑的健康（图 7-3-22）。

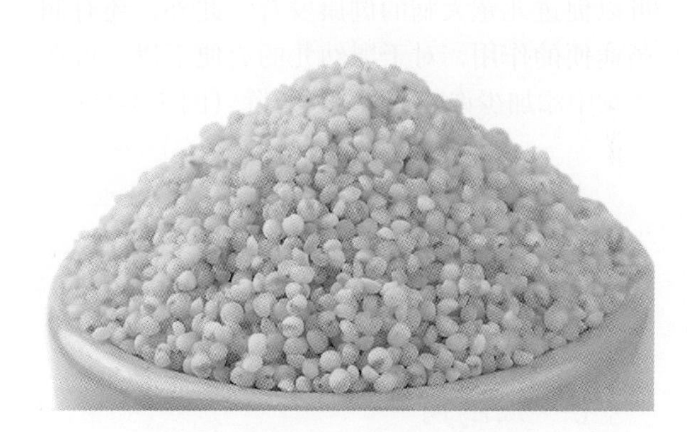

图 7-3-22 小米

专家提示：小米不宜反复清洗，这样会减少维生素 B_1 含量。

（二）黑糯米

其以丰富的营养成分和珍贵的药用价值而驰名中外，被誉为“黑珍珠”。黑糯米的营养价值很高，除含蛋白质、脂肪、糖外，还含有丰富的钙、磷、铁、维生素 B_1、B_2 等。中医认为，糯米性味甘温、入脾肾肺经。常吃可健身补脑，健胃，补血，乌发。黑糯米中的色素具有很好的营养滋补作用。对中气虚、脾胃弱，甚至在夏季经常腹泻的儿童来说，糯米有很好的补益作用。糯米含钙高，有补骨健齿的作用（图 7-3-23）。

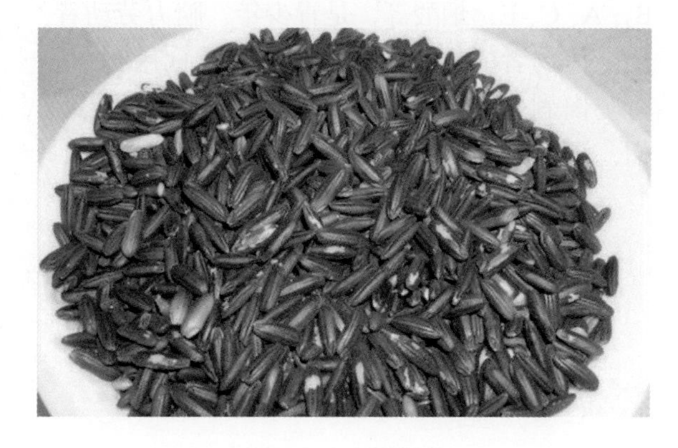

图 7-3-23 黑糯米

专家提示：湿热痰火偏盛、脾胃虚弱、腹胀之人不宜多食。

（三）芝麻

被《名医别录》列为上品，并称“八谷之中，唯此为食”，有黑白两种，性能大致相同。对于芝麻的功用，历代评价极高。黑芝麻性平味甘，具有滋养肝肾、润燥滑肠之功效，可治肝肾不足的眩晕，须发早白、腰膝酸软等症。《神农本草经》说它主治“伤中虚羸，补五内，益气力，长肌肉，增髓脑”，其他也载有“填精益髓”“补血”“明耳目”“延年”等功用。黑芝麻是“黑五类”之首，是营养丰富的高铁、高钙、高蛋白食品。其铁含量比猪肝高，钙含量比豆腐高，蛋白质含量比鸡蛋和牛肉高，是优良的滋补强壮剂。黑芝麻含有丰富的卵磷脂，可以促进儿童大脑的健康发育。此外，还有润肠通便的作用，对于婴幼儿的粪便干燥，可在食物中添加少许芝麻油即可解除（图 7-3-24）。

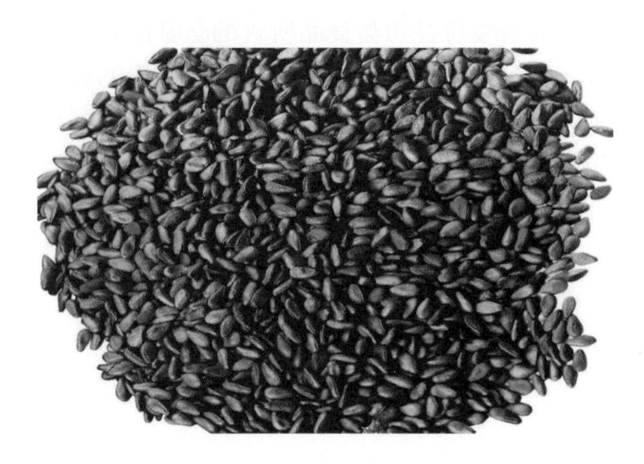

图 7-3-24　芝麻

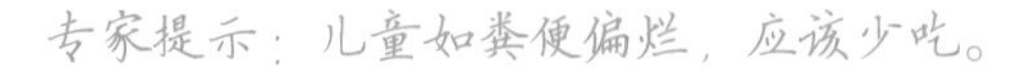

专家提示：儿童如粪便偏烂，应该少吃。

六、肉类

（一）鸡肉

鸡是我国一种常见的家禽，是我国肉类摄入的一个重要来源。中医认为，鸡甘温，无毒，鸡肉有温中益气，补精添髓，补虚益智的作用。每 100 克鸡肉中含有蛋白质 23.3g、脂肪 1.2g、钙 13mg、磷 190mg、铁 15mg 以及维生素 B_1、B_2、A、C、E、烟酸等，是青少年、脑力劳动者、年老体弱者的理想健脑食物。儿童食用时，应将鸡肉剁成肉末，煮烂，使各种营养物质渗入粥、汤内，易于消化吸收（图 7-3-25）。

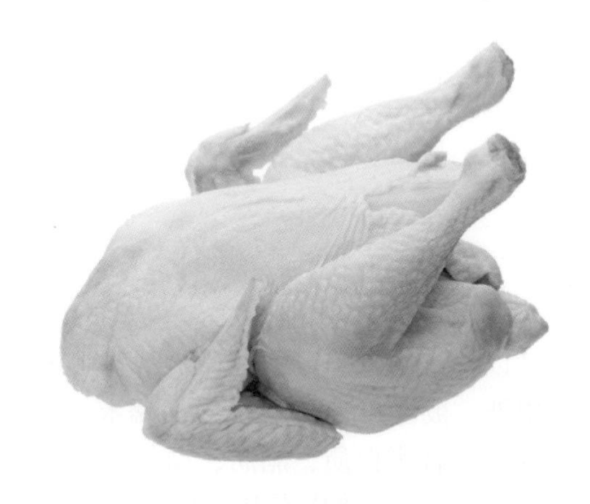

图 7-3-25　鸡肉

专家提示：感冒发热、内火偏旺、痰湿偏重之人不宜多吃鸡肉。

（二）鱼

鱼对我们的大脑功能有促进作用。生活在水中的鱼和贝类，含有很特别的 ω-3 系列脂肪酸，例如 EPA 及 DHA。这些不饱和脂肪酸能够参与制造脑细胞，而且蛋白质、维生素、微量元素的含量也很高，可以促进大脑的活动。此外，鱼油还含有丰富的维生素 A 及 D，特别是鱼肝中含量最

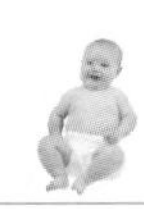

多。鱼肉也含有水溶性的维生素 B_6、B_{12}、烟碱酸及生物素。鱼还含有矿物质，最值得一提的是丁香鱼或沙丁鱼等，若带骨一起吃，是很好的钙质来源；海水鱼则含有丰富的碘；其他如磷、铜、镁、钾、铁等，也都可以在吃鱼时摄取到（图 7-3-26）。

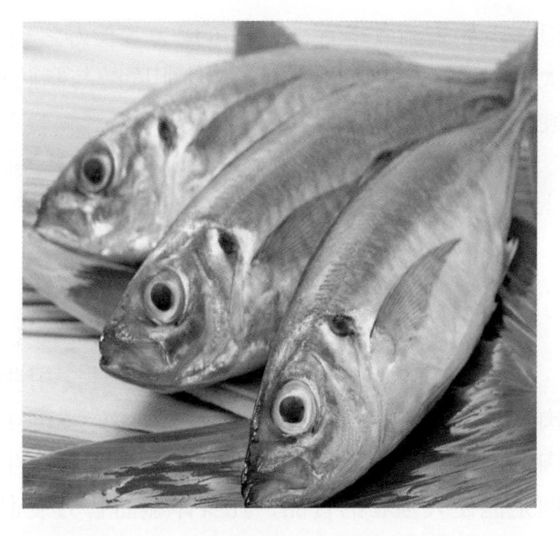

图 7-3-26 鱼

为什么常听说吃鱼会变聪明？其实是有科学根据的。鱼中含 DHA。DHA 主要存在于脑部、视网膜和神经组织中，可维持视网膜正常功能，促进视力健全发展；对大脑发育及智能发展有极大的助益，亦是神经系统成长不可或缺的养分。

一般海产食物多含有 DHA，但深海的鱼类如：鲑鱼、鲭鱼、沙丁鱼、秋刀鱼、土鱼富含最多，尤其是在鱼眼球附近的脂肪组织。鳕鱼、虱目鱼、乌鱼的油脂含量虽高，但 ω-3 系列脂肪酸含量并不是很高；鲔鱼、黄鱼、鲈鱼、白带鱼的 ω-3 系列脂肪酸含量则更低。

母乳中 DHA 含量丰富，喂哺母乳的婴儿，在视觉发展及智能认知发育方面，都比喂食婴儿配方奶粉的婴儿好，以母乳喂食婴儿的时间越长，婴儿的智商也愈高，长大后的学业表现也较优异，所以母乳是婴儿最好的食物。

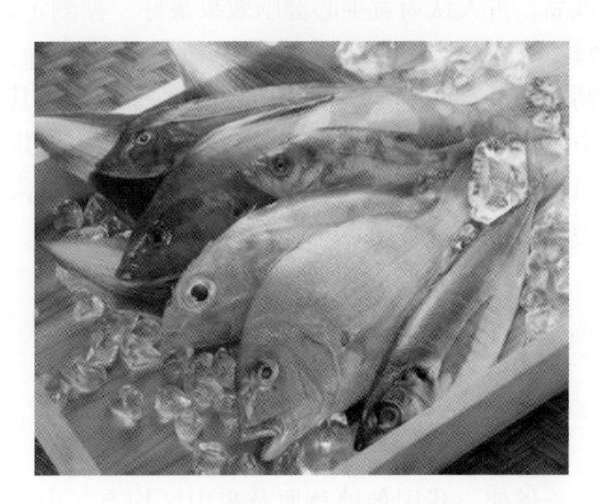

图 7-3-27 鱼

但若母亲未于怀孕或是授乳期间补充足够的富含 DHA 之食物，体内就无法含有足够的 DHA，婴幼儿的体内 DHA 浓度可能会不足。所以怀孕及授乳的妇女应该多摄取深海鱼类，以提高怀孕期间体内的 DHA 量，或经由哺乳传递给婴儿，如果不方便或不喜欢吃鱼，恐怕得考虑服用胶囊状的 DHA 补充剂。在母亲无法或停止喂哺母乳时，则宜由婴幼儿饮食中添加 DHA，例如选择添加 DHA 的配方奶粉，或多用鱼肉制作副食品（图 7-3-27）。

专家提示：儿童吃鱼要注意鱼刺，如发现卡鱼刺，及时就医是关键。

（三）猪肉

猪是我国主要家畜之一，也是我国居民常见的肉类来源。猪肉味甘咸、性平，入脾、胃、肾经，具有补肾养血，滋阴润燥之功效；主治热病伤津、消渴羸瘦、肾虚体弱、燥咳、便秘等症。用于健脑，一般多取瘦肉。现代的有些人因为畏惧猪肉中脂肪含量高，而拒绝吃猪肉，

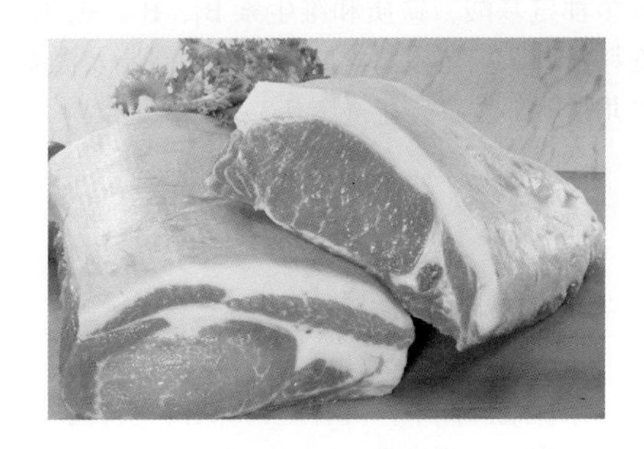

图 7-3-28 猪肉

但猪肉如果调煮得宜，它亦可成为“长寿之药”。吃猪肉时最好与豆类食物搭配，因为豆制品中含大量卵磷脂，可以乳化血浆，使胆固醇与脂肪颗粒变小，悬浮于血浆中而不向血管壁沉积，能防止硬化斑块形成（图 7-3-28）。

专家提示：猪肉一定要煮熟才能吃，否则会有感染寄生虫的可能。

（四）牛肉

味甘、性平，归脾、胃经，我国食用牛肉历史悠久，《雷公泡制药性解》说：“黄牛肉，主安中益气，健脾养胃，强骨壮筋。”牛肉是能使人强壮的食品，凡身体虚而智力衰退者，吃牛肉最为适宜。牛心是传统的健脑益智食品，古人认为黄牛心健脑效果最好。据测定，每 100 克牛肉中含有蛋白质 20.1g、脂肪 10.2g、钙 7mg、磷 170mg、铁 0.9mg，烟酸 6mg。其中蛋白质是牛肉的主要滋补成分。组成牛肉蛋白质的氨基酸种类多，结构合理，所以，牛肉为完全性蛋白质食品（图 7-3-29）。

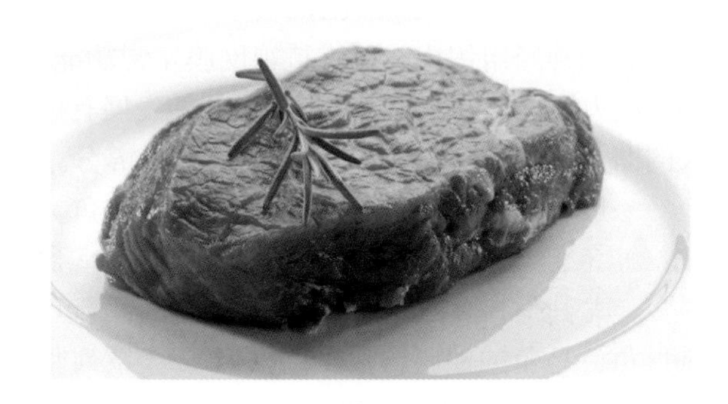
图 7-3-29　牛肉

专家提示：牛肉在感染性疾病发热期间时忌食。

（五）鹌鹑

鹌鹑，我国各地草原及半山区均有。中医认为，鹑肉性味甘平，入肺、脾二经，有补益五脏、清热利湿、利水消肿的功效，用于治疗营养不良、身体虚弱、贫血萎黄、咳嗽哮喘、小儿疳积等症。《食疗本单》认为，食用该种食物，可使人变得聪明，是很好的提高智力的健脑食品，若与枸杞、益智仁、远志一起煎熬而食，具有良好的健脑养神之功效。鹌鹑肉中含有多种氨基酸、铁质和维生素 B_1、B_2。据国外资料报道，鹌鹑蛋富含脑磷脂和卵磷脂及激素，对儿童脑部发育有益（图 7-3-30）。

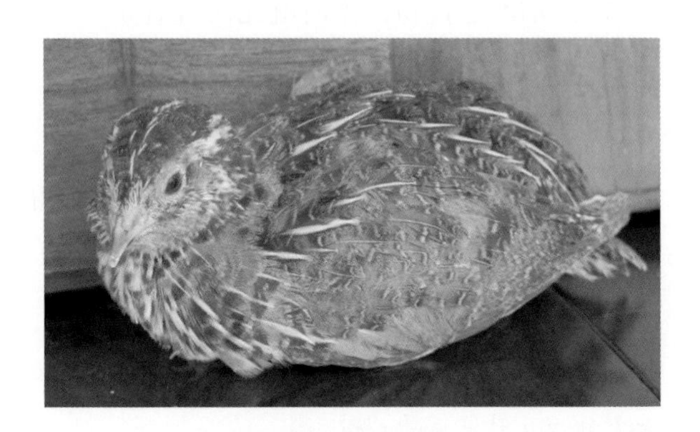
图 7-3-30　鹌鹑

专家提示：鹌鹑肉不宜与猪肉、猪肝、蘑菇、木耳同食。

（六）猪心

味甘咸、性平，可补虚、养心、安神。适宜心虚多汗、自汗、惊悸恍惚、怔忡，失眠多梦之人食用。猪心含蛋白质 19.1%．尚含有一定量的维生素 B_1、B_2、C 等。猪心可增强人脑的记忆能力，

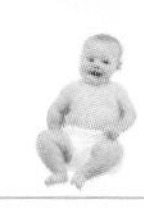

具有健脑益智之功。猪心入心经，治心虚所致心悸、健忘、忧虑、惊恐等症，可单味食用，或调味煮食烹膳，或入药同食。其他动物心脏也具有猪心的养脑功效，如羊心、牛心、马心、鸡心等，都可用于治疗心悸、健忘、惊恐、癫痫等症，改善智力（图 7-3-31）。

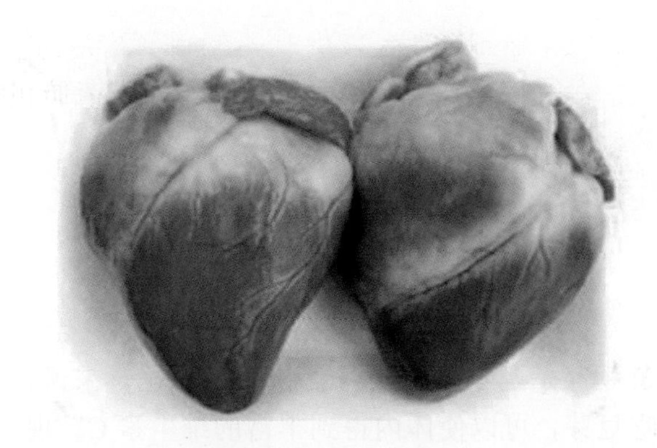

图 7-3-31　猪心

专家提示：高胆固醇血症者忌食。

（七）猪脑

又称猪脑髓，味甘性寒，益虚劳，补骨髓，健脑，食用后对人体大有裨益。一些人将猪脑弃之不用实在可惜，其实猪脑只要将其表面的血筋除去即可食用。猪脑中含有的钙、磷、铁比猪肉要多，另含有维生素 B_1、B_2、C 等。《名医别录》说猪脑主治“风眩脑鸣，冻疮”。《四川中药志》载猪脑能“补骨髓、益虚老、治神经衰弱、偏正头风及老人头眩”。根据中医食疗中“以脑补脑”的理论，除猪脑有补脑的功能外，其他动物如羊脑、牛脑、鸡脑、鱼脑等均有补脑功效（图 7-3-32）。

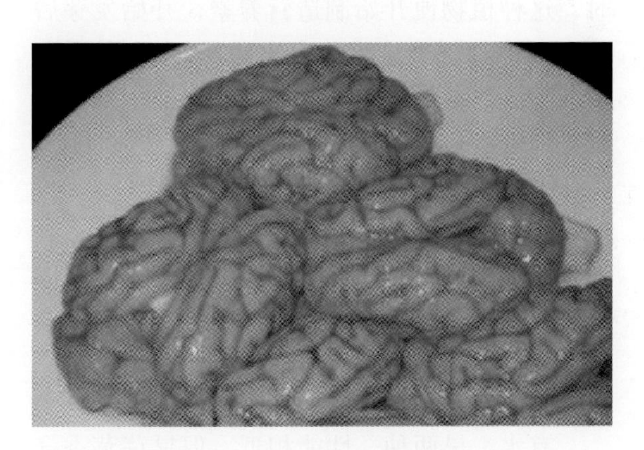

图 7-3-32　猪脑

专家提示：猪脑一定要新鲜，煮熟后才能食用，否则有感染寄生虫的可能。

七、蛋类

鸡蛋

是人人皆知的营养食品，在史籍中有大量记载。《本草纲目》云：“卵白，其气清，其性微寒；卵黄，其气浑，其性温。精不足者，补之以气，故卵白能清气，治伏热，目赤，咽痛诸疾。形不足者，补之以味，故卵黄能补血，治下痢，胎产诸疾。”鸡蛋白能润肺利咽，清热解毒，适宜咽痛音哑，目赤，热毒肿痛者食用。

据现代科学分析，每 100 克鸡蛋含蛋白质 12.8 克，主要为卵白蛋白和卵球蛋白，其中含有人体必需的 8 种氨基酸，并与人体蛋白的组成极为近似，人体对鸡蛋蛋白质的吸收率可高达 98%（图 7-3-33）。

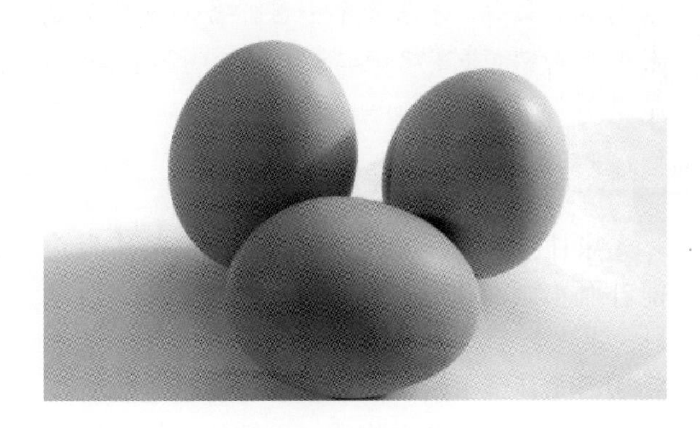

图 7-3-33　鸡蛋

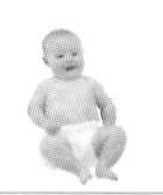

专家提示：未煮熟的鸡蛋不能吃，散黄蛋、毛鸡蛋不宜吃。

八、蔬菜类

（一）豆芽

有绿豆芽和黄豆芽，均是性寒味甘之品。黄豆芽是延年益寿头号食物，对于儿童来说，吃豆芽，可以使体内得到丰富的维生素C。现代植物学认为，任何植物，当它处在种子时期，体内几乎不含维生素C，但当它开始发芽时，这种植物便开始制造营养素，开始发芽后约2～3日，这种全盛能力达到最高值，然后又逐渐降低，因而吃出芽2～3天的豆芽，能获得较多维生素C，达到健脑的目的（图7-3-34）。

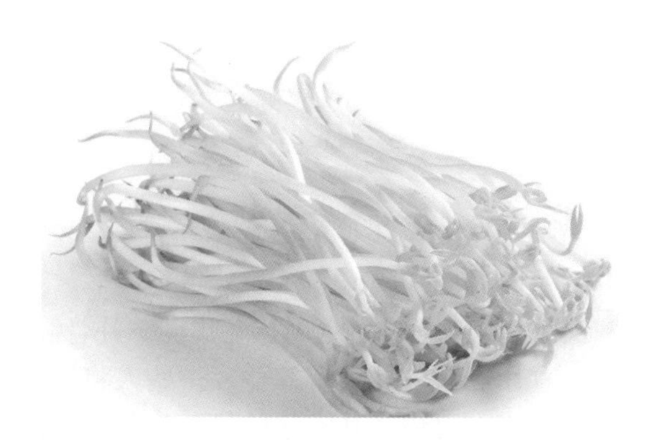

图7-3-34　豆芽

专家提示：勿食无根豆芽，因无根豆芽在生长过程中喷洒了除草剂，而除草剂一般都有致癌、致畸、致突变的作用。

（二）芹菜

有水、旱两种，性能相近，但旱芹菜香气更浓，食之为常。民间传说芹菜是健脑的良药。《神农本草经》谓其能养精益气，开窍明目。西方人则誉它为大脑的强壮剂，神经衰弱的特效药。芹菜中含有维生素C、A，尤其含维生素B族和E更为丰富，还含有较多的钙、磷、铁等矿物质，这些对大脑颇有益处，实验证明芹菜中的提取物具有降压和镇静作用（图7-3-35）。

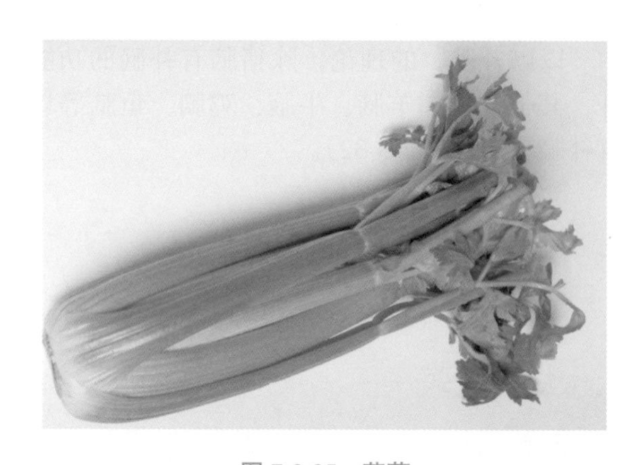

图7-3-35　芹菜

专家提示：芹菜营养丰富，富含多种维生素及纤维素，非常适合儿童食用。

（三）菠菜

味甘、性凉，入大肠、胃经。中医认为它能补血止血，利五脏，通肠胃，调中气，活血脉。菠菜含有丰富的维生素A、维生素C及矿物质，尤其维生素A、维生素C含量是所有蔬菜类之冠，人体造血物质——铁的含量也比其他蔬菜为多，对于胃肠功能失调、便秘、痛风、皮肤病、各种神经疾病、贫血确有特殊食疗效

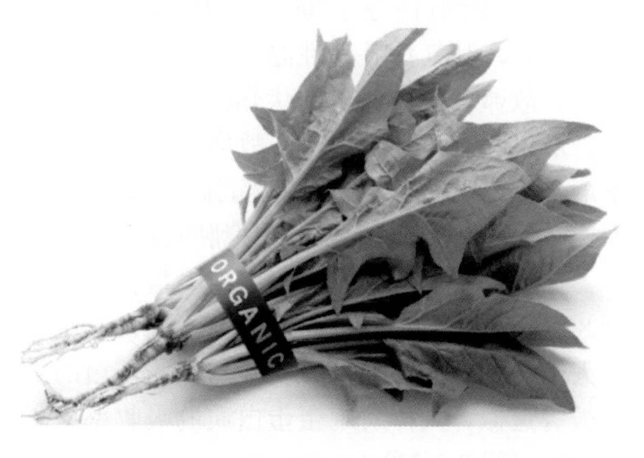

图7-3-36　菠菜

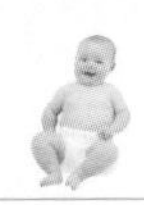

果。菠菜又被称为“绿色的精灵”，含有丰富的叶绿素，叶绿素具有健脑益智的功效（图 7-3-36）。

专家提示：肠胃虚寒腹泻便溏者少食，肾炎和肾结石患者不宜食用。

（四）胡萝卜

味甘，性平。《本草纲目》记载，胡萝卜能“下气补中，和胸膈肠胃，安五脏，令人健食，有益无损”。胡萝卜含有以维生素 A 为主的多种维生素和胡萝卜素，1 分子的胡萝卜素可得 2 分子的维生素 A，胡萝卜还含有 9 种氨基酸，其中人体必需氨基酸 5 种，尤以赖氨酸含量多而著称，此外还含有钙、磷、铜、铁、氟、锰、钴、硼等矿物质元素，对大脑极为有益。据现代医学研究发现，胡萝卜有较好的抗癌、强心、降压、利尿、降糖等作用。一些科学家认为，日本人长寿与常吃胡萝卜有关（图 7-3-37）。

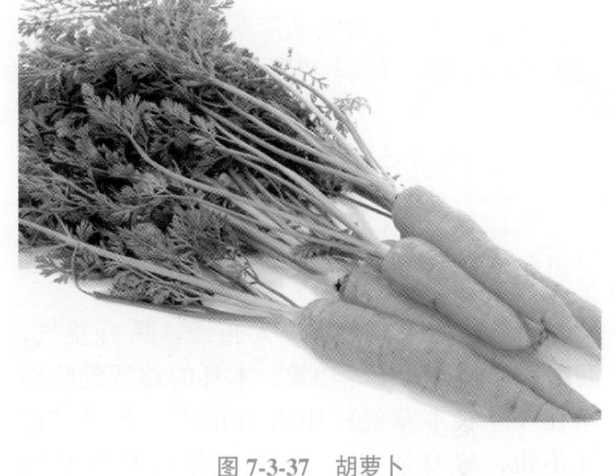

图 7-3-37　胡萝卜

专家提示：菠菜和胡萝卜都是菜补的最佳蔬菜，菠菜是“绿色”的铁，胡萝卜是“绿色”的维生素 A。

（五）金针菇

它的菌柄细长，呈鹅黄色，故用“金针”形容。金针菇性寒，味甘、咸，具有补肝、益肠胃、抗癌的功效。新鲜金针菇具有高蛋白、低脂肪、多糖的特点。据测定，每 100 克金针菇含有蛋白质 26.81g、脂肪 1.56g、糖类 58.43g。此外，还含有 18 种氨基酸和钙、铁、磷等元素、维生素等。其中氨基酸中的赖氨酸和精氨酸有加强记忆、开发智力的作用。

它还因为具有促进智力、加强记忆的独特功效而风靡世界。在日本，金针菇被称为“增智菇”（图 7-3-38）。

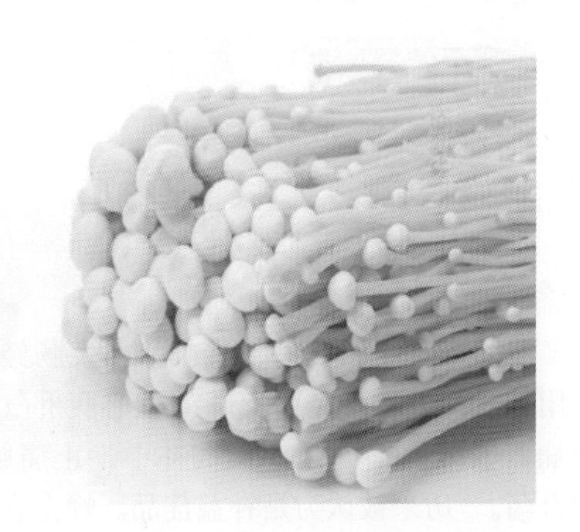

图 7-3-38　金针菇

专家提示：脾胃虚寒者金针菇不宜吃得太多。

（六）黄花菜

黄花菜性甘平，有较好的健脑、抗衰老功效，是因其含有丰富的卵磷脂。卵磷脂是机体中许多细胞，特别是大脑细胞的组成成分，对增强和改善大脑功能有重要作用，同时能清除动脉内的沉积

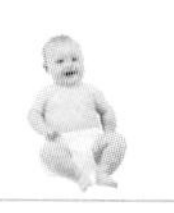

物，对注意力不集中、记忆力减退、脑动脉阻塞等症状有特殊疗效。故人们称黄花菜为“健脑菜”。黄花菜具有使人精神安定的功效。在蔬菜当中，黄花菜的营养价值名列前茅，其所含蛋白质、脂肪、钙、铁的含量是菠菜的15倍，含维生素 B_1 也很多（图 7-3-39）。

专家提示：鲜黄花菜含秋水仙碱，可造成食物中毒。食用前应先将鲜黄花菜用开水焯过。

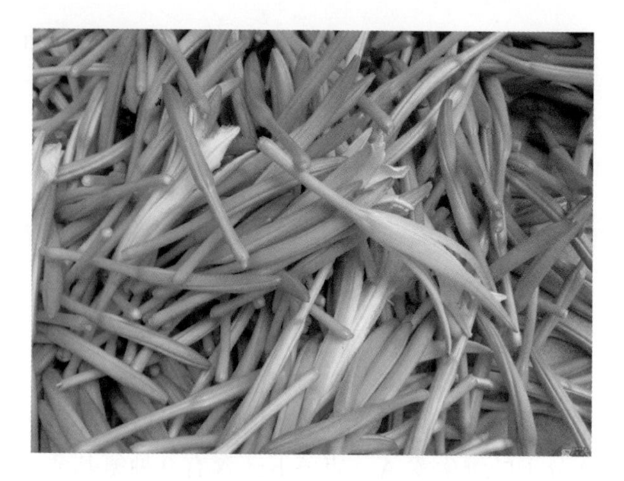

图 7-3-39　黄花菜

（七）木耳

味甘、性平，归胃、大肠经，具有益气，润肺，补脑，轻身等功效。木耳的益智健脑作用在《神农本草经》中就有记载，称其“益气不饥，轻身强智”。木耳含有17种氨基酸和多种维生素，人称菌中之冠。每500g含蛋白质25g、脂肪3g、糖395g、钙1900mg、铁150mg、核黄素0.7mg（图 7-3-40）。

专家提示：黑木耳有抗凝血作用，有出血性疾病的人群不宜多吃，孕妇也不宜多吃。

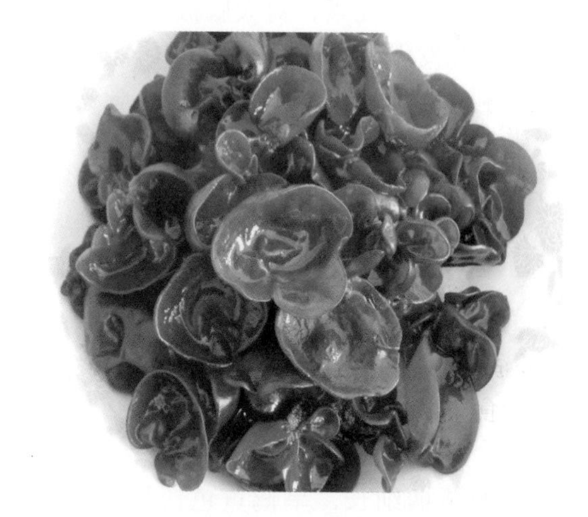

图 7-3-40　木耳

九、其他

蜂蜜

味甘、性平，归脾、胃、肺、大肠经。其作用如《神农本草经》所说：“主心腹邪气，诸惊痫，安五脏诸不足，益气补中，止痛解毒，和百药。”历来被认为是补益佳品。蜂蜜含有多种营养成分，主要的成分是果糖、葡萄糖、蔗糖、麦芽糖、蛋白质和氨基酸，转化酶、还原酶、氧化酶、过氧化氢酶、淀粉酶、有机酸、乙酰胆碱，维生素 A、B_1、B_2、C、D、K，尼克酸、泛酸、叶酸，生物素及铜、铁、锰、镍等（图 7-3-41）。

食用蜂蜜可以兑温水（不可用高温开水，会破坏蜂蜜中的各种酶类）冲饮，也可以做成各种饮料饮用。青少年最好不要食用蜂乳、蜂

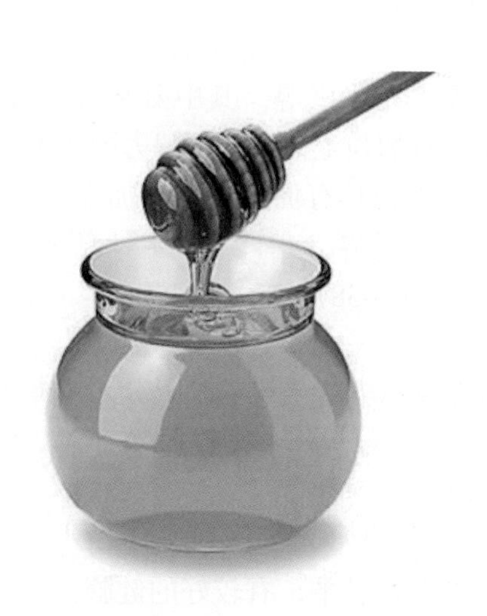

图 7-3-41　蜂蜜

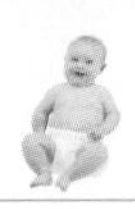

王浆及其制剂。因为它们所含的激素种类较多，其中的促性腺激素会导致儿童性早熟，因此不宜过多食用，一般服用不超过 3 个月。

专家提示：粪便稀溏的儿童尽量少食，蜂蜜不可用开水冲服，会破坏其营养成分。

第四节　儿童中医食疗方

儿童时期是大脑发育的高速时期，如何把握住这一关键时间段是每一位家长要思考和追问的问题。儿童大脑功能除与遗传、环境等因素有关外，营养也是相当重要的。脑的营养就像建高楼大厦一样，好的基础可以为日后的发展起到积极的作用，不好的基础会直接危害其日后发育的高度及广度。下面将介绍一些无论是对正常的儿童还是有脑损伤的儿童都有益的一些常用食疗方。

一、通用食疗方

（一）核桃小米粥

【材料】

核桃仁 30g　小米 200g

【方法】

核桃仁与小米煮粥。

【适用】

此食谱适用于所有的儿童日常生活保健。核桃肉是健脑益智的精品，营养价值丰富，具有健脑功效。适用于辅助治疗脑营养相对不足而致的学习困难、多动、夜惊、粪便干结等效果明显。每周二到三次，也可当作早餐食用（图 7-4-1）。

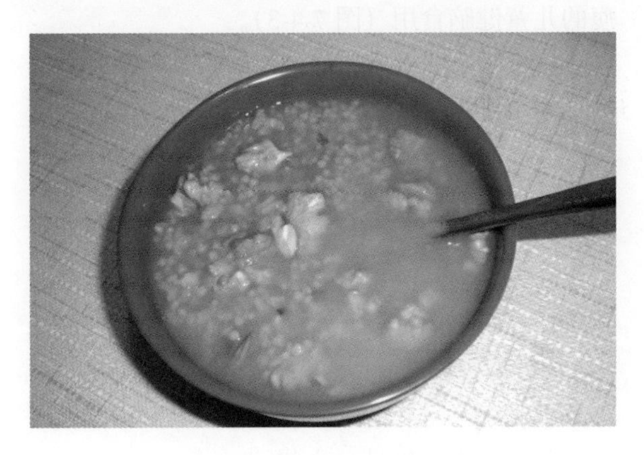

图 7-4-1　核桃小米粥

专家提示：核桃小米粥适合于大部分的儿童，但对粪便较稀溏的儿童可减少核桃的量，加入黑豆和山药等，核桃可以使粪便变软。

（二）营养八宝粥（图7-4-2）

【材料】

黑豆 25g　桂圆 10g　核桃 5g　薏苡仁 5g　花生 10g　芡实 10g　红枣 6g　山药 20g　大米 50g

【方法】

煲粥，每天一小碗。

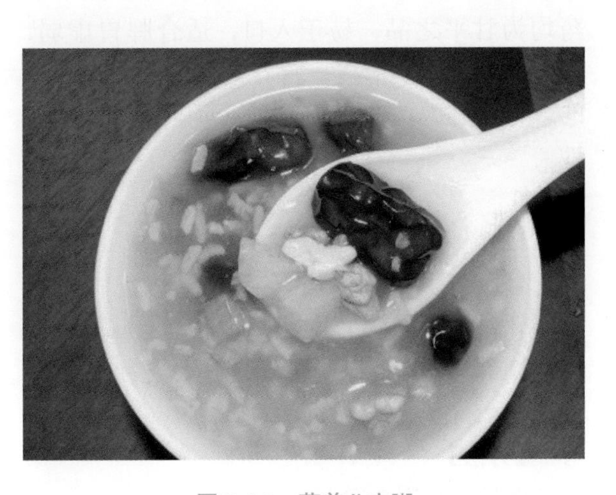

图 7-4-2　营养八宝粥

【适用】

小于8个月的小儿应慎用。这个食谱适用脾胃虚弱，食欲缺乏，身体瘦小，肌肉力弱，经常流口水，排便不畅，出汗多伴记忆力差，多动等患儿（图7-4-2）。

（三）黑米粥

【材料】

黑米30g　粳米100g　炒芝麻10g　大豆15g

【方法】

以上的材料煮成粥，每天一小碗。

【适用】

本食疗方较平顺，一般的儿童都可以服用。黑色的食物在中医理论中被认为是补肾的佳品，为补肾的首推食物。肾生髓补脑，所以这个食谱特别对那些先天或后天相对肾不足的儿童有很好的食补作用。特别适用于粪便稍干结、干瘦的儿童健脑食用（图7-4-3）。

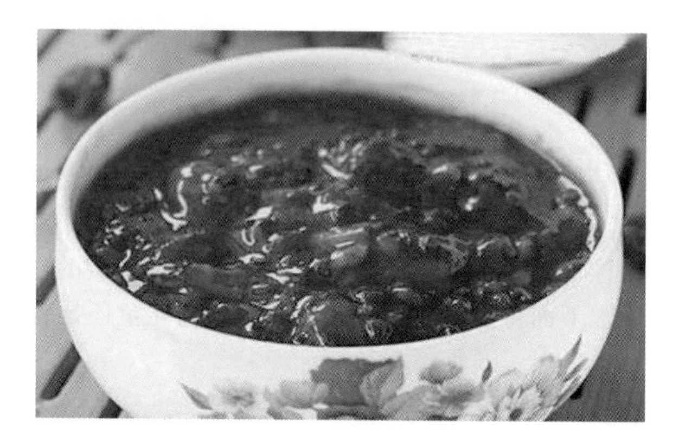

图7-4-3　黑米粥

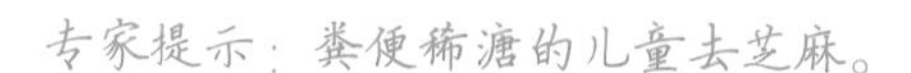

专家提示：粪便稀溏的儿童去芝麻。

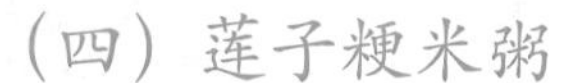

（四）莲子粳米粥

【材料】

莲子肉25g　粳米100g　红枣10g　桂圆肉10g　鲜淮山药25g　芡实15g

【方法】

熬煮成粥，每日一小碗。

【适用】

莲子是中医重要的药物，具有清心醒脾、补中养神、健脾补胃的功效，红枣能增加胃肠道黏液分泌，纠正胃肠病损，保护肝。方中诸药均为甘平之品，易于入口，适合脾胃虚弱，食欲缺乏，体质消瘦，营养不良，夜间睡眠差的患儿（图7-4-4）。

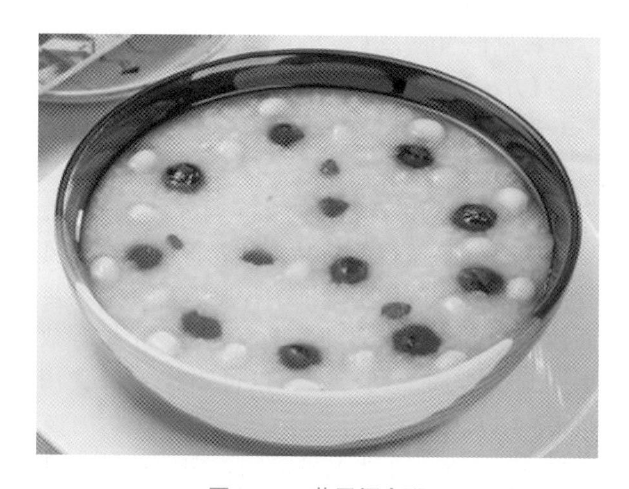

图7-4-4　莲子粳米粥

（五）益气固精汤

【材料】

乳鸽1只　黑豆25g　黑木耳20g　乌鸡半只　红枣10g　核桃仁6个　太子参5～10g　莲子4～5粒　百合10g

【方法】

煲汤，每周2次。

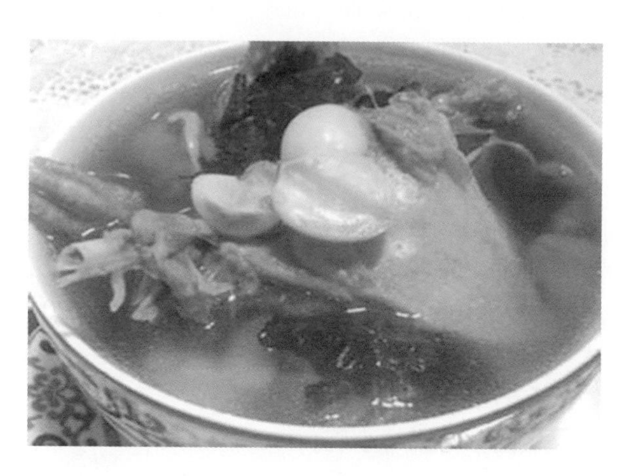

图7-4-5　益气固精汤

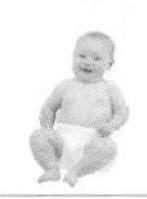

【适用】

适用于肝肾虚损，气虚乏力，腰膝酸软无力，生长发育迟缓，经常感冒的小孩。其中太子参能增加儿童免疫力，百合能清心肺以减少感冒（图 7-4-5）。

专家提示：有外感期间禁食。

（六）百合薏米粥

【材料】

薏米 50g　百合 15g　蜂蜜少许

【方法】

以上两味放入锅中，加水适量，煮至薏米热烂，加入蜂蜜调匀，出锅即成。

【适用】

此粥常吃，健脾益胃，泽肤祛斑，可用于治疗妇女面部雀斑、痤疮、湿疹等症，对青春期少女美容有益（图 7-4-6）。

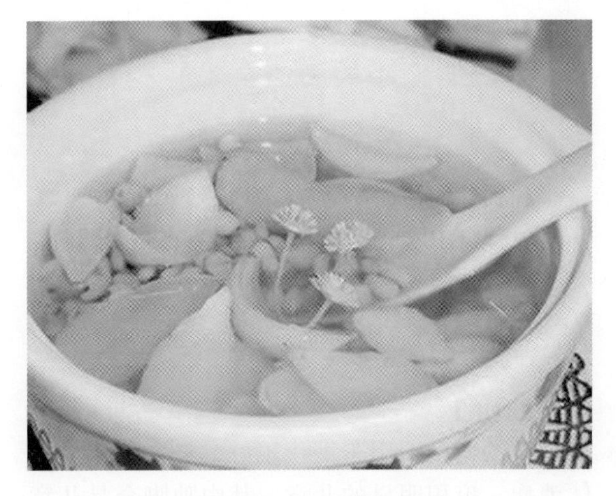

图 7-4-6　百合薏米粥

专家提示：此汤可作为秋天的常用方，对儿童秋燥咳嗽有明显的治疗作用。

（七）山药薏米粥

【材料】

淮山药 30g　薏米 30g　莲子肉 15g　大枣 10 枚　小米 50g　白糖少许

【方法】

将山药切细，莲子去芯，红枣去核。淘洗干净后与薏米、小米共煮成粥，粥煮熟后加白糖调匀即成。

【适用】

健脾益气。适用于脾胃虚弱，食少纳差，腹胀便溏、肢体无力的儿童服用（图 7-4-7）。

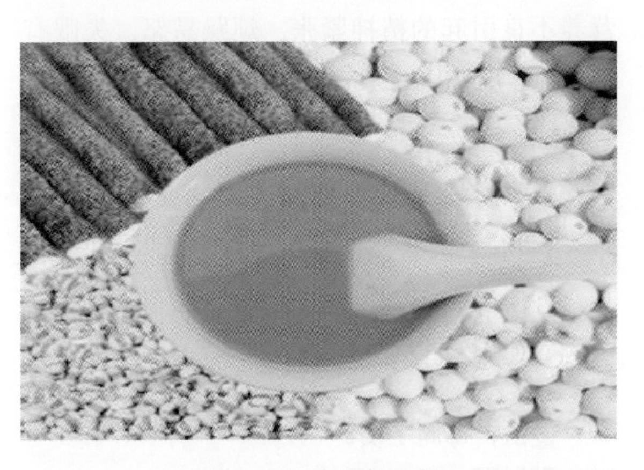

图 7-4-7　山药苡米粥

专家提示：粪便秘结者忌食。

（八）清补凉乳鸽汤

【材料】

淮山药 20g　芡实 20g　杞子 15g　沙参 15g　玉竹 15g　红枣 4 个　乳鸽 2 只　瘦肉 150g　生姜 3 片

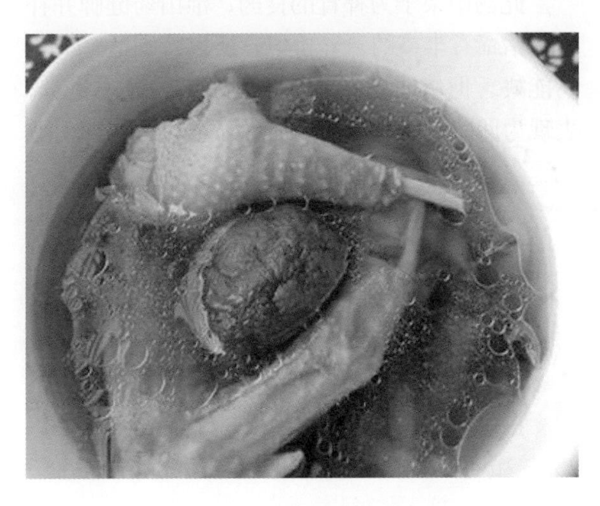

图 7-4-8　清补凉乳鸽汤

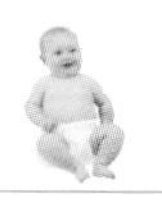

【方法】

煲汤，每周 2 次。

【适用】

这些均为性味平和而滋补清气的药材，尤其适合在秋季对儿童的进补调理，儿童表现为干咳，面色无华，粪便干结等秋燥症状时尤其适用（图 7-4-8）。

二、消化不良方

（一）独脚金鸭肾汤

【材料】

独脚金 10g　瘦肉 100g　麦芽 15g　鸭肾 2 个

【方法】

煲汤，每周 2 次。

【适用】

此汤特别适用于消化不好，经常腹泻，身体消瘦，疳积明显的儿童。其中独脚金是儿童常用消化中药，对疳积有明显的作用，同时对营养不良引起的精神紧张、烦躁易怒、失眠有辅助治疗的作用（图 7-4-9）。

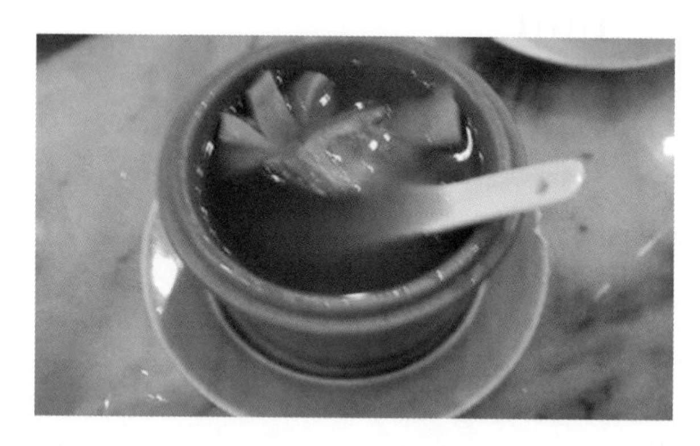

图 7-4-9　独脚金鸭肾汤

（二）栗子猪蹄汤

【材料】

鲜栗子 26 个　淮山药 50g　红枣 4 个　猪蹄 1 对　生姜 3 片

【方法】

煲汤，每周 1 次。

【适用】

此汤中栗子为补肾的良药，淮山药健脾并补肾，猪蹄有丰富的营养价值，所以特别适合消化功能好，但有明显先天不足的儿童的冬季进补，表现为四肢无力发冷，经常遗尿等（图 7-4-10）。

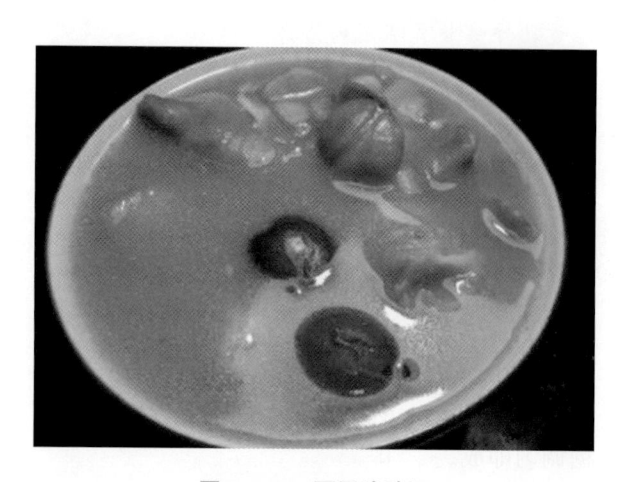

图 7-4-10　栗子猪蹄汤

专家提示：平常容易上火的儿童少食此汤。

（三）菜干豆腐头汤

【材料】

白菜干 75g　豆腐 2 块　芡实 25g　薏仁 25g　蜜枣 4 个　陈皮适量　鸭肉 300g　生姜 3 片

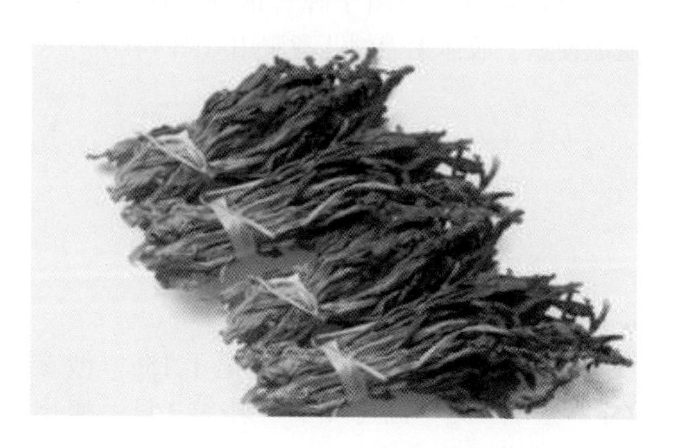

图 7-4-11　菜干

【方法】

煲汤，每周2次。

【适用】

此汤平和，味道也较鲜美，较适合经常消化欠佳，粪便烂，学习欠佳的儿童。全汤能起到利水消肿、清热养阴、去火下气、补脑益气的作用。也适合全家服用（图7-4-11）。

（四）陈皮煲老鸭

【材料】

陈皮10g　光老鸭半只　生姜3片

【方法】

煲汤，每周2次。

【适用】

此汤为广东地区的常用名汤，汤中陈皮选用广东地区的广陈皮为最佳。老鸭为滋阴的良品，此汤起到理气健脾、燥湿化痰、润肺止咳、滋阴补血、健脾醒胃的作用。适用儿童表现为常咳痰稀白、消化不好、睡眠不良的中秋后的调理方（图7-4-12）。

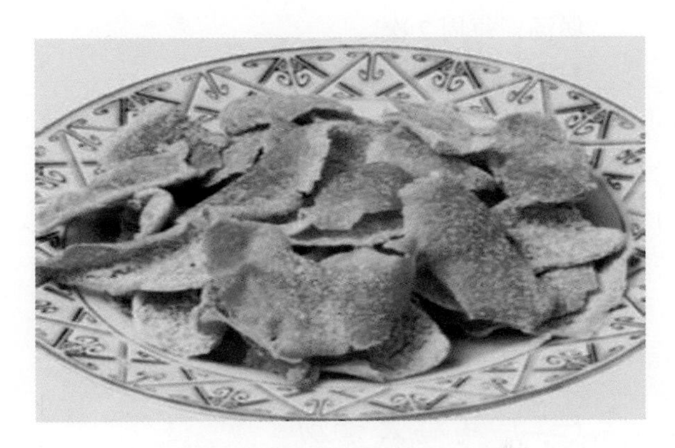

图7-4-12　陈皮

专家提示：容易上火的儿童去生姜，加少量百合。

（五）内金鸭胗汤

【材料】

党参10g　鸡内金8g　鸭胗一个　土猪瘦肉150g

【方法】

煲或炖汤一碗，每周1～2次。粪便干结伴腹胀、感冒者慎用。

【适用】

此方能起到健脾益气、消食导滞的作用，配合性平味甘，健脾养胃的土猪瘦肉调味，深受儿童喜爱（图7-4-13）。

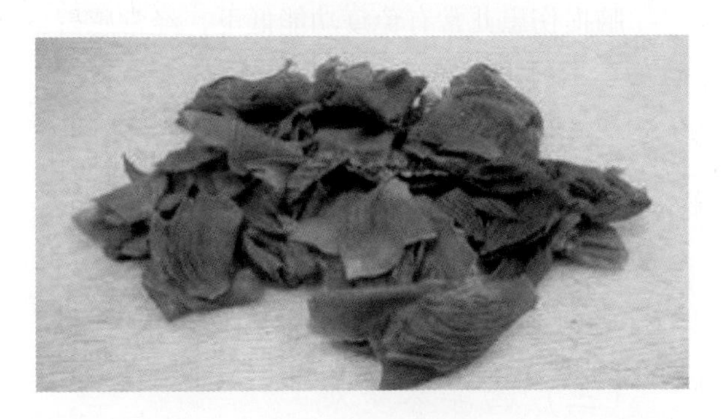

图7-4-13　鸡内金

专家提示：如患儿经常咳嗽可在本汤的基础上加用白术及川贝各8g煲汤服用。

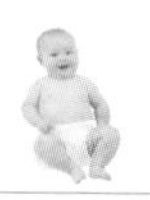

三、提高免疫力方

（一）百合猪肺汤

【材料】

党参 15g　百合 15g　砂仁 10g　猪肺半个　生姜 3 片

【方法】

煲汤，每周 2 次。

【适用】

中医认为土生金，脾为土，肺为金，脾气生则肺气顺。汤中党参补中益气以健土，百合温肺止咳以入肺，猪肺是以形补形的最好的良品。此方可作为儿童表现消化不佳，粪便烂，体内湿气较重并且经常上呼吸道感染的儿童的调理方（图 7-4-14）。

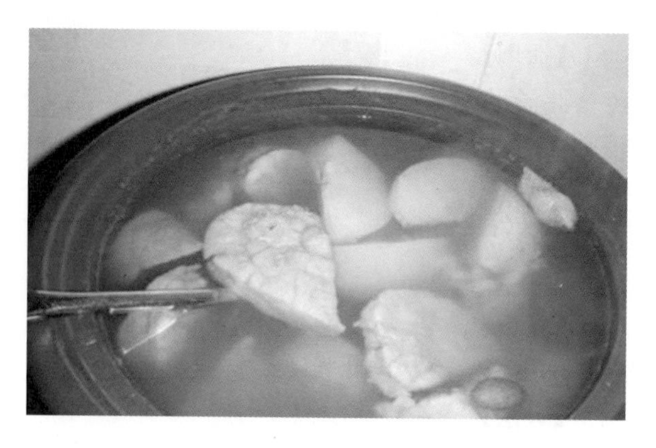

图 7-4-14　百合猪肺汤

（二）乌鸡太子汤

【材料】

太子参 10g　核桃 6 个　乌鸡 300g

【方法】

煲汤，每周 1～2 次。

【适用】

脑损伤患儿常有免疫功能低下，经常感冒、腹泻，平时四肢无力，生长发育迟缓等表现。小儿如平时粪便容易稀烂，可以加陈皮 5g 同煲以健胃理气，粪便干结可以加芝麻 10g 同煲以润肠通便（图 7-4-15）。

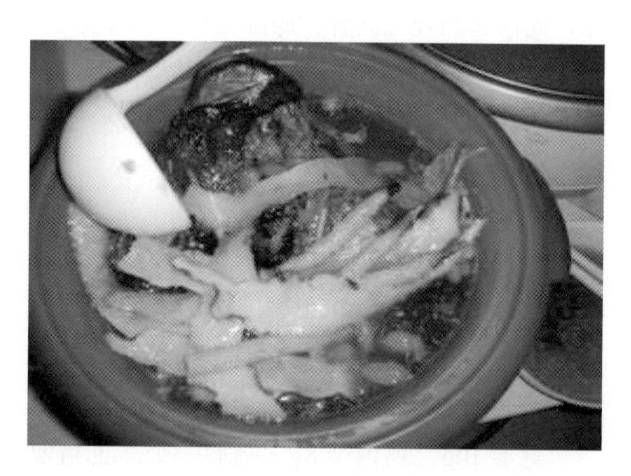

图 7-4-15　乌鸡太子汤

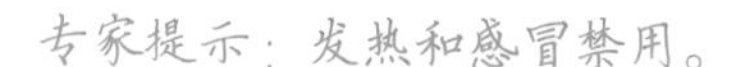

专家提示：发热和感冒禁用。

（三）西洋参煲鸡

【材料】

石斛 10g　西洋参 10g　淮山药 10g　鸡肉 200g

【方法】

煲汤，每周 1～2 次。

【适用】

此方中西洋参对增加儿童的免疫力有明显的作用，石斛滋阴和山药健脾，此汤可安神定惊，养阴滋润（图 7-4-16）。

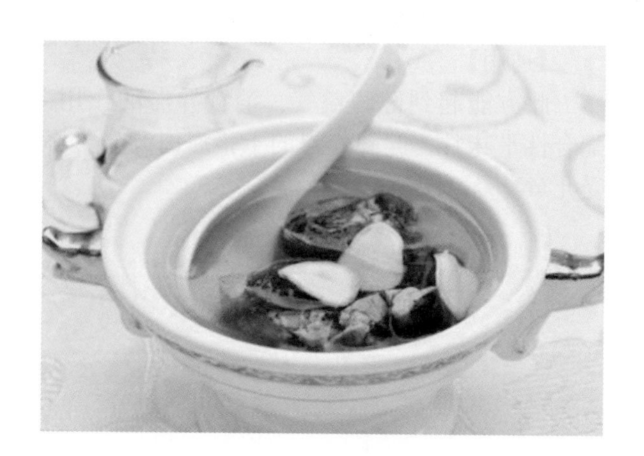

图 7-4-16　西洋参煲鸡

专家提示：发热和感冒禁用。

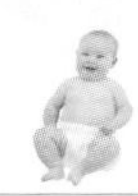

（四）榴莲芯鲫鱼汤

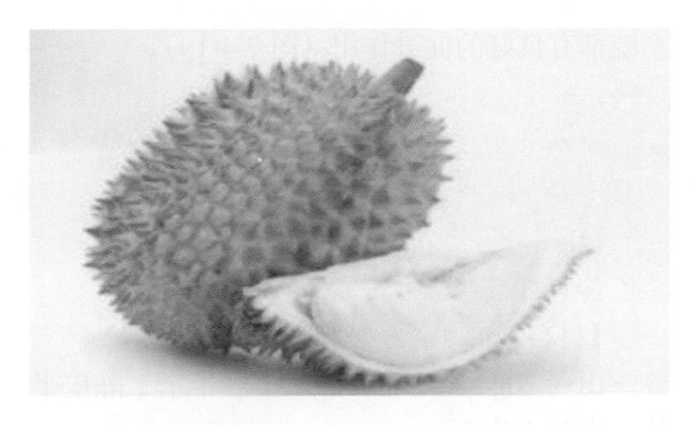

图 7-4-17　榴莲芯鲫鱼汤

【材料】

榴莲芯 50g　鲫鱼 2 条　生姜 3 片

【方法】

煲汤，每周 1～2 次。

【适用】

广东人称："一个榴莲三只鸡。"可见榴莲的药用价值。现代医学认为榴莲可以提高人体免疫力，抑癌抗癌。中医认为，经常食用榴莲可以强身健体，健脾补气。所以本方对小便频繁，有夜尿，冬天晚上流虚汗的儿童，以固肾壮阳、提高免疫力为主。该汤全家都可以喝（图 7-4-17）。

专家提示：榴莲虽补，但湿气较重，所以平常湿气较重的儿童少食用。发热和感冒时禁用。

（五）洋参炖乳鸽

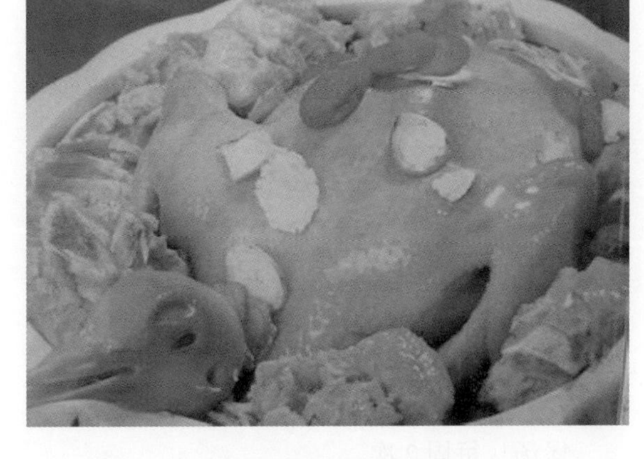

图 7-4-18　洋参炖乳鸽

【材料】

西洋参 30g　淮山药 60g　红枣 6 个　乳鸽 200g　生姜 3 片

【方法】

煲汤，每周 1～2 次。

【适用】

此方中西洋参对增加儿童的免疫力有明显的作用，乳鸽有滋阴补肺的作用，山药健脾，脾肺两旺的则感冒自然会减少。所以本汤具有清补滋阴，益气补肺，健脾，补气养阴，清火生津，合适儿童养生之用（图 7-4-18）。

专家提示：发热和感冒禁用。

（六）胡萝卜排骨汤

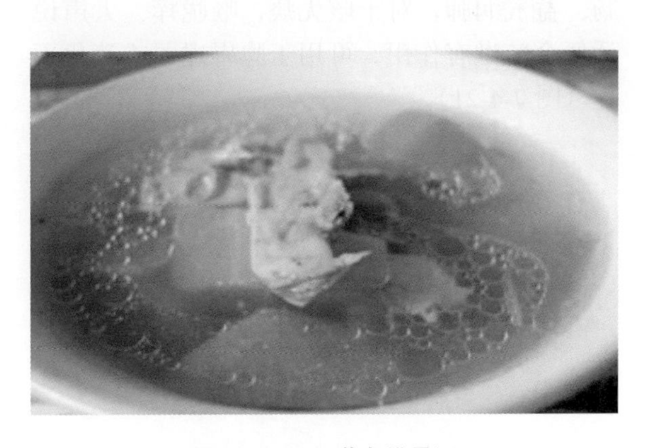

图 7-4-19　红萝卜排骨汤

【材料】

胡萝卜 750g　排骨 500g　蜜枣 3 个　陈皮半块　生姜 3 片

【方法】

煲汤，每周 2 次。

【适用】

此汤能增强体质，提高免疫力和润泽肌肤且补中益气。现代医学认为胡萝卜含有大量的胡萝卜素，对儿童的视力、生殖系系统、免疫系统都有良好的促进作用（图 7-4-19）。

专家提示：胡萝卜一般人都可食用。脾胃虚寒者，不可生食胡萝卜。

（七）山药猪肚汤

【材料】

山药 20g　春砂仁 10g　猪肚半个　陈皮半块　生姜 3 片

【方法】

煲汤，每周 2 次。

【适用】

猪肚甘温，可以补虚损、止漏泄，是补脾的佳品。山药则味甘、性平、入肺经，润秋燥。这款山药猪肚汤很适合脾胃虚弱的儿童（图 7-4-20）。

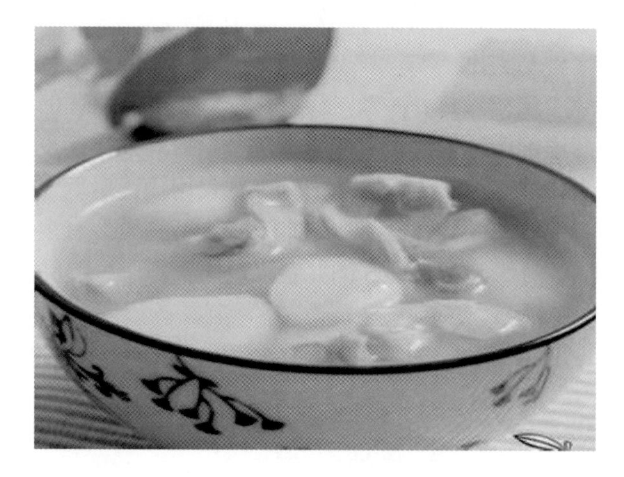

图 7-4-20　山药猪肚汤

专家提示：此汤对儿童流口水也有作用，可加入少量益智仁。

（八）无花果瘦肉汤

【材料】

太子参 15g　无花果 20g　大枣 2 个　瘦肉 400g　生姜 3 片

【方法】

煲汤，每周 2 次。

【适用】

现代药理学认为太子参对增加人的免疫力是有明显的作用的。中医认为此汤能健胃、理肠、益气润肺，对干咳无痰，喉咙痒、大声说话便会咳嗽有作用，可用于脾胃虚弱或消化不良（图 7-4-21）。

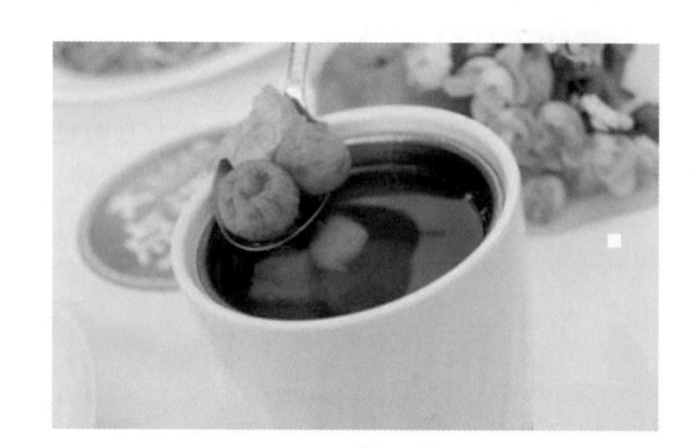

图 7-4-21　无花果瘦肉汤

专家提示：发热和感冒禁用，要在外感已大部分清除后才可以服用。

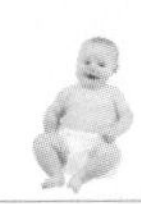

（九）北芪煲牛展

【材料】

花生 50g　北芪 6g　红枣 3 个　牛展 200g

【方法】

煲汤，每周 2 次。

【适用】

北芪即是我们常说的黄芪。有人认为黄芪过于补，使儿童上火，但只要儿童中气不足，没有伴随外感症状便可应用。所以此汤特别适用于小儿发育不良，瘦弱，嘴唇发蓝，也即中医说有风，脾虚血气不足者，此方可以旺血（图 7-4-22）。

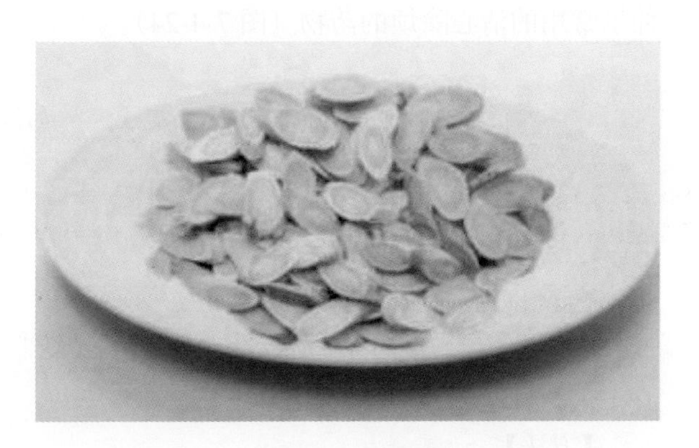

图 7-4-22　黄芪

专家提示：黄芪有明显的作用，但不是适合每一个儿童，或只可少量服用。

四、促进睡眠方

（一）酸枣仁鹌鹑汤

【材料】

炒黑芝麻 10g　炒酸枣仁 10g　鹌鹑 1 只

【方法】

煲或炖汤，去渣喝一碗，每周 1～2 次。

【适用】

对于脑损伤伴肝阴不足，心神失养，睡眠不安的患儿有较好的疗效，如小儿平时粪便多为稀烂便，可以考虑去黑芝麻加少量茯神以祛湿安神（图 7-4-23）。

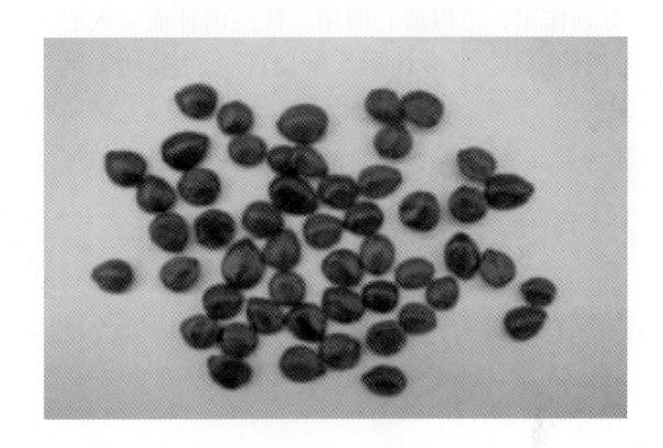

图 7-4-23　酸枣仁

专家提示：对睡眠不好，容易烦躁的儿童可加少量百合、浮小麦等，这个方对成年人也有效，但量应加一倍。

（二）小麦牛展汤

【材料】

浮小麦 25g　党参 10g　淮山药 10g　桂圆肉 10g　牛展 400g　生姜 3 片

【方法】

煲或炖汤，去渣喝一碗，每周 1～2 次。

【适用】

此方有补益精血、健脾养胃、补脾安神、滋阴补气、润血和脉的作用。浮小麦是医圣张

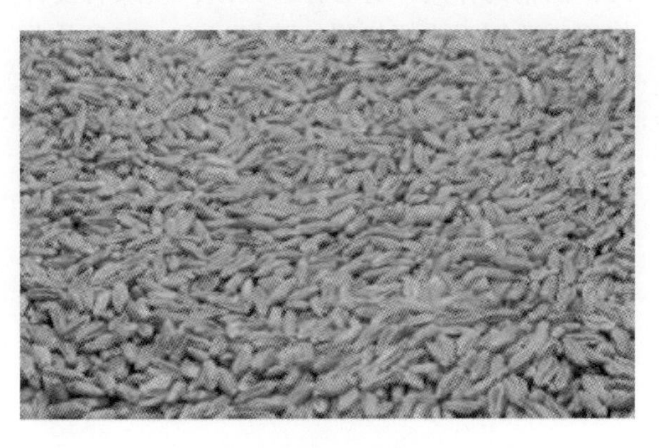

图 7-4-24　浮小麦

仲景常用的清心除烦的药物（图 7-4-24）。

专家提示：此汤对体质较弱的儿童伴失眠的效果好。

（三）双仁炖猪心汤

【材料】

酸枣仁 12g　柏子仁 20g　桂圆肉 10g　猪心 1 个

【方法】

煲汤，每周 2 次。

【适用】

二仁是安神、定惊、助睡眠的良药，其中酸枣仁是临床中睡眠不好的通用药，它对各种失眠都有良好的作用，无论是大人还是儿童都有效，柏子仁可以促进酸枣仁的安眠作用而没有副作用，可以放心服用。桂圆肉补血、入心、安神。猪心以形补形。所以此汤对多动失眠、手足心发热、睡眠中汗多的儿童尤其适合（图 7-4-25）。

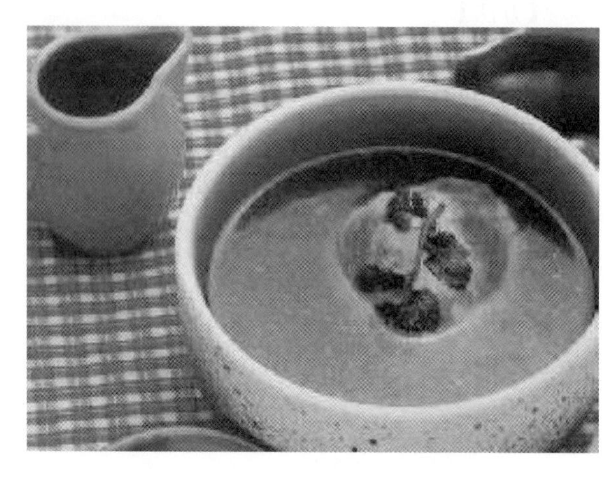

图 7-4-25　双仁炖猪心汤

（四）莲子鸡肉汤

【材料】

莲子 30g　丝瓜 40g　鸡肉 200g　生姜 3 片

【方法】

煲汤，每周 2 次。

【适用】

莲子味苦入心，清心除烦，安神定志。丝瓜除烦。此汤有镇静、益心、补肾、健脾、止泻、固精的作用，对心悸、失眠、烦躁有安神作用，适用于心烦气躁、脾气过大、口臭的儿童服用（图 7-4-26）。

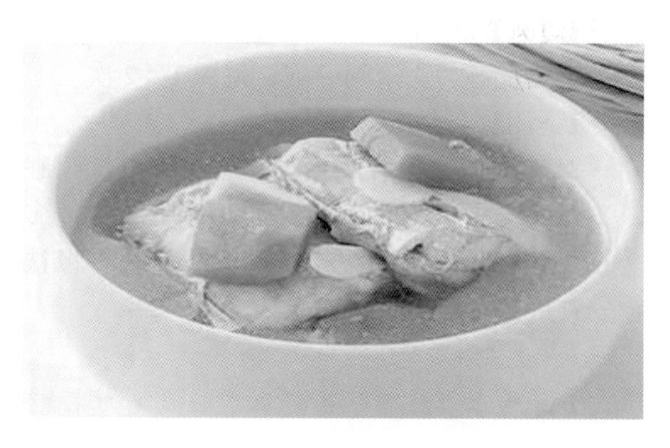

图 7-4-26　莲子鸡肉汤

专家提示：较烦躁的儿童加少量百合。

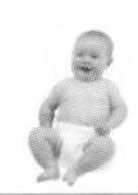

（五）莲子百合煲

【材料】

莲子 20g　百合 20g　枸杞子 10g　精瘦肉 200g

【方法】

莲子、百合清水浸泡 30min，精瘦肉洗净，置于凉水锅中烧开（用水焯一下）捞出。锅内重新放入清水，将莲子、百合、精瘦肉一同入锅，加水煲熟（可适当放些精盐、味精调味）。

【适用】

本药膳可润肺止咳、养心安神（图 7-4-27）。

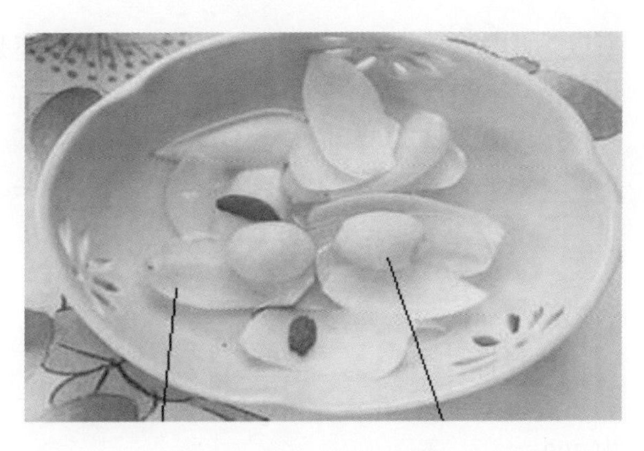

图 7-4-27　莲子百合煲

专家提示：风寒咳嗽、虚寒出血、脾胃不佳者忌食百合。

五、改善体质方

（一）党芪煲汤

【材料】

党参 10g　茨实 10g　北芪 6g　淮山药 15g　瘦肉 300g

【方法】

煲汤，每周 2 次。

【适用】

此方特别适合在冬季气虚不足，胃口不好，经常感冒，四肢冰冷的儿童进补，故对冬季经常感冒、咳嗽的患儿有保健治疗作用（图 7-4-28）。

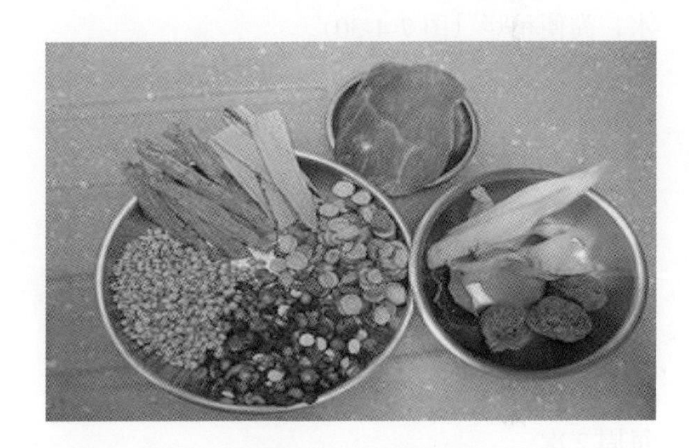

图 7-4-28　党芪煲汤

专家提示：发热和感冒禁用，黄芪的使用可咨询有经验的中医师。

（二）霸王花猪展汤

【材料】

霸王花 150g　红枣 6 个　猪展 500g　生姜 3 片

【方法】

煲汤，每周 2 次。

【适用】

霸王花又名剑花，生味甘凉，归肺、胃经，有清热痰，除积热之功，用来煲猪肺，可以清肺热，养肺气，消肠积滞，除口气臭秽的作用。

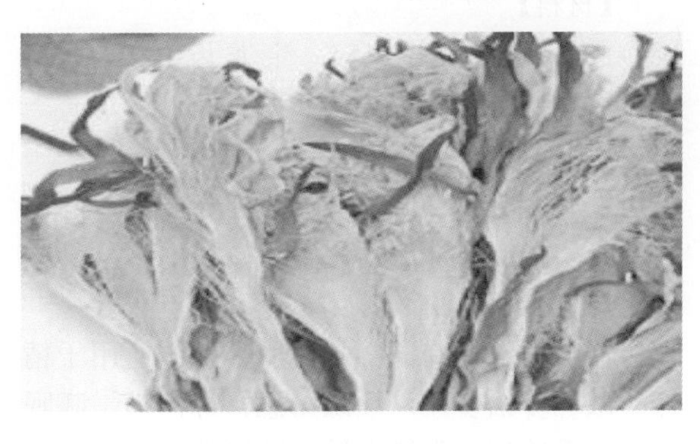

图 7-4-29　霸王花

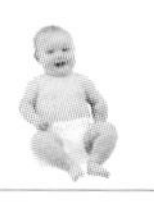

所以，此汤在广东地区特别流行，无论是大人还是小孩都可经常煲汤服用，对保健养生有明显的作用（图 7-4-29）。

专家提示：如感觉内热及粪便干结可去生姜。

（三）三仙汤

【材料】

焦山楂 10g　焦麦芽 10g　焦神曲 10g　瘦肉 300g

【方法】

煲汤，每周 2 次。

【适用】

三仙是临床常用的消食的三味中药。这三味中药性味平和，但对各种消化不良却有明显的作用。这个汤适合于脑损伤伴吃饭不香的患儿，表现为经常不喜欢吃饭，身体瘦弱，流口水，粪便稍烂（图 7-4-30）。

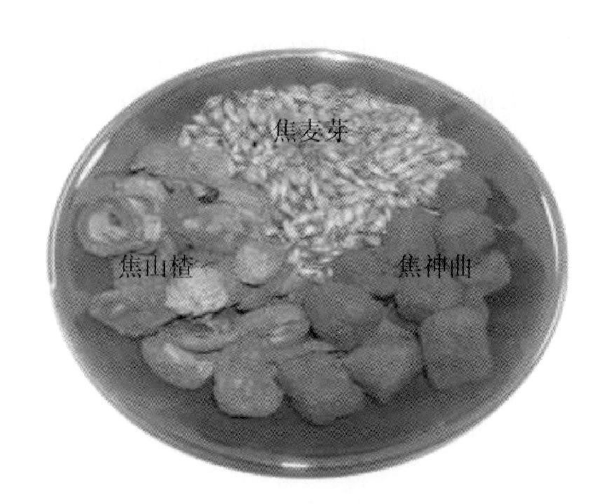

图 7-4-30　三仙汤

（四）茯神猪心汤

【材料】

甘草 10g　小麦 15g　大枣 10枚　茯神 10g　石菖蒲 15g　猪心 1/4个。

【用法】

将甘草、小麦、大枣放入约 500ml 清水中，武火煮沸，改文火煮 20min 后取汁去渣饮用，每周 2 次。

【适用】

此食疗方主治脏躁，现代多用于儿童多动症及神经衰弱患者的辅助治疗（图 7-4-31）。

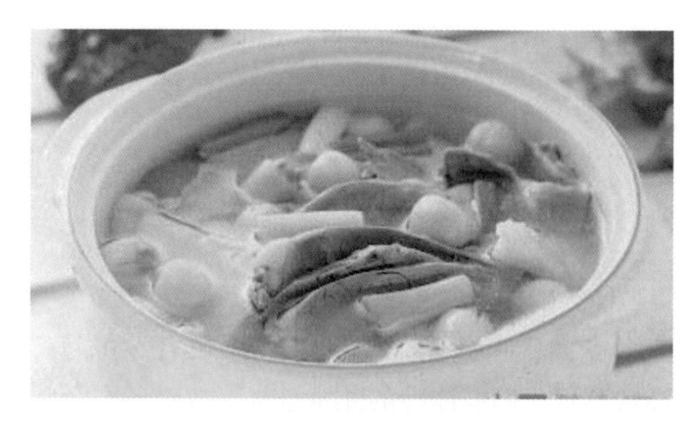

图 7-4-31　茯神猪心汤

（五）百合安心汤

【材料】

百合 15g　熟地 15g　生龙齿 15g　陈皮 2g　水鱼半个

【用法】

生龙齿先煎 40min，再入百合、熟地同煎煮，取汁饮，每周 2 次。

【适用】

百合具有润肺清心的作用，本方适用于精神涣散，多语多动，烦躁易怒，好冲动，睡眠不安，舌质红，粪便干结，脉细数的肝阳偏旺

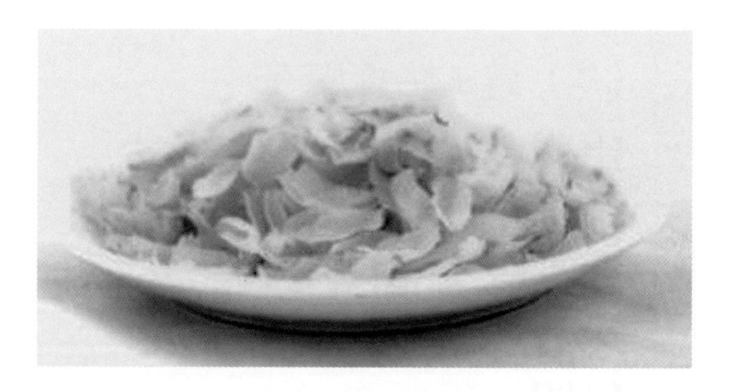

图 7-4-32　百合

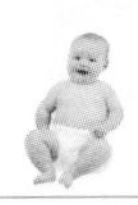

的小儿多动症的辅助治疗（图 7-4-32）。

专家提示：鱼最好选用没有污染的水鱼。

（六）参仁乌鸡汤

【材料】

党参 5g　酸枣仁 5g　桂圆 5g　粳米 20g　乌鸡 200g

【用法】

煲或炖汤，每周 1 到 2 次，粪便干结伴腹胀、感冒者慎食用。

【适用】

此方多用于多语多动、烦躁易怒，好冲动，睡眠不安加上消化不良的儿童，如儿童没有消化不良可去党参，如消化不良严重可加三仙少量（图 7-4-33）。

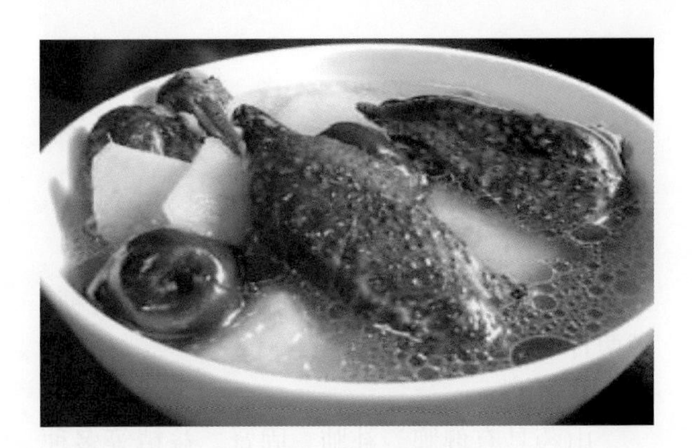

图 7-4-33　参仁乌鸡汤

专家提示：如果服用后有上火表现，党参可改用太子参或西洋参。

（七）合欢乌鸡汤

【材料】

桂圆 10g　莲肉 20g　粳米 50g　合欢花 5g（布包）

【用法】

将以上四味加水同煮为粥，每周 2 到 3 次。

【适用】

合欢花是安神、促进儿童智力发育的良好中药，对调节儿童的情绪有明显作用，但不能多吃，此方多用于小儿虚劳体弱、健忘、贫血、多动多语等症（图 7-4-34）。

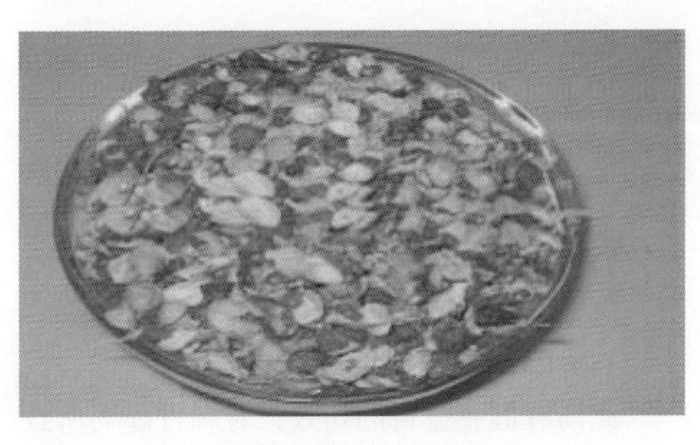

图 7-4-34　合欢花

六、改善流涎方

（一）益智仁羊肉汤

【材料】

益智仁 20g　炒白术 20g　羊肉 200g

【用法】

以上煮汤，去渣喝汤，每周 2 到 3 次。

【适用】

具有补脾、益胃、燥湿、和中的功效，临

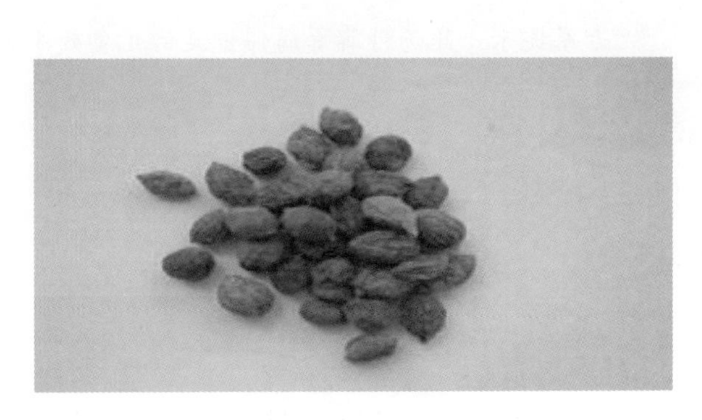

图 7-4-35　益智仁

床主要用于脾胃虚弱，食少胀满，倦怠乏力，泄泻、水湿停留、痰饮、水肿、表虚自汗等症。适合吃饭不好，脾胃弱，口角炎，粪便稀烂的患儿（图 7-4-35）。

专家提示：羊肉燥热，所以本汤适合冬天服用，如在其他季节可把羊肉改成猪肉。

（二）山药慈菇汤

【材料】

淮山药粉 20g　慈菇 5g　红糖适量

【用法】

将两粉冲入开水中，调成糊状，加入红糖，每两日一次。

【适用】

山药具有健脾、补肺、固肾、益精等多种功效，并且对肺虚咳嗽、脾虚泄泻功效显著，适用于脾胃虚寒的儿童，这类儿童表现为经常怕冷，四肢冰冷，经常腹痛，流口水（图 7-4-36）。

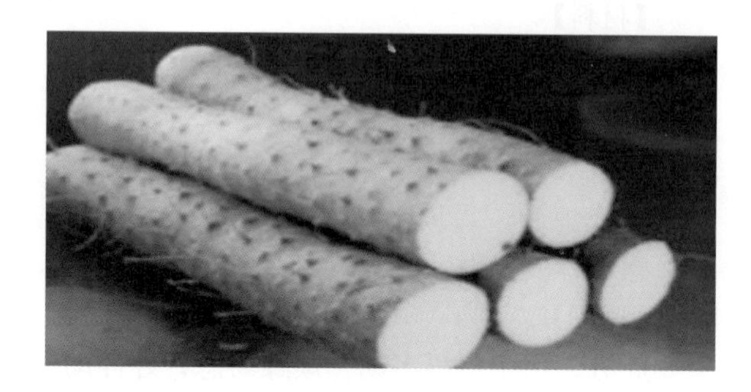

图 7-4-36　淮山药

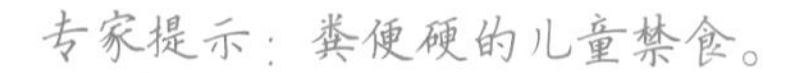

专家提示：粪便硬的儿童禁食。

（三）淮参鹌鹑汤

【材料】

党参 15g　淮山药 15g　鹌鹑 2只　瘦肉 250g　生姜 3片

【用法】

以上煮汤，去渣喝汤，每周 2～3 次。

【适用】

此汤有健脾益胃的功效，对脾胃虚弱所致的食欲缺乏、消化不良，有食疗补益作用。适合于消化不好，吃饭不香，伴口淡、流口水较多的儿童（图 7-4-37）。

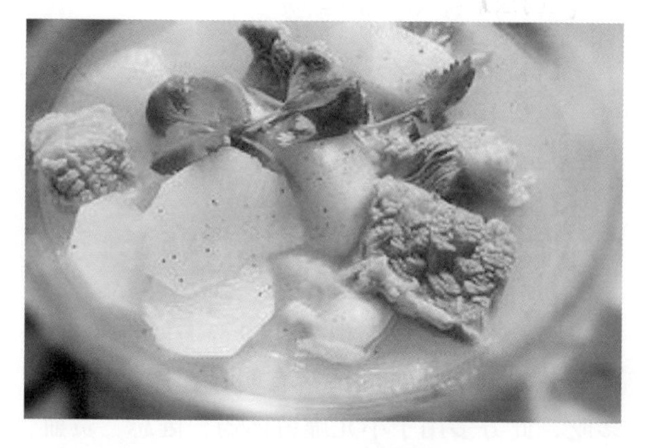

图 7-4-37　淮参鹌鹑汤

专家提示：此汤对脾胃弱伴流涎的儿童效果好，但如果流涎严重可选用下面的砂仁猪肚汤加益智仁。

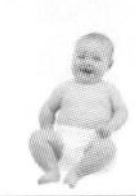

（四）砂仁猪肚汤

【材料】

春砂仁 15g　猪肚 200g　陈皮 8g

【用法】

以上煮汤，喝汤，每周 2 到 3 次。

【适用】

阳春砂仁是广东地区的地道药材，它有促消化、去胃湿、止呕、止口水的作用，猪肚是以形补形的代表，此汤适合于有慢性浅表性胃炎或急性胃炎并且流涎较严重的儿童服用。如家中成人也有这样的表现也可服用此汤（图 7-4-38）。

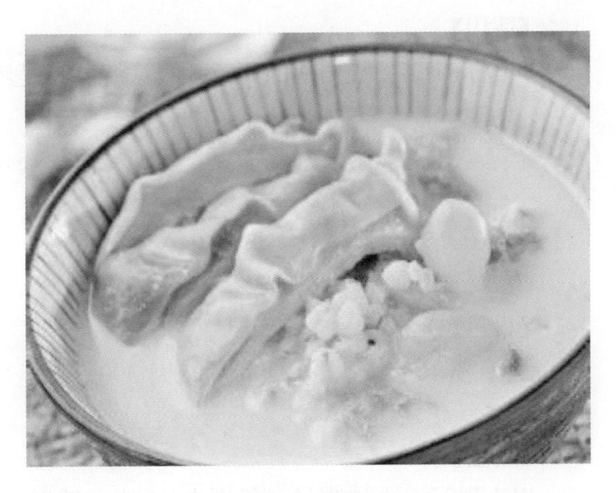

图 7-4-38　砂仁猪肚汤

专家提示：此汤为广东地区的常用汤，受家长和儿童的喜爱。

（五）参灵汤

【材料】

太子参 10g　炒白术 10g　桔梗 5g　土鸡肉 200g　神曲 10g　灵芝 5g

【用法】

以上煲汤，去渣喝汤，每周 2 ~ 3 次，感冒期间禁食。

【适用】

适用于有脑损伤、经常出现呼吸道感染的儿童，这类儿童主要表现为食欲缺乏，粪便烂，早上或夜间咳嗽、多痰（图 7-4-39）。

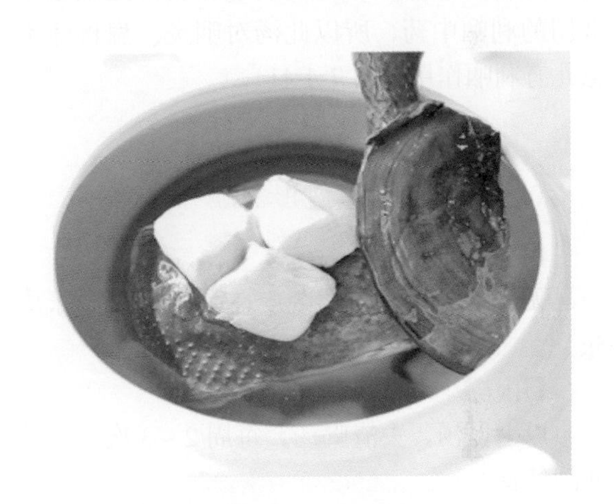

图 7-4-39　参灵汤

专家提示：正当外感邪气，表实邪盛者不宜食用本方。

七、脑损伤伴咳嗽方

（一）贝枇瘦肉汤

【材料】

川贝 8g　枇杷叶 10g　瘦肉 300g　陈皮 6g

【用法】

以上四味煲汤，去渣喝汤，每周 2 ~ 3 次，感冒的后期也可少量服用以减少咳嗽及咳痰。

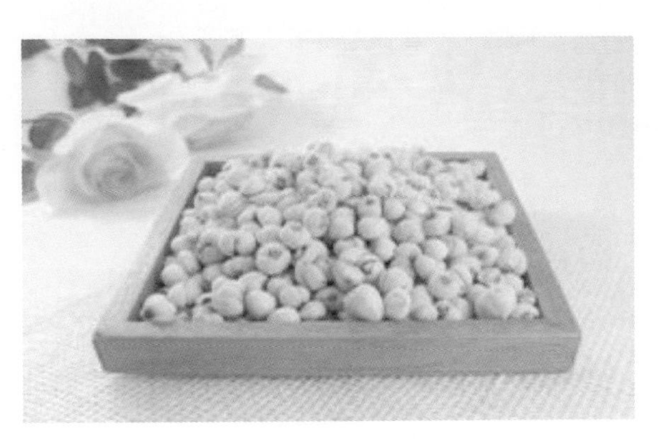

图 7-4-40　川贝母

【适用】

咳嗽、痰多、脑损伤的儿童呼吸系统感染是经常发生的，所以此汤尤其适合服用（图 7-4-40）。

专家提示：此汤特别适合反复呼吸道感染的儿童。

（二）沙榄煲猪展汤

【材料】

鲜沙榄 10g　云耳 10g　猪展肉 300g　陈皮 8g

【用法】

以上煲汤，去渣喝汤，每周 2～3 次，感冒期间禁食。

【适用】

脑损伤的儿童经常咽部发炎，并且经常反复，此汤中沙榄有明显的利咽作用，是临床中常用的利咽中药，所以此汤对咽炎、扁桃体炎患儿有利咽作用（图 7-4-41）。

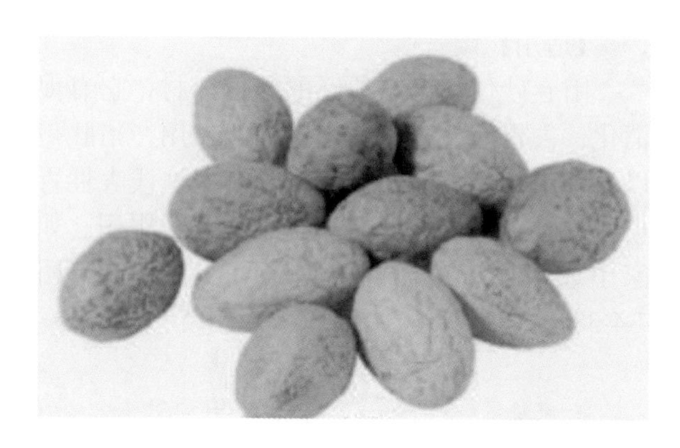

图 7-4-41　沙榄

（三）无花果猪肚汤

【材料】

无花果 30g　花生 30g　猪肚 1 个　陈皮 8g

【用法】

以上煲汤，去渣喝汤，每周 2～3 次，感冒期间禁食。

【适用】

秋日进补，养胃为先，猪肚为补脾之要品，无花果能健肠胃，具有活血通络、湿中下气的功效（图 7-4-42）。

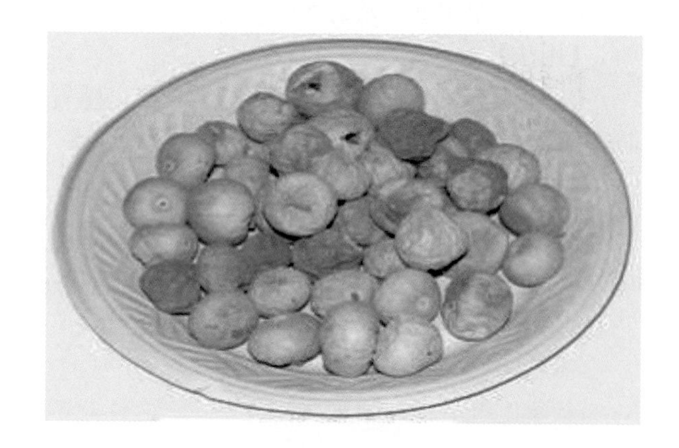

图 7-4-42　无花果

专家提示：脑血管意外、脂肪肝、正常血钾性周期性麻痹等患者不宜食用无花果，便溏者也不宜生食无花果。

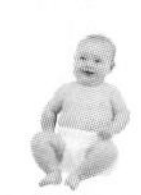

（四）鲜茅根猪肺汤

【材料】

霸王花 50g　鲜茅根 30g　南杏 10g　北杏 10g　猪肺 1 个　蜜枣 4 个

【用法】

以上煲汤，去渣喝汤，每周 2～3 次。

【适用】

润肺益气，止咳除痰，理气，消热，凉血，利尿消肿可用于湿热消滞、排尿不利的患儿（图 7-4-43）。

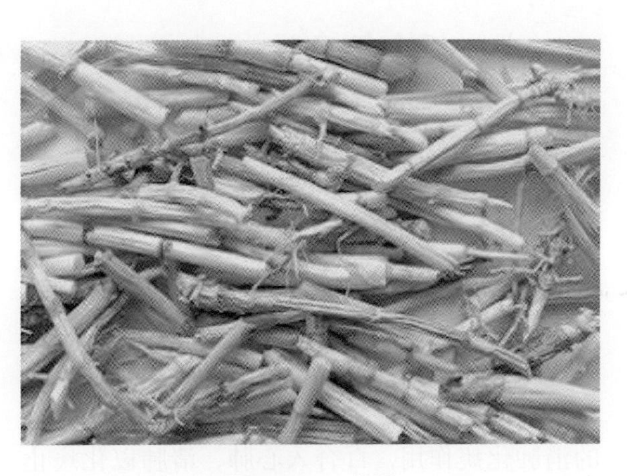

图 7-4-43　茅根

专家提示：此汤对感冒后期，外感已大部分清除的情况下仍反复咳嗽的儿童有明显的治疗效果，可与贝枇瘦肉汤交替服用。

（五）石斛猪骨汤

【材料】

石斛 15g　淮山药 25g　枸杞子 10g　陈皮 10g　猪骨 500g

【用法】

以上煲汤，去渣喝汤，每周 2～3 次。

【适用】

此汤有润肺生津的作用，秋季，儿童体内一般会较燥，干咳明显，可服用此汤，起到润肺的作用（图 7-4-44）。

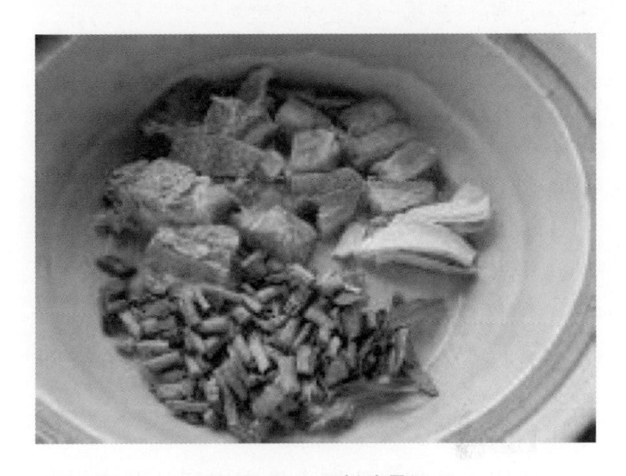

图 7-4-44　石斛猪骨汤

专家提示：也可在其中加入雪梨半个同煮。

（六）沙参玉竹汤

【材料】

玉竹 25g　沙参 25g　薏仁 10g　猪脚筋 150g　排骨 150g　生姜 3 片

【用法】

以上煲汤，去渣喝汤，每周 2～3 次，感冒期间禁食。

【适用】

此汤有健脾补肺、清热利湿、补脚力、健筋骨及润肤作用，对秋季干燥咳嗽的儿童适用（图 7-4-45）。

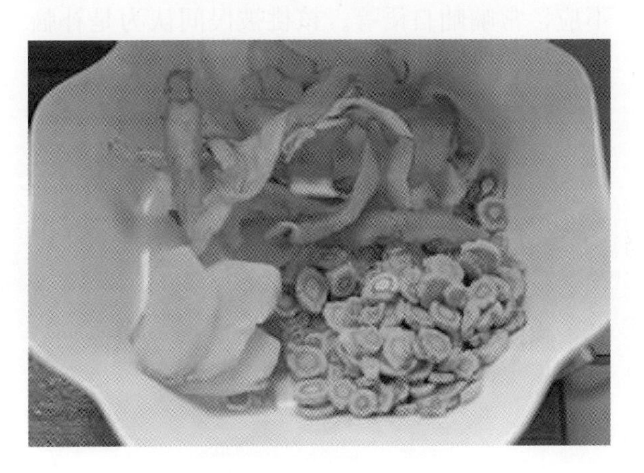

图 7-4-45　沙参玉竹汤

专家提示：如有明显的内热可去生姜。

（七）百合鲫鱼汤

【材料】

百合 20g　陈皮 5g　鲫鱼 1 条　瘦肉 200g　生姜 3 片

【用法】

以上煲汤，去渣喝汤，每周 2～3 次。

【适用】

此汤比较鲜美，口气大、四肢水肿明显，伴咳嗽的儿童可以选用。中医认为鲫鱼有一定的消肿化痰作用，百合入心肺，清肺以化痰止咳，陈皮能够理气化痰（图 7-4-46）。

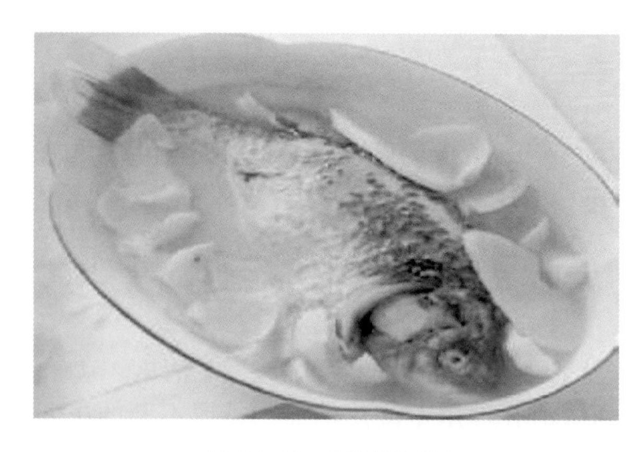

图 7-4-46　百合鲫鱼汤

专家提示：儿童服用时应注意鱼刺。

八、脑损伤强壮方

（一）核桃母鸡汤

【材料】

母鸡半只　枸杞子 30g　石菖蒲 10g　核桃 10g　姜葱少许

【用法】

将母鸡去皮、加入药材，隔水蒸 2h 后即可。

【适用】

适用于脑损伤伴智力发育迟缓的儿童，此类儿童往往表现为反应迟钝，不能认人，呼之不应，常喃喃自语等。核桃被民间认为是补脑的圣品，现代医学也认为其含有大量脑营养素，对脑的发育有明显的促进作用（图 7-4-47）。

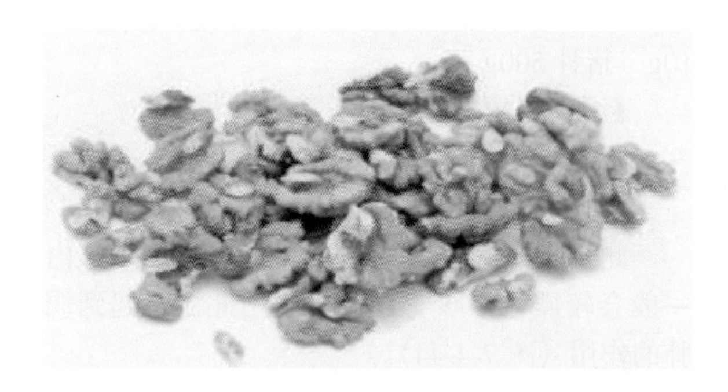

图 7-4-47　核桃

专家提示：粪便烂的儿童去核桃加山药。

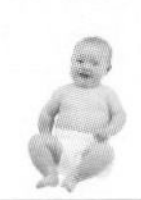

（二）杜仲增力汤

【材料】

瘦肉 100g 杜仲 10g 陈皮 7g

【用法】

将杜仲、瘦肉煮汤，去渣喝汤，每月可服用 3～4 次。

【适用】

该汤用于体质虚弱、四肢瘫痪、发育迟缓的儿童，能起到补肝肾、强筋骨的作用，但要注意如果适逢患儿外感风寒或者有发热的时候，应停止服用（图 7-4-48）。

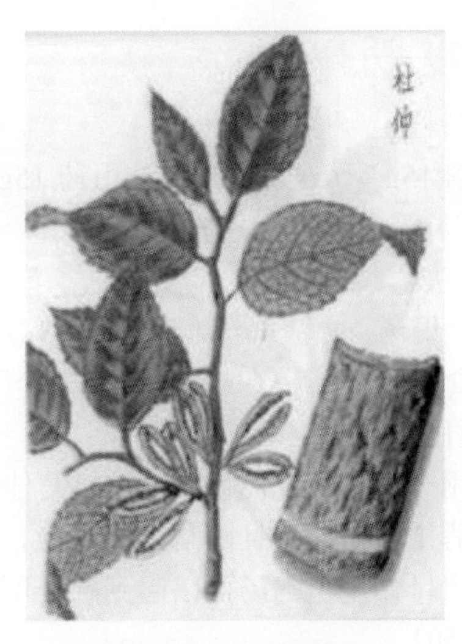

图 7-4-48 杜仲增力汤

专家提示：杜仲较补，家长选用时应先咨询专家中医师的意见。

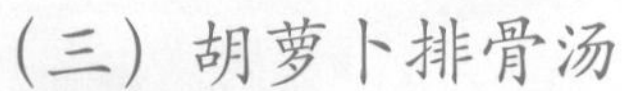

（三）胡萝卜排骨汤

【材料】

胡萝卜 250g 猪排骨 250g 生姜 2 片 陈皮 8g

【用法】

将胡萝卜、猪排骨洗净切块，加水适量同炖 2h 左右即成，调味后食肉喝汤。

【适用】

适用于行动迟缓、筋骨发育欠佳、唇干、口燥、形体消瘦者。脑损伤的儿童维生素 A 有明显的缺乏，本方中胡萝卜含有丰富的胡萝卜素，其可转化成人体所需要的维生素 A，维生素 A 可促进人体视力的发育（图 7-4-49）。

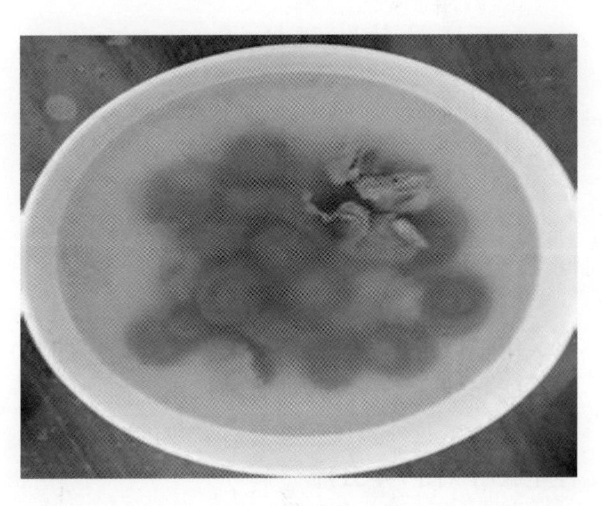

图 7-4-49 胡萝卜排骨汤

专家提示：此汤对晚上看东西不好的儿童效果较好，可以补充维生素 A。

（四）明目补肝汤

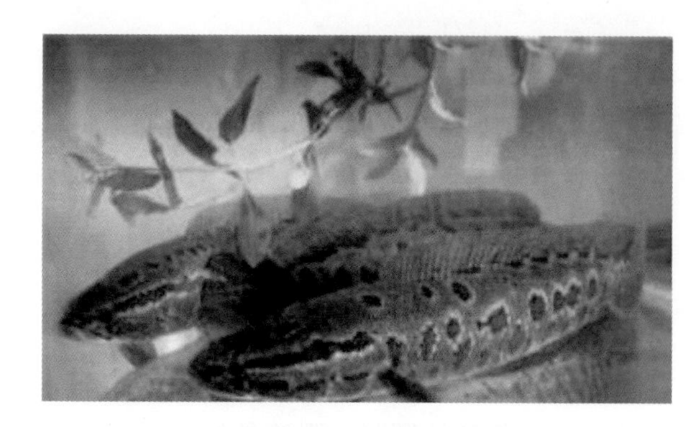
图 7-4-50　明目补肝汤

【材料】

石斛 15g　太子参 15g　淮山药 15g　生鱼 1 条

【用法】

以上煲汤，去渣喝汤，每周 2～3 次，感冒期间禁食。

【适用】

适用于行动迟缓、筋骨发育欠佳，形体消瘦，消化不良，并且眼睛干的儿童，石斛有明显的明目作用，本汤可以起到补肝明目作用（图 7-4-50）。

专家提示：生鱼含丰富的蛋白，对伤口的愈合也有明显的作用。

（五）杜仲猪腰汤

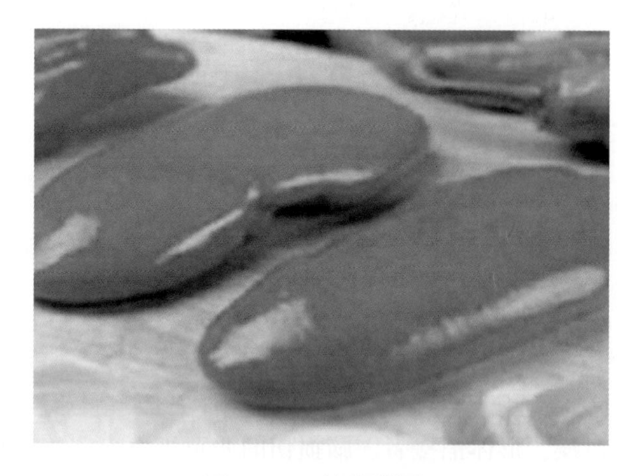
图 7-4-51　杜仲猪腰汤

【材料】

杜仲 7g　猪腰半个　生姜少许　陈皮 8g

【用法】

以上煲汤，去渣喝汤，每周 2 次，感冒期间禁食。

【适用】

用于体质虚弱、四肢瘫痪、发育迟缓的儿童，能起到补肝肾、强筋骨的作用，但要注意如果适逢患儿外感风寒或者有发热的时候，应停止服用（图 7-4-51）。

第八章　小儿围生期缺氧缺血性脑损伤

一、小儿围生期缺氧缺血性脑损伤及发育迟缓的常见病因

（一）出生前因素

1．妊娠早期　孕妇受 X 线照射、病毒感染、长期用药（如激素类药物、化疗药物等）均可导致胎儿发生基因突变或发育畸形。

2．妊娠中期　各种感染、宫内缺氧、母亲低血糖、中毒等。

3．母亲因素　初产年龄 <20 岁或 >34 岁，过量喝酒、吸烟，妊娠高血压综合征；母亲患有严重疾病，如有严重心肾功能不全、发绀型心脏病、肺部疾病、呼吸衰竭、严重贫血、休克等。

4．遗传因素　基因病、染色体病及遗传代谢病等。

（二）围生期因素

1．胎龄及出生体重异常　早产儿、过期产儿、低出生体重儿、足月小样儿、巨大儿等。

2．新生儿期疾病　新生儿窒息、缺氧缺血性脑病、颅内出血、呼吸暂停、支气管肺发育不良、胎粪吸入综合征、肺透明膜病、低血糖、惊厥、高胆红素血症及高胆红素脑病等。

3．胎盘、脐带、羊水异常　前置胎盘、胎盘早剥、胎盘老化、脐带脱垂、绕颈，脐带扭转、打结，胎膜早破、羊水浑浊等。

4．异常分娩　产程延迟、急产、钳产、胎头吸引助产等。

（三）围生期后因素

1．中枢神经系统感染　病毒性脑炎、化脓性脑炎、脑膜炎等。

2．中毒　铅、一氧化碳等中毒。

3．严重疾病　惊厥、颅内出血、脑血管栓塞、颅脑外伤、中毒性脑病等。

专家提示：从怀孕开始，任何不良因素都可能影响胎儿的发育、造成不良后果。故应该做好三级预防制度：包括出生前、出生时及出生后避免各种高危因素的出现；出现脑损伤后积极预防疾病的进一步发展；当脑损伤症状明显后，尽量避免严重残疾发生。

二、小儿围生期缺氧缺血性脑损伤及发育迟缓的早期临床表现

（一）1~3个月

1. 拇指内收、手紧握拳或者上肢内旋、内收。
2. 不能注视看人（如不看母亲的脸）。
3. 头不稳定、颈不能竖直、头左右摆动。
4. 三个月不能俯卧抬头（图 8-1）。

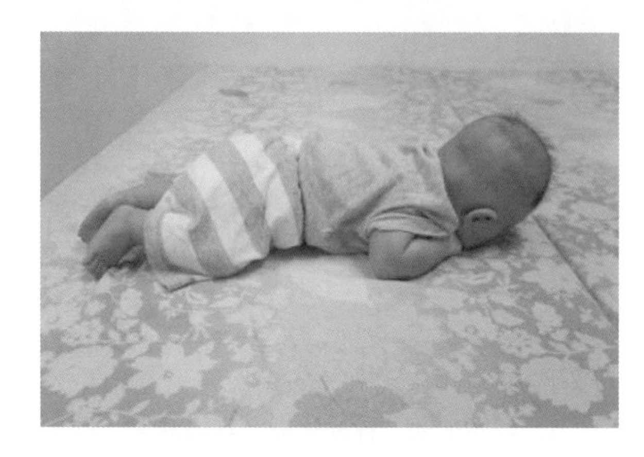

图 8-1　三个月大，不能俯卧抬头

（二）4 ~ 5个月

1. 不追视，不看人，眼不灵活。
2. 表情呆板，引逗无反应。
3. 不会翻身，俯卧抬头小于 90°（图 8-2）。
4. 肌张力改变（增高、降低或不稳定）。
5. 异常姿势　角弓反张、交叉步态。
6. 坐位全前倾或后仰。

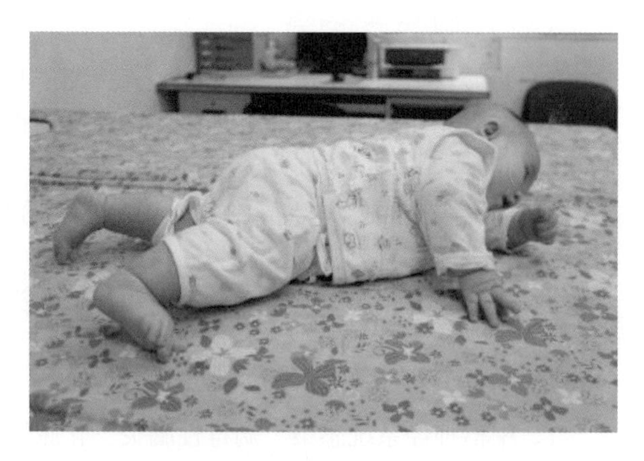

图 8-2　五个月大，不能翻身

（三）6~7个月

1. 见不到手—口—眼—足协调姿势。
2. 手抓物很快松开。
3. 不主动取物。
4. 仍见非对称性姿势（图 8-3）。
5. 头背屈、肩后伸，交叉步态。
6. 肌张力增高，双上肢内旋、握拳。
7. 原始反射残存。

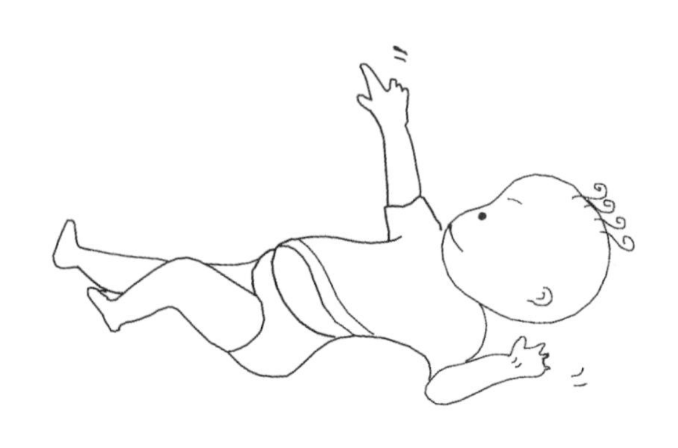

图 8-3　非对称性姿势

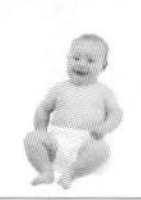

（四）8～9个月

1. 不能独坐。
2. 不能对敲积木，玩具不会换手。
3. 不会模仿声音、动作。
4. 肌张力增高，双下肢强直（图 8-4）。
5. 原始反射残存或病理征存在。

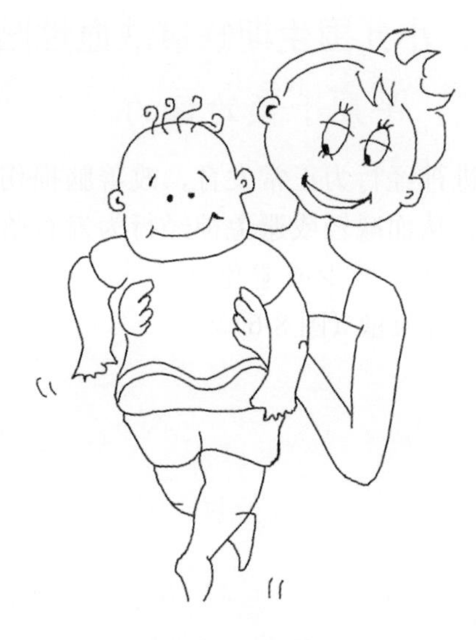

图 8-4　双下肢强直

（五）10～12个月

1. 不会手膝爬。
2. 拇、示指不灵活。
3. 肌张力增高。
4. 异常姿势：尖足走路、交叉步态（图 8-5）。
5. 原始反射残存或病理征存在。

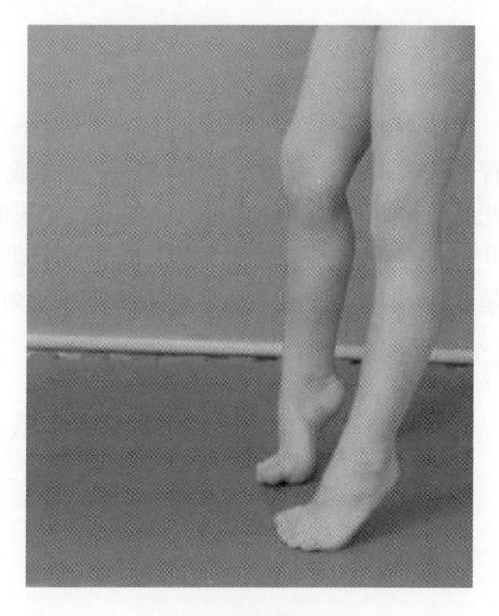

图 8-5　尖足交叉步态

专家提示：高危儿是指在胎儿期、分娩期、新生儿期受到各种高危因素的危害，已发生或可能发生危重疾病的新生儿。高危儿出生半年内，要求每个月都应该完善神经发育监测，监测正常者，半年后每 2 个月随访 1 次，直到 1 岁均正常，按正常儿童进行儿童保健，如中途发现异常，进行早期干预，包括家庭干预及医疗干预。

三、小儿围生期缺氧缺血性脑损伤及发育迟缓的早期干预

（一）早期干预的目的

促进神经行为正常发育，改善脑损伤儿童的预后，从而减轻或避免神经行为发育落后或偏离的发生，减少或避免其运动及智力残疾，提高其生存质量（图 8-6）。

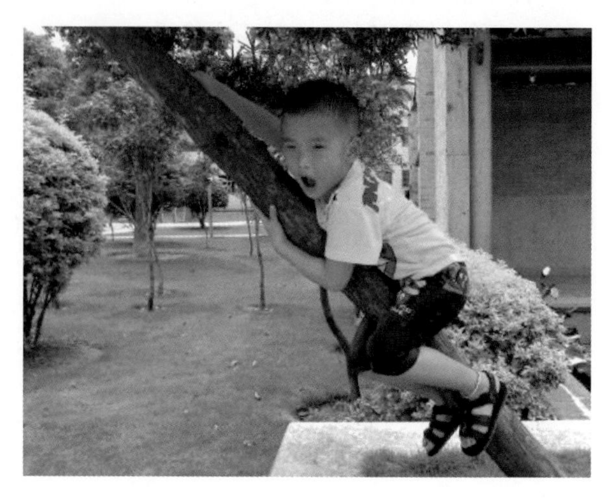

图 8-6　早干预，促进宝宝健康成长

（二）早期干预的关键年龄

人类新生儿是在脑发育未成熟的状态下出生的，出生后还会继续生长发育。人出生后 2~3 年脑发育最快，出生时脑重量 350~400 克，是成人脑重的 25%，6 个月时已经达到成人的 50%，1 岁时婴儿脑重接近成人脑重的 60%，到第二年末时脑重约为出生时 3 倍，约占成人脑重的 75%。3 岁时，婴儿脑重已接近成人脑重范围，以后发育速度逐渐变慢。所以 0 ~ 3 岁是早期干预的关键年龄，特别是 0 ~ 6 个月。早期发现、早期干预、疗效更佳（图 8-7）。

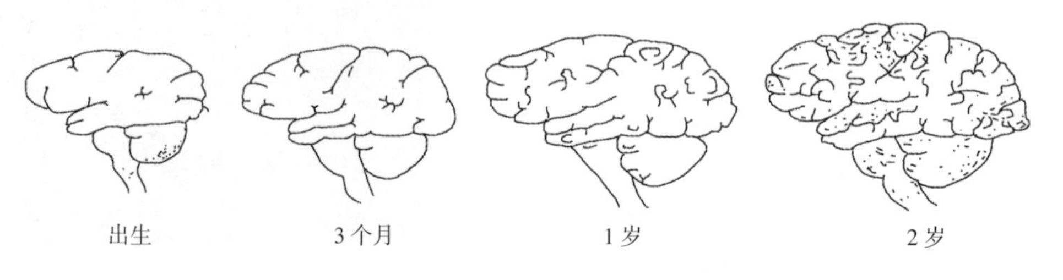

图 8-7　婴幼儿的脑发育

专家提示：早期干预是指一种有组织、有目的的通过各种积极的感官刺激（包括丰富视觉、触觉、听觉、平衡感觉、本体感觉、温觉等刺激）和强化训练，促进婴幼儿的全面发展。这种教育活动是根据小儿的发展规律，从运动、认知、语言和社会交往等方面促进智能的全面发展。

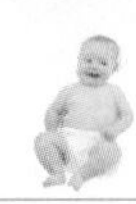

（三）早期干预的重要性、必要性

1．缺氧缺血性脑损伤的病理变化在子宫内就已经开始，缺氧主要发生在子宫内，但生后脑组织的病变仍在继续进展。及时而正确的治疗将减少神经后遗症的产生，改善预后。

2．缺氧缺血性脑损伤属围生期后因素，是致儿童伤残的主要原因之一。据估计，我国每年约有1500万名新生儿出生，发生窒息约占5%左右，其中1/3窒息新生儿可能合并脑损伤，主要表现为精神运动发育迟缓、小儿脑瘫、智力低下、语言落后、癫痫等神经后遗症（图8-8，图8-9）。

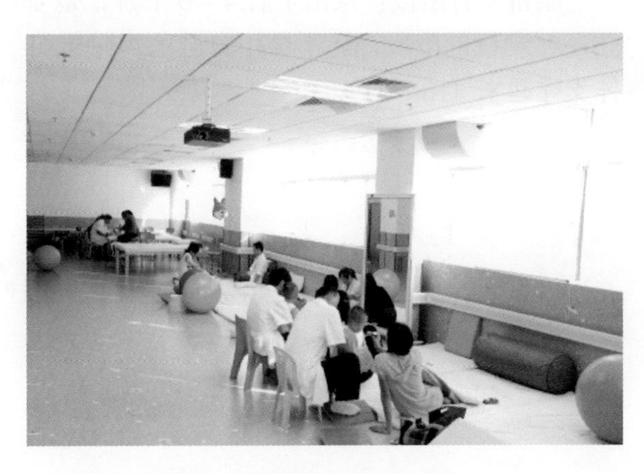

图8-8　发育迟缓儿童在做康复训练

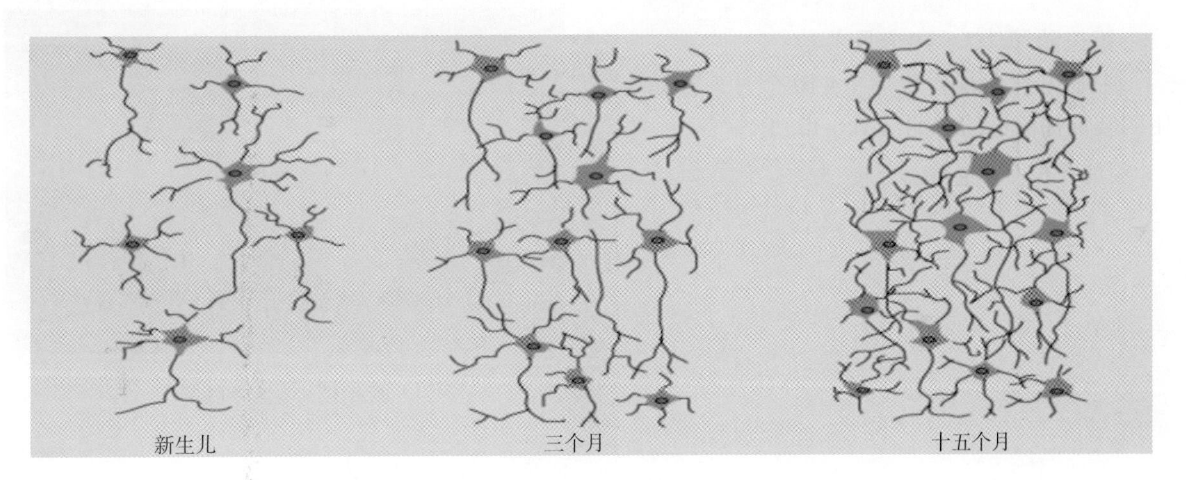

图8-9　神经网络的发育

专家提示：0～3岁是中枢神经系统发育最迅速的时期，是脑细胞建立大量神经网络、脑功能发展最关键的时期，特别是0～6个月，此时脑组织的可塑性最强、代偿能力也最好。早期干预可防止神经细胞能量代谢障碍继续加重、避免或减少神经细胞凋亡、促进受损脑细胞修复和再生、从而促使受损脑组织的功能恢复、减少神经后遗症发生或减轻后遗症的严重程度。

（四）早期干预的目标

第一阶段（0～3个月）

脊髓、延髓发育阶段：从出生到满3个月这段时期，手脚会活动但不会移动身体（图8-10）。

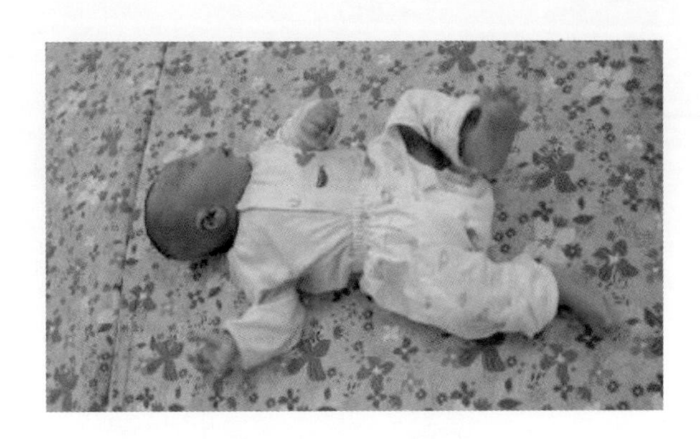

图8-10　三个月大宝宝

第二阶段（4～6个月）

脑桥发育阶段：从出生后4～6个月，是婴儿还在爬行的阶段，还不会用自己的力量把身体支撑起来（图8-11）。

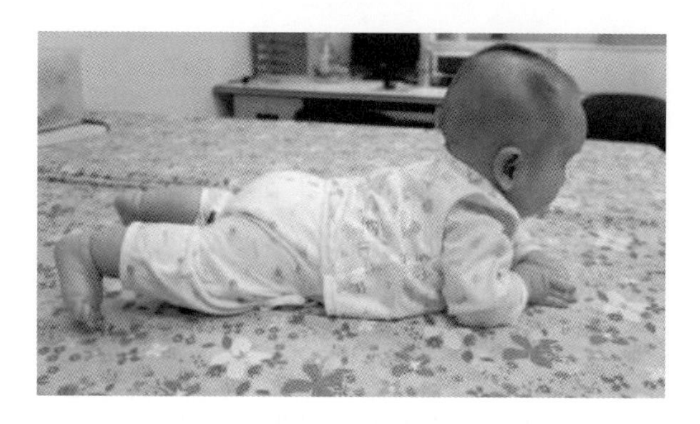

图8-11　六个月大宝宝，肘支撑

第三阶段（7～10个月）

中脑发育阶段：生后7～10个月，开始会用四肢匍匐前进的时期（图8-12）。

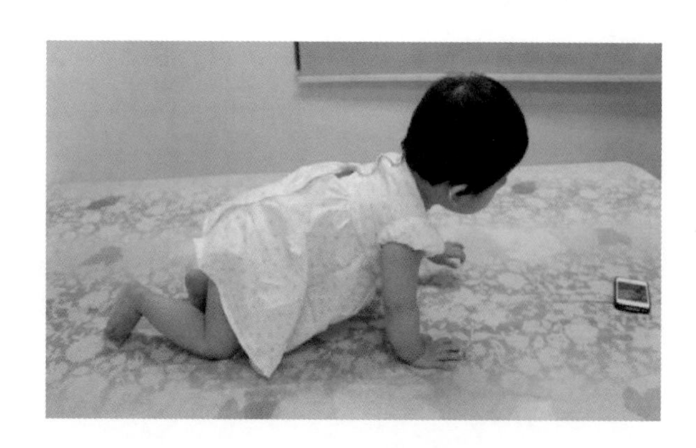

图8-12　宝宝手膝爬

第四阶段（10～12个月）

大脑皮质发育阶段：生后10～12个月，是能扶着走的时期（图8-13）。

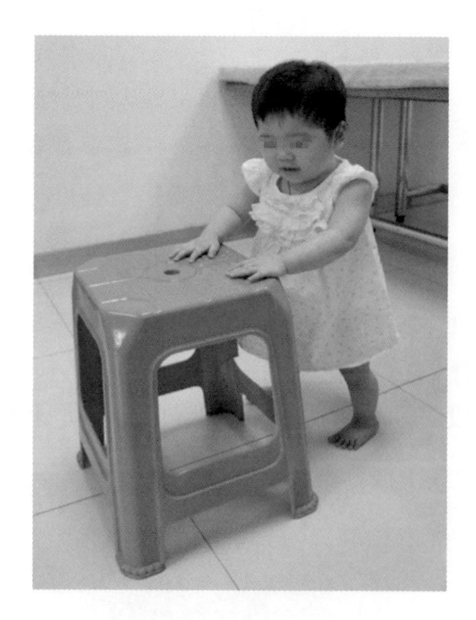

图8-13　宝宝推凳走

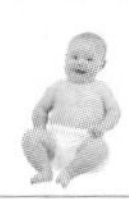

四、早期干预第一阶段（0～3个月）

（一）感知觉训练—视觉训练

1．房间布置色彩鲜艳、丰富，吸引婴儿（图 8-14）。

2．房间墙壁上贴上黑白颜色大字体字母如“b、p、h”等，每天把宝宝带到字母前，给他念 1 个字母，每天反复数次。

3．宝宝看图卡　0 ～ 3 个月看黑白点卡，每次 10 ～ 20min，每天 2 次（图 8-15）。

4．对光反射刺激　医生用手电筒（柔和黄光）在距离眼睛 15 ～ 20cm 处照射宝宝眼睛，观察瞳孔收缩情况，每次 1s，每天 5 次。

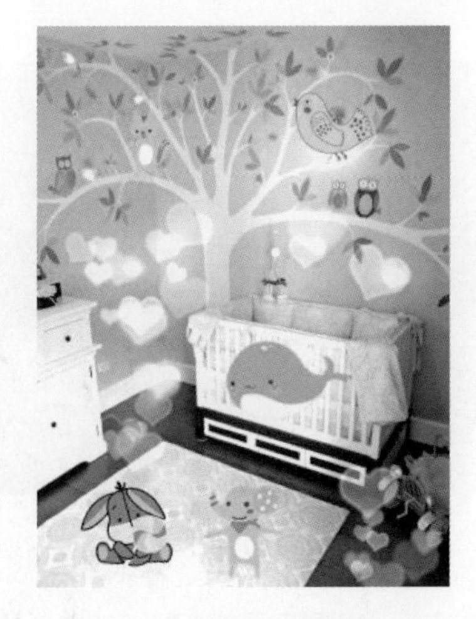

图 8-14　色彩丰富的婴儿房

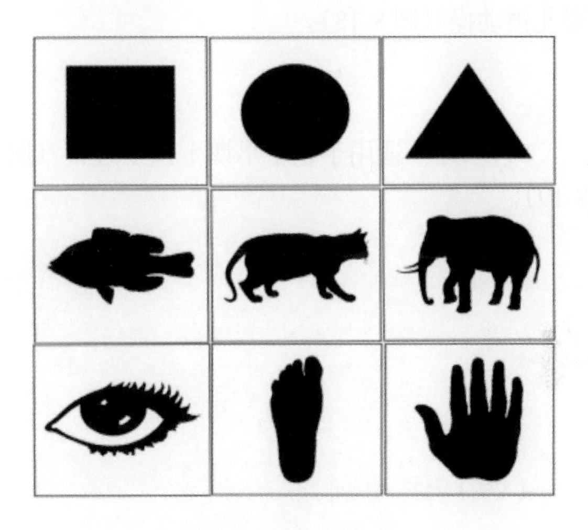

图 8-15　黑白图卡

（二）感知觉训练—听觉训练

1．充分的母婴交流　在日常生活中，包括喂奶、洗澡、换尿片时，多和宝宝说话，告诉他你在做什么（图 8-16）。

2．给宝宝念诗、唱儿歌。

3．听舒缓音乐，注意时间不宜太长，每天 30min 左右，避免习惯机械性刺激。

4．给予特殊的声音刺激，如：摇铃铛的声音，并且告诉他这是什么声音（图 8-17）。

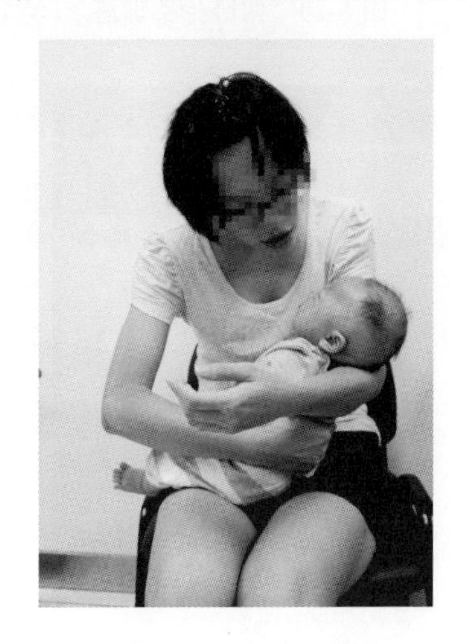

图 8-16　亲子互动

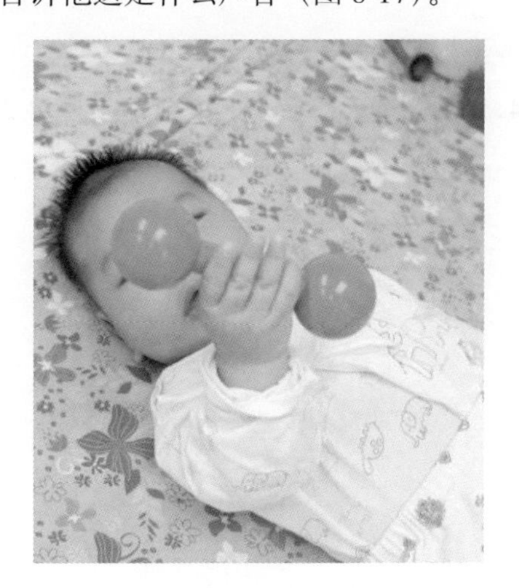

图 8-17　摇铃铛的声音

（三）感知觉训练—触觉训练

1．坚持母乳喂养，让宝宝充分吸吮妈妈的乳房，促进宝宝嘴巴的触觉发育。

2．用乳头触碰宝宝嘴巴周围，如：口唇、下巴、鼻子、脸部，并告诉他那是什么地方。

3．用不同材质的东西，触碰宝宝脸部不同地方。

4．父母亲对婴儿全身皮肤的抚触、捏脊、婴儿被动操（图 8-18）。

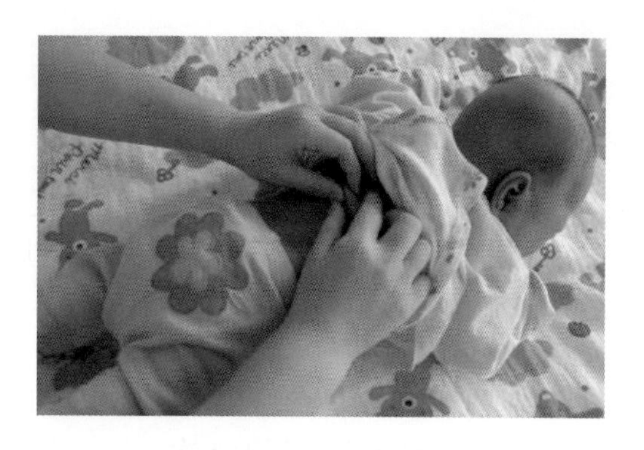

图 8-18　婴儿捏脊

5．水疗　适用于整个早期干预全过程（图 8-19）。

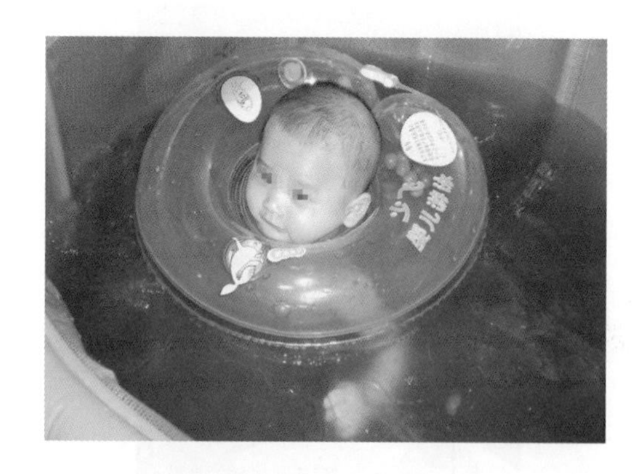

图 8-19　水疗

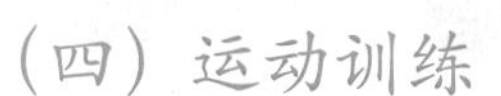

（四）运动训练

1．俯卧抬头训练　在宝宝睡醒精神状态较好时，让宝宝俯卧位，母亲可在对面跟宝宝说话，逗引宝宝抬头看前面的东西（图 8-20）。

2．水平转头　用红球或者母亲脸吸引患儿水平转动头部。

3．爬行练习　宝宝俯卧位时，用手抵其足底，促进其往前蠕动。

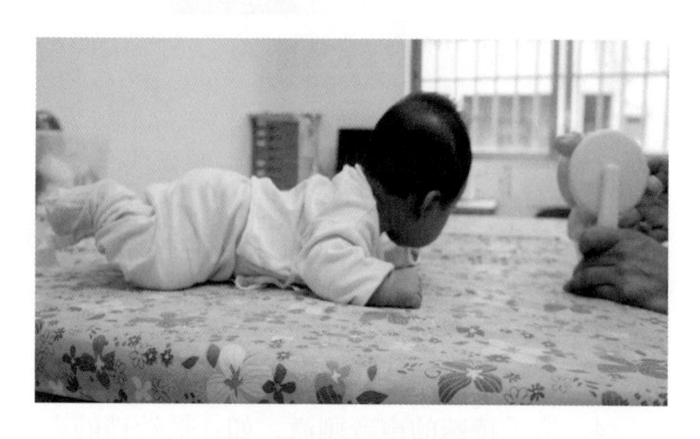

图 8-20　俯卧抬头训练

4．巩固踏步反射，每天 10 步（图 8-21）。

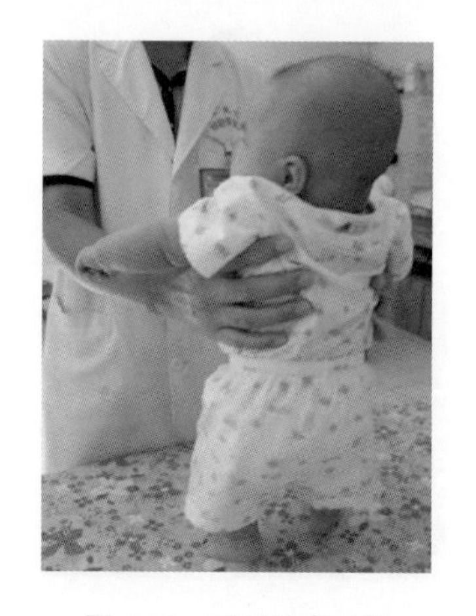

图 8-21　巩固踏步反射

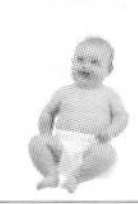

（五）平衡协调功能训练

1．被单上的训练　把婴儿置于悬吊被单上，给予左右侧翻、晃荡、旋转（图 8-22）。

2．转椅上旋转　母亲怀抱婴儿坐在转椅上，来回旋转，每天 1 ～ 2 次，每次 10min。

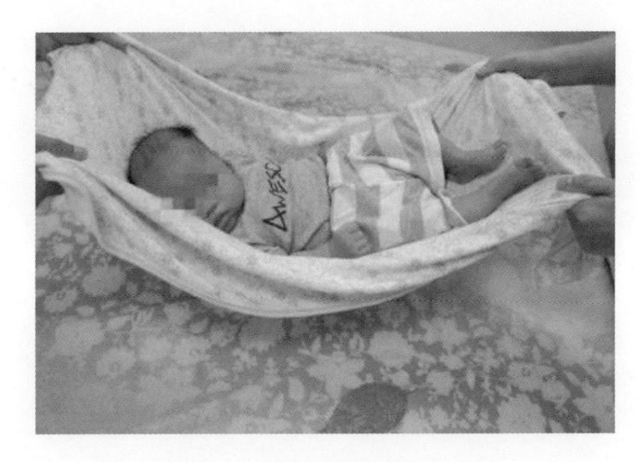

图 8-22　将宝宝置于被单中晃荡

3．弹力球上颠、滚运动　婴儿俯卧球上，做好保护，待婴儿放松后，顺时针、逆时针滚动弹力球，持续 3 ～ 5min，再翻成仰卧位训练（图 8-23）。

4．把婴儿举起，往不同方向运动，以训练婴儿的平衡功能。

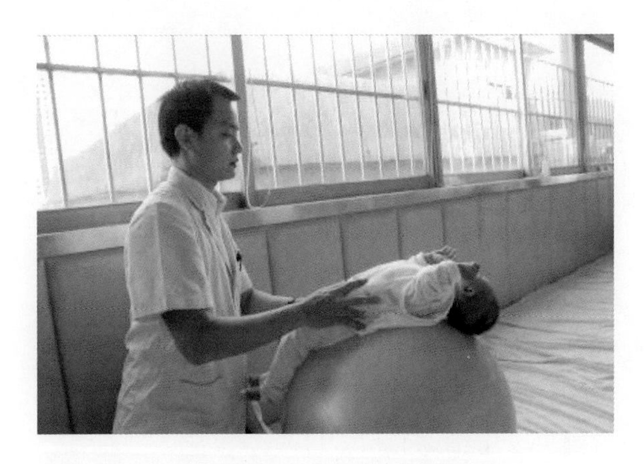

图 8-23　弹力球上训练

（六）手功能训练

小儿手功能的发育过程是：全手掌握、桡侧手掌握、桡侧手指握、手指夹及手指尖捏起来的过程（图 8-24）。

1．练习手握物体　常将物体放置于婴儿的手中，让婴儿感知物体的属性。

2．双手中线相碰动作　母亲握着婴儿双手，做拍手动作，促进婴儿手部的中线活动。

3．促进手的握、放　取一小物体让婴儿握住，母亲刺激婴儿手背，诱导婴儿松手。

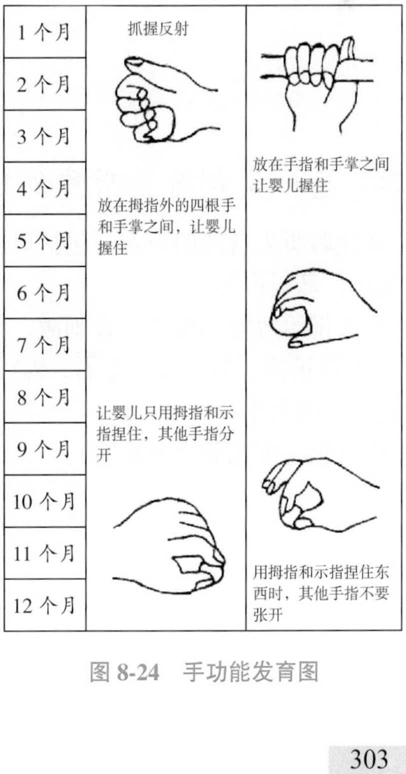

图 8-24　手功能发育图

五、早期干预第二阶段

（一）感知觉训练—视觉训练

1．每天都安排外出散步，给他充分视野看到周围风景（最好抱在手里，脸向前方，不要让他独自坐在婴儿车上）。

2．抱着在家里走动，告诉他所看见东西的名称。

3．练习看光斑，在光线较暗的房间里，手电筒照在黑纸上形成光斑（图 8-25）。

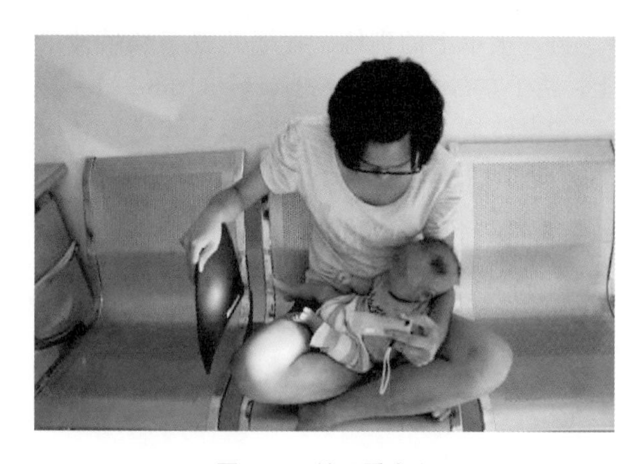
图 8-25　练习看光斑

4．黑白图卡刺激　4～6 个月主要看黑白形状图卡（每天看 3 张）。

5．追视训练　宝宝平躺床上，光线充足，拿红球在 25～30cm 外缓慢移动，宝宝头随红球水平转动（图 8-26）。

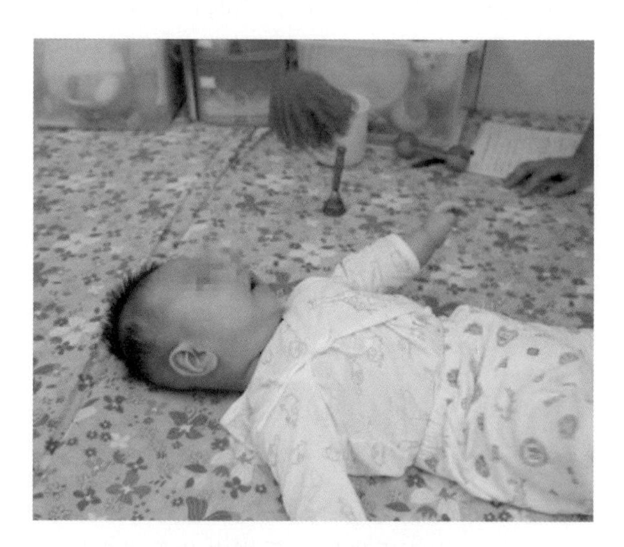
图 8-26　追视训练

（二）感知觉训练—听觉训练

1．让他聆听大自然的声音，包括风声、雨声、水流声、鸟叫声等。

2．每天都给短暂的悦耳声音刺激，如：拨浪鼓声、小汽笛声，每次 10s 左右，2～3 次每天，注意声音的大小。

3．听音乐，听儿歌（图 8-27）。

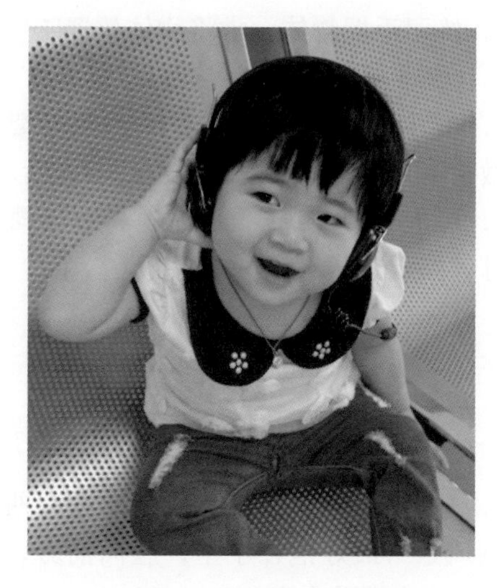
图 8-27　听音乐，听儿歌

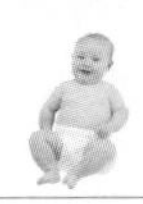

4．父母不厌其烦地跟宝宝说话（图 8-28）。

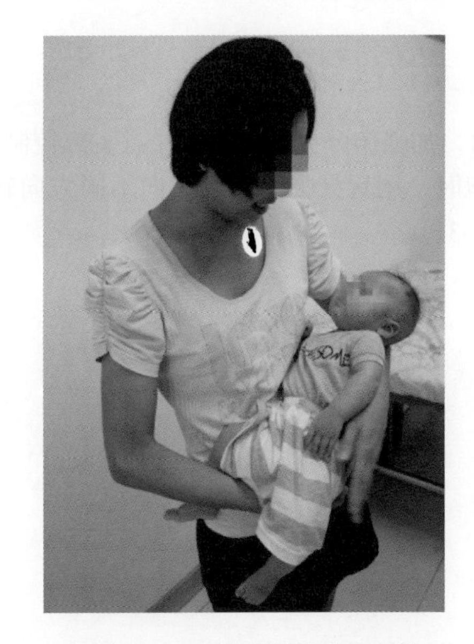

图 8-28　不厌其烦地跟宝宝说话

（三）感知觉训练—触觉训练

1．给他充分的机会去触摸不同材质的物品，如海绵、绸缎、棉布，毛料等。

2．玩具放在宝宝手能拿到的地方，鼓励他用手去拿玩具。

3．温觉刺激　给予四肢冷、热刺激，可用冷水（自来水）、冷毛巾、热毛巾（40°C 左右）等，先进行冷刺激、再进行热刺激，刺激强度为可让婴儿受刺激肢体回缩，但不至于大哭为宜，同时告知他是冷还是热，注意避免烫伤。

4．本体感觉刺激　对其全身不同部位给予适当捏压，活动关节，力量要适中。

5．父母亲可对婴儿进行全身皮肤抚触、被动操、按摩等（图 8-29）。

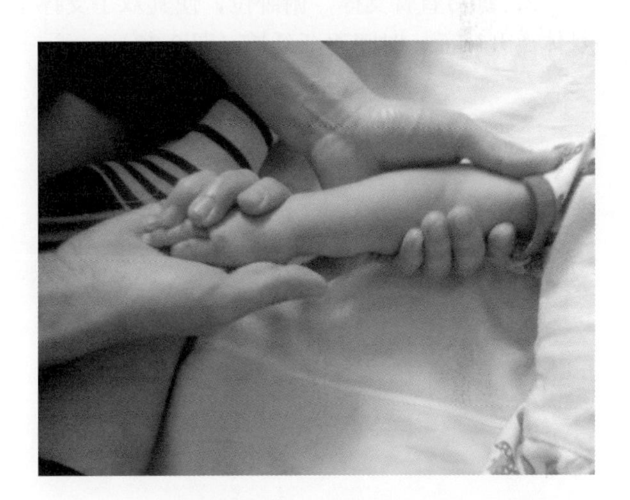

图 8-29　给宝宝做按摩

（四）平衡协调功能训练

在第一阶段的基础上，增加侧卧球上训练，进行上下滚动（图 8-30）。

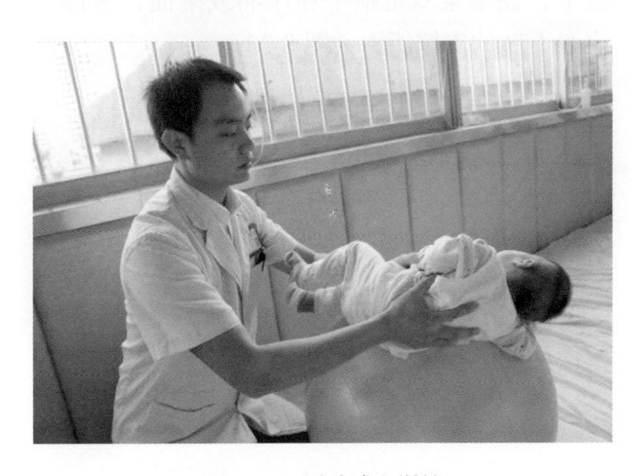

图 8-30　侧卧球上训练

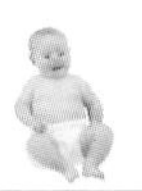

（五）运动训练

1．加强俯卧抬头训练，注意头部控制训练（竖抱时，用玩具吸引宝宝头向不同方向转动）（图 8-31）。

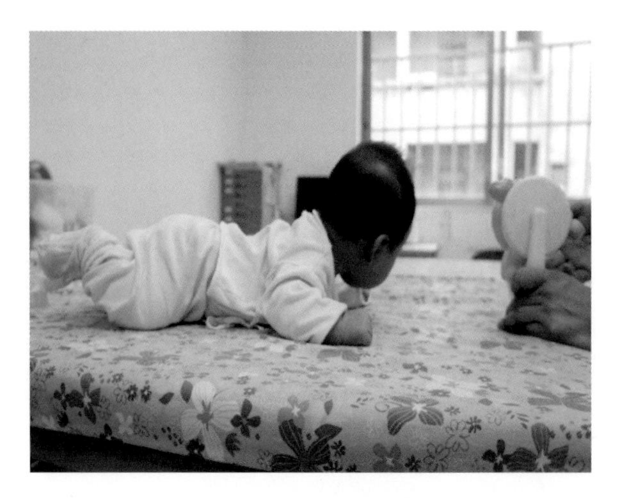

图 8-31 俯卧抬头训练

2．练习直臂支撑 俯卧位，使其双手支撑身体离开床面，时间逐渐延长（图 8-32）。

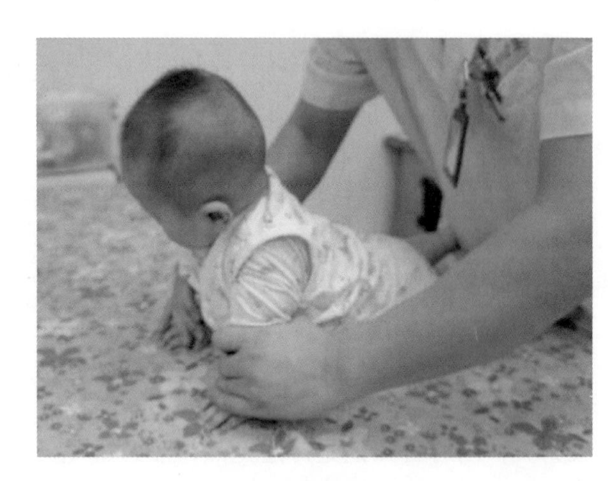

图 8-32 直臂支撑训练

3．扶腋站立 母亲在背后用双手支撑其两腋下，让宝宝双足踏平在床面或桌面，锻炼宝宝双下肢的支撑能力（图 8-33）。

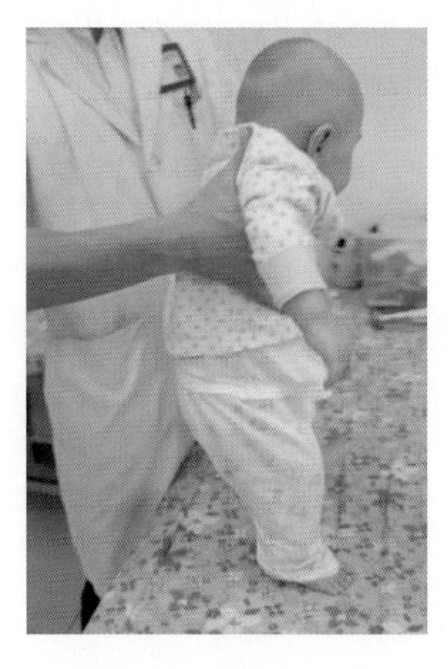

图 8-33 扶腋站立训练

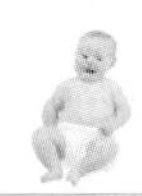

4．翻身训练 宝宝平卧床上，母亲帮助翻身，反复练习（图 8-34）。

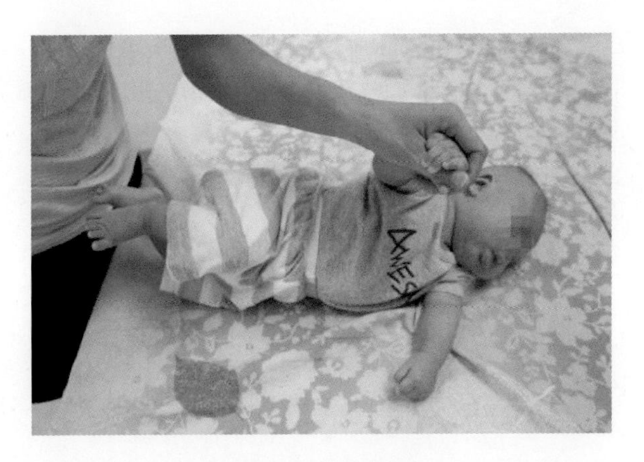

图 8-34 翻身训练

5．坐位训练 在腰部支撑情况下让其独坐片刻，或在沙发角落用靠垫支撑练习坐位，注意做好保护（图 8-35）。

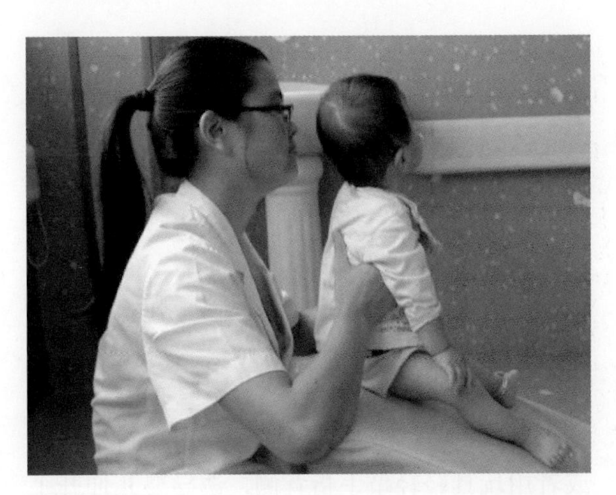

图 8-35 坐位训练

（六）手功能训练

4～6 个月，躯体中线活动形成是手眼协调的关键，手功能训练包括 3 个方面（图 8-36）。

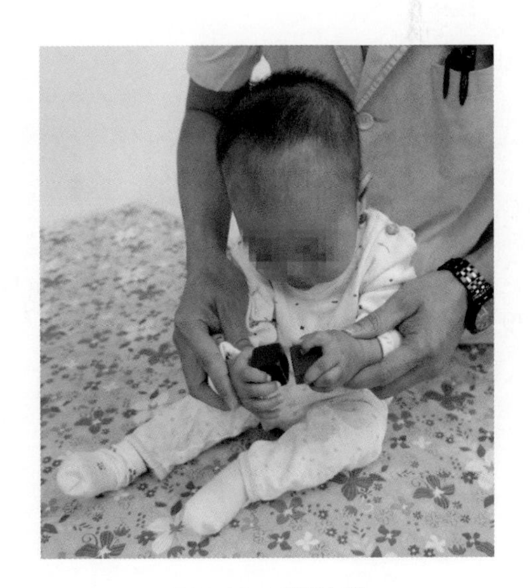

图 8-36 手眼协调

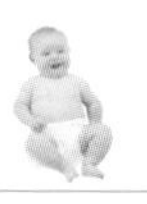

1．双手在身体中线的训练　母亲可以和婴儿玩“拍拍手”的游戏（图 8-37）。

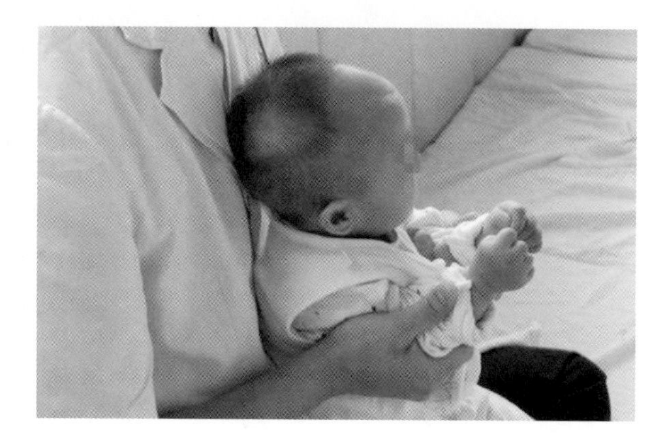

图 8-37　双手中线活动

2．双手主动抓握训练　母亲拿着色彩鲜艳的玩具，引导婴儿主动伸手去拿玩具。在训练婴儿的抓握能力时，可把玩具拿远一些，好让婴儿的手臂充分伸展（图 8-38）。

3．手指的打开训练　引导婴儿主动抓取物品，母亲慢慢地来回抚摸婴儿的手掌及手臂，或者用玩具轻轻敲手指背侧，诱导婴儿伸开手指。

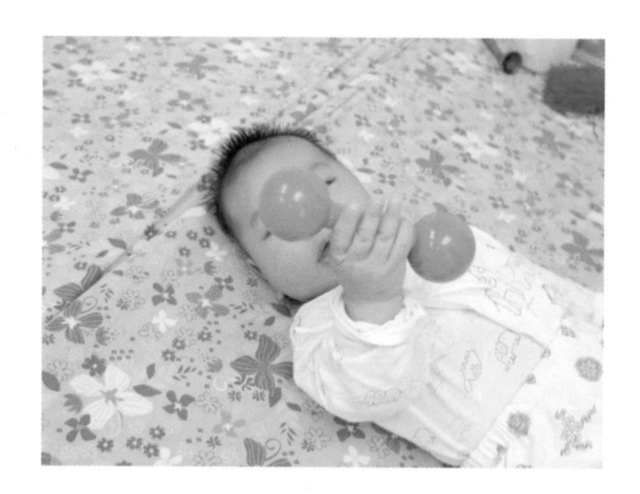

图 8-38　伸手取物

六、早期干预第三阶段

（一）感知觉训练—视觉训练

1. 母亲用夸张的表情，吸引宝宝注意（图 8-39）。

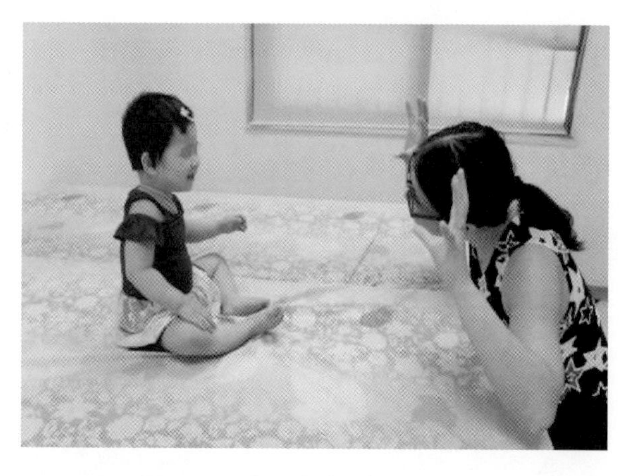

图 8-39　夸张表情吸引宝宝注意

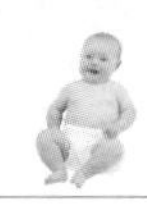

2．让宝宝看会移动的玩具，最好色彩鲜艳、可爱的玩具（图 8-40）。

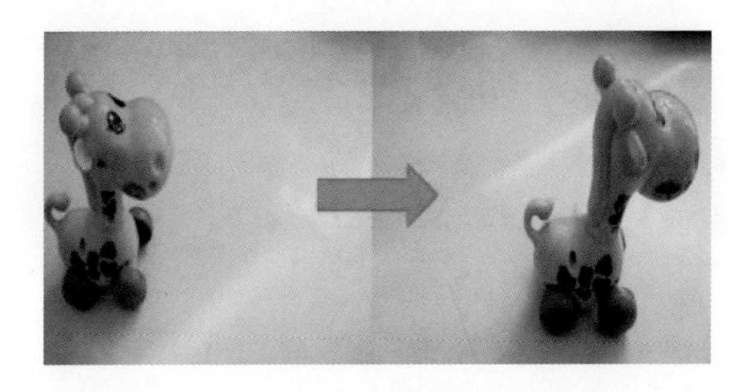

图 8-40　看会移动的玩具

3．图卡刺激　除了原来的黑白图卡，6 个月开始可加用彩色图卡，彩色图卡要求颜色鲜艳、对比色较明显为好、内容丰富（图 8-41）。

4．保持每天外出散步，看户外风景，看周围小朋友玩耍。

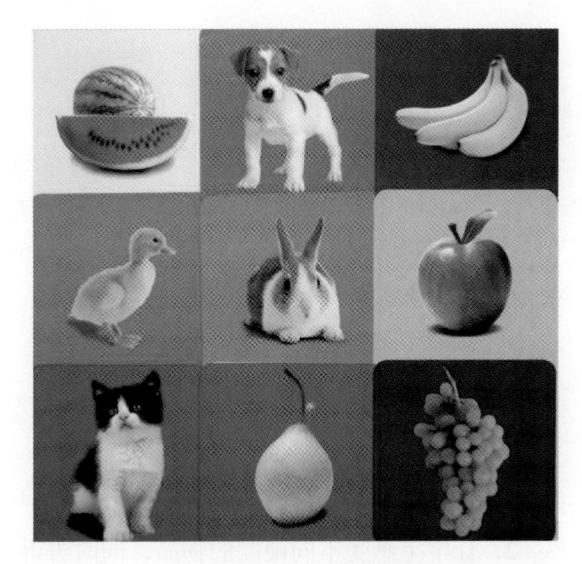

图 8-41　彩色图卡

（二）感知觉训练—听觉训练

1．增加日常对话内容。

2．让宝宝了解日常居室里各种声音，如：电视的声音等（图 8-42）。

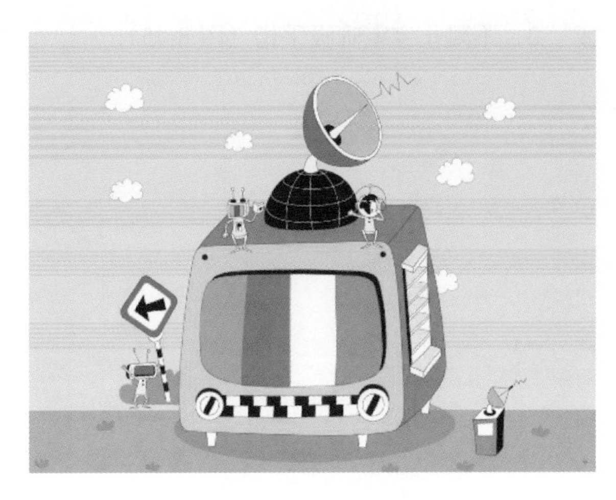

图 8-42　听电视的声音

3．了解各种常见动物的叫声，如：狗叫声、猫叫声等（图 8-43）。

4．听音乐、听儿歌，每天至少半小时。

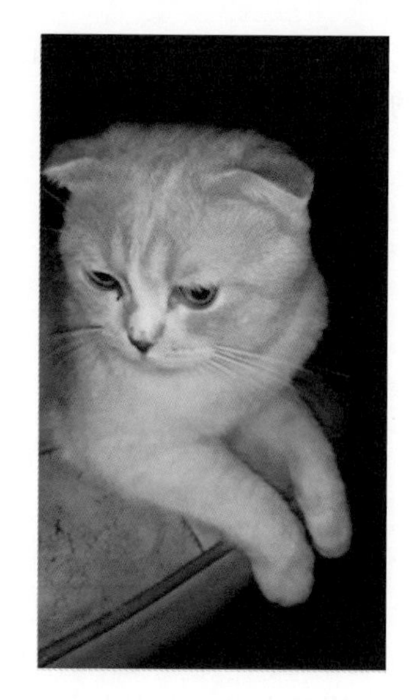

图 8-43　听猫的叫声

（三）感知觉训练—触觉训练

1．父母亲对宝宝的全身皮肤的抚触。

2．让宝宝感受不同硬度的物品，同时告诉他感觉，如：这是毛巾、很柔软，这是玩具汽车、比较硬等（图 8-44）。

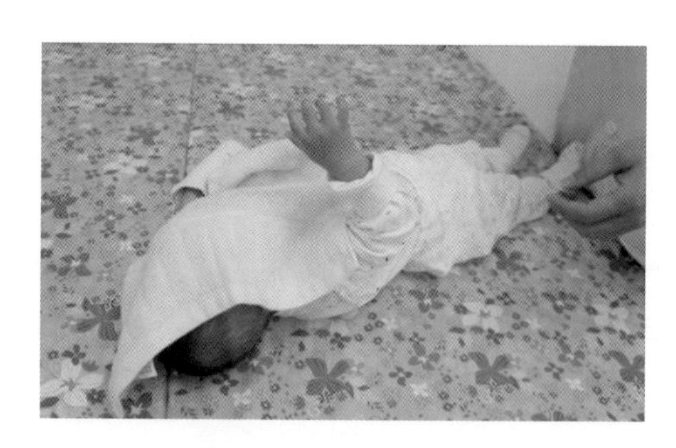

图 8-44　告诉宝宝毛巾的属性

3．不阻止宝宝吮吸手指（图 8-45）。

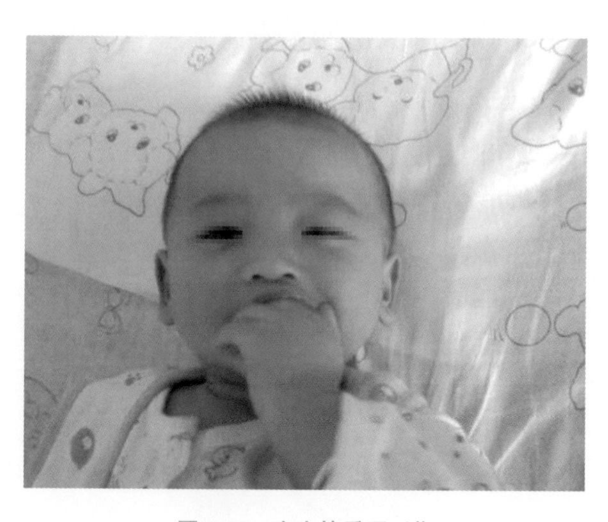

图 8-45　宝宝快乐吸手指

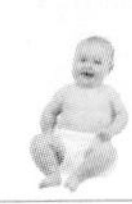

（四）运动训练

1．练习手膝爬行　手膝交替爬行，可练习爬障碍物（如母亲大腿）等，以达到目的（图 8-46）。

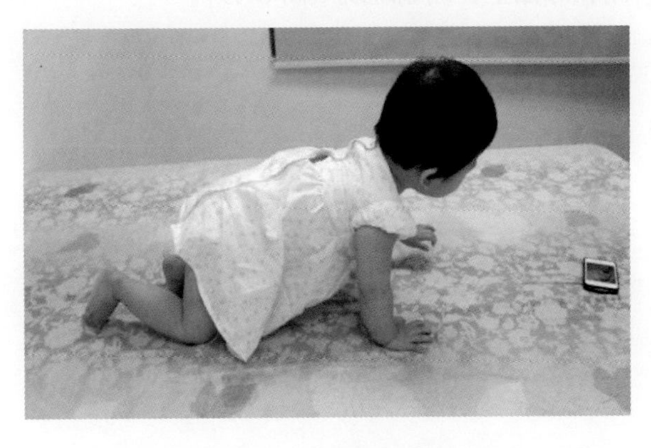

图 8-46　手膝爬行训练

2．巩固坐位训练，练习坐位平衡　坐位时用外力让其向一侧倾斜，婴儿会伸手保护，达到平衡。

3．蹲起训练　一人扶持婴儿双臂，协助婴儿蹲下、起来，如完成不好，需要另一人坐在垫上保护踝关节、膝关节完成（图 8-47）。

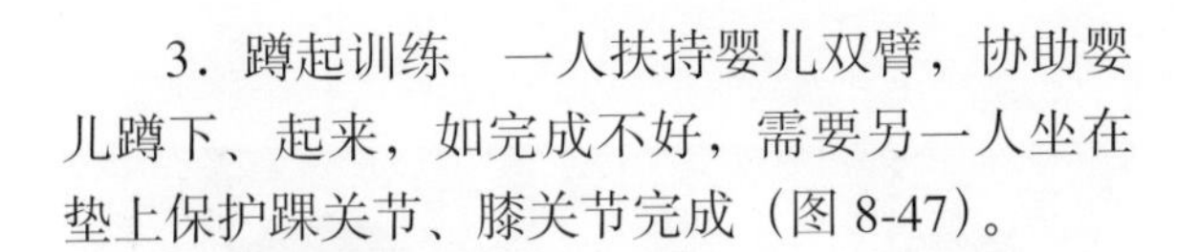

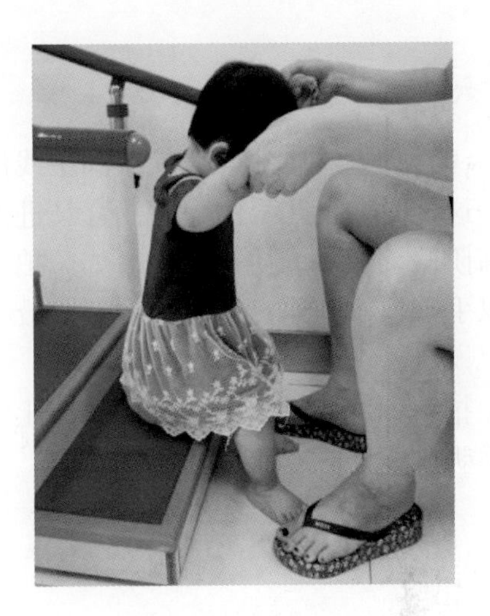

图 8-47　蹲起训练

4. 口腔运动　母亲用手帮助婴儿下颌活动，按揉婴儿咀嚼肌，手指做口腔内按摩。

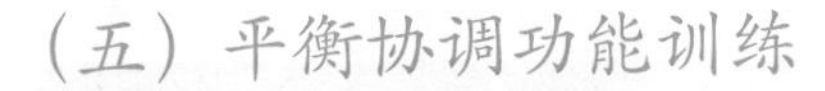

（五）平衡协调功能训练

1．扶坐球上运动　向前后、左右倾倒，促进婴儿双手保护性支撑（图 8-48）。

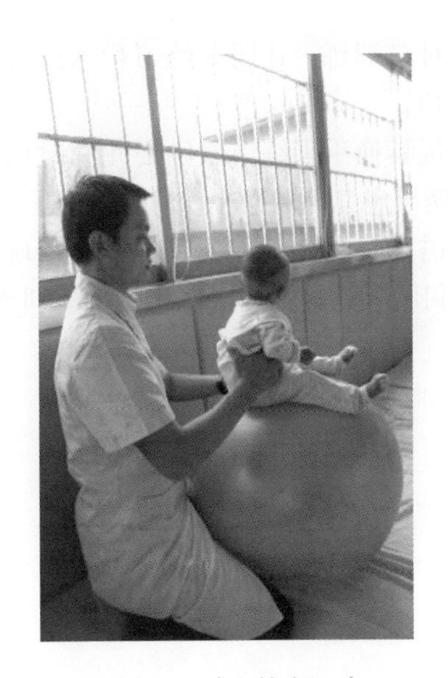

图 8-48　球上扶坐运动

2．球上站立运动　扶着婴儿腋下，让婴儿站在球面上，蹦蹦跳跳（图 8-49）。

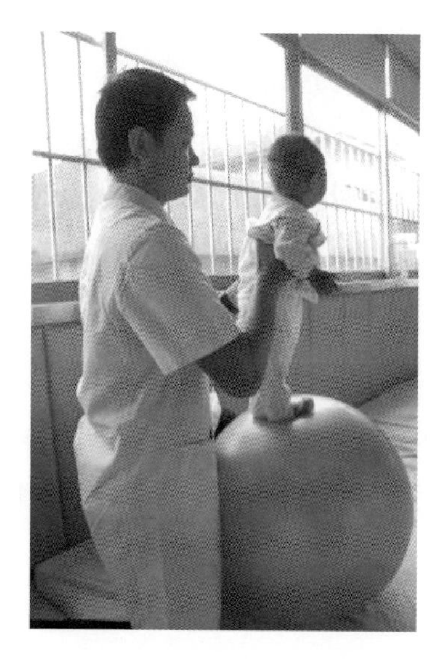
图 8-49　球上站立运动

（六）手功能训练

7～9 个月，抓握重点是换手和中线活动的运用。这一时期婴儿手的功能发育又进入了一个较高阶段，双手的协调运动，如：拍手、搓手、双手互握等动作，成为这一时期最明显的标志。

1. 拍手训练　母亲示范拍手掌，让婴儿模仿拍手动作（图 8-50）。

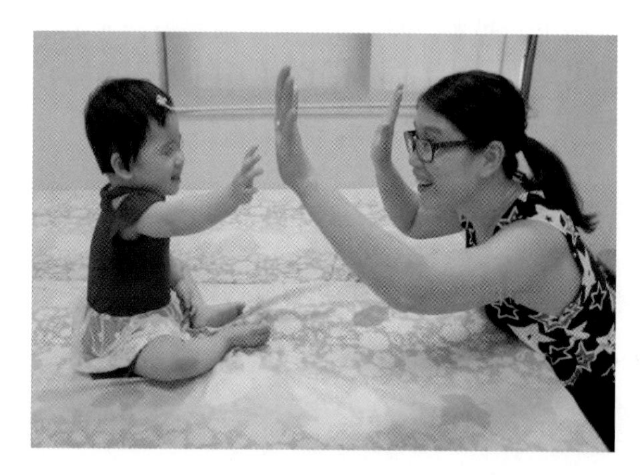
图 8-50　模仿拍手

2. 对敲训练　让婴儿练习积木或玩具对敲（图 8-51）。

3. 玩具换手训练　鼓励婴儿同时抓几个小玩具，诱导患儿玩具换手。

4. 诱导婴儿把手中握着的物件或玩具扔向地面，利用听觉的刺激，强化手功能训练目的。

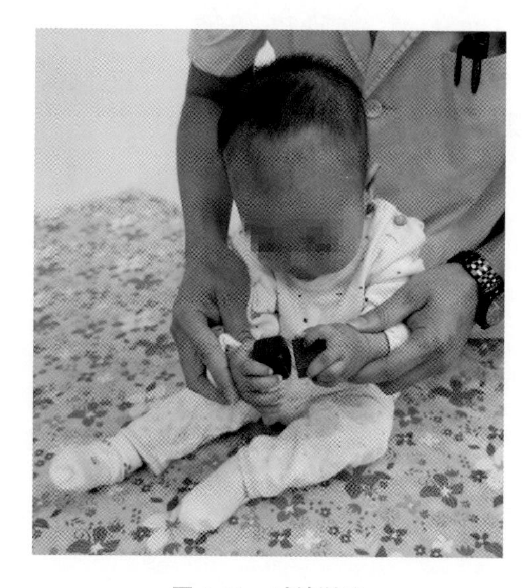
图 8-51　对敲训练

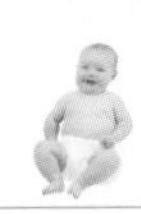

七、早期干预第四阶段

（一）感知觉训练—视觉训练

1. 对照着人物告诉宝宝各个家庭成员的称呼，如：指着爸爸，告诉宝宝这是爸爸等。

2. 对照实物告诉宝宝房间里常见物品、家具的名称。

3. 跟宝宝一起看卡片，教宝宝认识动物、用品等（图 8-52）。

4. 给宝宝看字母表，每天看 1 个字母。

5. 继续每天外出散步，给他足够时间看他自己感兴趣的东西。

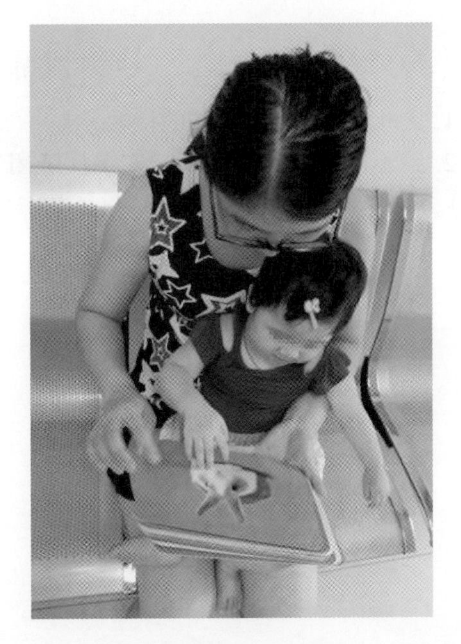

图 8-52　和宝宝一起看卡片

（二）感知觉训练—听觉训练

1. 散步时，一边走一边告诉他周围实物的名称。

2. 尽量不用儿语。

3. 教宝宝一些描述性的词汇，如：绿色的叶子、红色的花朵。

4. 熟悉动物叫声：妈妈模仿小动物叫，让宝宝挑出所叫动物的卡片。

5. 教一些简单的词汇，如：“给我”“不可以”等（图 8-53）。

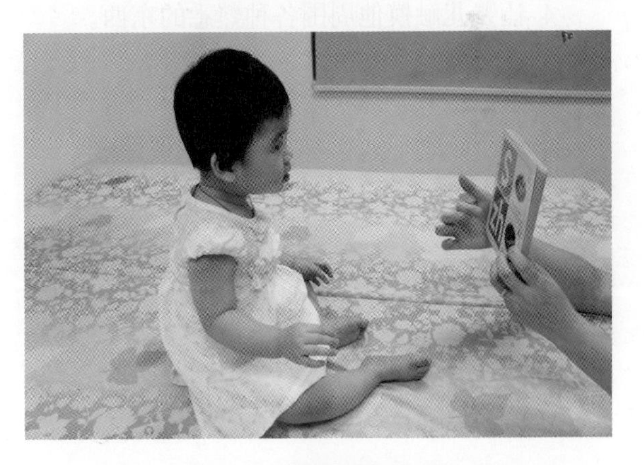

图 8-53　教宝宝学说词汇

6. 让宝宝有机会尽情敲打东西，如：小鼓、玩具等（图 8-54）。

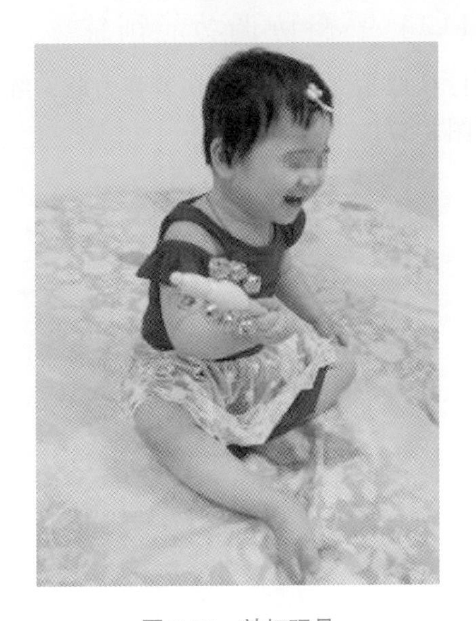

图 8-54　敲打玩具

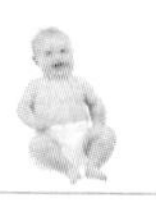

（三）感知觉训练—触觉训练

1. 父母对宝宝全身皮肤的抚触。

2. 给不同材质的纸张，让宝宝揉纸团（图 8-55）。

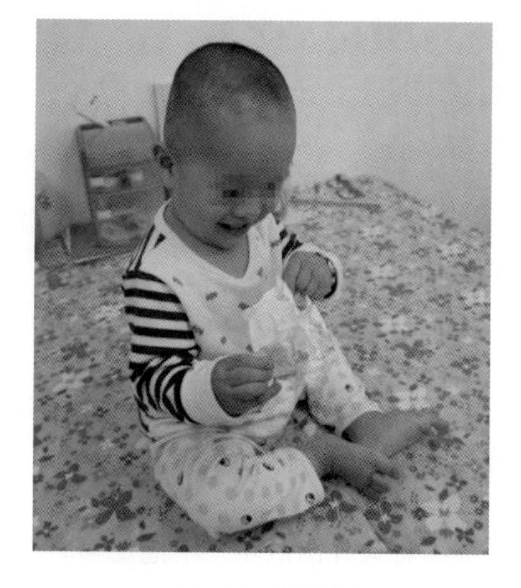

图 8-55　揉纸团

3. 让宝宝拾小东西，练习对指（图 8-56）。

4. 让婴儿触摸他周围各种熟悉的东西。

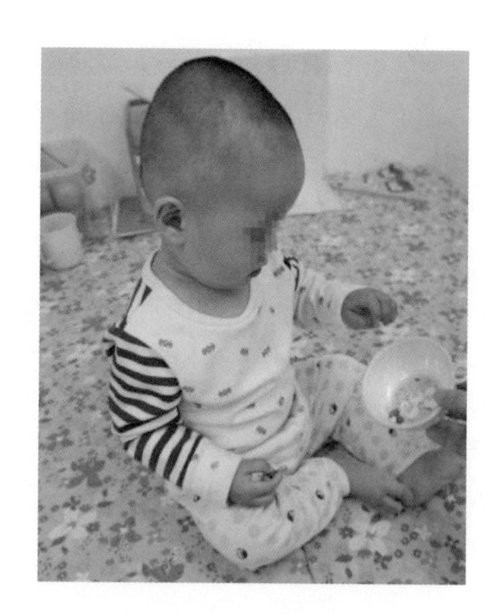

图 8-56　对指活动

（四）平衡协调功能训练

1. 扶球站立　让婴儿扶着弹力球，练习站立（图 8-57）。

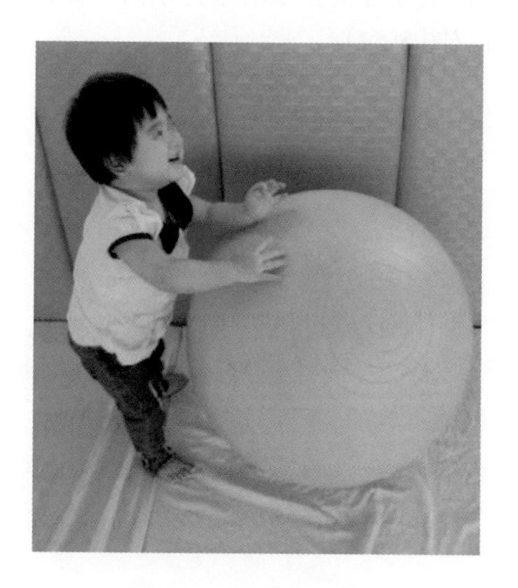

图 8-57　扶球站立训练

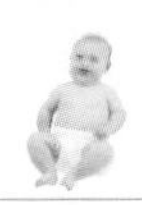

2. 向前滚动球　让婴儿将球往前推，尝试走路（图 8-58）。

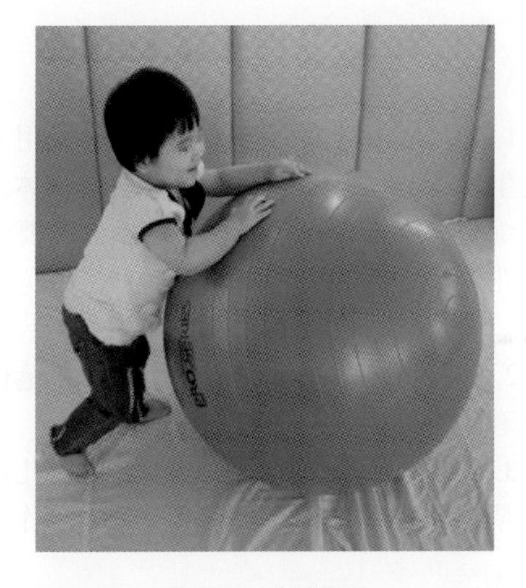

图 8-58　滚球训练

（五）运动训练

1. 扶站、扶走练习　扶床、扶沙发站立，走动，注意保护（图 8-59）。

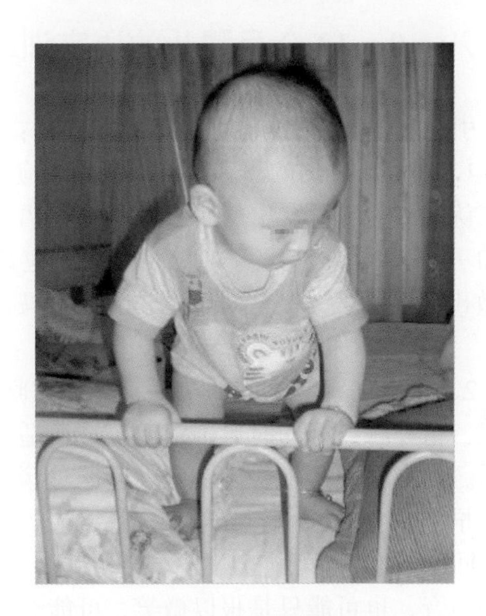

图 8-59　扶站训练

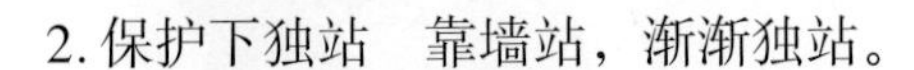

2. 保护下独站　靠墙站，渐渐独站。

3. 练习走路　开始可练习扶走，推着小板凳走，注意做好保护措施。拒绝学步车，会影响其步态、平衡能力发展（图 8-60）。

4. 练习弯腰、蹲、起　让其扶着床栏，捡起地上的东西。

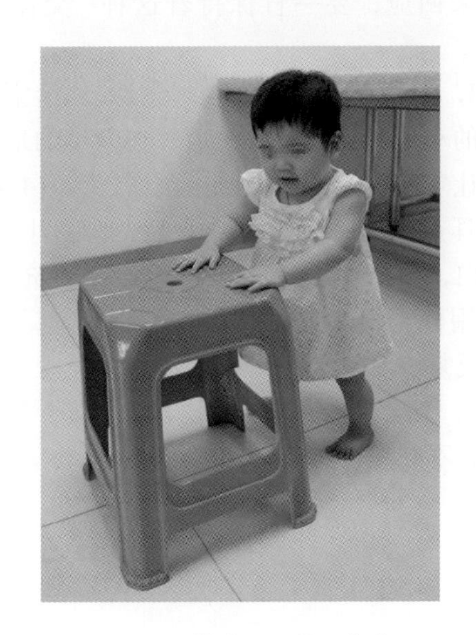

图 8-60　推凳子，练习走路

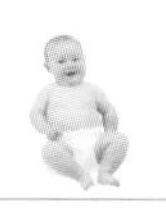

（六）手功能训练

1. 拇、示指对捏训练　可以让婴儿用手去捡花生米、黄豆、大米等体积较小的物体。做此训练时，家长必须格外小心，千万不要让婴儿把花生米之类的小东西放到嘴里，以免发生危险。

2. 自发画画训练　可以让婴儿拿粗笔杆的彩色笔，在纸上画。

3. 手指分离动作训练　也可以让婴儿按开关、琴、电话模型等，训练单个手指动作（图8-61）。

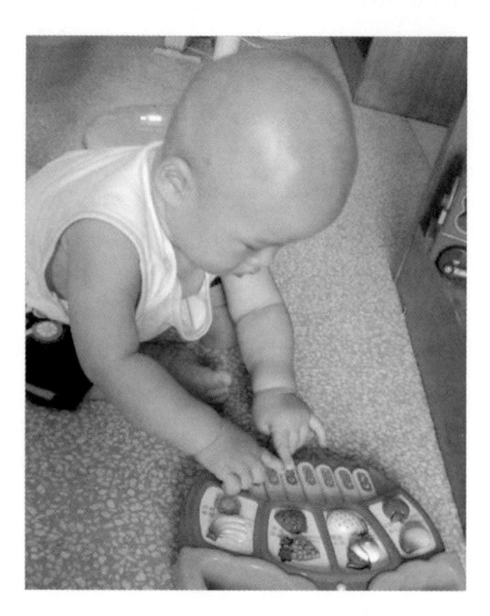

图 8-61　单个手指按琴

八、0～12 个月婴儿的语言训练

引导宝宝发音的方法主要有以下几种：

1．对宝宝发出的声音给予一定的回应：有专家认为“宝宝所发出的所有声音都是语言”，哪怕一声简单的“嗯”“哦”，妈妈都应该对他做出反应，例如：“宝贝，你好，妈妈在这里！”“宝贝，你饿了吗？”

2．注重和宝宝之间的对话，在宝宝吃饱、睡醒、精神状态好的时候，跟宝宝进行适当的对话。如：早上醒来看到宝宝，就跟他说“宝贝，早上好！”，然后微笑着看着宝宝，等着他“回答”，宝宝可能会发出“哦”“啊”等简单的声音，也可能只是报以微笑，可能会手舞足蹈来回应，要一直保持着这种“交流”（图8-62）。

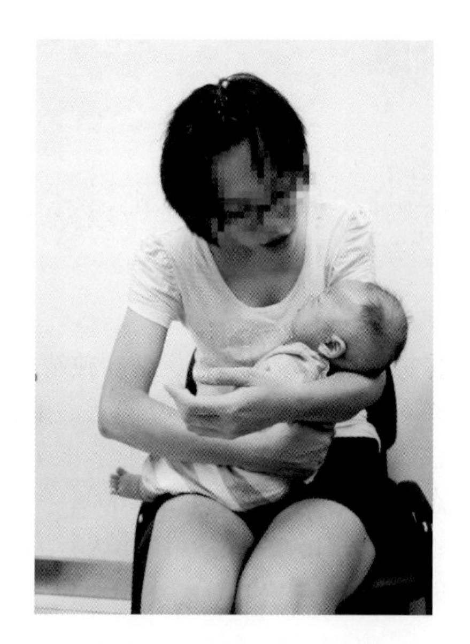

图 8-62　面对面和宝宝交流

3．给机会让宝宝参与“念诗”。给宝宝念简单的小诗，让宝宝熟悉后，在简单的地方停顿，让宝宝来补充。例如：小白兔，白又白，两个耳朵竖起来。重复数天后，念：小白兔，白又白，两个耳朵——，等着宝宝“补充”，宝宝会用他自己特殊的声音如“哦”“嗯”等回应，反复练习。

4．教会宝宝一些身体语言。例如：好——点头，不好——摇头。

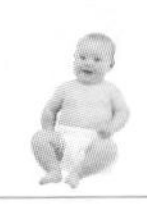

5．学习简单的词汇及其意义。例如：指着妈妈告诉他“妈妈”，指着爸爸告诉他“爸爸”，指着电视告诉他“电视机”等（图 8-63）。

专家提示：这个阶段在幼儿教育上称为“前语言”阶段。有些婴儿会发一些简单的音节，通常是不同声调的“咕咕”声，然后他们会不停地发现新的声调、音节，慢慢的，婴儿就能重复发出一些复杂点儿的声音了。我们可以通过一些简单的方法来诱导宝宝发音以及语言的发育。

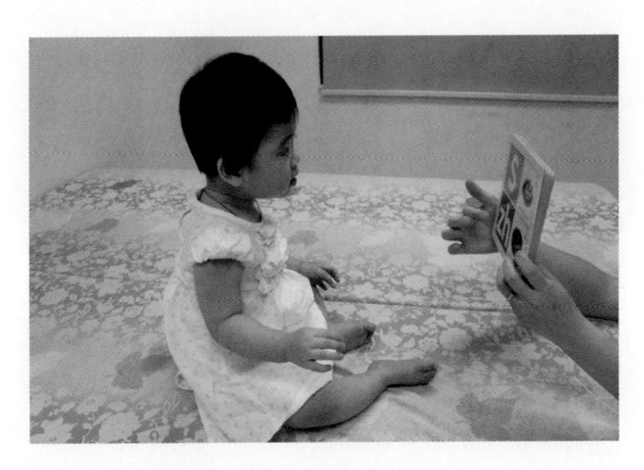

图 8-63 教宝宝学习简单的词汇

九、0～12个月婴儿的水疗

（一）内容

包括：水中抚触、被动游泳操、自主游泳三方面。

（二）方法

给婴儿颈部带上婴儿泳圈，放置于水温恒定的专用婴儿泳池内，如果婴儿较活跃，先让其自主活动几分钟，然后给予水中抚触，最后给予被动游泳操，活动双下肢及其各关节。时间一般不超过 20min。

（三）注意事项

1．首先要注意安全 要检查好救生圈是否有漏气，全程需家属在旁边陪同。

2．注意水温，防止烫伤 水温一般夏天 36～37°C，冬天 37～39°C 左右，不能过热或过冷。

3．注意保暖 要保持水温恒定，出水后及时擦干身体，补充水分，预防感冒。

4．时间安排 水疗前 1h 不应进食，也不应在空腹时进行水疗，水疗前最好让宝宝排干净尿和粪便，掌握好时间，一般 15～20min/ 次（图 8-64）。

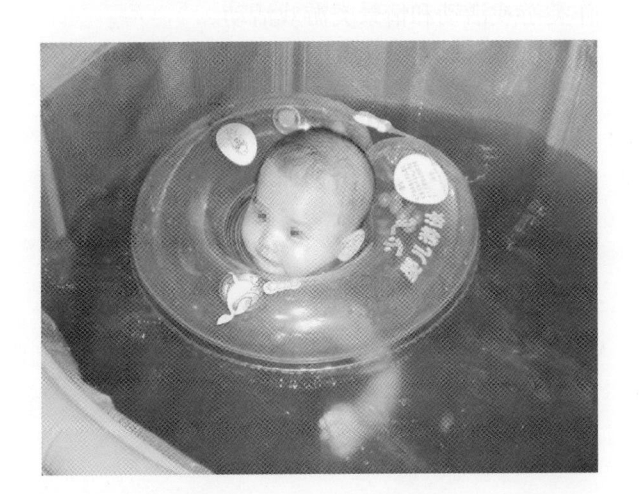

图 8-64 水疗（婴儿游泳）

十、0～12个月婴儿的音乐治疗

常见的音乐治疗形式

1．音乐欣赏 对于有肌张力高、存在异常姿势、异常运动模式的婴儿，可以选择舒缓的音乐，如：勃拉姆斯的《摇篮曲》、圣一桑的《天鹅湖》、我国的《五行音乐》等；肌张力高，常哭闹、睡眠欠佳者，除了舒缓音乐，还可以选择一些传统的佛经音乐；对于肌张力低下婴儿，通常选用旋律轻快活泼的音乐，如：比才的《轻骑兵序曲》、勃拉姆斯的《匈牙利舞曲第五首》等。可每天分次

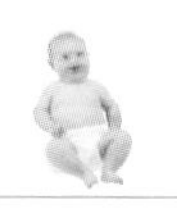

欣赏，也可以作为背景音乐聆听（图 8-65）。

2．说唱活动　对较大婴儿，培育者可以和婴儿一起唱简单富有韵律的儿歌、童谣等，同时协助婴儿完成一些简单的点头、踏步、伸手、弯腰等动作。

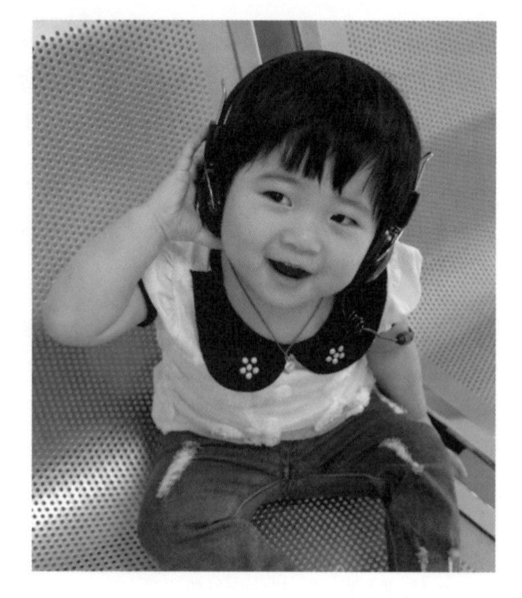

图 8-65　聆听音乐

3．乐器演奏　可选用一些节奏感强的背景音乐，在培育者的协助、指引下，进行乐器演奏。小婴儿最常用的乐器有：敲击乐器（摇铃、铃圈、铃鼓、响板、架子鼓等）；音条乐器（钟琴、木琴、音条等）（图 8-66）。

4．游戏活动　一般适应较大儿童，分为动作类游戏活动和情景类游戏活动。

5．其他方式　除了以上所提到的几种音乐治疗形式外，在日常康复训练中也可以加入音乐元素。例如：在运动训练、平衡训练过程中，配上舒缓的音乐，可以增加训练的趣味性。

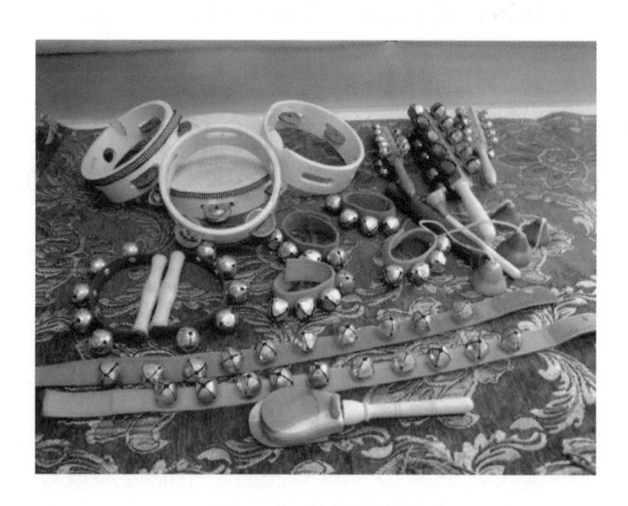

图 8-66　常用的乐器

专家提示：音乐是由不同的乐音按一定的规律组合而成，令人愉快的、富有表现力的艺术。与其他的艺术手段相比较，音乐具有直接的表现形式，因此较易被脑损伤及发育迟缓儿童感知及体验。在发达国家的特殊儿童教育中，音乐治疗已经得到普遍的应用。我们以各种形式的音乐行为，让小孩经历音乐体验，并使其在音乐的作用下产生特有的生理及心理效应，以达到提高社会适应能力和促进身心健康的目的。

十一、小儿围生期缺氧缺血性脑损伤及发育迟缓的预后

缺氧缺血性脑损伤是新生儿期以后造成儿童伤残原因之一。据估计，我国每年约有 1500 万名新生儿出生，发生窒息约占 5% 左右，其中 1/3 窒息新生儿可能合并脑损伤，主要表现为精神运动发育迟缓、小儿脑瘫、智力低下、语言落后、癫痫等神经系统后遗症。

与预后有关的各种因素：

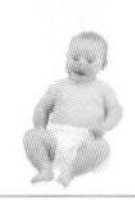

（一）与缺氧的严重程度相关

如缺氧严重、持续时间较长，预后不良；出生时阿氏评分越低，预后越差；生后复苏效果越好，预后越好等。

（二）与脑损伤程度有关

生后72h神经症状发展至高峰，可以判断其严重程度；生后7～9天绝大多数病情明显好转，如果仍处于昏睡、昏迷、不会吮吸提示病情严重，可能预后不良；生后12～14天，新生儿行为神经评分（NBNA评分）36分以上者，大多数预后良好，不足35分者则预后可能不良；28天左右需全面评估神经系统功能，包括复查脑电图、头颅CT或者磁共振（MR）情况，评估预后。

（三）预后与治疗的关系

强调早期干预，年龄越小，脑的代偿和重塑能力越强，越早干预，越能减少神经细胞的凋亡，使受损神经细胞得以修复和再生，促进大脑功能恢复，提高其运动功能及智力水平，避免或减少神经系统后遗症发生，减少脑瘫儿的发生，有望使神经行为发育逐渐恢复正常（图8-67）。

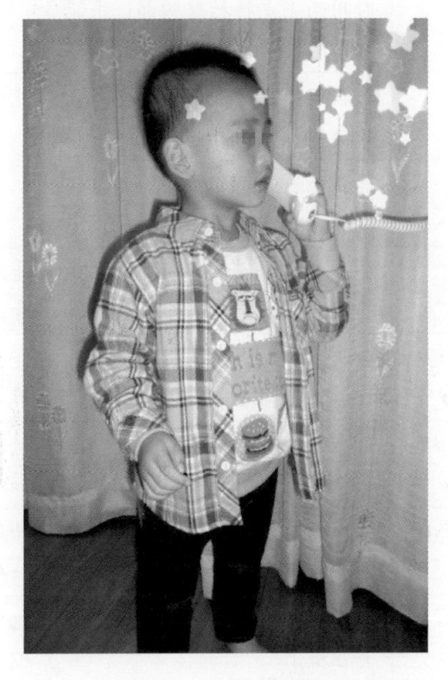

图8-67　发育正常儿童

十二、寄语

新生儿缺氧缺血性脑损伤到目前为止仍然是儿童发育落后甚至小儿脑瘫、智力低下、癫痫等各种残疾的常见高危因素之一。高度重视缺氧缺血性脑损伤急性期的积极治疗、亚急性期及恢复期的早期干预，是此类高危儿出现发育落后甚至小儿脑瘫、智力低下、癫痫等各种残疾的三级预防措施。对此类高危儿进行长期跟踪、定期监测其发育水平，才能及早发现缺氧缺血性脑损伤的后遗表现，才能争取最早的康复时机进行早期干预，才能达到减少儿童缺氧缺血性脑损伤后遗症的发生。由此可见，掌握儿童期发育规律，及时辨别高危儿童的发育落后，实施早期干预，意义何其重大！（图8-68）祝愿小朋友们健康快乐成长！

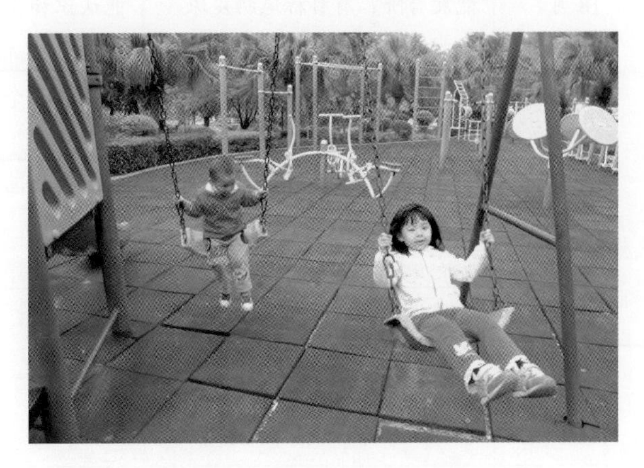

图8-68　孩子们快乐地荡秋千

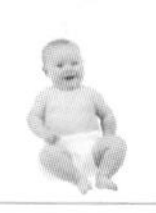

附：正常0-12个月儿童精神神经发育过程

年龄	粗、细动作	语言	适应周围人物的年龄与能力
新生儿	无规律、不协调动作	紧握拳能哭叫	铃声使全身活动减少
2 月	直立及俯卧位时能抬头	发出和谐的喉音	能微笑，有面部表情；眼随物转动
3 月	仰卧位变为侧卧位；用手摸东西	咿呀发音	头可随看到的物品或听到的声音转动180°；注意自己的手
4 月	扶着髋部时能坐；可在俯卧位时用两手支持抬起胸部；手能握持玩具	笑出声	抓面前物体；自己玩弄手，见食物表示喜悦；较有意识地哭和笑
5 月	扶腋下能站得直；两手各握一玩具	能喃喃地发出单词音节	伸手取物；能辨别人声；望镜中人笑
6 月	能独坐一会		用手摇玩具能认识熟人和陌生人；自拉衣服；自握足玩
7 月	会翻身；自己独坐很久； 将玩具从一手换入另一手	能发“爸爸”“妈妈”等复音，但无意识	能听懂自己的名字；自握饼干
8 月	会爬；会自己坐起来、躺下去；扶着栏杆站起来；会拍手	会重复大人所发的简单音节	注意观察大人的行动；开始认识物体；两手会传递玩具
9 月	试独站；会从抽屉中取出玩具	能懂几个较复杂的词句，如“再见”等	看见熟人会手伸出来要人抱；或与人合作游戏
10-11 月	能独站片刻；扶椅或推车能走几步；拇指、示指对指拿东西	开始用单词， 一个单词表示很多意义	能模仿成人的动作；招手、“再见”；抱奶瓶自食
12 月	独走；弯腰拾东西；会将圆圈套在棍上	能叫出物品的名字如灯、碗；指出自己的手、眼	对人和事物有喜憎之分；穿衣能合作，用杯喝水
15 月	走得好；能蹲着玩；能叠一块方木	能说出几个词和自己的名字	能表示同意、不同意
18 月	能爬台阶；有目标地扔皮球	能认识和指出身体各部分	会表示排尿排便；懂命令；会自己进食
2 岁	能双脚跳；手的动作更准确；会用勺子吃饭	会说2~3个字构成的句子	能完成简单的动作，如拾起地上的物品；能表达喜、怒、怕、懂
3 岁	能跑；会骑三轮车；会洗手、洗脸；脱、穿简单衣服	能说短歌谣，数几个数	能认识画上的东西；认识男女；自称“我”； 表现自尊心、同情心、害羞
4 岁	能爬梯子；会穿鞋	能唱歌	能画人像；初步思考问题；记忆力强、好发问
5 岁	能单腿跳；会系鞋带	开始识字	能分辨颜色；数十个数；知物品用途和性能
6~7 岁	能参加劳动 如扫地、擦桌子、剪纸、泥塑、结绳等	能讲故事；开始写字	能数几十个数；可简单加减；喜独立自主